Judd W. Landsberg

Manual for Pulmonary and Critical Care Medicine

呼吸与危重症医学临床手册

编　　著　〔美〕贾德·W.兰兹伯格

主　　译　李颖群　刘庆华　李　强

主译助理　王　娜

天 津 出 版 传 媒 集 团
天津科技翻译出版有限公司

著作权合同登记号:图字:02-2018-379

图书在版编目(CIP)数据

呼吸与危重症医学临床手册/(美)贾德·W.兰兹伯格
(Judd W. Landsberg)编著;季颖群,刘庆华,李强主
译. —天津:天津科技翻译出版有限公司,2023.12
书名原文:Manual for Pulmonary and Critical
Care Medicine
ISBN 978-7-5433-4297-2

Ⅰ.①呼… Ⅱ.①贾… ②季… ③刘… ④李… Ⅲ.
①呼吸系统疾病–险症–诊疗–手册 Ⅳ.
①R560.597-62

中国版本图书馆 CIP 数据核字(2022)第 208007 号

Elsevier(Singapore)Pte Ltd.
3 Killiney Road, #08-01 Winsland House I,
Singapore 239519
Tel: (65)6349-0200; Fax: (65)6733-1817

Manual for Pulmonary and Critical Care Medicine
Copyright © 2018 by Elsevier, Inc. All rights reserved.
ISBN: 978-0-323-39952-4

This Translation of Manual for Pulmonary and Critical Care Medicine by Judd W. Landsberg was undertaken by Tianjin Science & Technology Translation & Publishing Co., Ltd and is published by arrangement with Elsevier (Singapore) Pte Ltd.

Manual for Pulmonary and Critical Care Medicine by Judd W. Landsberg 由天津科技翻译出版有限公司进行翻译,并根据天津科技翻译出版有限公司与爱思唯尔(新加坡)私人有限公司的协议约定出版。

《呼吸与危重症医学临床手册》(季颖群 刘庆华 李强 主译)
ISBN: 978-7-5433-4297-2
Copyright © 2023 by Elsevier (Singapore) Pte Ltd. and Tianjin Science & Technology Translation & Publishing Co., Ltd.

授权单位:Elsevier (Singapore) Pte Ltd.
出　　版:天津科技翻译出版有限公司
出 版 人:刘子媛
地　　址:天津市南开区白堤路 244 号
邮政编码:300192
电　　话:(022)87894896
传　　真:(022)87893237
网　　址:www.tsttpc.com
印　　刷:天津海顺印业包装有限公司
发　　行:全国新华书店
版本记录:710mm×1000mm　16 开本　27.25 印张　500 千字
　　　　　2023 年 12 月第 1 版　2023 年 12 月第 1 次印刷
　　　　　定价:98.00 元

(如发现印装问题,可与出版社调换)

译者名单

主　　译　季颖群　刘庆华　李　强

主译助理　王　娜

译　　者　(按姓氏汉语拼音排序)

陈　思　陈荣璋　董　雪　郭　倩

华　晶　季颖群　李　强　刘庆华

罗志兵　毛　斐　王　琨　王　娜

吴晓东　胥武剑　张　静　张　鑫

中文版序言

呼吸系统疾病是严重威胁人类健康的几种重大疾病之一,伴随着人口老龄化的进一步加剧,其防治任务也日益繁重。自20世纪90年代开始,我国即制定了"呼吸与危重症医学一体化"发展的战略,尤其是近年来在全国范围内开展的呼吸与危重症医学科(PCCM)学科规范化建设工作,极大地推动了我国"呼吸与危重症医学科"的整体建设水平。在新型冠状病毒感染疫情防控工作中,呼吸与危重症医学科的全体同仁们表现出了高度的政治责任感和社会担当,同时也体现了良好的职业素养和救治能力,赢得了全社会和医疗卫生行业的高度赞誉。

回顾我们呼吸学科在新型冠状病毒感染疫情防控过程中的表现,也发现了一些短板,例如,有些呼吸专科医师在危重症方面的基础理论不够扎实,一些技术操作的训练不够,从而影响了我们对一些危重症患者救治水平的发挥,这些问题的发现都提醒我们,需要在平时的临床实践以及专科人才培养过程中加强这方面的训练,并尽快将这一短板补齐。

此次翻译出版的《呼吸与危重症医学临床手册》一书,紧扣临床并针对呼吸与危重症学科专科医师及相关技术人员日常临床实践中常见的认知误区,以及容易混淆的相关概念等进行系统的阐述。针对一些具体问题,原文作者还利用一些图表和流程图对其进行了澄清和勘误,为广大读者进一步厘清临床诊疗思路,纠正临床实践当中容易产生的一些认知误区提供了帮助。

随着本书的出版发行,将会在一定程度上提升我国PCCM专科医师及技术人员对相关专业理论知识和临床技能的认知水平,同时对PCCM学科的建设与发展,以及专科人才队伍的培养起到积极的促进作用。

相信本手册一定能够成为PCCM专科医师及相关技术人员所喜爱的临床参考书,同时也衷心感谢所有为本书的翻译、出版及发行工作付出艰辛努力的译者、编辑及相关人员。

陈义汉

中国科学院院士

同济大学副校长

中文版前言

近年来,我国呼吸与危重症医学科(PCCM)体系建设日臻完善,对于呼吸与危重症医学领域相关知识的学习与技能的掌握也显得日趋重要。Judd W. Landsberg 教授围绕呼吸与危重症学科的临床特点,以临床及教学工作当中经常出现的问题为导向,采用临床手册的形式编写了《呼吸与危重症医学临床手册》一书。

全书共 28 章,分别从呼吸与危重症两个领域,以临床实践和专科医师培养过程中经常遇到的各种认知误区和实践错误为切入点,以言简意赅的手册问答形式,对一些问题进行深入浅出的分析,以独特的视野和表述方式,对呼吸与危重症医学科的相关问题进行了全面而系统的阐述。

原著作者 Judd W. Landsberg 教授是美国著名的内科与危重症医学专家,早年毕业于美国耶鲁大学医学院,多年来一直从事呼吸与危重症医学的临床、教学及科研工作,拥有丰富的临床实践和教学经验。本书自出版以来,深受呼吸与危重症专科医师及相关人员的喜爱,在国际上具有较高的影响力。不过本书以手册的形式编纂,语言精练,语句之间相对独立,因此给翻译工作带来了较大的挑战,尽管翻译团队竭尽所能,力求完整、准确地传递原著的原义,但受制于语言理解和专业知识的局限,译稿中难免还存在这样或那样的错误和不足之处,敬请广大读者和专家批评指正。

衷心希望《呼吸与危重症医学临床手册》的出版,对于我国呼吸与危重症医学专科医师的临床能力的提升,以及专科医师的人才培养能够起到积极的推动作用。

前　言

　　本书汇集了经 10 余年编写和完善的教学材料及典型案例，重点囊括了教学中较少提及的、容易出现错误的或处理流程不清晰的基础内容。多希望以前我接受培训时就拥有这本书，现在我很高兴可以用这本书来教我的学生。希望这本书对您的日常临床实践及教学有所帮助。

致 谢

　　非常感谢我的同事兼专业内容编辑 Philippe Montgrain 医师，他用自己的业余时间读完了这本书的每一个字，以确保我的表达完整且无误。我还要感谢 Laura Crotty Alexander 医师和 Jess Mandel 医师，是他们帮助我最终完成了这本书的出版。最后，我要感谢退伍军人们，是他们让我懂得了服务、健康、家庭与肺部疾病的关系，使我能够运用我们共同的经验来指导更多的人。

　　特别感谢那些教会了我的医学思维和医疗实践的老师们：

　　Vincent Andriole、William Auger、Thomas Balcezak、Frank Bia、Margaret (Peggy)Bia、Timothy Bigby、Antonino Catanzaro、Geoffrey Chupp、David Coleman、Douglas Conrad、Leo Cooney、Thomas Duffy、Jack Elias、Franklin Epstein、Daniel Federman、Peter Fedullo、Joshua Fierer、John Forrest、Mark Fuster、James Harrell、Eric Holmboe、Fred Kantor、Kim Kerr、Samuel Kushlan、Philip LoBue、Jose Loredo、Richard Matthay、Timothy Morris、Vincent Quagliarello、Asghar Rastegar、Andrew Ries、William Ring、Lewis Rubin、Frederick Sachs、Kenneth Scrio、Mark Siegel、Patricio Silva 、Robert Smith、Roger Spragg、Lynn Tanoue、Angela Wang、Aaron Waxman、Jason Yuan、Gordon Yung。

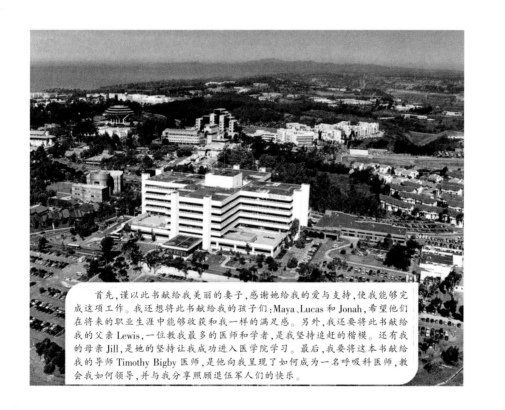

　　首先，谨以此书献给我美丽的妻子，感谢她给我的爱与支持，使我能够完成这项工作。我还想将此书献给我的孩子们：Maya、Lucas 和 Jonah，希望他们在将来的职业生涯中能够收获和我一样的满足感。另外，我还要将此书献给我的父亲 Lewis，一位教我最多的医师和学者，是我坚持追赶的楷模。还有我的母亲 Jill，是她的坚持让我成功进入医学院学习。最后，我要将这本书献给我的导师 Timothy Bigby 医师，是他向我呈现了如何成为一名呼吸科医师，教会我如何领导，并与我分享照顾退伍军人们的快乐。

共同交流探讨 提升专业能力

智能阅读向导 为您严选以下专属服务

读者社群

加入本书读者社群，
交流探讨专业话题。

推荐书单

获取医学参考书单，
精进您的专业能力。

高清大图

查看本书配套高清图集，
提升您的阅读效率。

扫码添加
智能阅读向导

目 录

第 **1** 部分

呼吸病学

第 **1** 章

氧合、低氧血症以及低氧性呼吸衰竭

常见的认知误区

- 误认为低氧血症是呼吸困难的重要原因。
- 误认为经皮血氧 $SpO_2 \geqslant 92\%$ 表明氧合充分,并以此作为氧疗的目标。
- 误认为对于存在 CO_2 潴留的患者,吸入 100% 纯氧会抑制呼吸驱动。
- 误认为给予慢性阻塞性肺病(COPD)患者氧疗的目的是改善运动耐量。
- 将组织缺氧与低氧血症相混淆,前者指因循环系统疾病导致氧气无法被运输至组织,而后者指因呼吸系统疾病导致无法维持足够的动脉氧分压(PaO_2)。

氧合

- 氧合正常值(海平面水平)。
  - 吸入空气(氧浓度 21%)时,PaO_2 的正常值是 75~100mmHg;吸入氧浓度 100% 时,PaO_2 正常值约为 660mmHg(1mmHg≈0.133kPa)。
- 氧合受损的严重程度:从轻度[肺泡-动脉血氧梯度(A-a 梯度)异常]至重度("病理性分流")。
  - $FiO_2=100\%$ 时,$PaO_2<200mmHg$ 为"病理性分流"。
  - 如果没有"病理性分流",即使存在引起 A-a 梯度升高的病理状态,FiO_2 >40%(相当于鼻导管氧流量>6L/min)也应该足够维持 $PaO_2>60mmHg$。
- 存在病理性动静脉分流有很大可能会引起低氧性呼吸衰竭,需要进一步明确可能病因,并且给予密切观察和积极干预(如胸部影像学检查,以及 100% FiO_2)。
- 反映氧合是否充分的指标是什么? PaO_2、SaO_2,或者视情况而定? 正确答案为 PaO_2。

－组织氧合受循环系统功能(主要为心排血量)和血红蛋白含量的影响。

　　○氧气至组织的运输障碍(如分布性休克)导致的全身缺氧会引起全身性乳酸酸中毒。

　　　　▸增加 PaO_2 并不能有效增加组织供氧或降低乳酸水平。

－呼吸系统的功能是维持 $PaO_2>60mmHg$。

　　○当 PaO_2 迅速下降至 $<60mmHg$ 时,脏器会出现缺氧性损伤。

　　　　▸脑、心脏和肾脏(高代谢需求)最容易发生缺氧损伤。

－治疗低氧血症的目标是维持 $PaO_2>60mmHg$。

• 低氧性呼吸衰竭实际上定义为 $PaO_2<60mmHg$。

• PaO_2 迅速下降至 $<60mmHg$,但 $>54mmHg$ 时,称为“轻度低氧血症”,可以引起一系列的临床症状:

－呼吸急促(缺氧时反射性通气过度)。

　　○旨在通过减少肺泡 CO_2 来增加肺泡 O_2,从而改善呼吸功能。

－心动过速。

　　○肺动脉压力升高(缺氧性血管收缩)和每搏输出量(SV)减少时,右心室(RV)通过增加心率来维持心排血量(CO)。

－精神状态改变(躁动、意识模糊和感知能力下降)。

－舒张功能障碍,导致左心室舒张末压(LVEDP)增加,也就是心力衰竭。

　　○缺氧使左心室(LV)顺应性下降,心动过速可缩短心脏舒张期时间,影响心室充盈。

－LVEDP 增加(心肾交互作用)或缺氧性肾损伤,导致肾小球滤过率(GFR)降低。

• 此外,PaO_2 急剧下降($<60mmHg$)的无症状患者突然发生严重,甚至危及生命的氧饱和度下降的风险增加[血红蛋白–氧(Hb–O_2)解离曲线的陡峭部分]。

• 当低氧血症性呼吸衰竭患者不伴有过度通气即可维持 $PaO_2>60mmHg$ 时,不需要加大呼吸支持力度来进一步改善氧合。

－重点解决引起低氧血症的根本原因。

－当 $PaO_2>60mmHg$ 而氧饱和度低时,提示酸中毒(导致氧合血红蛋白比例下降),而不是低氧血症性呼吸衰竭。

　　○此时重点处理酸中毒问题(例如,肾脏替代疗法)。

• $PaO_2>60mmHg$ 可以有效排除症状性低氧血症。

－为减少创伤,也可以通过经皮氧饱和度 $>94\%$ 筛查(波形曲线良好时)。

• 由于可能存在碱中毒或检测误差(图 1.1 和图 1.2),脉氧仪读数 $>92\%$(但 $<95\%$)可能会掩盖 $PaO_2<60mmHg$ 的事实。

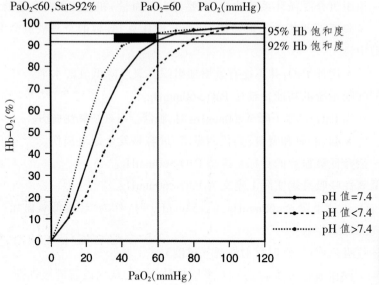

图 1.1 血红蛋白-氧解离曲线。图示为玻尔效应(即,pH 值对 Hb 饱和度的影响),其中,在 PaO_2 不变时,碱中毒使氧饱和度增加,而酸中毒则降低氧饱和度。红色的阴影区域显示脉氧仪读数 >92%但其 PaO_2<60mmHg 的情况(由于碱血症)。以脉氧仪读数>94%为标准可确保在较宽的 pH 值范围内 PaO_2>60mmHg,更适合作为判读脉氧异常的指标(旨在筛查低氧血症,即 PaO_2<60mmHg)。 (扫码见彩图)

- 在碱性体液环境下,Hb 对 O_2 亲和力更高(氧饱和度增加),而在酸性体液环境下,Hb 与 O_2 更容易发生解离(氧饱和度降低)。
  - 碱血症时,Hb 饱和度升高(Hb-O_2 解离曲线变陡峭,氧快速解离风险增加)。
  - 酸血症时,Hb 饱和度下降(Hb-O_2 解离曲线变平坦,氧解离速度下降)。
- 碱中毒常见于:
  - 低氧血症(低氧时反射性过度通气)。
  - 慢性高碳酸血症得到快速改善时(例如,高碳酸血症后碱中毒),通气改善后,之前起代偿作用的代谢性碱中毒则成为主要因素。
  - 大量利尿(浓缩性碱中毒)。
- 脉氧测量误差通常见于:
  - 信号不良(例如,波形异常)。
  - 即使波形良好,脉搏血氧仪也具有±3 个百分点误差。

- 心脏衰竭患者入院,射血分数尚可(HFpEF)
- 由于呼吸功增加和低氧血症而行气管插管
- CXR 显示间质性改变,少量胸腔积液
- 尽管在最初的 24 小时内有约 4L 的液体负平衡,患者仍有氧合下降
- CXR 显示肺水肿恶化(HD#1):
  - 肺门周围磨玻璃影增加,间质水肿伴胸腔积液增多(L>R)
- EKG、肌钙蛋白和急诊心脏超声表现与入院时相同
- 夜间血压:150~160mmHg/80~85mmHg,HR:60~90 次/分,窦性心律

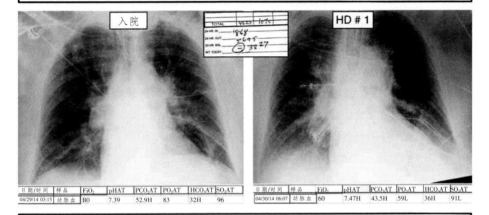

日期/时间	样品	FiO$_2$	pHAT	PCO$_2$AT	PO$_2$AT	HCO$_3$AT	SO$_2$AT
04/29/14 03:15	动脉血	80	7.39	52.9H	83	32H	96

日期/时间	样品	FiO$_2$	pHAT	PCO$_2$AT	PO$_2$AT	HCO$_3$AT	SO$_2$AT
04/30/14 06:07		60	7.47H	43.5H	59L	36H	91L

- 检查流程图显示凌晨 4:30 时 FiO$_2$ 下调至 60%,导致低氧血症
- 直到上午 6:00 行常规 ABG 检查发现
- 遗漏低氧血症的原因有:
  - 尽管波形良好,脉搏血氧仪仍有 3 个百分点的误差
    - 皮肤 SpO$_2$ 为 94%,而计算的 SpO$_2$ 为 91%
  - 碱中毒使得 Hb–O$_2$ 解离曲线发生偏移

SPO$_2$	99	98	96	96	95	93	94	100	100
MODE; VC/PC	AC	AC		AC	AC	AC	AC	AC	AC
Fio2 / PEEP	70 8	70 8		70 8	70 8	60	60 8	100 8	100 8
RATE SET / OBSRV	14/14	14/16		14/14	14/14	14/14	14/14	14/14	14/14
TV SET / OBSRV	550 593	590		582	580	631	566	522	562
INSP PRESS SET / Pip	31	34	31	31	33		32	41	35
PH	7.45			16.07			7.47		7.42
PO2/PCO2	80 44.3			41.50			60/44.9		73/43.4

日期/时间	样品	FiO$_2$	pHAT	PaCO$_2$AT	PaO$_2$AT	HCO$_3$AT	SaO$_2$AT
04/30/14 06:07	动脉血	60	7.47 H	49.5 H	59 L	36 H	91 L

- 低氧血症引起舒张功能障碍,进一步加重了肺水肿
  - 低氧血症→心内膜下缺氧→导致 LV 顺应性下降→充盈受损
- 尽管液体负平衡,仍然导致 LVEDP 升高和肺水肿
- 注意,在同一时间段内出现吸气峰压增加,表明肺水肿和肺力学恶化

图 1.2　病例概述。吸入氧浓度下调时,低氧血症引起心脏舒张功能障碍,尽管积极给予利尿剂治疗,肺水肿仍然继续恶化,脉氧饱和度为 92%。由于监测误差和碱中毒,患者的实际 PaO$_2$ <60mmHg,导致心内膜下缺氧、左心室(LV)顺应性下降、充盈受损,即使在液体负平衡 4L 的情况下,LVEDP 仍然增加。

教学要点:由于将经皮氧饱和度读数应用于筛查低氧血症(PaO$_2$<60mmHg),因此应将经皮氧饱和度设定为>94%。

急性低氧性呼吸衰竭

- PaO_2 急剧下降至<60mmHg。
  - 通常发生在低 VQ 比,甚至病理性分流的情况(图 1.3)。
    - 一部分肺区域的通气突然下降或消失,而血流灌注不变。
  - 意识模糊;心动过速多见;呼吸困难(通常为轻度或无),呼吸功(WOB)可正常或仅轻度增加,除非 PaO_2 严重下降(即<55mmHg)。
- VQ 比失调(即,低 VQ 比)对 100% FiO_2 治疗反应好(病理性分流则效果不佳)。
  - 正常情况下,100% FiO_2 能使得 $PaO_2≈660$mmHg。
  - 100% FiO_2 时,PaO_2<200mmHg 意味着存在分流(病理性比解剖性更常见)。
  - 病理性分流的原因可能是:
    - 影像学表现明显[例如,弥漫性肺泡填充、肺萎陷(图 1.4),或接受机械通气治疗的肥胖患者出现双下叶肺不张(图 1.5)]。
    - 体格检查有阳性体征(例如,弥漫性哮鸣音或无呼吸音)。
  - 如果病理性分流的原因不明确,需要考虑解剖分流(心脏内或肺内)。
- 肺泡-动脉血氧梯度(A-a 梯度)检测可以发现更多难以察觉的导致氧合异常的因素,从而消除肺泡内 CO_2 排出量的混杂因素(可见于低通气综合征)。

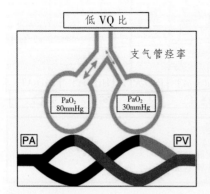
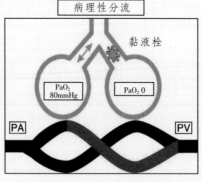

图 1.3　低通气/灌注(VQ)(也称为 VQ 比失调)与病理性分流。示意图描绘了两个肺部单位(左侧和右侧)。左侧肺单位显示通气正常(PaO_2=80mmHg),右侧肺单位显示通气减少(支气管痉挛),从而导致低 VQ 比,或无通气(黏液栓)导致病理性分流。低 VQ 比和病理性分流使得未经氧合的血液与已氧合的血液混合,其是导致低氧血症的主要机制。(扫码见彩图)

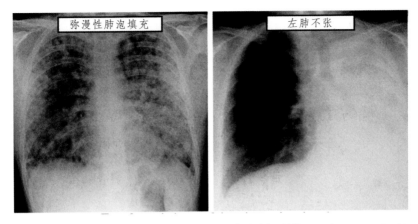

图 1.4　与病理性分流和低氧性呼吸衰竭相关的典型影像学改变（尽管 FiO_2 为 100%，PaO_2<60mmHg）。左图显示肺泡水肿（心源性或非心源性），右图显示支气管内阻塞所致完全性肺不张。请注意单侧胸腔密度升高导致的肺容积减少。

慢性低氧性呼吸衰竭（生理性和基础疾病）

- 轻度慢性低氧性呼吸衰竭，PaO_2 随时间逐渐下降（PaO_2 范围为 55~59mmHg）。
  - 由异质性的肺部破坏引起，最常见于 COPD。
    - 低氧血症是由于 VQ 比失调（红喘型）或低通气（紫肿型）。
  - 引起轻微的认知障碍症状（非运动受限），并增加心力衰竭的风险。
    - COPD 患者运动受通气限制而非低氧。
  - 治疗是为了预防心力衰竭、心律失常，降低猝死风险（目的不是改善运动耐量）。
- 重度慢性低氧性呼吸衰竭，PaO_2<55mmHg。
  - 常见于肺纤维化。
    - 肺间质的纤维化增厚导致肺弥散功能受限。
  - 较少见于肺小血管性疾病[如特发性肺动脉高压（IPAH）]。
    - 小–中肺动脉闭塞而导致肺血管横截面积减少。
  - 在这两种情况下，运动受限和呼吸困难都可能由严重的低氧血症引起（图 1.6）。

急性低氧性呼吸衰竭的临床处理

- 呼吸支持的目标是维持 PaO_2>60mmHg，同时没有过度通气。

呼吸与危重症病史和体检
主诉:骶骨肿瘤切除术后低氧性呼吸衰竭
现病史:
患者,男,53 岁,2012 年曾因冠心病行冠脉搭桥术(3v),HFrEF(EF 49%),目前使用 CPAP 治疗阻塞性呼吸睡眠暂停,病态肥胖。目前骶骨肿瘤切除术后,气管插管中,100% FiO$_2$ 状态下出现低氧血症,进入 ICU 时,血气分析显示 pH 值 7.33,PaO$_2$ 44mmHg,PaCO$_2$ 71mmHg,HCO$_3^-$ 26(FiO$_2$ 100%,PEEP 5)

1)初始 PaO$_2$ 393mmHg(100% FiO$_2$,PEEP 为 5cmH$_2$O)
2)手术期间 PaO$_2$ 下降至 <90mmHg
3)术后第 1 天,低氧血症和病理性分流仍然持续存在
4)术后 CXR 仅显示左下肺不张(不能明确解释病理性分流)

| 体重(磅):302.5 |
| (1 磅=0.454 千克) |
| BMI:38.92 |

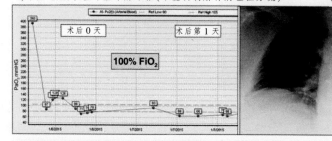

5)CT 血管成像显示未见 PE,而是显示双侧下叶肺不张(CXR 不易察觉)

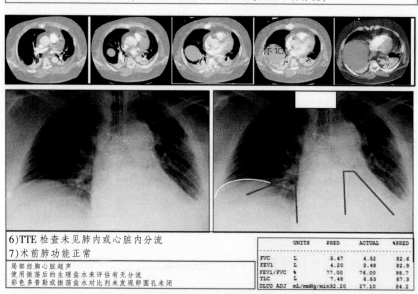

6)TTE 检查未见肺内或心脏内分流
7)术前肺功能正常

局部经胸心脏超声
使用振荡后的生理盐水未评估有无分流
彩色多普勒或振荡盐水对比剂未发现卵圆孔未闭

	UNITS	PRED	ACTUAL	%PRED
FVC	L	5.47	4.52	82.6
FEV1	L	4.20	3.48	82.9
FEV1/FVC	%	77.00	76.00	98.7
TLC	L	7.48	6.53	87.3
DLCO ADJ	mL/mmHg/min	32.20	27.10	84.2

出院前 CXR 和 ABG(术后 14 天)显示
双下肺不张和分流情况好转

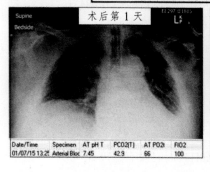

Date/Time	Specimen	AT pH T	PCO2(T)	AT PO2	FIO2
01/07/15 13:2	Arterial Bloc	7.45	42.9	66	100

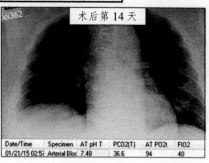

Date/Time	Specimen	AT pH T	PCO2(T)	AT PO2	FIO2
01/21/15 02:5	Arterial Bloc	7.48	36.6	94	40

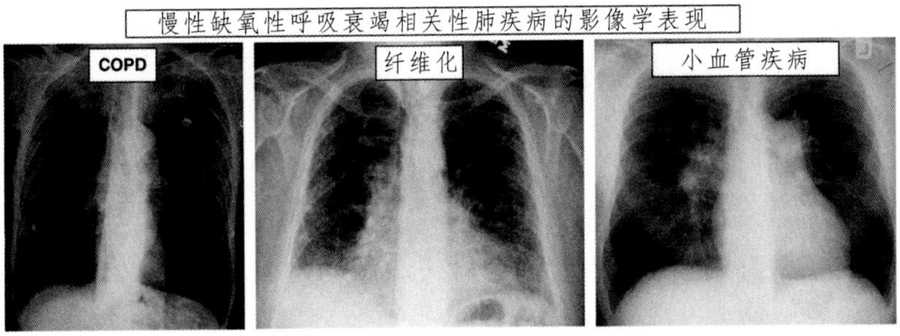

慢性缺氧性呼吸衰竭相关性肺疾病的影像学表现

图 1.6　慢性低氧性呼吸衰竭患者常见的影像学表现。在 COPD 和特发性肺动脉高压(小血管疾病)中,低氧血症是由肺动脉血管横截面积减少引起的。在肺纤维化中,低氧血症是由肺毛细血管间质增厚所致的肺弥散功能下降引起的。

- 目标 SpO_2>94% 或血气中动脉 PaO_2>60mmHg。
- 对于即将出现低氧血症性呼吸衰竭者 (尽管氧流量≥6L/min 仍然存在低氧血症者),应给予 100% FiO_2。
  - PaO_2>60mmHg 时,O_2 浓度可以逐步下调, 不必担心 O_2 导致即将出现低氧性呼吸衰竭的患者发生 CO_2 潴留。
- 通过高流量或储氧装置给氧。
  - 通过防止周围室内空气干扰(给予高分钟通气量),可达到约 100% FiO_2。
- 给予 100% FiO_2 时,PaO_2<60mmHg 意味着患者有生命危险,需要给予机械通气。
  - 无创[双水平正压通气(BiPAP)]或有创通气(气管插管)。
- 机械通气可增加平均气道内压,使不张的肺组织复张。

图 1.5　病例概述。一例病态肥胖患者在全身麻醉和机械通气辅助下接受简单的非胸腔手术,并于术中和术后出现病理性分流。该患者无基础肺疾病和解剖分流。尽管 FiO_2 为 100%,患者仍然存在明显的低氧血症,而便携式胸部 X 线检查未发现明显异常。胸部 CT 显示双下肺几乎完全不张。患者的低氧血症随着自主呼吸恢复而改善,并且分流最终通过拔管和下叶肺不张的改善而得到解决。

教学要点:肥胖患者接受全身麻醉和机械通气时,容易发生下叶肺不张,出现病理性分流,原因可能为在镇静状态下,腹部肌肉组织无法阻止腹部和胸部脂肪组织的塌陷。高呼气末正压(PEEP)(可由食管测压法检测)和清醒自发呼吸试验通常可以改善下叶通气和氧合状况。在这个病例中(以及类似病例中),肺尖部过度膨胀很可能导致病理性分流恶化(更多肺单位受累)。肺尖过度膨胀使肺尖部血流量降低。肺尖承担了大部分通气功能而肺底部则接收几乎所有的血流,这两者导致严重的低 VQ 比。

二氧化碳潴留和高浓度氧疗

- 对患有严重肺实质疾病和慢性二氧化碳潴留的患者(如紫肿型)给予高FiO_2时,偶尔会引起 $PaCO_2$ 升高(约 6mmHg)。
    - 主要原因并非抑制呼吸驱动。
        ○ 不会导致进行性中枢性高碳酸血症性呼吸衰竭。
    - 而是通过缺氧性肺血管收缩的缓解和随后的"窃血现象"。
        ○ 引起无效腔样通气比例增加。
    - 血液分流至低通气肺单位,导致正常通气的肺单位处于低灌注状态(实际上增加了无效腔样通气)(图 1.7)。
- $PaCO_2$ 平均升高约 6mmHg,一般无临床意义(但氧疗不充分,会引起低氧性呼吸骤停)。
    - 有趣的是,极少病例中高 FiO_2 和 PaO_2 可能会抑制呼吸驱动(但这一点没有得到证实),因此不应以此原因更改常规治疗策略。

急性低氧性呼吸衰竭的常见病因和治疗原则

- 肺炎(PNA)。
    - 肺泡填充、黏液堵塞和肺不张引起 VQ 比失调。
    - 治疗措施:氧疗、抗生素和肺部廓清(胸部理疗)。
    - 由于气道内有大量分泌物,当氧疗失败时,BiPAP 可能不适合;经常需要插管。
- 心源性肺水肿。
    - 肺泡和间质水肿、胸腔积液伴压迫性肺不张导致 VQ 比失调。
    - 是病理性分流的常见原因。
    - 治疗措施:氧疗,静脉应用适量的袢利尿剂(例如,≥80mg 呋塞米,静脉注射;2mg 布美他尼,静脉注射)。
    - BiPAP 效果很好(很少需要插管)。
- 非心源性肺水肿[急性呼吸窘迫综合征(ARDS)]。
    - 弥漫性肺泡渗出[并非继发于心力衰竭(HF)]导致 VQ 比失调。
    - 是病理性分流的常见原因。
    - 可以是原发性肺部炎症、全身感染或炎症。
    - 治疗措施:治疗原发病,脏器支持争取时间,考虑类固醇激素,避免 HF。

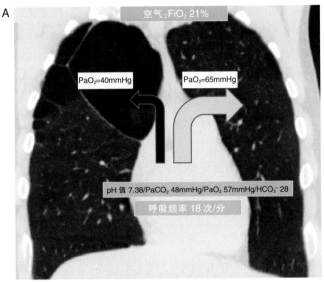

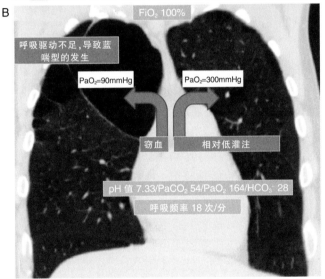

图 1.7　图例解释 COPD 伴慢性 CO_2 潴留的患者在接受高 FiO_2 氧疗时,发生急性 CO_2 潴留的可能机制。(A)同一例 COPD 患者在呼吸空气时,毁损肺和相对正常肺之间存在通气和灌注的差异。肺大疱内严重低氧血症导致供应该区域的肺动脉血 PaO_2 偏低,这导致了局部缺氧性肺血管收缩,减少了低通气和低氧合区域的血流,从而改善肺通气/灌注(VQ)比(暗蓝色小箭头所示)。(B)同一例患者在呼吸 100% FiO_2 时,肺大疱内氧含量升高引起 PaO_2 增加,缺氧性血管收缩现象得到缓解,右上肺尖血流量增加而其通气量并未随之增加。这种血液从正常肺组织分流至病变肺组织的情况实际上增加了无效腔通气。因此,患者要么需增加每分通气量(MV)(和呼吸功),要么需允许 $PaCO_2$ 上升(即 pH 值下降)。伴有慢性二氧化碳潴留的患者呼吸驱动不足,使得无效腔样通气比例提高,导致 $PaCO_2$ 增加和 pH 值下降,引起失代偿性的急性呼吸性酸中毒,常无临床症状和临床意义。(扫码见彩图)

- 通常需要插管(恢复缓慢)。
- 常见鉴别诊断(支气管镜检查具有价值)：
  ○ 嗜酸性粒细胞性肺炎(急性、亚急性、慢性嗜酸性粒细胞性肺炎)。
    ▸ 支气管肺泡灌洗(BAL)中嗜酸性粒细胞显著增多(>25%,通常为40%~80%)。
    ▸ 对类固醇激素治疗反应良好。
  ○ 弥漫性肺泡出血。
    ▸ 支气管镜检查见逐渐加深的血性灌洗液。
    ▸ 寻找潜在疾病(例如,抗肾小球基底膜疾病)。
    ▸ 治疗诱发因素(如血小板减少症、PNA)。
    ▸ 考虑使用类固醇。
  ○ 急性间质性肺炎。
    ▸ 支气管镜检查显示 BAL 细胞分类以中性粒细胞为主。
    ▸ 考虑使用高剂量类固醇激素。

- 支气管痉挛。
  - 肺通气不足导致 VQ 比失调。
  - 治疗措施:氧疗、类固醇激素和 β 受体激动剂。
  - 对于低氧血症,极少需要氧疗之外的干预措施。
- 大量胃液吸入。
  - 肺泡内填充(最初是肺炎)致 VQ 比失调。
  - 治疗措施:氧疗,通常需要插管,考虑使用抗生素;紧急支气管镜检查的价值有限。
    ○ 紧急行支气管肺泡灌洗不能减轻吸入消化内容物的瞬时损伤。
      ▸ 应用于取出大块残渣和发生肺节段不张时。
- 肺栓塞。
  - 炎症介质释放造成肺不张(并非增加无效腔),引起 VQ 比失调。
  - 对于低氧血症,很少需要氧疗以外的其他干预措施。
- 低通气。
  - CO_2 积聚、替代肺泡中 O_2,引起低氧血症。
  - 通常见于呼吸驱动不足(例如,肥胖或麻醉影响)。
  - 氧疗可轻易逆转低氧血症。

问与答

1.问：我该怎么下达氧疗医嘱？

答：逐步调整氧流量至氧饱和度>94%，或 PaO_2>60mmHg。

2.问：必须要做动脉血气分析(ABG)吗？

答：如果氧流量≥6L，氧饱和度仍未>94%时，那么应行 ABG 检查以确认是否 PaO_2>60mmHg。

3.问：在行动脉血气检查前，何时经验性使用 100% FiO_2？

答：当氧流量≥6L，脉氧饱和度仍<94%时。

4.问：我曾经遇到一例患者在接受 100% O_2 治疗时，呼吸出现停止(语带疑惑)。

答：这种误解最常见于以下情况：肥胖患者(基础呼吸驱动不足)需要在镇静下接受操作。在苏醒过程中，护理人员注意到患者"睡得很舒服……睡得很舒服……突然氧饱和度下降，患者不能唤醒，使用全身麻醉面罩吸氧 100% FiO_2"，ABG 显示 pH 值 7.27/$PaCO_2$ 57/PaO_2 360，提示吸氧导致了呼吸暂停的发生。而实际上是，患者在睡觉时通气不足，出现了 CO_2 麻醉，所以不能被唤醒。血气分析提示氧饱和度低下是由于 CO_2 替换了肺泡中的 O_2。低氧血症很容易被纠正，但患者由于高碳酸血症而出现呼吸暂停，与氧气吸入无关。

5.问：对于重度 COPD 住院患者，不是应该将氧疗目标值定为 SpO_2 88%~92%吗？

答：不是的。氧气对呼吸驱动的抑制影响不大。更重要的是，在急性疾病中，低氧血症(PaO_2<60mmHg)会使得任何疾病变得复杂、恶化。相反，患有严重的慢性肺病的门诊患者可以耐受低于正常的 SpO_2(88%~92%)，实际上是因为在家中没有氧流量高于 6L/min 的设备。因此，这部分患者住院时，氧合目标应该与其他人相同。

第 **2** 章

通气和高碳酸血症性呼吸衰竭

常见的认知误区

- 误认为对于即将发生呼吸衰竭的呼吸急促、呼吸困难的患者,维持氧饱和度 100% 较为安全。
- 误认为 $PaCO_2$<45mmHg 可以排除高碳酸血症性呼吸衰竭。
- 误认为 COPD 的慢性 CO_2 潴留是由气道严重阻塞引起的。
- 误认为肺通气仅由 $PaCO_2$ 驱动。
- 判断或报告 pH 值结果为正常或异常状态,而未意识到 pH 值其实不是偏酸(pH 值<7.40)就是偏碱(pH 值≥7.40)。
- 未行动脉血气分析(ABG)前,即将呼吸急促患者误诊为原发性焦虑障碍(或更糟,已开始治疗)。

正常通气

- 肺通气的作用是排出溶解于血液的 CO_2(机体的最终代谢废物)。
  - 溶解的 CO_2 会使血液酸化,是引起 pH 值降低的重要因素(一个大问题)。
    - pH 值是人体调节系统最严密的重要参量之一。
      - 进化过程中"成本–收益"比决定了身体中的酶仅在很小的 pH 值范围内(成本)活性最强(效益)。
- 脑干的延髓呼吸中枢实时调节血液 pH 值。
  - 在正常生理条件下,呼吸中枢调节目标为 $PaCO_2$≈40mmHg(正常范围 35~45mmHg),pH 值约为 7.4(正常范围 7.35~7.45)。
  - 为了保持 CO_2 和 pH 值稳定,根据代谢活动变化(主要是体温和骨骼肌运动程度),分钟通气量(MV=潮气量×呼吸频率)的全天变化很大(5~10L/min之间)。

　　○ 随着体温升高(如发热)或更多的肌群参与运动(如体力活动),更多的葡萄糖代谢成 CO_2,这可能使得 $PaCO_2$ 升高至>40mmHg。

　　○ 这将触发呼吸中枢提高 MV。

　　▶ 可轻易地通过增加潮气量和呼吸频率来实现(人不会意识到)。

- 当 pH 值在正常范围内时,MV 不断变化,目标是 $PaCO_2 \approx 40$mmHg。
- 当 pH 值异常时,MV 变化的目标是将 pH 值调节回正常范围。

机体对酸碱平衡紊乱的代偿性通气反应(即动脉血气分析的解读)

- 对于通气调节,维持正常的 pH 值比维持正常 $PaCO_2$ 对于机体生理更加重要(pH 值优先于 $PaCO_2$)。
- 代谢性酸中毒时,机体通过增加通气,降低 $PaCO_2$,上调 pH 值,但不会>7.35。
- 代谢性碱中毒时,机体通过减少通气,增加 $PaCO_2$,降低 pH 值,但是不会<7.45。
- 当代谢过程中出现 pH 值降低(例如,乳酸酸中毒)或 pH 值升高(例如,浓缩性碱中毒)时,机体会代偿性地增加(酸中毒时)或减少(碱中毒时)MV,但不会过度代偿。

　　- 无过度代偿意味着 pH 值揭示了原发性紊乱因素。

　　　　○ 如果 pH 值≥7.40,则产生碱血症的原因为原发性因素。

　　　　○ 如果 pH 值<7.40,则产生酸血症的原因为原发性因素。

　　- $PaCO_2$ 可判断呼吸代偿是否恰当。

　　- 完全代偿表明单一的酸碱紊乱。

　　- 不完全代偿意味着混合型酸碱代谢紊乱。

- 无须数学、公式或"列线图"分析呼吸代偿程度。

　　- 确定代谢性酸中毒的呼吸代偿程度至关重要,因为超出预期代偿范围可能意味着即将出现呼吸衰竭。

　　　　○ 用 pH 值的最后两位数预测 $PaCO_2$(非常方便)。

　　　　▶ 代偿性代谢性酸中毒,其 pH 值为 7.32,$PaCO_2 \approx 32$mmHg($\pm 1 \sim 2$mmHg)。

　　　　▶ 代偿性代谢性酸中毒,其 pH 值为 7.27,$PaCO_2 \approx 27$mmHg($\pm 1 \sim 2$mmHg)。

　　　　　　◇ 请注意,当 pH 值<7.20 时,该规律不再适合,因为正常人最大通气量可以使 $PaCO_2$ 降至 20~25mmHg[一些糖尿病酮症酸中毒(DKA)的年轻患者可以降得更低,如 $PaCO_2$<10mmHg]。

▶ 当 pH 值为 7.16 时,呼吸代偿极限应该是"最大通气量",使 $PaCO_2$ 低至 20mmHg(不一定是随上述规律降至 16mmHg)。

– 举例:代谢性酸中毒,其血清 HCO_3^- 为 18mmol/L,pH 值为 7.35,$PaCO_2$ 为 35mmHg。

○ 因为 pH 值<7.40,我们知道原发性紊乱是酸中毒;由于 $PaCO_2$<40mmHg,我们知道酸中毒是代谢性的。

○ 因为 pH 值=7.35,$PaCO_2$ 能够代偿性下降至 35mmHg,因此仍在代偿范围内,这意味着单纯型酸碱紊乱。

○ 过度代偿(事实上不会发生)可能出现 HCO_3^-=18mmol/L 时,pH 值为 7.41,$PaCO_2$ 为 30mmHg。

▶ 相反,ABG 结果为 pH 值>7.40(碱中毒),$PaCO_2$<35mmHg(低),表明为单纯性原发性呼吸性碱中毒。

– 确定代谢性碱中毒的呼吸代偿程度也是至关重要的,因为不完全代偿意味着可能合并高碳酸血症性呼吸衰竭。

○ pH 值的最后两位仍然可预测 $PaCO_2$[变化范围更大(±5mmHg)]。

○ 更有帮助的事实是,对于代谢性碱中毒,呼吸代偿不会使 pH 值<7.45(不会发生过度代偿):

▶ 代谢性碱中毒患者,其 pH 值<7.45 往往意味着合并有呼吸性酸中毒(将 pH 值降至正常范围)。

○ 举例:代谢性碱中毒,其血清 HCO_3^- 为 38mmol/L,pH 值为 7.49,并引起代偿性通气不足(即 MV 下降),$PaCO_2$≈49mmHg。

▶ 由于 pH 值>7.40,碱中毒为原发性紊乱;$PaCO_2$>40mmHg,说明碱中毒类型为代谢性。

▶ pH 值=7.49 会导致 $PaCO_2$ 升至 49mmHg,在代偿范围内,提示单纯性代谢性碱中毒。

▶ 过度代偿(不会发生)可能出现 HCO_3^-=38mmol/L 时,pH 值=7.42,$PaCO_2$ 为 55mmHg。

◇ 事实上,这种 ABG 表明,其为原发性代谢性碱中毒(pH 值>7.40)伴混合的呼吸性酸中毒。

□ 因为代谢性碱中毒应该使 pH 值>7.45,$PaCO_2$ 高于预期代偿水平,这意味着存在通气不足,或高碳酸血症性呼吸衰竭(通常为中枢性,存在 CO_2 麻醉)。

• 重要的混合型酸碱代谢紊乱(不可遗漏的"隐匿性"酸中毒):

– 在混合型酸碱代谢紊乱中,最重要的是不要遗漏"隐匿性"酸中毒:

○ 代谢性酸中毒:

▶ pH 值在正常范围时,$PaCO_2$<35mmHg 意味着存在"隐匿性"代谢性酸中毒。

▶ 此时还存在混合的呼吸性碱中毒(例如,pH 值=7.38,$PaCO_2$ 为 29mmHg)。

▶ 无须公式或数学计算来发现代谢性酸中毒。

▶ 如果 pH 值<7.40,意味着原发性紊乱是酸中毒;如果 $PaCO_2$<40mmHg,意味着不是呼吸性酸中毒(乳酸升高)。

◇ 此外,$PaCO_2$<35mmHg 应产生 pH 值>7.45。

○ 呼吸性酸中毒:

▶ pH 值在正常范围时,$PaCO_2$>45mmHg 意味着合并有呼吸性酸中毒。

▶ 此时还合并代谢性碱中毒(例如,pH 值=7.42,$PaCO_2$=55mmHg)。

▶ 无须公式或数学计算来发现呼吸性酸中毒。

▶ pH 值>7.40,因此原发性紊乱是碱中毒;$PaCO_2$>40mmHg,意味着合并呼吸性酸中毒。

◇ 问题是,"呼吸性酸中毒是代谢性碱中毒的代偿性改变,还是合并存在肺通气不足?"

◇ 答案是,"代偿性呼吸性酸中毒无法使 pH 值<7.45,因此合并存在通气不足"(高碳酸血症患者昏睡状态并且需要气管插管)。

- "无法代偿"的代谢性酸中毒意味着高碳酸血症性呼吸衰竭,常见的情况是 $PaCO_2$ 在正常范围内(或偶尔低于正常范围),非常重要不要遗漏。

○ 对于无慢性 CO_2 潴留的患者,"无法代偿"=检测到高于预期的 $PaCO_2$:

▶ 示例:DKA 患者的 ABG 显示其 pH 值为 7.19,$PaCO_2$ 为 33mmHg。

◇ 尽管 $PaCO_2$ 低于正常值范围,仍然表明存在通气不足(预期$PaCO_2$<25mmHg)。

◇ 如果该患者出现呼吸功增加的表现,应该考虑进行气管插管来应对即将发生的高碳酸血症性呼吸衰竭。

◇ 如果患者没有出现呼吸功增加的表现,则意味着患者存在呼吸驱动力低的情况(例如,中枢性因素),可见于使用麻醉药、肥胖和伴有 CO_2 潴留的 COPD 患者。

□ 对于同一个 ABG 结果,如果患者不表现出呼吸功增加,那么进展成为呼吸衰竭的可能性就比较低,是一种相对稳定的情况。

○ 伴有慢性 CO_2 潴留的患者出现代谢性酸血症时往往不能得到有效的呼吸代偿。

▶ 当 pH 值<7.35 时或根据患者临床情况实施干预措施。

- 呼吸急促和呼吸功增加的临床评估。
  - 呼吸驱动足够的患者在逐渐出现呼吸衰竭时会出现严重焦虑。
    ○ 焦虑不是主要问题，呼吸衰竭才是真正需要关注的。
    ○ 使用"抗焦虑药"治疗呼吸衰竭引起的焦虑会导致呼吸停止。
      ▸ 只有"安慰"为主要目的时才可用此方法。
  - 需要行 ABG 检查以明确伴有焦虑的呼吸急促是由呼吸衰竭还是惊恐发作引起的。
    ○ 碱血症=焦虑。
    ○ 酸血症=即将或已经出现的呼吸衰竭。
- 动脉血气检查，评估 pH 值、$PaCO_2$ 和 PaO_2(图 2.1)。
  - 即使 pH 值处于"正常范围"，需进一步确定它为酸性(pH 值<7.40)，还是为碱性(pH 值≥7.40)。
  - 然后判断 $PaCO_2$ 是升高(>45mmHg)，还是降低(<35mmHg)。
    ○ 如果患者出现明显可见的呼吸困难或呼吸急促，则 $PaCO_2$ 值极少正常。
  - 酸血症患者伴 $PaCO_2$ 升高提示急性高碳酸血症性呼吸衰竭。
  - 酸血症患者伴 $PaCO_2$ 降低提示机体正在努力代偿(有或无合并过度通气)。
  - 碱血症患者合并 $PaCO_2$ 升高(和呼吸急促)为慢性高碳酸血症呼吸衰竭合并急性呼吸性碱中毒(由低氧血症或焦虑/疼痛引起)。
  - 碱血症患者合并 $PaCO_2$ 降低为急性呼吸性碱中毒 (由低氧血症或焦虑/疼痛引起)。

急性高碳酸血症性呼吸衰竭

- 急性高碳酸血症性呼吸衰竭(即 CO_2 排出不足)者需依靠呼吸肌做功增加通气(与氧合不同)，因而其是引起呼吸骤停的最常见原因。
  - MV 需求的增加(酸中毒)，或 MV 需求正常但气道阻力增加(哮喘急性发作期)，或顺应性降低(肺水肿)最终导致膈肌疲劳和急性高碳酸血症。
- 急性高碳酸血症性呼吸衰竭可定义为 pH 值<7.35，$PaCO_2$>45mmHg。
- 慢性高碳酸血症性呼吸衰竭急性加重(有慢性 CO_2 潴留的基础)可定义为 pH 值<7.35 且 $PaCO_2$ 升高超过基础水平。
- 急性高碳酸血症的生理改变。
  - CO_2 麻醉：
    ○ $PaCO_2$ 突然升高并超过基线 5~15mmHg 会导致嗜睡，并逐渐进展为昏迷。
    ○ $PaCO_2$ 逐渐升高至人类耐受极限 90~120mmHg，会出现 CO_2 麻醉。

呼吸急促的临床评估

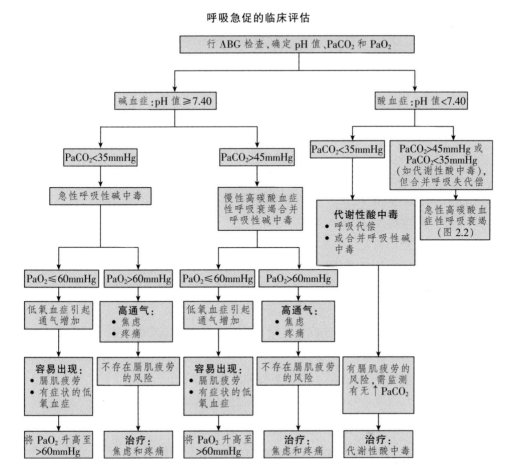

图 2.1　呼吸急促的评估和处理流程图。对于代谢性酸中毒或高碳酸血症性呼吸衰竭的患者,通过提高呼吸频率进行过度通气以代偿,但随着时间延长,发生膈肌疲劳的风险增加。过度通气的患者不需要,也不应该接受正压通气支持。相反,应该关注 PaO_2 以排除低氧血症介导的过度通气(需要氧疗)。对非低氧性过度通气的患者,不能进行呼吸支持,因为这样会加重呼吸性碱中毒。严重碱中毒(pH 值>7.60)时,K^+ 转移到细胞内并会引起心律失常,危及生命。原发性过度通气综合征(定义为 pH 值>7.4、$PaCO_2$<35mmHg、PaO_2>60mmHg)常由疼痛和焦虑引起,这类患者不会出现膈肌疲劳[相反,他们会暂停呼吸和(或)减缓呼吸频率],因此不需要呼吸支持。对于代偿性代谢性酸中毒的患者,不需要常规的呼吸支持,但需要警惕呼吸衰竭的发生($PaCO_2$ 升高)。对于未发生呼吸肌疲劳的患者,与无创通气(NIPPV)或气管插管后机械通气的患者相比,其自主呼吸能够提供更高的分钟通气量。急性高碳酸血症性呼吸衰竭伴呼吸急促的患者需要接受呼吸支持。

　　－酸中毒(重要阈值)：

　　　○当 pH 值<7.35 时，患者可能存在严重呼吸困难和呼吸做功(WOB)增加。

　　　　▸如无以上情况,则可能存在中枢性呼吸衰竭(呼吸驱动低下)。

　　　○当 pH 值<7.25 时,患者有低血压、快速性心律失常(房性较室性更常见)的风险。

　　　○当 pH 值<7.15 时,患者存在心电机械分离(PEA)的风险。

　　• 急性高碳酸血症性呼吸衰竭的评估和初始管理(图 2.2)。

　　－急性高碳酸血症性呼吸衰竭患者出现膈肌疲劳(pH 值<7.35,$PaCO_2$>45mmHg,WOB 增加)或 CO_2 麻醉时,需要呼吸支持:

　　　○对意识清楚的患者应该尝试 NIPPV 治疗。

　　　○对于昏迷患者,需要进行紧急气管插管和机械通气。

　　－对于中枢性低通气患者(WOB 不增加,无呼吸困难)和意识清楚者,可密切观察。

　　　○对于呼吸驱动下降的患者,辅助通气对增加通气效果甚微(或没有效果)。

　　　　▸非麻醉药物诱发(肥胖相关的)的急性中枢性低通气通常是由呼吸力学出问题所导致(心源性肺水肿引起肺顺应性下降)。

　　　　　◇改善呼吸力学(利尿,使肺顺应性恢复正常)可改善通气。

　　　○中枢性低通气和昏迷患者,需要插管和机械通气。

急性高碳酸血症性呼吸衰竭导致膈肌疲劳的常见原因

　　• 阻塞性肺疾病(COPD 和哮喘)急性加重。

　　－感染和炎症引起气道阻力增加,导致 WOB 增加。

　　－无法维持增加的 WOB,导致膈肌疲劳。

　　　○$PaCO_2$ 升高,pH 值下降(<7.35)。

　　－NIPPV 支持。

　　－短效 β 受体激动剂雾化治疗支气管痉挛。

　　－使用糖皮质激素静脉注射治疗炎症。

　　• 左心衰竭发作(LHF)。

　　－常见于液体量超负荷和舒张功能障碍继发的射血分数正常的心力衰竭(HFpEF)。

　　－引起肺顺应性降低(间质水肿和胸腔积液),导致 WOB 增加。

　　－无法维持增加的 WOB,导致膈肌疲劳。

　　　○$PaCO_2$ 升高,pH 值下降(<7.35)。

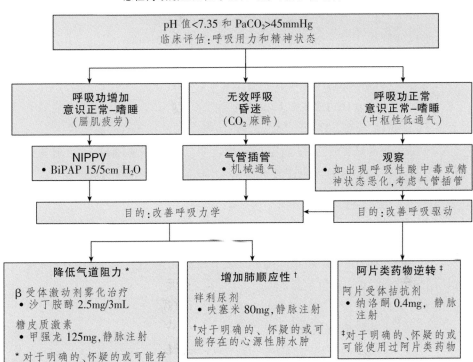

图 2.2 急性高碳酸血症性呼吸衰竭的临床评估和管理流程图。只有以下 3 种情况的患者会出现 pH 值<7.35 和 PaCO$_2$>45mmHg：①极度呼吸困难和呼吸功（WOB）增加；②昏迷，出现无效呼吸；③完全舒适无症状。急性高碳酸血症性呼吸衰竭往往受呼吸力学突然改变的影响，因此，治疗时应该在给予呼吸支持的同时，努力改善患者的呼吸力学。有阻塞性肺疾病或者明显喘息病史的患者出现呼吸窘迫时，应该给予 β 受体激动剂雾化治疗。对于新发喘息的住院患者，应该优先考虑心源性肺水肿的可能，直至明确为其他病因。由于所有呼吸窘迫的患者都容易合并心脏舒张功能不全（由心动过速和低氧血症引起），因此，对于膈肌疲劳而即将引起呼吸衰竭的患者，在血流动力学稳定（或高血压）的情况下，应给予经验性利尿治疗。这个方法不仅安全，而且往往能够明显改善或缓解患者急性呼吸衰竭的情况[即使对于没有明确心力衰竭（HF）病史的患者]。对于中枢性低通气所致的急性高碳酸血症性呼吸衰竭患者，其情况要比膈肌疲劳者更稳定，但由于呼吸驱动不足为主因，其很少能从 NIPPV 治疗中获益。在呼吸驱动差的患者（常见于肥胖或麻醉时）出现呼吸力学障碍后，低通气的情况会进一步加重，而不会主诉呼吸困难或者呼吸肌做功增加。因此，通过改善肺顺应性（使用利尿剂）改善呼吸力学或降低气道阻力（使用支气管舒张剂）往往能够改善通气状况。

- NIPPV 支持。
- 静脉使用高剂量袢利尿剂。
- 难以处理的代谢性酸中毒(乳酸、酮酸、有机酸和误吸)。
  - 导致 MV 增加,试图通过减少 $PaCO_2$ 以代偿代谢性酸中毒。
  - 导致 WOB 增加。
  - 无法维持 WOB 的增加,导致膈肌疲劳。
    - $PaCO_2$ 升高,pH 值下降(<7.35)。
  - 患者通常极度呼吸困难,且呼吸幅度明显增加(又称 Kussmaul 呼吸)。
  - 对于能够代偿的代谢性酸中毒患者,不需要进行常规的辅助通气。
    - 对于没有肺基础疾病的患者,自主呼吸可以比辅助呼吸设备得到更高的 MV(30~40L/min 对 20~25L/min)。
  - 有症状的酸中毒患者行气管插管时伴随 PEA 高发风险。
    - 对于通气量为 30~40L/min 的酸中毒患者,快速气管插管会中断通气,很容易出现致命性的 pH 值下降。
      - 可以采取以下措施加以避免:
        - 插管前补充 HCO_3^-。
        - 减少插管操作时间。
        - 在不发生气压伤的前提下,调节呼吸机初始设置以使 MV 最大化。
- 阴离子间隙(AG)(乳酸、酮)增高型酸中毒或混合有 AG 正常型酸中毒(有机酸)。
  - AG 增高型酸中毒:
    - 乳酸性酸中毒(纠正潜在病因,给予呼吸支持):
      - 治疗休克 (如果存在),并在患者神志状况允许的情况下,给予 NIPPV 支持。
      - 在没有休克的情况下,排查有无肠道或肢体缺血。
        - 在没有休克和局部缺血的情况下,考虑 B 型乳酸性酸中毒,停止潜在药物(如二甲双胍)使用。
      - 高碳酸血症性呼吸衰竭 (无法充分代偿的) 的初始呼吸支持选用 NIPPV(尤其是在酸中毒能够快速纠正的情况下,如血压恢复)。
    - 酮症酸中毒[DKA 或酒精性酮症酸中毒(AKA)]。
      - 静脉应用胰岛素治疗 DKA。
      - 静脉应用葡萄糖治疗 AKA。
      - 很少需要辅助通气(除非伴有肺部疾病)。
    - 未清除的有机酸(如肾衰竭)。

▸ 考虑 HCO_3^- 和肾脏替代治疗。

▸ 这种情况下,呼吸衰竭通常由容量超负荷(不是酸中毒)导致。

－ AG 正常型酸中毒。

○ 常见于肾衰竭或腹泻(HCO_3^- 不足)。

○ 补充 HCO_3^- 和肾脏替代治疗。

▸ 无肺基础疾病的患者通常不需要呼吸支持。

▸ 有肺基础疾病的患者可能需要 NIPPV。

中枢性急性高碳酸血症性呼吸衰竭

• 呼吸驱动受抑制,导致通气不足和高碳酸血症。

• 呼吸驱动差的患者(肥胖、使用麻醉药物)在呼吸动力学恶化时,可能出现通气不足(见第 8 章)。

• 中枢性低通气的患者:

－ 没有呼吸困难的主诉。

－ 尽管有酸血症和 $PaCO_2$ 升高,但呼吸运动和 WOB 仍然正常。

－ 出现嗜睡-昏迷的精神状态。

• 在"昏睡"的住院患者中,高碳酸血症通常被检测为氧饱和度降低。

－ 通气不足导致肺泡中 CO_2 积聚过多,从而取代了 O_2。

• HFpEF 和肺水肿通常使低通气状况变复杂。

－ 低氧血症和心动过速会影响左心室(LV)充盈,导致左心室舒张末期压(LVEDP)升高。

• 中枢低通气综合征的鉴别诊断。

－ 过度镇静。

○ 麻醉药物(阿片受体激动剂)。

▸ 用纳洛酮治疗。

○ GABA 能药物(苯二氮䓬类药物、肌肉松弛剂)。

▸ 等待药物代谢和排泄,同时给予支持治疗。

○ 非典型抗精神病药和加巴喷丁(通常发生于肾衰竭药物蓄积)。

▸ 在药物代谢和排泄期间给予支持治疗。

－ 脑病。

○ 肝性脑病。

▸ 用乳果糖治疗。

○ 癫痫发作后状态(一过性)。

▸ 极少需要氧疗以外的呼吸支持(除非发生癫痫持续状态)。

　　－中枢神经系统疾病(如脑干或脑膜炎)。

　　　　○头颅 CT,腰穿。

慢性高碳酸血症性呼吸衰竭急性加重和混合型急性高碳酸血症性呼吸衰竭

* 慢性高碳酸血症性呼吸衰竭的急性加重。

　　－慢性高碳酸血症性呼吸衰竭患者的呼吸储备差 (基础状态下,WOB 或 $PaCO_2$ 已增加),极容易合并急性高碳酸血症性呼吸衰竭。

　　　　○示例:

　　　　　　▶发生肾小管酸中毒(RTA)的 COPD 患者,对 MV 需求增加,从而出现呼吸衰竭。

　　　　　　▶当无基础肺疾病的肾衰竭患者出现 RTA 时, 可能仅有乏力和活动耐量下降的主诉。

* 混合型急性高碳酸血症性呼吸衰竭。

　　－当存在呼吸力学异常、代谢性酸中毒和呼吸驱动不足的任何组合时,就有可能(事实上经常)发生。

　　－示例:

　　　　○存在 LHF 和肺水肿(肺顺应性下降)的患者发生肠缺血(乳酸性酸中毒)。

　　　　　　▶导致酸负荷增加。

　　　　○同一患者,由于其腹部疼痛,给予镇静药物,从而使其呼吸驱动受抑制。

　　　　　　▶呼吸力学恶化和酸负荷增加共同引起低通气(呼吸驱动不足)。

慢性高碳酸血症性呼吸衰竭和呼吸驱动

* 慢性高碳酸血症性呼吸衰竭被定义为 pH 值 7.35~7.39,并且 $PaCO_2 > 45mmHg$。

　　－pH 值范围反映代偿状态,无过度补偿。

* 慢性高碳酸血症性呼吸衰竭仅发生于呼吸驱动不足的患者。

* 肺实质性病变(最常见于 COPD)使得肺工作效率低下(完成呼吸运动时,呼吸肌需要做更多的功)。

　　－由于肺工作效率低下,机体必须做以下选择(基于呼吸驱动)。

　　　　○要么增加平静状态下的 MV,要么增加 WOB(大量的能量代谢),以维持正常的 $PaCO_2$ 和 pH 值(呼吸驱动正常)。

　　　　○要么允许 $PaCO_2$ 上升,pH 值下降(逐渐出现低通气),通过肾脏代偿。

　　　　　　▶陷入"低通气,进行肾脏代偿,然后低通气"的循环(呼吸驱动不足)。

- "红喘型"与"紫肿型"(图 2.3)。
  - 呼吸驱动正常的患者通常被称为"红喘型"。
    - 因为患者不存在 CO_2 潴留以及肺泡内 O_2 被替代（COPD 中低氧血症的常见原因)的情况,因此呈粉红色(非发绀色)。
    - 基础状态下通气量>10L/min,能量消耗大,因此患者体型瘦弱。
    - 长期呼吸困难;在活动量和 CO_2 产生量增加时,无法增加 MV。
  - 呼吸驱动不足的患者通常被称为"紫肿型"。
    - 这类患者能维持正常的 MV(由于肺工作效率低,此数值其实是不足

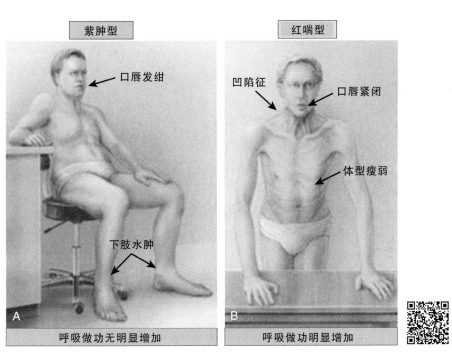

图 2.3　(A)典型"紫肿型"患者的图示。慢性阻塞性肺疾病患者的肺功能低下,基础状态的通气驱动不足,导致低通气(而非增加 WOB)。虽然患者感觉相对舒适(呼吸困难不明显,不增加WOB),但不得不承受相应的不良结果:肺泡内 CO_2 潴留(随后,O_2 被替代),导致低氧血症(无A–a 梯度);心力衰竭伴容量超负荷和外周水肿。通常将心力衰竭归因于单纯性右心衰竭(RV)(即肺心病),但实际上,这些患者更容易出现左心舒张功能障碍导致的左心衰竭。胸腔积液的出现往往是佐证。COPD 患者肺实质受累,其中肺血管受累>50%时(肺弥散功能 DLCO<50%),将进展为肺心病。换句话说,对于 DLCO>50%的患者,不能明确诊断为肺心病。无论是单纯性的右心衰竭失代偿,或是全心衰竭,都需要利尿治疗,减少液体负荷。(B)典型"红喘型"患者的图示。"红喘型"患者的 COPD 严重程度、肺功能的下降程度与"紫肿型"患者一致。但是,由于呼吸驱动能力正常,患者将通过增加 WOB 来防止 pH 值下降和 $PaCO_2$ 升高。这使患者长期表现为气喘伴基础 WOB 增加,而呼吸耗能增加导致患者出现恶病质。(扫码见彩图)

的），使 $PaCO_2$ 上升，pH 值略有下降（肾脏代偿需要数天时间），从而陷入 CO_2 逐渐潴留的循环，导致：

> ▶ "紫"即发绀/低氧血症，因为 CO_2 潴留取代了肺泡中的 O_2。

> ▶ "肿"由于低氧血症和心动过速诱发左心舒张功能障碍，导致HFpEF，出现容量过高（与单纯性右心衰竭，即肺心病相比，更常见），引起肿胀。

> ▶ 与"红喘型"患者相比，"紫肿型"患者呼吸困难较少，并且相对舒适，但由于合并心力衰竭，其死亡率更高。

> ○ 对于慢性 CO_2 潴留和终末期肾病（ESRD）或肾小管性酸中毒的患者，基础 ABG 会错误提示急性高碳酸血症性呼吸衰竭。

> ▶ 实际上，低通气和 CO_2 潴留是缓慢发生的。

> ◇ 对于 RTA 患者，肾脏回收 HCO_3 的能力不足，无法代偿由通气不足引起的酸中毒。

> ◇ 对于 ESRD 患者，肾脏病医师（通常犹豫不决导致低通气情况加重）并不会完全纠正慢性高碳酸血症；相反，他们允许轻度酸中毒的存在。

问与答

1.问：为什么对于 WOB 增加的患者，100%氧饱和度并不能确保安全？

答：WOB 增加容易继发高碳酸血症（而非影响氧合）。

2.问：为什么由酸中毒或低氧血症引起的过度通气会导致膈肌疲劳，而由疼痛或焦虑引起的过度通气则不会？

答：当受到正常生理性或中枢性因素刺激（如疼痛、焦虑）时，呼吸中枢驱动呼吸频率提高，但不会导致膈肌疲劳。如果异常生理性刺激导致呼吸频率提高时，如 pH 值<7.35 或 PaO_2<60mmHg 时，膈肌疲劳可能随之而来。

3.问：严重的 COPD 会导致 CO_2 潴留吗？

答：不会。严重的 COPD 导致肺功能受损。这意味着排出同等量的 CO_2 需要做更多的呼吸功。通气反应正常的患者平静时的 WOB 增加（避免 CO_2 升高）。而合并慢性 CO_2 潴留的 COPD 患者，因其呼吸驱动差，WOB 无法升高，只得允许高碳酸血症的存在（即"放弃通气"）。

第 **3** 章

肺功能检查

常见的认知误区

- 误认为肺功能检查中支气管舒张试验阳性即等同于哮喘。
- 误认为应该在影响心肺功能疾病的急性期进行肺功能检查(PFT)。
- 忽略阻塞水平与弥散功能(DLCO)降低不成比例的情况,需进一步解释和分析。
- 误认为 DLCO 仅是一种检测肺毛细血管间质增厚的方法。

肺功能检查

- 肺功能的主要作用为明确是否存在肺功能异常,如果存在,其异常程度能否解释机体运动耐量的下降。
- 通过 PFT 可以发现 3 种类型的肺病理生理功能异常:阻塞性、限制性和肺血管性。
  - 通常肺量计检查可筛查阻塞性肺疾病。
    - 阻塞性肺疾病引起呼气时间延长,每分通气量(MV)增加受限,从而导致运动耐量下降。
    - MV 增加受限,致使呼吸补偿能力受限,从而出现伴乳酸性酸中毒的运动耐量下降。
  - 通常肺容积检查可筛查限制性肺疾病。
    - 弥漫性肺实质疾病(DPLD)导致的限制性通气功能障碍,会增加呼吸做功(小而僵硬的肺膨胀时呼吸做功更多),并引起更明显的活动后低氧(间质纤维化或肺泡填充导致肺弥散功能严重受损),导致运动耐量下降。
  - DLCO 检查可筛查肺血管疾病和间质性肺病。
    - 肺血管疾病使生理无效腔增加(肺血管阻塞后出现生理无效腔),右心室(RV)后负荷加重,进而降低右心室输出量(CO)及左心室(LV)输出量,最终导致运动耐量下降。

- PFT 还用于评估肺部疾病的严重程度,其中:
  - 阻塞程度基于 FEV_1 占预计值百分比。
  - 限制程度基于 TLC 占预计值百分比。
- 在对拟行肺切除手术的早期肺癌患者的术前评估中,PFT 必不可少(见第 9 章)。
- 连续的 PFT 可用于评估:
  - 药物的肺毒性(如胺碘酮、生物制剂)。
  - DPLD 疾病进展。
    - 肺总量(TLC)、用力肺活量(FVC)和 DLCO 是疾病进展相对敏感的指标。
  - 神经肌肉疾病的进展。
- 哮喘患者接受连续 PFT 检查可以:
  - 明确哮喘是否得到控制(即,正常 PFT)。
  - 发现由可逆性气流受限转变为不可逆性气流受限(例如,支气管舒张试验由阳性变为阴性)。
    - 这提示可能需要升级治疗(如生物制剂)。
- 而连续 PFT 检查对于慢性阻塞性肺疾病(COPD)患者的管理作用价值有限。
  - 仅可协助明确患者运动耐量下降是由肺功能受损所导致,还是出现了新的问题(如心绞痛等)。

肺量计检查

- 肺量计检查包括气流速评估、用力肺活量[吸气至肺总量(TLC)后,尽力、尽快呼气所能呼出的最大气量]的测量(图 3.1)。
- 在从 TLC 开始用力呼气期间,由于气道动态压缩和陷闭,正常气流几乎立即被局限在中等气道中(图 3.2)。
- 气道动态陷闭:
  - 用力呼气时,胸腔内正压对胸腔内结构(包括中等气道)产生压力。
  - 环绕于中等气道周围的肺泡组织径向牵引力(弹性回缩力)与之对抗。
  - 用力呼气期间受到的正常气道阻力使气流量发生改变,形成正常流量-容积曲线中呼气支斜线。
  - 非呼气努力依赖性,是在特定肺容积时弹性回缩力的表现。

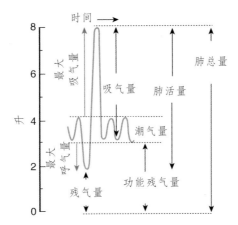

图 3.1 经典肺量计检查显示在正常潮式呼吸周期中随时间变化的肺容积，随后是最大呼气和吸气时的关键容积和容量(容积总和)。

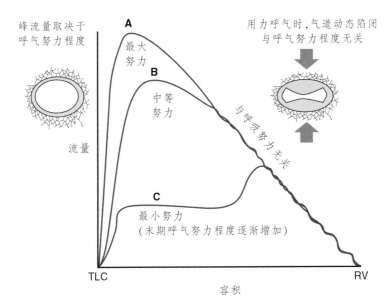

图 3.2 同一受试者使用不同程度的呼吸努力产生 3 条不同的流量-容积曲线(仅显示呼气相)，说明峰流速受呼气努力程度影响。左上示意图为包绕于正常肺泡组织网状结构中的中等气道横截面，描绘了在用力呼气开始时气道开放的状态(即接近峰流量)。随着肺容积从肺总量(TLC)下降，其几乎同时发生流量下降，这是由于胸腔内正压使气道动态陷闭(如图所示，尽管有周围肺泡的牵拉，中等气道出现陷闭)。在特定肺容积时，流量下降反映肺本身的机械特性(弹性回缩力)，与呼吸努力程度无关。可见以上 3 条曲线最终重合。

　　○随着肺的压缩,其弹性回缩力逐渐减小;到达一定肺容积时,胸腔内正压导致气道动态陷闭,从而使气流受限(通常发生在呼气完全、肺容积低时)。

　　○过早发生的动态陷闭会产生阻塞性呼吸生理改变:在肺容积较高时即出现气流受限。

　　•COPD/肺气肿患者中,肺泡组织的减少导致径向牵引力降低,增加了中等气道在呼气相早期出现病理性陷闭的趋势(在肺容积相对较高时出现),表现为阻塞性流量–容积曲线呼气相降支的勺形凹陷。

　　•在哮喘患者中,气道张力和炎症使中等气道管腔变窄,出现类似的早期病理性动态陷闭(特定肺容积时)。

　　•重要的是,流量–容积曲线的吸气段呈现均匀的弧形(正常人和肺气肿患者均是如此),这是由于吸气时胸腔负压使胸腔内结构(包括中等气道)保持开放,最大限度地减少了气道阻力(图3.3)。

　　•在正常的呼吸过程中,大部分气体会在第1秒内从肺内呼出。

　　–换句话说,1秒钟用力呼气量(FEV_1)与总用力呼气量或用力肺活量(FVC)的比值应较高。

　　○FEV_1/FVC 应>70%(容积比,而非百分比)。

　　•在阻塞性肺疾病中,呼气时出现早期病理性气道动态陷闭,使流速提前下

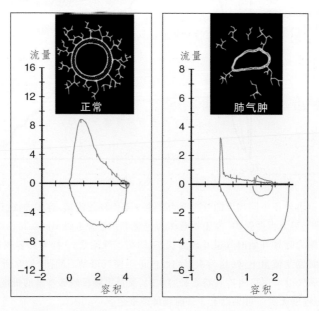

图3.3　左图为正常的流量–容积曲线,示意图描绘了一个嵌入正常肺泡组织中的中等气道,受到径向牵引力从而可对抗气道陷闭,直至呼气末肺容积降低。右图的流量–容积曲线显示严重的阻塞性病变,插图描绘了因径向牵引力降低,中等气道在呼气开始、肺容积仍较高时即出现过早陷闭。

降、呼气时间增加。

    – 换句话说,FEV_1/FVC 值应该降低。

        ○ FEV_1/FVC 应<70%。

• 特定肺容积相对应的呼气流量是肺的机械特性（即气道阻力和弹性回缩力）,其不受呼吸努力程度影响,因此在阻塞性肺疾病的诊断中,FEV_1/FVC 优于峰流量测定。

    – 尽管阻塞性肺疾病中出现峰流速降低,但其受呼吸努力程度影响,可靠性较低(见图 3.2)。

• 在 FEV_1/FVC>70% 的情况下,FVC 和 FEV_1 成比例减少提示限制性通气障碍而非呼吸努力不足。

    – 确诊限制性疾病需测量 TLC。

• 当无法测定肺总量、FVC<80%预计值且 FEV_1/FVC 升高（如 >115%预计值)时,强烈提示继发于肺纤维化的限制性通气障碍,这意味着当弹性阻力增加,纤维化区域中的中等气道开放阻碍正常的动态气道陷闭时就会出现这种情况。

流量–容积曲线

• 流量–容积曲线直观地展示了呼吸相的气流量变化。

• 在大多数健康人群中,曲线的吸气支相似(弧形),但是呼气支曲线形状表现出更多的可变性,这是由于个体呼吸努力程度与肺机械特性不同(图 3.4)。

• 流量–容积曲线是筛查大气道阻塞的必要手段,后者通常是由气道肿瘤、纵隔占位(外压性)、声门下狭窄、声带麻痹/侵犯、气管软化等所致。

• 可变胸外阻塞。

正常流量–容积曲线

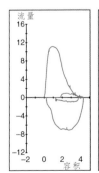 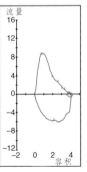 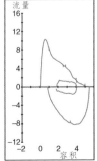 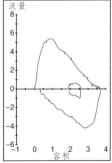 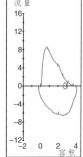

图 3.4　不同呼吸努力程度与肺机械特性形成的不同流量–容积曲线。

　　　　– 通常由鳞状细胞癌侵犯喉、声门下狭窄和声带麻痹(如气管插管或气管切开并发症)引起。

　　　　– 气道胸廓外部分的可变阻塞仅导致吸气流量受限。

　　　　◦ 导致吸气相的曲线呈倒置平台。

　　　　◦ 因为气流受限仅在吸气过程中出现(胸腔内负压使胸腔外气道陷闭),所以它被称为可变胸外阻塞(图3.5A)。

　　　　▸ 呼气期间,胸腔内正压使胸廓外气道打开,因此呼气流量不受影响。

　　　　◦ 受试者通常会在慢吸气肺活量(VC)过程中有意识地限制气流(嘴巴处),这形成了流量曲线的吸气支。

　　　　▸ 因此,在多次检测中均应出现类似的、明显的气流受限,此时应考虑上呼吸道阻塞。

　　　　▸ 此外,一些人在吸气期间出现反常声带闭合(可听见喘鸣音),常在肺功能技师指导吸气时出现。

　　• 可变胸内阻塞。

　　　　– 通常由气管鳞状细胞癌、气管软化和纵隔肿瘤或纵隔淋巴结肿大压迫所致。

　　　　– 气管胸廓内部分的可变阻塞仅导致呼气流量受限。

　　　　◦ 这导致呼气段正常下斜被截断,峰流量保持平台直至肺容积足够低,气道动态陷闭出现,之后呼气流量出现下降。

　　　　◦ 因为气流受限仅出现在用力呼气期间(胸内正压使胸内气道塌陷),所以它被称为可变胸内阻塞(图3.5B)。

　　　　◦ 在吸气过程中,胸腔内负压使胸廓内气道开放,因此吸气流量不受影响。

　　• 固定胸内或胸外阻塞。

　　　　– 通常由气管和喉的鳞状细胞癌(向下延伸到胸腔)引起,或者由主气道中任何部位的固定狭窄引起,并通常是由肿瘤或瘢痕导致。

　　　　– 固定型胸内或胸外气道阻塞导致吸气和呼气双相的流量受限。

　　　　◦ 因为吸气和呼气支都呈平台样改变,所以流量–容积曲线呈卵形。

　　　　◦ 因为气道阻塞不随吸气或呼气变化,所以它被称为固定胸内–胸外阻塞(图3.5C)。

　　• 虽然不用于诊断,但阻塞性疾病、限制性疾病和混合性通气功能障碍的流量–容积曲线具有特征性表现(图3.6)。

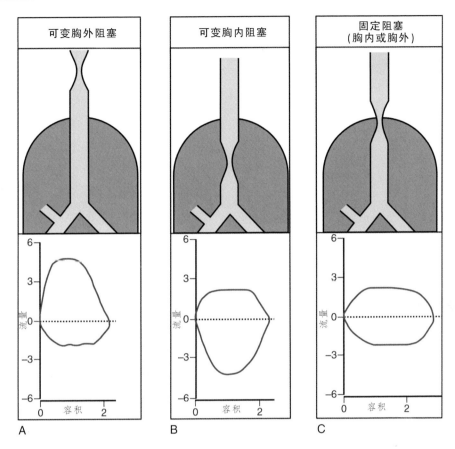

图 3.5　与标准流量-容积曲线不同，上述示意图展示了不同类型的大气道阻塞的气流受限模型。(A)可变胸外阻塞。上图为胸外气道狭窄的示意图，下图的预期流量-容积曲线显示病理性吸气流量受限。(B)可变胸内阻塞。上图为胸腔内气道狭窄的示意图，下图的预期流量-容积曲线显示病理性呼气流量受限。(C)固定胸内或胸外阻塞。上图为横跨胸内和胸外气道的固定狭窄示意图，下图的预期流量-容积曲线显示病理性吸气和呼气流量受限。

肺容积

- 通过肺量计法动态评估肺容积(如 FVC)有一个主要的局限性。
  - 如果患者患有阻塞性肺疾病伴气体潴留，RV 会增加。
    - RV 的增加导致有效的通气容量降低(尽管 TLC 增加，但胸腔中的空间有限)，并降低了潮气量(VC)。
    - 这就是所谓的"假性限制性通气功能障碍"。
- 只有通过测量 TLC，才能区别假性限制性通气功能障碍(继发于阻塞性肺

阻塞性、限制性和混合性通气障碍流量–容积曲线

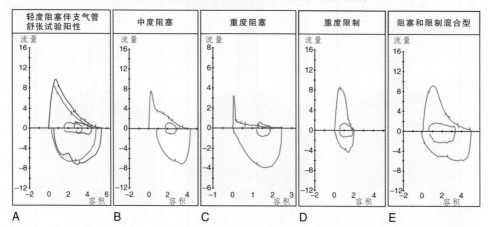

图 3.6　典型疾病模式的流量–容积曲线。(A)轻度阻塞性疾病,伴支气管舒张试验阳性(红色环)。注意使用支气管舒张剂后呼气支的勺形凹陷有所改善。(B)中度阻塞。(C)重度阻塞。注意 y 轴比例差异。(D)重度限制。曲线呈 A 型,这是由于纤维化导致弹性回缩力上升,抵抗气道动态陷闭(即使用力呼气时),产生病理性的高呼气流量。(E)阻塞和限制混合型,表现为限制性曲线和阻塞性曲线的组合。(扫码见彩图)

疾病)与伴有限制的阻塞性疾病(亦称阻塞–限制混合性通气功能障碍)。

　　– TLC=肺活量(易于通过肺量计测量)+残气量(需体积描记法或氦稀释法)。

• 使用体积描记法或氦稀释法测量 TLC。

　　– 氦稀释技术利用氦气不会被血液吸收的原理:

　　　　◦ 受试者从具有已知氦气量的储存罐中呼吸氦气,可有效地稀释储存罐中的氦气。

　　　　　▸ 储存罐中氦的量=氦的浓度(C_1)×气体体积(V_1)。

　　　　◦ 几次呼吸后,氦在储存罐和肺中的分布浓度一致,并且储存罐中氦浓度降低(C_2)。

　　　　◦ 通过浓度的变化可以计算 TLC(V_2)。

　　　　　▸ $V_2=V_1(C_1-C_2)/C_2$。

　　– 氦稀释技术的主要局限是只能测量有通气功能的肺,空气潴留和肺大疱患者的肺容积会被低估。

　　　　◦ 这可能会导致假性限制性通气功能障碍被误诊为真正的混合性通气功能障碍。

　　– 体积描记法能够测量 RV 或功能残气量(FRC),分别加上 VC 或深吸气量(正常潮式呼气末的最大吸气量)可计算 TLC。

　　○ 因为体积描记法评估了胸腔气体总容积(包括通气及未通气部分),所以它更准确地测量了肺部通气不良患者的 TLC(如空气潴留和肺大疱患者)。

　　○ 体积描记法:

　　▶ 受试者坐在一个密封舱内(舱内压力被严密监测),嘱其呼气至 FRC 或 RV。

　　▶ 接下来,嘱受试者对密封管进行重复努力吸气(夹鼻后在保持咬口密闭的情况下浅快呼吸)。

　　◇ 随着膈肌收缩,胸腔内压力降低,FRC 和(或)RV 增加。

　　▶ 箱内的压力相应增加,以此计算 FRC 或 RV。

　　◇ FRC 加吸气量(最大吸气努力)等于 TLC,即 TLC=FRC+IC。

　　◇ RV 加 VC 等于 TLC,即 TLC=RV+VC。

　　▶ 虽然直接测量 RV 更直观,但老年人很难在闭合回路浅快呼吸前最大限度地呼气,这偶尔会导致晕厥发生。

弥散功能

- 肺的弥散能力取决于可用于气体交换的肺毛细血管表面积。
- 因此,DLCO 可以作为一种检测肺血管健康的方法。
　　- 低 DLCO 提示以下情况之一:肺间质增厚 [弥漫性实质性肺疾病(DPLD)];血管减少,如 COPD;或肺血管疾病 [即慢性血栓栓塞性肺动脉高压(CTEPH)或特发性肺动脉高压(IPAH)]。
- 在 PFT 试验室中,受试者呼吸含已知量一氧化碳(CO)的稀释气体后,在 TLC 水平屏住呼吸 10 秒钟来测量 DLCO。
　　- 屏息期间,一氧化碳弥散到血液中(评估肺的弥散能力)。
- 测量屏息 10 秒后呼出的 CO 量,并从初始量中减去,得出 10 秒内弥散的 CO 量。
　　- 没有弥散限制者,每分钟有 20~30mL 的 CO 弥散到血液中。
- 一些患者吸气过慢(>2.5 秒),无法屏息 10 秒,或吸气量<85%VC(之前测量值)。以上任何一项都会导致 DLCO 测量值被低估(技术人员应在报告中注明)。
- 大多数试验室向 CO 混合气体中添加氦气(He),通过氦气稀释同时测量TLC(仅测量通气部分)。
　　- 在正常个体中,通过氦稀释法测量的 TLC 与通过体积描记法测量的TLC 近似。
　　○ 因为正常人不通气的肺容积小。

○ 因此,DLCO 与肺泡通气量比值(DLCO/VA)近似于 DLCO。

- 阻塞性肺疾病患者有较多的未通气肺容积,因此通过氦稀释法测定 TLC 可能会严重低估其真实的肺总量(升)。

○ 因为 DLCO/VA 将出现错误升高,所以在这些患者中其通常不被使用。

- DLCO/VA 在以下情况中可提供有用的信息:

○ 接受肺切除手术的患者,需要校正肺泡通气量(校正被切除肺的容积)。

○ DLCO<50%预计值同时 DLCO/VA>150%通常由肥胖导致(而不是真正的弥散受限)。

○ 体积描记法测量的 TLC 占预计值百分比减去稀释法测定的 TLC 占预计值百分比得出患者无通气功能这部分肺容积的百分比。

支气管舒张试验

- 在肺量计测定中,使用支气管舒张剂后 FEV_1 或 FVC 改善超过 200mL 且改善达 12%,则符合支气管舒张试验阳性(ATS 标准)。

- 重点注意的是,尽管根据 ATS 标准,许多患者的支气管舒张试验阴性,但他们使用支气管舒张剂后仍能获得临床受益。

- 单独的支气管舒张试验阳性的诊断价值有限(请记住哮喘是一种根据反复发作的气流阻塞病史做出的临床诊断)。

- 使用支气管舒张剂后肺量计结果的显著改善是一种正常的变化(而不是哮喘),这是由于静息状态下气道存在一定张力。

- 使用支气管舒张剂后,伴有 FEV_1/FVC 正常化的支气管舒张试验阳性高度提示气道反应性疾病的诊断(如哮喘)。

呼吸肌强度

- 呼吸肌强度通常用最大吸气压力(MIP)和最大呼气压力(MEP)评估。

- 不幸的是,"正常值"的数据库非常小;因此,置信区间很大,正常范围是预计值的 60%~140%。

- 吸气肌强度评估膈肌功能。

- MIP 绝对值<40cmH$_2$O 为异常,提示侵犯膈神经的神经肌肉疾病(如脊髓损伤)。

- 显著膈肌无力的患者 MIP 亦受限。

- 呼气肌强度可用以评估胸廓肌肉的健康状况。

－MEP 绝对值<80cmH$_2$O 为异常,提示系统性神经肌肉疾病和无效咳嗽。

肺功能检查结果分析(图 3.7 至图 3.9)

- FEV$_1$/FVC<70%时(GOLD 标准),可以明确诊断阻塞性通气功能障碍。
  - 阻塞性通气功能障碍的标准定为 FEV$_1$/FVC<70%,而不是小于正常下限(<90%预计值),这可能造成:
    - 在老年人中过度诊断。
    - 在青年人中存在漏诊。
      ▶ 对于 FEV$_1$/FVC<90%预计值的年轻人,应考虑阻塞性通气功能障碍的诊断,尤其是在以下情况:

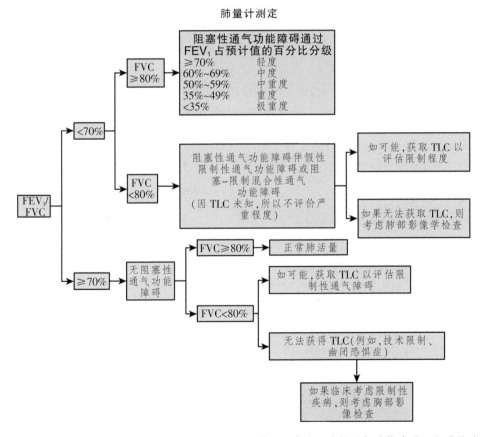

图 3.7　肺量计结果分析。首先通过 FEV$_1$/FVC 评估是否存在阻塞性通气功能障碍,之后通过 FVC 值评估是否存在限制性通气功能障碍(真性或假性)。如无肺总量,则无法明确诊断限制性通气功能障碍(即区别真假混合性通气功能障碍)。如果 FVC<80%,则必须额外测量肺容积(即 TLC)。如果 TLC 无法获得,可通过胸部影像学检查来筛查限制性疾病(肺纤维化、胸膜疾病)。

肺量计和肺容积测定

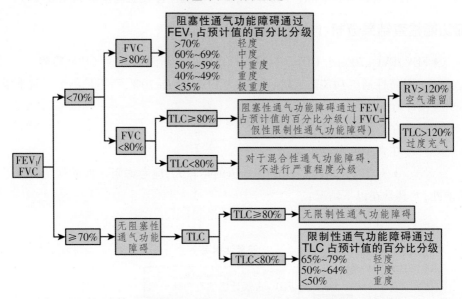

图 3.8 肺量计和肺容积的结果分析。首先通过 FEV_1/FVC 评估是否存在阻塞性通气功能障碍，之后通过 FVC 值评估是否存在限制性通气功能障碍(无论真性或假性)。如果 $FEV_1/FVC<70\%$，FVC<80%，且 TLC≥80%，则 PFT 提示通气功能障碍伴假性限制性通气功能障碍。如果 $FEV_1/FVC<70\%$，FVC<80%，且 TLC<80%，则提示混合性通气功能障碍。混合性通气功能障碍的严重程度由临床和影像学评估，而不是由 PFT 评估。也就是说，DLCO 的减少幅度通常反映疾病的整体严重程度，因为阻塞和限制两种因素都引起其下降。

◇肺容积测定提示空气潴留和(或)过度通气。

◇支气管舒张试验阳性。

－FVC>80%预计值排除了伴随的限制性障碍，从而可以评估阻塞性疾病的严重程度：

　○阻塞的严重程度由 FEV_1 占预计值的百分比评估：

　　▸>70%，轻度。

　　▸60%~69%，中度。

　　▸50%~59%，中重度。

　　▸40%~49%，重度。

　　▸<35%，极重度。

－FVC<80%预计值提示伴随限制性通气功能障碍或者假性限制性通气功能障碍(空气潴留导致)。

－TLC<80%预计值确诊伴随限制性通气障碍(即混合性通气功能障碍)。

肺的一氧化碳弥散能力(DLCO)

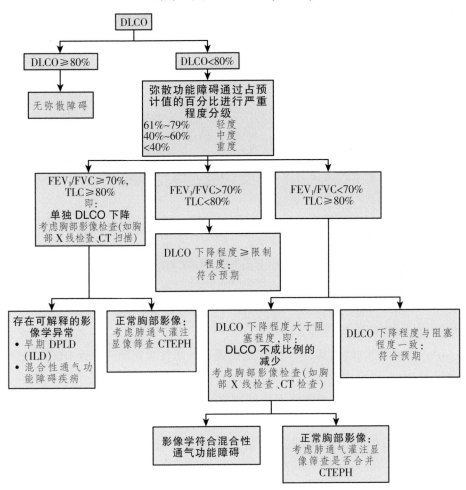

图 3.9　DLCO 结果分析。解释 DLCO 的关键是结合肺量计和(或)肺容积检查所反应的阻塞性、限制性或混合性通气功能障碍。在阻塞性疾病中,DLCO 下降的严重程度对应于阻塞的严重程度。在限制性疾病中,任何程度的 DLCO 下降都可出现(因为胸膜外限制性疾病不会影响 DLCO,纤维化通常会导致 DLCO 下降,且比 TLC 下降更严重)。在阻塞-限制混合性疾病、肺血管疾病和早期弥漫性实质性肺疾病(DPLD)中,可以看到单独的 DLCO 下降(或与阻塞程度不成比例的下降)。导致混合性通气功能障碍的疾病通常有明显的胸部影像学异常。胸部影像学正常而出现单独的 DLCO 下降应警惕肺血管疾病,建议肺通气灌注扫描筛查慢性血栓栓塞。

　◦ 混合性通气功能障碍的严重程度无法被准确评估(参见本章末内容)。

　▶ DLCO 受到阻塞和限制两种因素的影响,可以此指标评估疾病的总体严重程度。

　− TLC>80%预计值排除了并发限制性通气功能障碍,因此 FVC<80%预计

值归因于假性限制性通气功能障碍。

　　　○ 空气潴留通过降低 VC 导致 RV 增加,使 TLC 保持不变或升高(即过度充气)。

　　　– DLCO 在哮喘患者(和某些 COPD 表型)中通常会保持不变或升高,而在另外一些 COPD 患者中会降低。

　　　○ 阻塞性疾病中 DLCO 下降的严重程度对应于阻塞的严重程度。

　　　○ 与阻塞程度不成比例的 DLCO 下降,应考虑合并限制性疾病或肺血管疾病。

　　　▶ 最好通过胸部影像和 V/Q 扫描来评估(如果胸部影像未提示限制性疾病)。

　　● 限制性通气功能障碍:FVC<80%预计值提示限制性疾病,TLC<80%预计值时可确诊。

　　　– 限制性通气障碍的严重程度由 TLC 占预计值的百分比来评估:

　　　○ 65%~79%,轻度。

　　　○ 50%~64%,中度。

　　　○ <50%,重度。

　　　– 肺实质疾病(例如,DPLD)引起的限制性通气功能障碍导致 DLCO 下降,在胸膜外疾病(例如,胸膜瘢痕)引起的限制性疾病中 DLCO 不变。

　　　○ 在 DPLD 中,DLCO 下降的严重程度可能大于限制性疾病的严重程度,因此不需要进行对其他疾病的筛查。

　　● 单独的 DLCO 减少(<80%预计值)提示肺血管减少。

　　　– 弥散功能障碍的严重程度由 DLCO 占预计值的百分比来评估:

　　　○ 61%~79%,轻度。

　　　○ 40%~60%,中度。

　　　○ <40%,重度。

　　　– 单独的 DLCO 下降常见于:

　　　○ 混合性通气功能障碍(图 3.10)。

　　　▶ 有阻塞性通气功能障碍的肺出现空气潴留,可使肺容积正常化,并且肺纤维化可抵抗气道动态陷闭,使流速保持正常。

　　　○ 肺血管疾病。

　　　▶ 血管阻塞使有交换功能的肺毛细血管表面积下降。

　　　◇ 大血管阻塞(即 CTEPH)(图 3.11)比小血管闭塞(即 IPAH)更常见。

　　　□ 因此提出应常规考虑行 V/Q 扫描。

　　　○ 早期肺弥漫性疾病。

肺纤维化合并肺气肿(即阻塞-限制混合性疾病)PFT 模式

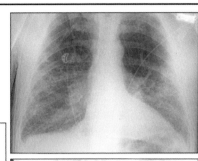

单独 DLCO 下降

- $FEV_1/FVC>70\%$,TLC>80%,DLCO<80%
- 表现为单独的 DLCO 下降(严重下降)
- 胸部 X 线片显示肺尖的肺气肿和肺底纤维化
- 胸部 CT 证实肺纤维化合并肺气肿

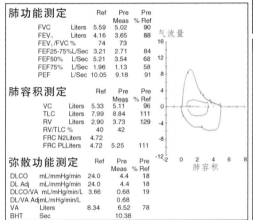

肺功能测定

		Ref	Pre Meas	Pre % Ref
FVC	Liters	5.59	5.02	90
FEV$_1$	Liters	4.16	3.65	88
FEV$_1$/FVC %		74	73	
FEF25-75%L/Sec	3.21	2.71	84
FEF50%	L/Sec	5.21	3.54	68
FEF75%	L/Sec	1.96	1.13	58
PEF	L/Sec	10.05	9.18	91

肺容积测定

		Ref	Pre Meas	Pre % Ref
VC	Liters	5.33	5.11	96
TLC	Liters	7.99	8.84	111
RV	Liters	2.90	3.73	129
RV/TLC %		40	42	
FRC N2Liters		4.72		
FRC PLLiters		4.72	5.25	111

弥散功能测定

		Ref	Pre Meas	Pre % Ref
DLCO	mL/mmHg/min	24.0	4.4	18
DL Adj	mL/mmHg/min	24.0	4.4	18
DLCO/VA	mL/mHg/min/L	3.66	0.68	19
DL/VA AdjmL/mHg/min/L			0.68	
VA	Liters		8.34	6.52	78
BHT	Sec		10.38	

气流量

肺容积

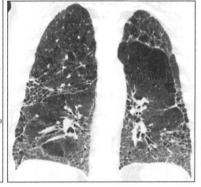

图 3.10　1 例肺气肿基础上出现肺纤维化患者的肺功能检查和胸部成像(又称肺纤维化合并肺气肿)。患者的气流量和肺容积非常正常(肺残气量增加,提示其唯一异常是空气潴留)。然而,DLCO 占预计值的百分比为 18%,提示了该患者肺部疾病的真正严重性。请注意,患者的 DLCO/肺泡通气(VA)几乎正常(占预计值的 78%),校正后可能导致漏诊严重弥散功能障碍性疾病,因此不常规使用这种校正。患者胸部 X 线片提示肺气肿(左>右)、双肺纤维化(经胸部断层扫描 CT证实)。

▶DPLD 最初可能表现为单独的 DLCO 下降(因为肺容积病理性减少前即可因间质纤维化导致弥散受损)。

　　▶随着疾病的发展,肺容积下降。

　　- DLCO 升高。

　　○经典教学中讲到,在引起肺血流增加的疾病(例如,早期心力衰竭或哮喘急性加重)或弥漫性肺泡出血(血红蛋白淤积在肺泡中,成为 CO 的吸收池)中,可以观察到 DLCO 升高(>120%预计值)。

　　○实际上,我们不会在急性病患者中进行 PFT。

　　○此外,PFT 不是为了筛选这些疾病而设计的, 因此不应使用肺功能分析这些疾病。

慢性血栓栓塞性肺动脉高压(CTEPH)PFT 模式

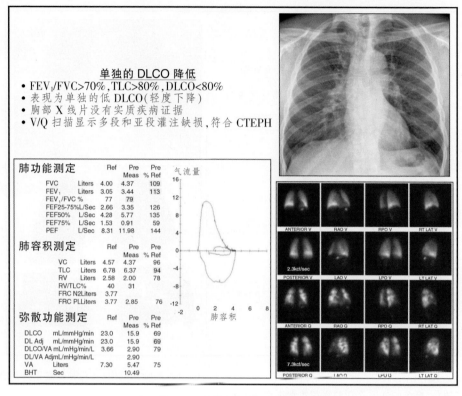

单独的 DLCO 降低
- $FEV_1/FVC > 70\%$，TLC>80%，DLCO<80%
- 表现为单独的低 DLCO(轻度下降)
- 胸部 X 线片没有实质疾病证据
- V/Q 扫描显示多段和亚段灌注缺损，符合 CTEPH

肺功能测定		Ref	Pre Meas	Pre % Ref
FVC	Liters	4.00	4.37	109
FEV₁	Liters	3.05	3.44	113
FEV₁/FVC	%	77	79	
FEF25-75%	L/Sec	2.66	3.35	126
FEF50%	L/Sec	4.28	5.77	135
FEF75%	L/Sec	1.53	0.91	59
PEF	L/Sec	8.31	11.98	144

肺容积测定		Ref	Pre Meas	Pre % Ref
VC	Liters	4.57	4.37	96
TLC	Liters	6.78	6.37	94
RV	Liters	2.58	2.00	78
RV/TLC%		40	31	
FRC N2	Liters	3.77		
FRC PL	Liters	3.77	2.85	76

弥散功能测定		Ref	Pre Meas	Pre % Ref
DLCO	mL/mmHg/min	23.0	15.9	69
DL Adj	mL/mmHg/min	23.0	15.9	69
DLCO/VA	mL/mmHg/min/L	3.66	2.90	79
DL/VA Adj	mL/mmHg/min/L		2.90	
VA	Liters	7.30	5.47	75
BHT	Sec		10.49	

图 3.11 1 例慢性血栓栓塞性肺动脉高压患者的 PFT 和胸部成像。患者的 PFT 除了单独的 DLCO 下降均正常。胸部 X 线片被认为是正常的(尽管提示中央肺动脉增宽)。V/Q 扫描严重异常，见多个段和亚段有与通气不匹配的灌注缺损。

　　○ 偶尔会有关于 DAH(弥漫性肺泡出血)病例的争议，需鉴别诊断 DAH、心源性水肿、炎性肺泡浸润。

　　▶ 这种情况下，DLCO 升高强烈提示 DAH，因为其他疾病应使 DLCO 下降。

　　◇ 在 DAH 中，DLCO 通常>150%预计值。

问与答

1.问：为什么 FVC 通常比慢 VC 的值低？
答：用力呼气(胸腔内压力较高)比缓慢呼气更容易引起气道陷闭。
2.问：为什么不根据 FEV₁ 占预计值的百分比和 TLC 来评定混合性通气功能

障碍的严重程度？

答：无法分辨 FEV_1 减少中多少比例是由于肺总量的丧失（即限制性疾病），多少比例是由于气道阻塞。类似的，因为阻塞障碍时空气潴留使 TLC 升高，通过 TLC 判断可能会低估限制性通气障碍的程度。DLCO 下降通常比 FEV_1 和（或）TLC 能更好地反映疾病总体严重程度。

3.问：何时应进行乙酰甲胆碱激发试验？

答：通常（几乎）不进行乙酰甲胆碱激发试验。乙酰甲胆碱支气管激发试验的临床效用有限，通常只适用于患者偶有临床症状而不能明确为支气管痉挛时。很多时候，这些临床诊断困难的患者在做支气管激发试验期间会不可避免地对试验中产生的不适出现抱怨等情绪，这通常会导致在获得有意义的试验数据之前不得不终止。

4.问：为什么不常规推荐对单独 DLCO 下降的患者行特发性肺动脉高压（IPAH）评估（包括 CTEPH）？

答：IPAH 是一种非常罕见的疾病，需要进行侵入性检查。因此，对仅有 DLCO 降低的患者不常规推荐。

第 **4** 章

胸片

常见的认知误区

- 误认为阅读胸部 X 线片(CXR)需要高级培训、经验和(或)"火眼金睛"。
- 将涉及整个膈肌的边缘轮廓征阳性描述为"肋膈角变钝"。
- 使用混乱的形容词来描述阴影(例如,模糊、朦胧)。
- 遗漏了肺段萎陷。
- 因主支气管中气体截断而误判全肺不张的病因是支气管内阻塞。

胸片的解读

- 如何发现胸部不连续的结构(如心缘、膈肌):
  - 当相邻结构密度不同时(例如,空气和软组织),在胸片(CXR)上可以看到边界和轮廓。
  - 无法分清两个相邻的软组织密度(例如,左心室和右心室),因为它们缺少空气界面。
- 如何发现病理性表现(如肺炎、肿瘤)——边缘轮廓征:
  - 胸部出现新的病变时(如肺炎或肿瘤),通常会使正常空气-软组织界面移动,从而使正常结构透明度下降或边缘轮廓征阳性,导致正常边界线条消失[如右中叶(RML)肺炎遮盖了右心缘]。
  - 这个清晰度降低的区域(或缺失的线条)被描述为"阴影"。
  - 正常结构(如膈肌、心缘)的清晰度下降意味着附加的异常。
    - 即使异常本身是模糊的,其通常只导致线条的缺失或中断。
  - 缺失或中断的线即为异常发现(图 4.1)。
  - 不要让你的头脑和眼睛自动修复中断的线条(人通常会有此倾向)。
- 阴影筛查。

边缘轮廓征

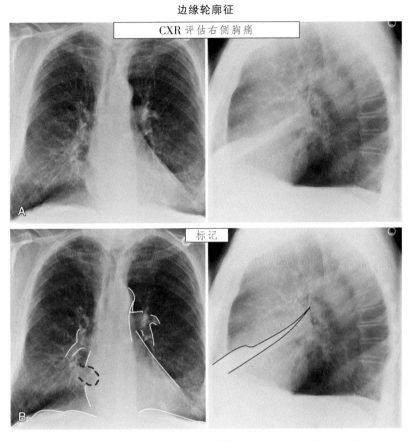

图 4.1 边缘轮廓征。(A)胸部正位片显示右心缘被模糊的、局限的、面纱状的阴影截断。中断的线是客观的异常表现。侧位片显示从肺门延伸到胸壁的边缘清晰、楔形、致密的阴影。诊断:右中叶肺不张。(B)同一胸片进行标记。

- 筛查正位片上的阴影=寻找正常线条的中断或缺失。

  ○ 正常的线条是:

    ▸ 左右:膈肌、心缘、主肺动脉(PA)和气管旁线条。

    ▸ 仅出现在左侧(前后位片):升主动脉和降主动脉,以及左侧肺动脉顶部。

  ○ 正常的膈肌和心缘边界通常是锐利的。

  ○ 左右肺动脉的边界清晰度相对欠佳(血管有多平面分支)。

    ▸ 应该能观察到左、右主 PA 和右 PA 降支(图 4.2)。

  ○ 识别出正常的线条后,检查剩余的肺野是否有密度异常增加或减少和(或)异常线条(粗或细)。

正位片正常结构

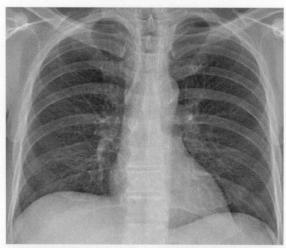

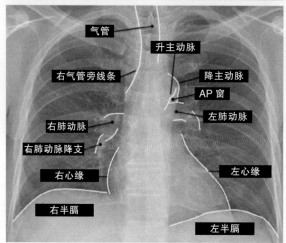

图 4.2　正常线条。正位胸片中正常的线条是左右的:气管旁条纹影、主肺动脉(PA)、心缘和膈肌。前后位胸片正常线条是升主动脉和降主动脉,以及左 PA 的顶部（形成三角形/AP 窗的底部）。注:正常的膈肌和心缘边界是锐利的,正常的肺动脉相对不太明显(应该能观察到左、右主PA 和右肺动脉降支)。

- 发现侧位片上的阴影=寻找透明度下降的"清晰"间隙。
  - 正常的间隙为:
    - 胸骨后间隙。
    - 隆突下间隙。
    - 脊柱前间隙。
  - 通常能观察到膈肌。

第 4 章 胸片 47

▷请注意心尖可导致左半膈的前部模糊(边缘轮廓征阳性)(图 4.3)。

• 阴影的性质:
  – 致密实变(软组织密度/白色)提示肺泡完全填充或肺不张。
    ○ 看不到正常的底层结构(完全不透明)。
    ○ 鉴别诊断:肺不张对肺炎对肿块。
      ▷边缘模糊的致密实变≈肺炎。
      ▷边界清晰的致密实变:
        ◇有支气管充气征≈肺不张。
        ◇没有支气管充气征:
          □肺容积减少≈肺不张伴气道阻塞。
          □没有肺容积减少≈肿块/肿瘤。
    ○ 磨玻璃(衰减/灰度增加)提示部分肺泡填充或肺不张。
      ▷仍然可以看到底层的一些正常结构(部分不透明)。
      ▷鉴别诊断:任何导致肺泡填充的疾病(例如,水肿、炎症、非典型感染、出血)。
    ○ 细网格影(许多细小的线)提示间质水肿。
      ▷正常的底层结构清晰可见,但仔细观察可见正常的线条并不清晰,而是"模糊"或"朦胧"。

侧位片间隙

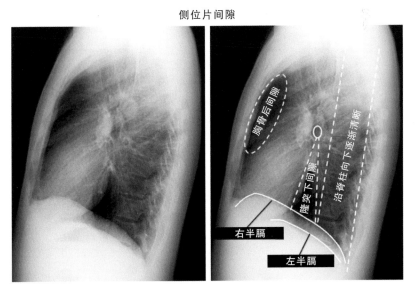

图 4.3 发现侧位片上的阴影需寻找变模糊的"透明"间隙。正常的间隙是胸骨后间隙、隆突下间隙和脊柱前间隙。膈肌应能观察到。注:心尖导致左半膈的前部模糊(边缘轮廓征阳性)。

　　○ 粗网格影(网状阴影中有许多较粗线条)提示纤维化。

　　○ 面纱样(衰减/灰度均匀增加)提示积液(当患者仰卧或半仰卧时,不会出现预期的新月形线)。

　　▸ 看不到正常的底层结构(完全不透明)。

　　▸ 注意:基底段肺不张可能表现为像面纱样改变(与少量积液无法区分)。

　－观察 CXR 上的局部细节(即,重点关注或者放大并聚焦在不透明的右半膈上)(图 4.4)。

　－不同类型的阴影经常一起出现(图 4.5)。

　－发现阴影并描述其性质后,应分析它是局限还是弥漫的:

　　○ 如果是局限的,分辨其是边界清晰(清晰明确的边界)还是模糊的(边界不清)。

　　▸ 边界清晰≈段性肺不张、大叶性肺炎或肿瘤[注:亚段肺不张也可以

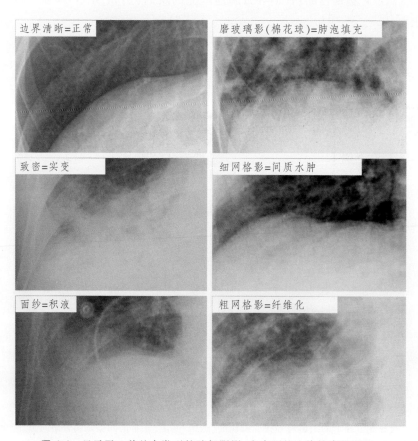

图 4.4 显示了 5 种基本类型的肺部阴影,右半膈的边缘轮廓征阳性。

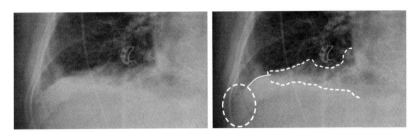

图 4.5　右半隔几乎完全不透明(白线表示仅剩的可观察到的部分)。不透明是由于一个位于中部的伴支气管充气征的边界不清的致密实变和一个侧位的面纱样改变。注:这一系列发现要么代表胸腔积液伴压迫性肺不张,要么代表肺炎伴肺炎旁积液(需要结合临床)。

是边界清晰的或线性的(如盘状肺不张)](图 4.6)。

　　　▶边界模糊≈肺炎或亚段肺不张(注:肿瘤也可能边界模糊,在影像学上与肺炎无法区分)。

　　　○如果是弥漫性的(许多双侧结构同样不透明),分析是急性的(如肺水肿)(图 4.7A~C)还是慢性的(如肺纤维化、COPD)(图 4.7D)。

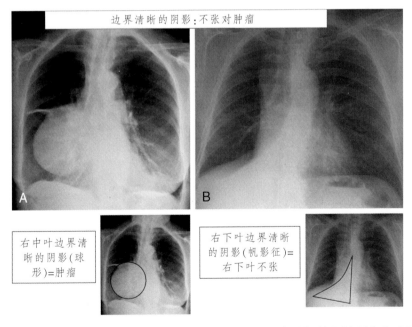

边界清晰的阴影:不张对肿瘤

右中叶边界清晰的阴影(球形)=肿瘤

右下叶边界清晰的阴影(帆影征)=右下叶不张

图 4.6　(A)胸部正位片显示右中叶球形阴影≈肿瘤。注:亚段肺不张(从上侧/侧位看)也可能是线性的和边界清晰的(如盘状肺不张)。(B)胸部正位片显示右下叶段性塌陷/不张(注意右肺容积减小),表现为右下叶边界清晰、三角形阴影(又称帆影征)。

- 局限性阴影的定位。
  - 中肺阴影使右心缘模糊=病变侵及右中叶。
  - 中肺阴影使左心缘模糊=病变侵及左舌叶。
  - 下肺阴影使膈肌模糊=病变来自同侧下叶。
  - 上肺阴影需侧位片定位。
    - 前方阴影=上叶病变。

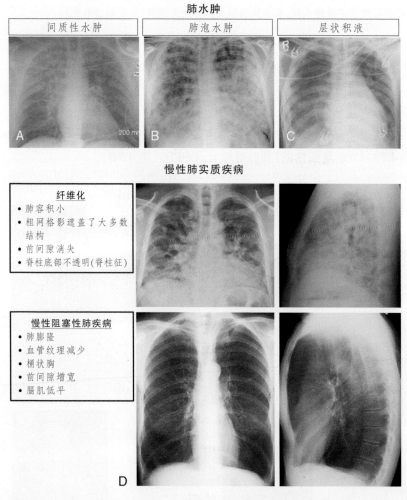

图 4.7 肺水肿(急性弥漫性肺病的最常见原因)的常见影像学模式。(A)弥漫性间质水肿。(B)弥漫性肺泡水肿(心源性或非心源性)。(C)大量层状积液(患者仰卧位,没有弧形液面)。(D)两种最常见的慢性肺部疾病的典型胸片:肺纤维化和慢性阻塞性肺疾病。注:肺纤维化和 COPD 的影像学(和病理生理学)表现正相反。纤维化=肺容积缩小,肺部纹理线条增多,而 COPD=肺容积增多,纹理减少。

　　　　○ 后方阴影=下叶病变。
　　• 膈肌的位置和形状。
　　　　– 辨别是膈肌抬高还是类似表现(如膈肌膨出和肺底积液)。
　　　　○ 通常右半膈比左半膈高,高度差≤1.5cm(肝脏导致)。
　　　　○ 双侧膈肌等高时,需排除左半膈升高(通过侧位片)。
　　　　○ 当右半膈比左半膈高出 1.5cm 时,用侧位片排除(或确认)膈肌抬高。
　　　　○ 单侧膈肌膨出是一种解剖学变异,膈的前部(更常见)或后部局部突出
到同侧胸腔中。
　　　　　　▷ 与真正的膈肌抬高不同,膈肌膨出者的后侧膈肌仍在相对正常的位
置(近尾部)毗邻胸壁。
　　　　　　▷ 真正膈肌抬高是整体抬高,最后面的部分接触胸壁的位置较高(图
4.8)。

膈肌抬高与膨出

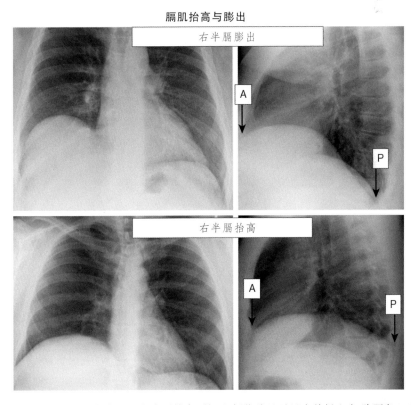

图 4.8　右半膈膨出。正位片显示右半膈抬高。然而,侧位片显示只有前插入点/肋膈角(A)升高。后插入点(P)处于正常位置。相反,右半膈抬高的侧位片显示前插入点(A)和后插入点(P)都抬高。换句话说,膈肌抬高为整个半膈病理性地抬高。注:完全膈膨出(不常见)与膈肌抬高在影像上可能无法区分。

－肺底积液：

　　○在一部分患者中，胸腔积液存在于膈肌和底部脏胸膜之间的潜在空间中，表现为膈肌抬高。

　　○膈肌抬高伴膈肌最高点的侧向位移应考虑肺底积液。

　　　▶侧位片可排除膈膨出，但是不能区分肺底积液与真正的膈肌抬高。

　　　▶卧位片（积液是否发生移动）可鉴别真正的膈肌抬高（没有液体层）和肺底积液，后者可见沿胸壁分布的一层液体。

　　○肺底积液量通常比胸部 X 线片上所看到的多，并且在传统的坐位下很难被引流，因为充气的肺会一直延伸到底部，从而使得液体区显得很小（图4.9）。

－膈肌隆起：

　　○肺不张会拉升膈肌，导致局部产生"帐篷"样扭曲。

肺底积液

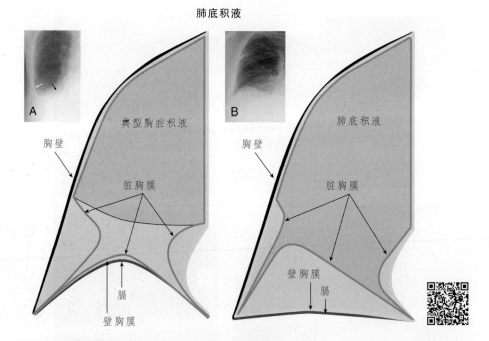

图 4.9 （A）胸部正位片（插入图）显示了右侧胸腔积液的典型表现，右半膈边界模糊（弧形界面=边界清晰的上缘）。二维示意图显示，典型的胸腔积液沿着膈肌而位于脏胸膜上方。（B）胸部正位片（插入图）显示了右侧肺底积液的典型表现，右半膈的顶点升高，横向移位，形成异常的顶峰。这提示肺底积液，如图看似膈肌的顶部，其实是脏胸膜底部。二维示意图显示肺底积液位于肺下、膈肌上。（扫码见彩图）

绿线，脏胸膜；黄线，壁胸膜；红线，膈肌。

○ 遇到膈肌抬高,应仔细审视 X 线片,以确保不遗漏肺不张的区域(图 4.10)。

● 锐利的肋膈角(图 4.11):

－ 正位片上锐利的肋膈角提示胸腔积液量≤200mL,有效排除了中量或大量积液。

－ 侧位片上锐利的肋膈角对排除胸腔积液更加敏感,通常提示胸腔积液量≤50mL。

－ 肋膈角变钝提示胸膜底部瘢痕(相对常见)或少量胸腔积液。

● 单侧胸腔完全不透明(即,全肺不张,亦称全肺萎陷、单侧白肺):

－ 只有当全肺不张时才出现肺部完全不透明/白肺。

○ 单侧、三叶肺炎不会使整个单侧胸腔不透明,因为总会有通气(不像全肺萎陷=没有通气)。

○ 白肺的肺尖总是比底部看起来更透明,但这并不代表顶部有通气。

膈肌隆起

左上叶肺不张 (舌叶)	
● 左侧胸腔的正位片显示: 　● 模糊的、面纱样的阴影使左心缘边缘轮廓征阳性 　● 左上叶容积减少使单侧横膈上抬 　● 形成"帐篷"形外观	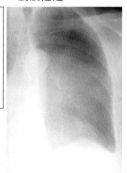 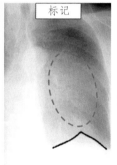

右上叶肺不张	
● 右侧胸腔的正位片显示: 　● 界限清晰,面纱样的阴影使右肺门边缘轮廓征阳性 　● 右上叶容积减少使单侧横膈上抬 　● 形成"帐篷"形外观	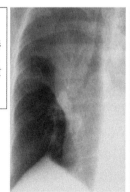 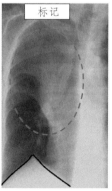

图 4.10　膈肌隆起。膈肌隆起提示应寻找同侧上/中叶肺塌陷,或胸膜–肺实质瘢痕。

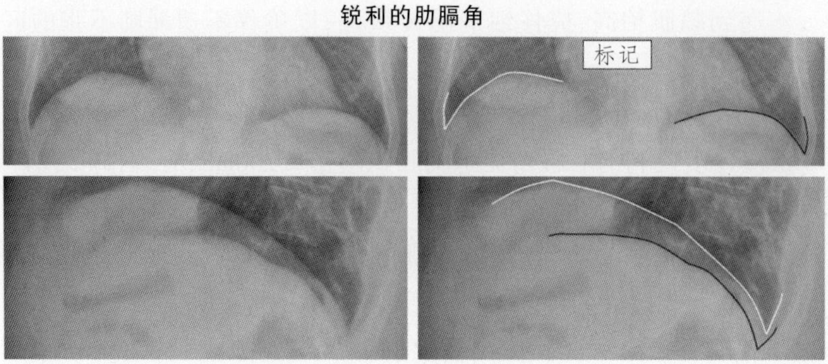

锐利的肋膈角

图 4.11 肋膈角。膈肌(正面和侧面)的胸部 X 线片特写。标记出右半膈(白线)和左半膈(黑线),清晰地勾勒出了"锐利"的肋膈角。

▸ 这是因为胸腔上部的软组织比底部少。

– 只有两种疾病会导致全肺不张,出现肺部不透明。

  ○ 积液。

  ○ 主气道阻塞。

– 尽管张力性气胸会导致全肺不张(张力性病理生理改变出现前)。

  ○ 患侧胸部呈透亮/黑色。

– 积液(渗出或血液)从外部压迫导致全肺不张。

  ○ 不透明的胸腔包括了不张的肺和导致肺受压的周边液体。

    ▸ 因此,不透明的胸腔看起来比正常情况大,伴有容积增大的征象(例如,气管向对侧偏移、肋间距增宽)(图 4.12)。

– 主气道阻塞通过两种机制导致全肺不张:

  ○ 主干黏液栓的"活瓣"现象导致急性的全肺不张。

    ▸ 感染性分泌物在呼气时向近端移动,允许空气逸出;吸气时黏液栓被紧紧地固定在远端气道中,阻止空气进入。

  ○ 固定的主气道阻塞(如肿瘤)导致全肺不张是由于肺泡空气被重新吸收而没有补充(更缓慢)。

  ○ 不管上述哪种,不透明的胸腔只包含不张的肺。

    ▸ 因此,不透明的胸腔看起来比正常情况小,并伴随容积减少的征象(例如,气管患侧移位、肋间隙减小)(图 4.13)。

    – 当发生急性全肺不张时,会导致病理性分流并伴随严重低氧血症。

    – 此外,当全肺不张继发于积液压迫时,可能会出现张力性病理生理学改变(胸廓内压力增高使静脉回流受损,导致心排血量降低)。

右侧白肺：不透明侧容积增加

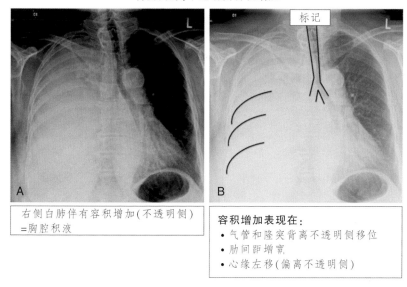

右侧白肺伴有容积增加(不透明侧)
=胸腔积液

容积增加表现在：
- 气管和隆突背离不透明侧移位
- 肋间距增宽
- 心缘左移(偏离不透明侧)

图 4.12　伴有胸廓容积增加的完全性肺塌陷(又名全肺不张、白肺)。(A)过度曝光的胸部正位片，提示右侧完全不透明伴有胸廓容积增加=胸腔积液导致外压性右肺塌陷。(B)正常曝光的同一张胸片，标记出了气管背离不透明侧移位、肋间距增宽(肺容积增加的证据)。

右侧白肺：不透明侧容积减小

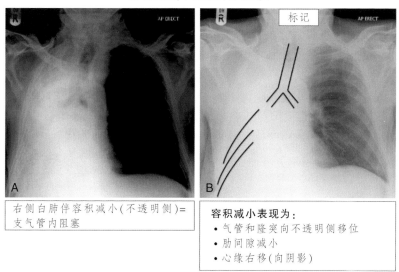

右侧白肺伴容积减小(不透明侧)=
支气管内阻塞

容积减小表现为：
- 气管和隆突向不透明侧移位
- 肋间隙减小
- 心缘右移(向阴影)

图 4.13　伴胸廓容积减小的完全性肺塌陷(又名全肺不张、白肺)。(A)过度曝光的正位片见右侧肺部完全不透明伴胸廓容积减少=支气管内阻塞导致右肺塌陷。(B)正常曝光的同一正位片标记出了气管向不透明侧移位、肋间隙减小(即容积减少)。

- 急性全肺不张患者需要紧急干预：
    - 支气管镜检查解除主气道阻塞；或
    - 胸腔穿刺术缓解压迫。
- 判断病因需根据患侧胸廓容积减少（主气道阻塞），还是增加（积液压迫）。
- 完全性肺不张时，主支气管中的气柱突然中断（不论外压，还是气道阻塞）。
    - 常被误认作支气管腔内阻塞的证据。
    - 在积液导致的肺不张中，中断处恰好为主支气管软骨环可抵抗积液压力处。
    - 在主支气管阻塞中，中断处为气道阻塞处。
- 有时，胸片中也会出现肺整体透光度减低但容积正常（没有明显的移位）的情况。
    - 对于这种情况，需要谨慎，警惕积液和阻塞同时存在（例如，IV期肺癌）。
    - 应考虑行胸部CT（对比度强，有利于观察胸膜）和超声检查。
    - 如果进一步影像学检查仍不能明确病因，应首先进行支气管镜检查，以排除支气管内阻塞（在胸腔穿刺前）。
        - ▶ 如果气道阻塞，引流积液不会使肺复张。
        - ▶ 相反，胸腔穿刺术可能会产生一个"真空"空间，从而引起疼痛，可能导致支气管胸膜（BP）瘘形成（见第17章）。
- 肺段萎陷。
    - 肺段萎陷提示气道阻塞，需行胸部CT和支气管镜进一步检查，以排除恶性肿瘤阻塞、异物或黏液堵塞。
    - 上叶不张通常是不良征象，需警惕支气管内恶性肿瘤的可能。
        - 上叶通气良好，因此其更多地暴露于可吸入致癌物质中。
        - 上叶吸入异物及黏液栓的情况较少。
    - 下叶和中叶阻塞更可能是良性的，因为这些区域容易吸入异物及出现黏液栓。
    - 侧位片对于肺萎陷的诊断或排除至关重要。
    - 每个肺段萎陷模式不同，有不同的典型X线片表现：
        - 上叶和中叶不张向前萎陷，下叶不张向后萎陷。
        - 右上叶、右下叶和左下叶不张在正位片上可见边界清晰的阴影（图4.14至图4.16）。

右上叶不张

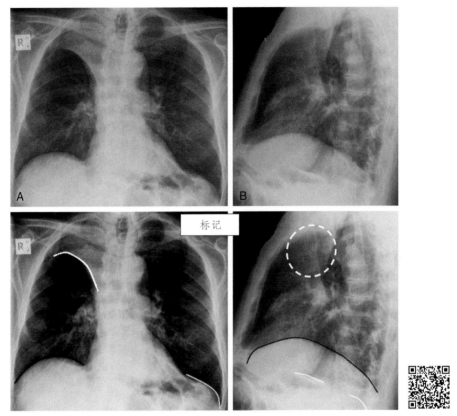

图4.14　右上叶(RUL)不张。(A)胸正位片,清晰的"杯"状阴影使右侧气管旁条纹影(和右肺尖)剪影模糊。右半膈抬高,较左侧升高>1.5cm(提示膈肌抬高)。(B)侧位片提示从右胸廓顶点延伸到前间隙上部的模糊、面纱样阴影。侧位片见右半膈抬高(后插入点抬高)。注:与右上叶不张无关,患者有左下叶瘢痕挛缩。正位片提示心脏后带状结构遮蔽左半膈的中间部分。侧位片提示模糊的阴影使左半膈模糊。其提示有"脊柱征"(脊柱越靠底部,越透亮的情况消失)。(扫码见彩图)

黑线,右半膈;红色虚线,不张的右上叶(RUL)(侧位片中的模糊影);实心红线,小裂隙(向上凹陷和移位);白线,左半膈。

右下叶不张

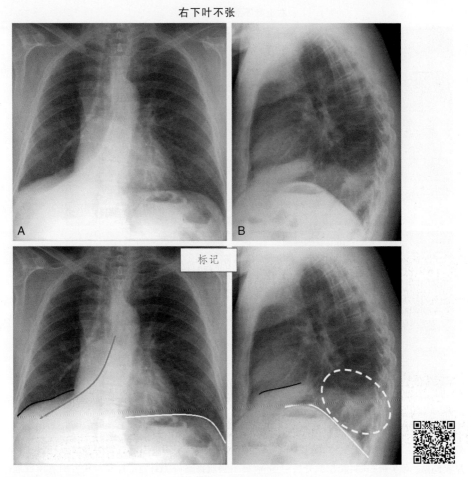

标记

图 4.15　右下叶(RLL)不张。(A)正位片提示右侧纵隔旁有致密的、界限清晰的"帆"形阴影,从而使右半膈中部模糊(右半膈通常边界清晰)。右半膈高于左半膈>1.5cm(提示膈肌抬高)。(B)侧位片提示右肺底部模糊阴影,形成"脊柱征"(脊柱越靠底部,越透亮的情况消失)。注:气管向右移位提示肺容积减少。(扫码见彩图)

黑线,右半膈;红线,右下叶区;白线,左半膈。

左下叶不张

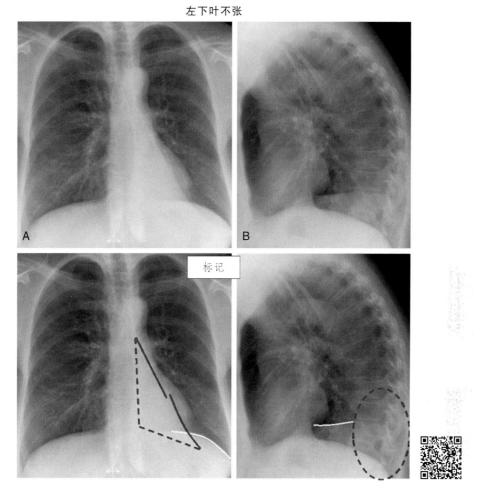

标记

图 4.16　左下叶(LLL)不张。(A)正位片提示心后间隙致密的、边界清晰的三角形阴影,伴左半膈中部边缘轮廓征阳性,并出现"双左心界"征。两侧膈肌高度一致(提示左半膈抬高)。(B)侧位片提示左侧肺底部模糊阴影,形成"脊柱征"(脊柱越靠底部,越透亮的情况消失)。左半膈抬高,后侧模糊。注:虽然在此胸片中不明显,但有时左肺下叶肺容积减少会表现为右心缘向左侧(脊柱后)移动。(扫码见彩图)

　　红线,左下叶;白线,左半膈可见部分。

　　。右中上叶和左上叶(包括舌叶)不张在侧位片上可见边界清晰的阴影(图 4.17 和图 4.18)。

右中叶不张

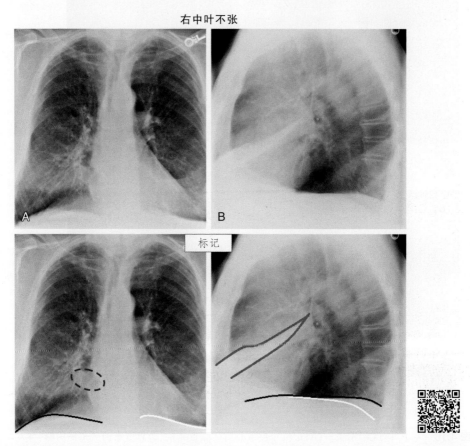

图 4.17　右中叶(RML)不张。(A)正位图提示右中叶模糊阴影使右心缘边缘轮廓征阳性。(B)侧位片提示致密的、边界清晰的楔形阴影,清晰地划分出前间隙的下部。注意:侧位片提示严重的慢性阻塞性肺疾病表现,伴膈肌低平和桶状胸。(扫码见彩图)

　　黑线,右半膈;红线,右中叶区;白线,左半膈。

左上叶和舌段不张

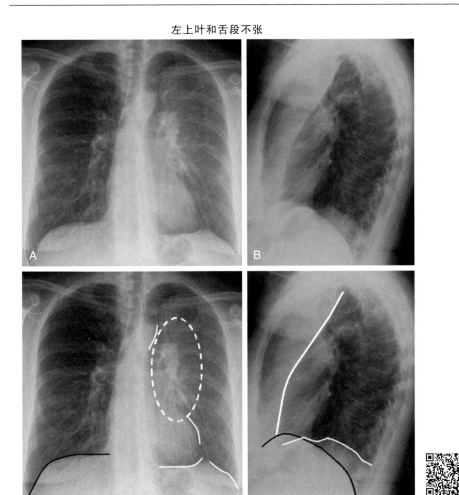

图 4.18 左上叶(LUL)和舌段不张。(A)正位片提示左侧胸部弥漫面纱样改变,伴模糊阴影遮盖了主动脉窗(降主动脉轮廓边缘轮廓征阳性),左心缘被血管影遮挡。此外,左半膈也隆起。(B)侧位片提示沿整个前胸的边界清楚的阴影,伴左半膈抬高。注:左肺所有通气区域都在左下叶过度膨胀的部位。在侧位片上,由于患者手臂未完全抬起而形成左上肺尖的阴影。(扫码见彩图)

黑线,右半膈;红线,左上叶和舌段不张区;白线,左半膈。

问与答

1.问：受过训练的放射科医师能看到更多我辨认不出的心缘或膈肌吗？

答：不。心缘和膈肌对任何人来讲都应是清晰可辨的。新手更多的错误是在实际未出现正常线条的地方创建一条线。放大线条观察有助于防止此类错误。

2.问：为什么全肺不张时，肺尖比底部"充气"明显？

答：事实并非如此。完全不张的肺没有通气。肺尖比底部更透明是因为人类胸部上部的软组织比底部少。

3.问：在 CXR 上，如何区分亚段肺不张和肺炎？

答：除非你碰到"盘状"肺不张，否则不能区分，需要结合临床。如果患者发热咳嗽，那就是肺炎。在没有肺炎症状的情况下，考虑肺不张。

4.问：如何识别膈肌部分膨出而不是膈肌抬高？

答：通过侧位片观察膈肌后侧、膈肌与胸壁邻接的位置，如果正常，就是膈肌膨出；如果异常隆起，就是膈肌抬高。

5.问：何时应做后前位(PA)和侧位 CXR，而不是仅做床旁胸片？

答：任何时候都尽量做，正位/床旁胸片不能解决的问题可通过侧位片得到回答。只有当患者身体虚弱而不能配合做后前位和侧位片时，可接受床旁胸片。

6.问：在 CXR 片上发现模糊的、性质难以描述的阴影时，该做什么？

答：为获得更高清晰度的影像，应做胸部 CT，因为重要的病变(如肺癌)在 X 线片上可能是模糊不清的。

第 **5** 章

呼吸困难和运动受限

常见的认知误区

- 误认为低氧血症是呼吸困难的常见原因。
- 误认为低氧血症是 COPD 患者运动受限的常见原因。
- 误认为正常的运动受到个体排除二氧化碳能力的限制。
- 误认为正常的运动受到氧饱和度降低和低氧血症的限制。
- 误认为肺部疾病导致呼吸困难仅仅是因为肺通气/换气功能异常（如↑ $PaCO_2$，↓ pH 值，↓ PaO_2）。
- 没有将劳力性晕厥视为紧急医疗事件。

呼吸困难的主要机制 (图 5.1)

- 呼吸困难是与呼吸有关的主观不适感觉。
  - 程度可从剧烈运动后"要喘口气"，到呼吸短促，到"窒息感"。
- 呼吸困难由以下因素导致(单独或联合作用)：
  - 酸中毒(如乳酸、酮酸、未清除的有机酸、升高的 CO_2)。
  - 呼吸系统神经机械分离(特别是伴有通气刺激时)。
  - 心血管压力增加(如肺血管、心腔内、主动脉)。
  - 原发性杏仁核激活[如焦虑、抑郁、创伤后应激障碍(PTSD)、惊恐障碍]。
- 呼吸系统神经机械分离发生时，脑干呼吸中枢识别到呼吸努力与其反馈(如空气流动)不匹配。
  - 传出神经的信号调节潮气量(TV)和呼吸频率(RR)未能达到预期效果时，即气流和胸部扩张未达预期时,呼吸困难随之发生。
    - 神经机械分离与通气刺激同时发生会导致严重呼吸困难(如高碳酸血症、代谢性酸中毒、低氧血症)。

呼吸困难的主要机制

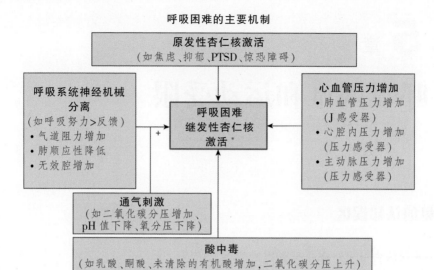

图 5.1　呼吸困难产生的 4 种主要机制。呼吸困难最终导致杏仁核激活（负责焦虑、不适和恐慌），这里是指继发性杏仁核激活，它源于对某种刺激的反应（如酸中毒），区别于原发性焦虑状态直接引起的呼吸困难（原发性杏仁核激活）。虽然通气刺激（如低氧血症）会引起 MV 增加，但仅这一项不足以引起呼吸困难，除非 $PaO_2<50mmHg$，或伴有呼吸系统的神经机械分离。

　　○ 这是呼吸力学功能严重异常且需要机械通气和允许性高碳酸血症患者出现呼吸机不同步及不适感的一个常见原因。

　　● 心血管系统产生呼吸困难,主要通过 3 种发病机制(心绞痛、压力感受器激活和心源性肺水肿)。

　　－(不伴胸部压榨感或胸痛的)心绞痛可表现为呼吸困难。

　　○呼吸困难可造成与心绞痛相同的效用;通过终止运动以尽可能减少心肌耗氧量。

　　－当左、右心室和(或)大动脉压力增加(并因此牵拉)时,出现牵张或压力感受器激活,通常发生在心力衰竭或后负荷增加时。

　　○压力感受器激活产生的呼吸困难感旨在终止运动以降低心血管压力。

　　－心源性肺水肿时,因肺顺应性降低引发呼吸中枢神经机械分离(通常合并低氧血症作为通气刺激)而产生严重的呼吸困难。

　　● 原发性杏仁核激活,如焦虑、抑郁、创伤后应激障碍和惊恐障碍引起的呼吸困难是间歇性的,且与运动受限无关。

　　● 由心血管系统、呼吸系统或酸中毒引起的呼吸困难旨在终止运动(即劳力性呼吸困难)。

－根据酸中毒、神经机械分离和(或)心血管压力增加的程度,杏仁核会发生不同程度的继发性激活。

• 慢性轻度低氧血症(PaO_2 55~60mmHg)最常见于慢性阻塞性肺疾病,不会造成严重的呼吸困难或运动受限(这两者都是由通气障碍引起的,而不是氧合不佳),治疗目的是延长寿命和预防心力衰竭,而不是减少呼吸困难或提高运动能力。

－慢性轻度低氧血症可无症状或引起轻度认知障碍/混乱。

• 急性轻度低氧血症可通过低氧–过度通气反射增加分钟通气量,引起呼吸急促,但如果低氧血症不伴有运动,则呼吸困难程度极小。

• 慢性中重度低氧血症最常见于肺纤维化,由于氧饱和度减少和低氧血症导致呼吸困难。

运动受限的生理学(表 5.1)

• 正常运动受限于心排血量,以及与 CO 相关的以下能力:
－向运动肌肉输送含氧血液的能力。
－动员骨骼肌产生的乳酸(无氧代谢产生)到达肝脏的能力。

• 最终乳酸酸中毒产生的症状(如呼吸困难、头晕、腿沉、恶心)导致运动终止。
－呼吸急促是由于乳酸引起 pH 值降低(代谢性酸中毒)。
  ◦ $PaCO_2$ 代偿性降低(如 pH 值 7.32/$PaCO_2$ 32mmHg)。

• 训练有素的运动员通过以下方式获得较高的运动能力:
－训练有素的骨骼肌能更有效地摄取氧气。
－可显著提高心排血量(可高至 40L/min)。
－可耐受较低的 pH 值。

• 功能失调:心输出量、氧气输送和乳酸动员等能力下降引起运动受限较正常情况下更早出现。
－萎缩、未经训练的骨骼肌更容易进入无氧代谢。

心源性劳力性呼吸困难和运动受限的病理生理学(见表 5.1)

• 左心疾病导致运动受限的主要原因是继发于以下病因的左心室(LV)输出量不足:
－左心室收缩功能减低(如心肌病)。
－主动脉或二尖瓣狭窄或反流。
－左心室舒张功能障碍。

表 5.1 呼吸困难评估

运动受限的类型(和相关疾病)	心排血量/乳酸/PH/PaCO$_2$ 的预期变化	运动受限的原因
正常性运动受限	↑↑心排血量,↑↑乳酸,↓pH值,↓PaCO$_2$	乳酸酸中毒
运动性运动受限	↑↑↑心排血量,↑↑↑乳酸,↓↓pH值,↓↓PaCO$_2$	乳酸酸中毒
失调性运动受限	↑心排血量,↑乳酸,↓pH值,↓PaCO$_2$	乳酸酸中毒
心源性运动受限 LHF(HFpEF/HFrEF/瓣膜病) 单纯的 RHF PAH	−心排血量,↑↑乳酸,↓pH值,↓PaCO$_2$	乳酸酸中毒
中度通气性运动受限 阻塞性疾病 神经肌肉无力	↑心排血量,↑乳酸,↓pH值,−PaCO$_2$	乳酸酸中毒
重度通气性运动受限 阻塞性疾病 神经肌肉无力 *	↑心排血量,−乳酸,↓pH值,↑PaCO$_2$	呼吸性酸中毒
运动导致的氧去饱和 中度−重度弥漫性肺实质病(及其类似疾病)	↑心排血量,↑乳酸,−pH值,↓↓PaCO$_2$	低氧血症
呼吸困难——心血管原因 高血压和(或)容量超负荷 ↑后负荷(高血压) ↑LVEDP(容量超负荷) ↑肺血管压力	↑心排血量,↑乳酸,↓pH值,↓PaCO$_2$	呼吸困难(压力感受器介导)
呼吸困难——呼吸系统原因 轻度阻塞性疾病 轻度限制性疾病	↑心排血量,↑乳酸,↓pH值,↓PaCO$_2$	呼吸困难(神经机械分离和通气刺激)
呼吸困难/乏力——代谢性酸中毒	↑心排血量,↑乳酸,↓pH值,↓PaCO$_2$	呼吸困难(代谢性酸中毒)
呼吸困难/乏力——贫血	↑心排血量,↑↑乳酸,↓pH值,↓PaCO$_2$	呼吸困难(乳酸酸中毒)

HFpEF,射血分数保留的心力衰竭;HFrEF,射血分数降低的心力衰竭;LHF,左心衰竭;LVEDP,左心室舒张末期压;PAH,肺动脉高压;RHF,右心衰竭。

* 在 PFT 中,虽然神经肌肉无力导致限制性病理生理变化,但也会导致通气性运动受限。

　　○运动诱发的舒张功能障碍(源于缺血、高血压、心律失常或低氧血症)限制了运动:因为心室充盈受损导致心排血量不足,无法满足乳酸动员和系统供氧的需求。

　　　　▶有症状的乳酸酸中毒使运动提前终止。

●左心室心排血量降低可导致左心室舒张末期压(LVEDP)升高。

●LVEDP升高引起运动受限主要通过三种机制:

　　－全心衰竭反射(在LVEDP>15mmHg时触发),通过肺动脉高压和右心室(RV)输出量减少进一步限制运动。

　　－此外,LVEDP在15~18mmHg范围内的轻度升高可激活心脏压力感受器和肺毛细血管J感受器,在肺水肿出现前即产生呼吸困难。

　　－更高的LVEDP(>18mmHg)导致肺间质和肺泡水肿。

　　　○此时,肺顺应性降低、气道阻力增加(黏膜下水肿)、继发呼吸系统神经机械分离均导致运动受限。

　　　○肺水肿也可导致低氧血症,进一步加重呼吸困难(神经机械分离和低氧血症驱动的通气增加同时存在)。

●肺动脉高压(PAH),可见于慢性血栓栓塞性肺动脉高压(CTEPH)和特发性肺动脉高压(IPAH),肺血管床横截面积的减少(早于右心衰竭)引起肺血管阻力增加,从而使运动受限。

　　－在剧烈运动时,心排血量(CO)增加2~4倍。

　　－体循环通过扩张阻力小动脉来应对这种血流量的增加。

　　－肺循环通过被动扩张来应对这种血流量的增加。

　　　○肺动脉高压中血管闭塞,降低了肺动脉血管扩张的能力,无法适应运动所致的血流量增加。

　　　　▶反之,当右心室试图通过增加CO来处理静脉回流增多时,肺动脉压力升高,限制了右心室CO并导致左心室充盈不足。

　　　　　◇这可能导致劳力性晕厥(和死亡),因为衰竭的右心室不能供给舒张的体循环足够的血液回流。

　　　　　　□劳力性晕厥是一种"预警",需要立即进行评估。

●单纯性右心衰竭(肺动脉高压失代偿时)时,右心室心排血量不足导致左心室充盈受损,继而导致心排血量不足,无法满足乳酸动员和系统供氧的需求,最终出现运动受限。

　　－轻微运动可引起症状性乳酸酸中毒(NYHA分级Ⅲ~Ⅳ)。

肺源性劳力性呼吸困难和运动受限的病理生理学(见表5.1)

- 阻塞性肺疾病(如 COPD、肺气肿、哮喘、支气管高反应性)。
  - 轻至中度阻塞患者呼吸功增加,当其升高至呼吸难以完全代偿时出现运动受限。
    - 不完全的呼吸代偿使二氧化碳分压升高,这促使症状性乳酸酸中毒的发生(如 pH 值 7.27/PaCO₂ 37mmHg),导致运动提前终止(从心排血量而言)。
    - 另外,运动过早终止可能继发于呼吸系统神经机械分离产生的呼吸困难(呼吸努力随反馈递减而增加),后者与气道阻力增高、动态过度充气和呼气末正压(PEEP)增加有关。
      - ▸ 合并酸中毒时,情况更糟。
  - 严重阻塞时无法通过提高每分通气量来应对轻微运动/有氧代谢,从而出现运动受限。
    - 在到达"无氧阈值"、大量乳酸产生之前,pH 值的下降和 PaCO₂ 的增加(产生潜在或实际的呼吸性酸中毒)即可导致运动提前终止(如爬楼梯受限)。
    - 与气道阻力、动态过度充气和呼气末正压相关的神经机械分离导致的呼吸困难可能进一步限制运动,特别是合并酸中毒时。
  - 对于极重度阻塞,通气驱动未受损时(即红喘型),由于肺异质性破坏无法有效地清除 CO₂,则可能会产生持续性呼吸困难(即使在静息时)。
    - 这种低效的二氧化碳清除需要通过提高每分钟静息通气量,以维持正常的静息二氧化碳分压。
      - ▸ 持续的呼吸功增加导致代谢需求升高,引起肺源性恶病质。
    - 呼吸驱动减弱个体(即紫肿型)的呼吸困难症状轻,导致 PaCO₂ 随时间逐渐上升(最终导致低氧血症和心力衰竭)。
- 限制性肺疾病 [如胸膜疾病、神经肌肉无力或弥漫性实质性肺疾病(DPLD)]。
  - 单纯的胸膜疾病(如胸膜增厚、慢性胸腔积液)不应影响运动或不产生明显运动受限。
  - 伴有肺不张的胸膜疾病(如胸膜增厚伴肺萎陷)更容易产生限制性疾病症状,引起呼吸做功增加导致运动受限,引起神经机械分离导致呼吸困难。
  - 神经肌肉无力可引起神经机械分离和限制性病理生理改变,后者还可导致通气受限,这些共同导致呼吸困难。
    - 仰卧位时,重力对横膈的作用减弱,呼吸困难加重。
      - ▸ 正压通气(如双水平气道正压通气)的治疗效果好。

　　○ 进行性神经肌肉无力最终导致高碳酸性呼吸衰竭。

　　－ DPLD 产生的轻度限制障碍可能导致呼吸困难,并通过神经机械分离使运动受限。

　　－ DPLD 引起的中重度限制性改变可能会导致严重的氧饱和度降低(PaO_2 <50mmHg),从而使运动受限。

　　○ 氧疗可使这些患者的运动能力显著提高。

酸中毒、贫血导致的劳力性呼吸困难和运动受限的病理生理学(见表5.1)

* 代谢性酸中毒:

　　－ 患有急性代谢性酸中毒(如酮症酸中毒)的患者可以呼吸困难和(或)疲劳(即便在静息或轻微活动时)为主诉。

　　○ 呼吸困难是由低 pH 值本身引起的。

　　－ 患有慢性代谢性酸中毒(如慢性肾病或终末期肾病)患者的运动能力减低是因为运动产生的乳酸加重已经存在的代谢性酸中毒, 从而进一步降低 pH 值,引起呼吸困难,产生症状性酸中毒,进而使运动受限。

　　○ 筛查血清 HCO_3^- 和静脉血气(VBG)或动脉血气(ABG)。

　　○ 增加口服或透析补充的缓冲物质的量会对这些患者有所帮助。

* 贫血:

　　－ 贫血导致运动受限的确切机制尚未明确,但携氧能力下降和乳酸早期生成可能是主要原因。

　　－ 这种运动受限多表现为疲劳,而非呼吸困难。

　　－ 建议筛查血红蛋白或血细胞比容(HCT)。

原发性杏仁核激活介导的呼吸困难(不伴运动受限)

* 无运动受限的呼吸困难通常是由未经治疗或治疗效果欠佳的抑郁、焦虑、PTSD 和(或)惊恐障碍引起的原发性杏仁核激活导致的。

　　－ 此类呼吸困难的典型发作通常是间歇性的,休息时多见,应激时严重。

　　－ 问诊时,患者可能主诉"忘记呼吸"或说话时呼吸困难。

　　－ 同样,焦虑和抑郁治疗不当会加重慢性肺病患者的呼吸困难。

　　○ 患者常常在出现典型主诉时伴有惊恐发作(例如,"我真的感觉自己在淋浴时上气不接下气,我要死了")。

　　－ 不伴运动受限的呼吸困难应做以下处理:

　　○ 消除疑虑:

　　▶ 某些情况下可能需要常规胸部 X 线片、PFT 和超声心动图来排除器质性疾病(即使运动能力正常)。

　　◦ 抑郁、焦虑和创伤性应激障碍(PTSD)筛查。

　　◦ 心理咨询。

　　◦ 诊断性/治疗性使用 5-羟色胺再摄取抑制剂(SSRI)可以显著地缓解/改善症状。

呼吸困难和运动受限的评估(图 5.2)

- 评估呼吸困难的第一步是描述运动受限(如不存在、间歇性或持续性)。
- 在伴有实质性肺疾病或心力衰竭的患者中，间歇性的运动受限不常见，如出现，应筛查是否存在以下疾病:
  - 哮喘:
  ◦ 临床诊断。
  　▶ 病史提示间歇发作的通气阻塞/喘息，通常由环境中特定应激原诱发。
  　▶ 可有个人、家族性特异反应或其他过敏史。
  　▶ 体格检查发现弥漫性哮鸣音，强烈提示存在气道高反应性，结合相应临床表现，可考虑哮喘。
  ◦ 肺功能变异性较大，无症状时可表现正常，有症状时可表现出气道阻塞。
  ◦ 吸入支气管舒张剂后，FEV_1/FVC 比值正常化强烈提示支气管高反应性，结合临床表现可提示哮喘(但这种情况不常见，也非诊断必需)。
  ◦ 怀疑哮喘时，可通过短效 β 受体激动剂(可即刻缓解症状)或吸入糖皮质激素(ICS)(需要数天到数周缓解)进行诊断/治疗试验来获得最终诊断。
  ◦ 有时，当患者主诉不典型时(怀疑由支气管高反应性引起)，可以进行支气管激发试验。
  　▶ 然而，患者经常因恐慌无法完成检查(此类患者中焦虑者较多)。
  - 心律失常:
  ◦ 可能与心悸有关。
  ◦ 如果心律失常发作频繁，应该进行 Holter 检查，偶尔发生，可使用事件监测器。
  - 心绞痛:
  ◦ 通常表现为稳定/持续性的运动受限，但有冠心病高危因素或有常见相关症状(如胸痛、出汗)而表现为间歇性运动受限的患者，也需考虑此诊断。
  ◦ 对于怀疑冠心病引起的运动受限，应进行平板运动负荷试验。

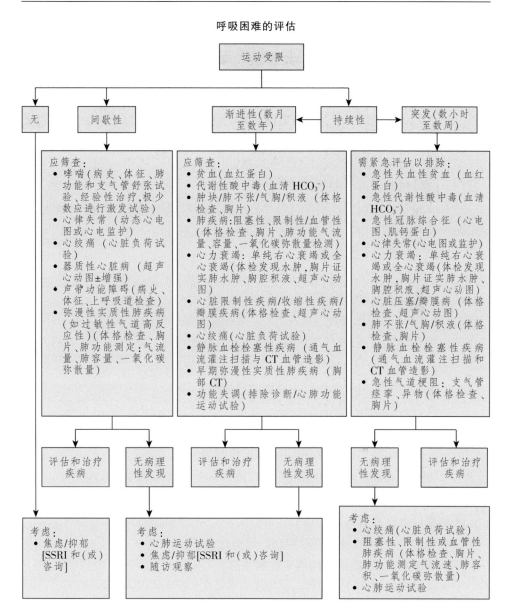

图 5.2　呼吸困难评估的流程图。首先明确运动受限的性质。不伴运动受限通常是因为原发性杏仁核激活/焦虑。间歇性运动受限需行特定的鉴别诊断。突发性呼吸困难是一个危险征象,需紧急评估以排除危及生命的心肺疾病(例如,ST 抬高性心肌梗死、静脉血栓栓塞)。突发运动受限更可能是心脏(而不是肺部)原因引起。渐进性运动受限最常见于肺部疾病(阻塞性肺病比限制性肺病更常见)。在评估不明原因的运动受限时,应尽早进行肺功能和超声心动图检查。

－器质性心脏病[如卵圆孔未闭(PFO)、房间隔缺损(ASD)、室间隔缺损(VSD)]：

　　○可逆的右向左分流引起间歇性运动受限(如果运动时右心内压增大超过左心内压)。

　　○对于器质性心脏病,应使用造影剂(如震荡生理盐水),并通过经胸超声心动图来观察左心气泡的出现。

　　▶Valsalva动作可作为激发动作。

－声带功能障碍(VCD)：

　　○吸气时不自觉地出现声带矛盾闭合而导致喘鸣、呼吸困难和间歇性运动受限。

　　○女性比男性更常见。

　　○从事卫生保健领域工作的个体易患。

　　○闻及间歇性喘鸣音时应考虑VCD。

　　○VCD的临床表现与哮喘相仿,当患者肺部体征迅速变化(如一分钟内可迅速由喘息恢复正常)或因"哮喘状态"插管后发现气道力学表现正常时需考虑VCD。

　　○上呼吸道检查见声带矛盾运动可诊断VCD。

　　○语言治疗和安慰疗法。

－过敏性肺疾病(因环境暴露而间歇发作)。

　　○应询问病史以寻找变应原(如工作时加重)。

　　○完善后前位(PA)和侧位(LAT)胸部X线片和气流量、肺容积和DLCO等肺功能筛查。

• 如果以上检查后仍无法得到间歇性运动受限/呼吸困难的病因,应考虑：

－针对焦虑/抑郁进行筛查和(或)经验性治疗。

－安慰和观察(排除恶性器质性病变后)。

－心肺运动测试(CPET)：

　　○可以在最大运动量期间测量多个变量。

　　○筛查运动诱发的高血压、心律失常、氧饱和度下降。

　　▶进行动脉血气分析以确定pH值和呼吸代偿。

　　○提供运动能力的客观评估。

　　○有助于在得出功能失调结论之前排除少见疾病。

• 持续运动受限的患者应被进一步分为:渐进性(几个月到几年)和突发性(几小时到几周)。

• 对于突发性运动受限 (数小时到数周),应该进行紧急评估筛查以下疾病

(急诊进行):

　　－急性失血性贫血(如胃肠道出血):检查血红蛋白和血细胞比容。

　　－急性代谢性酸中毒(如乳酸酸中毒、酮症酸中毒):检查血清 HCO_3^-。

　　－急性冠状动脉综合征(如 ST 段抬高型心肌梗死):检查心电图和肌钙蛋白。

　　－心律失常(如快室率心房颤动):心电图或心电监护。

　　－心力衰竭(如全心衰竭或单纯右心衰竭):体格检查、胸部 X 线片、超声心动图。

　　－心包填塞或瓣膜病:体格检查和超声心动图。

　　－肺不张、气胸、积液:体格检查、胸部正侧位 X 线片。

　　－静脉血栓栓塞性疾病(如急性肺栓塞):

　　　　∘对于突发的呼吸困难/运动受限,应进行 CT 肺动脉造影检查(CTA),相较于 V/Q 扫描,更有助于揭示病因。

　　－急性气道梗阻(如支气管痉挛、异物):体格检查、胸部正侧位 X 线片。

- 如果急诊基础检查后仍未明确突发运动受限/呼吸困难病因, 应考虑 (门诊)进行以下疾病筛查:

　　－心绞痛:行心脏负荷试验。

　　－肺部疾病[阻塞性、限制性和(或)肺血管疾病]:行肺功能(流量、容积和 DLCO)筛查。

- 渐进性运动受限(数年)更可能是肺源性疾病(如 COPD),而非将要发生严重心肺疾病的预兆。

- 诊断试验的重点是排除严重的心肺疾病。

- 病史、体格检查和胸部 X 线检查后决定下一步检查方向(肺功能,还是超声心动图)。

　　－如果不能明确主要病因是心源性还是肺源性,两者都应筛查。

- 中到重度的运动受限常有以下检查异常:

　　－体格检查(如喘鸣音、呼吸音消失、新出现的心脏杂音、水肿)。

　　－胸部 X 线检查(如肺气肿合并纤维化、肺水肿、全肺不张)。

　　－肺功能检查(如中至重度阻塞性、限制通气功能障碍或弥散障碍)。

　　－超声心动图(如心力衰竭和瓣膜病)。

- 渐进性运动受限应做以下疾病筛查:

　　－贫血:

　　　　∘检查血红蛋白/血细胞比容。

- 代谢性酸中毒：
  - 检查血清 HCO_3^- 和动静脉血气。
- 肿块/肺不张/气胸/积液：
  - 胸腔肿块、肺叶不张（胸膜疾病或气道梗阻导致）、气胸（大量或少量）和积液（大量或少量）可引起神经机械分离、呼吸做功增加，导致呼吸困难及运动受限。
  - 肿块、积液或主气道梗阻引起的全肺不张，可引起氧饱和度下降及低氧血症，导致运动受限。
  - 大量气胸还可引起静脉回流受限，导致运动受限。
  - 可行体格检查、胸部正侧位片筛查。
- 肺部疾病（阻塞性、限制性和肺血管疾病）：
  - 大多数肺部疾病到达中到重度才会显著影响日常活动。
  - 轻度肺部疾病有可能导致最大运动能力降低，但不会对正常活动造成影响。
    - ▸ 将运动受限归因于轻度的 PFT 异常时应慎重。
      - ◇ 可能存在并发症（如心力衰竭）。
  - 进行体格检查和肺功能检查（流量、容积、DLCO）：
    - ▸ $FEV_1/FVC<70\%$ 诊断为阻塞性疾病；FEV_1 占预计值的百分比提示其严重程度。
    - ▸ 肺总量（TLC）$<80\%$ 诊断为限制性疾病；TLC 占预计值的百分比提示其严重程度。
    - ▸ $FEV_1/FVC<70\%$ 同时 $TLC<80\%$，诊断为混合性通气功能障碍，应通过临床表现和影像学评估严重程度，不采用 FEV_1 或 TLC（可能存在假阴性）。
    - ▸ $DLCO<80\%$ 诊断为弥散受限；DLCO 占预计值的百分比提示其严重程度。
      - ◇ 单纯的 DLCO 降低（或 DLCO 降低与阻塞程度不成比例）提示混合性疾病、肺血管疾病（PAH）或早期 DPLD，应考虑以下两项检查：
        - □ V/Q 扫描：筛查慢性血栓栓塞性肺动脉高压（CTEPH）。
        - □ 胸部 CT 平扫：筛查早期的 DPLD 或 X 线检查上不易发现的混合性通气障碍。
- 心力衰竭（单纯右心或全心）：
  - 通过临床症状评估严重程度（与肺部疾病不同）。
    - ▸ NYHA 分级（Ⅰ=无运动受限，Ⅱ=轻度运动受限，Ⅲ=显著运动受限，Ⅳ=休息时即可出现症状）。
    - ▸ 需行以下检查：

◇体格检查筛查是否存在外周水肿及肺水肿。

◇胸片筛查肺水肿、胸腔积液和心腔扩大。

◇超声心动图检查心室大小、心室功能和肺动脉收缩压。

○利尿剂治疗高血容量(目标为无水肿、胸腔积液或腹水)。

－心脏限制性/收缩性/瓣膜疾病：

○体格检查筛查是否存在心脏杂音和奇脉。

○超声心动图检查是否存在心包积液、增厚和填塞征象。

－心绞痛：

○心脏负荷试验(运动负荷优于药物负荷)。

－静脉血栓栓塞疾病：

○V/Q 扫描是筛查 CTEPH 的主要方式，也可以使用 CTA。

－早期弥漫性肺实质疾病(DPLD)：

○有 DPLD 风险因素(如船厂工人、养鸟者)或相关症状、体征(如干咳，体格检查闻及细啰音)的患者需要进行胸部 CT 检查以寻找 DPLD 相关的细微改变。

▶ 对于有明显运动受限的 DPLD 患者，无论肺功能检查是否存在限制性改变，其 DLCO 均表现为下降。

• 当上述检查不能解释个体运动受限或劳力性呼吸困难时，可使用心肺运动测试(CPET)。

－CPET 可同时检测多项参数(如血压、心率、pH 值、通气、氧饱和度)。

－需经常安抚患者，并向其解释功能失调是病因。

－偶有运动性心律失常、严重高血压、氧饱和度降低或通气受限发生。

• 如果上述关于渐进性运动受限/呼吸困难的评估未能揭示病因，应考虑：

－针对焦虑/抑郁进行筛查和(或)经验性治疗(SSRI 和心理咨询)。

－安慰和观察(排除恶性器质性病变后)。

• 大多数原因不明的劳力性呼吸困难患者最终被诊断为下列疾病之一：

－隐匿性左心衰竭。

－功能失调。

－混合性通气障碍。

－冠心病和心绞痛。

－肺动脉高压(慢性血栓栓塞性肺病较特发性肺动脉高压更常见)。

• 肺实质疾病导致的中至重度呼吸困难在肺功能检查中显而易见。然而，混合性肺疾病(如肺纤维化合并肺气肿)患者可能出现气流量、容积假阴性：

－下叶纤维化区域呼气的病理性改变可掩盖上叶 COPD，且

－上叶空气潴留可病理性增加肺容积，掩盖下叶限制性病变。

　　－只有弥散功能(DLCO)显著降低(即单纯的 DLCO 降低)。

　　－这些患者有明显胸部影像学异常表现。

　　　○这很容易将其与 PAH 和早期 DPLD（单纯 DLCO 降低的鉴别诊断)区分开来。

　　● 超声心动图是筛查心源性呼吸困难(如全心衰竭、瓣膜病或心包疾病、肺动脉高压)的第一步：

　　－静息心脏超声可有效排除收缩功能障碍 [射血分数减少的心力衰竭(HFrEF)]、瓣膜病和心包疾病。

　　－超声心动图在排除舒张功能障碍导致的射血分数保留的心力衰竭(HFpEF)方面可靠性差，因为：

　　　○舒张功能不全可能是间歇性的(仅在运动或睡眠时发生)。

　　　○静息超声心动图所见的轻微舒张期充盈异常可在运动时加重。

　　　　▶ 因为心率和后负荷增加。

　　　○舒张功能障碍导致的 HFpEF 可由左心房增大（无二尖瓣病变时)、双侧胸腔积液和全身水肿引起。

　　－HFpEF 可能被超声心动图误诊为肺动脉高压(PAH)，因为在没有左心房增大的情况下，两者难以区分(即左心室功能正常,肺动脉压升高,右心房增大,右心室收缩功能降低)。

　　－对于肺动脉高压早期(出现明显右心衰竭前)的诊断,需要行运动右心导管检查,因为最初肺动脉压只会随运动而升高。

　　● 针对高容量状态,使用利尿剂进行诊断性治疗(目标为无水肿、胸腔积液或腹水）及密切的临床随访是排除射血分数保留的心力衰竭(HFpEF)最可靠的方法。

问与答

　　1. 问：为什么超声心动图轻度舒张期充盈障碍可以解释中至重度 HFpEF(NYHA Ⅲ级)，而轻度的肺功能异常不能解释中到重度的运动受限？

　　答:因为心力衰竭的严重程度是根据临床症状评定的(因变量较多,很难从生理学上量化),不像肺部疾病在生理学上更容易被量化(变量更少)。

　　2.问:我有一例 COPD 患者,其吸氧后症状迅速好转,但是他多次血气分析从来没有显示出 $PaO_2 < 70mmHg$。

　　答:有些人吸氧后呼吸困难症状改善并非是因为低氧血症得到纠正,而是存在其他机制。氧疗可使患者感受气流机械刺激(三叉神经)来改善呼吸困难,并且使用风扇也可改善(机制尚不明确)。

3.问:不伴有肺水肿的心力衰竭如何导致运动受限和劳力性呼吸困难?

答:左心压力增加,激活位于肺血管、心腔和主动脉内的压力感受器,释放呼吸困难信号(使运动受限)。

第 **6** 章

心力衰竭之于呼吸与危重症医师

常见的认知误区

- 误认为左心衰竭(LHF)导致肺动脉高压和右心衰竭(RHF)是单纯"后负荷"增加的结果。
- 误认为肺动脉高压合并右心室(RV)收缩功能障碍,同时左心室(LV)收缩功能正常,等同于单纯性右心衰竭。
- 误认为单次血流动力学评估证实平均肺动脉压>25mmHg 和肺毛细血管楔压(PCWP)<15mmHg 足以诊断单纯 RHF(即排除全心衰竭)。
- 未意识到双侧胸腔积液实际上是全心衰竭的征象。
- 未意识到左心房增大但二尖瓣正常是左心衰竭的征象。
- 误认为患者出现水肿等同于存在高血容量。
- 对于左心衰竭患者,在液体平衡试验前,误认为其症状或体征(如肺动脉高压、右心衰竭、运动受限)的严重程度与肺毛细血管楔压(PCWP)、LVEDP 或超声诊断充盈异常不成比例。
- 将应用利尿剂不当(尽管使用袢利尿剂,但没有达到负液平衡)与利尿治疗无效(达到负液平衡,但未能改善患者病情)相混淆。
- 误将肾前性氮质血症的肾脏及血清学指标[如尿 Na^+、尿素氮(BUN)/肌酐(CR)>20]等同于容量超负荷合并血管容量不足。
- 因认为右心衰竭与左心衰竭的程度"不成比例",误对左心衰竭患者给予肺血管扩张剂治疗。
- 误将双侧胸腔积液患者诊断为急性呼吸窘迫综合征 (ARDS)(ARDS 诊断需要"无肺静脉高压证据")。

心力衰竭和呼吸科医师(隐匿性左心衰竭)

- 呼吸科医师的工作是评估和处理不明原因的肺动脉高压、右心衰竭和运动受限。

　　－不明原因指肺功能检查(PFT)和(或)超声心动图不能对其解释。

　　• 不明原因的肺动脉高压、RHF 和运动受限最常见的原因是"隐匿性左心衰竭"。

　　• 隐匿性左心衰竭是指即使患者有明显的症状体征(如双侧胸腔积液、PCWP 压力升高、左心房增大和外周水肿),其他内科医师,或心脏科医师仍然认为不是全心衰竭的情况(图 6.1)。

　　• 漏诊或"隐匿性"左心衰竭在舒张性心力衰竭时常见,又称射血分数保留的心力衰竭。

　　－收缩功能障碍的失代偿性心力衰竭被"漏诊"的可能性较小,表现为新发或恶化的肺动脉高压、RHF 和(或)运动受限。

　　• 在进行有创性检查(如心导管检查)和(或)广泛的检查(如心肺运动试验)之前,应通过经验性液体平衡试验排除隐匿性左心衰竭。

继发于舒张功能不全(射血分数保留性心力衰竭)的全心衰竭的临床表现

　　• 舒张功能不全引起的全心衰竭与很多肺部疾病的临床表现相仿,例如:

　　－Ⅰ型肺动脉高压[特发性肺动脉高压(IPAH)样"小血管病变"]。

　　○ 患者表现为运动受限,超声心动图上肺动脉收缩压升高,左心室收缩功能正常。

　　－COPD 加重合并肺心病。

　　○ COPD 患者表现为劳力性呼吸困难加重和下肢水肿。

　　－间质性肺病(ILD)加重。

　　○ ILD 患者表现为间质性改变加重、氧合恶化、限制性通气功能障碍加重、下肢水肿加重。

　　－惰性淋巴瘤。

　　○ 患者纵隔淋巴结肿大伴氟脱氧葡萄糖(FDG)高摄取。

　　• 同样,舒张功能不全引起的全心衰竭与很多 ICU 疾病的临床表现相仿,例如:

　　－急性肺栓塞合并右心功能不全。

　　○ 患者表现为低血压,新发的右心功能不全,但左心收缩功能正常。

　　－ARDS。

　　○ 插管患者的肺顺应性变差、氧合减低,以及肺部弥漫渗出样改变。

　　－奥丁综合征。

A

隐匿性左心衰竭

呼吸科门诊咨询
现病史：
患者，男，66 岁，既往诊断有 CKD4 期、DM、HTN、OSA 病史，CPAP 依从性差，因劳力性呼吸困难加重至呼吸科门诊就诊。在过去的一年里，他因气短步行距离只有几个街区。伴有下肢轻度水肿。无发热、寒战、体重减轻、盗汗、咳嗽、胸痛、咯血

体格检查：
一般情况：肥胖，状态可
颈部：颈软，颈静脉无怒张
心血管：S1/S2 正常，无心脏杂音/心包摩擦音/奔马律，心率正常，律齐
肺部：双肺呼吸音清，未闻及干湿啰音
腹部：腹软，没有疼痛、肿胀，肠鸣音+
肢体：**双侧凹陷性水肿 1+**

右心导管术
压力(mmHg)
RA 平均值：11
RV：40/17
PA：40/22，平均值 26
PCWP：16

评估/计划：
右心导管显示 PCWP 为 16 伴右心房压力升高，双心室衰竭患者无肺水肿，但有明显的外周水肿
优化利尿剂用法和增加利尿剂的用量可使患者获益
—呋塞米 80mg，每天 2 次
—美曲唑酮 5mg，每天 1 次，呋塞米使用前 30 分钟用药
—下次复诊时查血生化
患者见到了主治医师 Judd Landsberg，并与他进行了讨论

心脏科医师会诊
患者，男，67 岁，既往有糖尿病、慢性肾病、高血压、高脂血症、阻塞性睡眠呼吸暂停综合征。他曾尝试更改治疗药物，包括增加呋塞米和美曲唑酮用量以治疗外周水肿，其运动耐力得以改善
2014 年 4 月 10 日，患者右心导管检查：右心房压力 11mmHg，PCWP 16mmHg，PA 40/22mmHg，平均值 26mmHg，SVR 1291，PVR 112(80×1.4 单位)，心排血量 7l/min（热稀释法），心脏指数 3.1L/(min·m²)。这些参数未提示显著的左心衰竭或右心衰竭，仅提示 RA 和 PCW 压力轻度升高，轻度肺动脉高压，PVR 正常，PVR/SVR 比值正常。这并不符合典型的肺动脉高压或全心衰竭
该患者可能有轻度的心脏舒张功能障碍，但并不足以解释其运动时极度的呼吸困难

TLC % PRED	63.6
FVC % PRED	69.1
FEV₁ % PRED	70.7
FEV₁ / FVC	78.00
DLCO % PRED	90.6

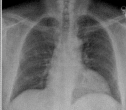
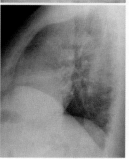

B

呼吸科医生记录就诊认为
劳力性呼吸困难被认为是双心室衰竭的结果，呋塞米剂量增加，停用氯沙坦/美托洛尔。患者症状改善，但肌酐升高考虑其容量不足。因此全心衰竭可能不是劳力性呼吸困难的原因，倾向于减少呋塞米剂量，重新使用氯沙坦和美托洛尔，但患者感觉症状好转，故对调整用药有些顾虑。患者同意今日复查血指标，结果提示肌酐从 2.08mg/dL 上升到 3.24mg/dL

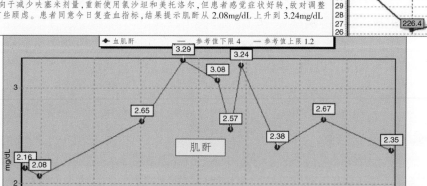

肌酐

呼吸科门诊就诊
主诉：治疗后随访
目前，患者自述每天步行 50~60 分钟，爬楼梯没有明显呼吸困难，与既往步行距离不到 7 步相比，他的情况显著好转。患者自述严格遵循呋塞米每天 80mg 的用药医嘱

TLC % PRED	76.6
FVC % PRED	77.8
FEV₁ % PRED	80.3
FEV₁ / FVC	78.00
DLCO % PRED	95.6

　　○ 患者表现为突发性不明原因的中枢性低通气。

- 患者有肺部疾病、左心室收缩功能正常但外周水肿时,诊断面临重大挑战:
  - 单纯性右心衰竭(肺心病引起)对比全心衰竭(舒张功能障碍引起)。
  - 不同诊断的治疗截然不同(对于肺心病,以治疗原发疾病为主,而 LHF 则需要应用利尿剂)。
- 对于危重的低血压患者, 伴有右心室功能障碍和左心室收缩功能正常时, 诊断也面临重大挑战:
  - 单纯右心衰竭对比全心衰竭(源于左心室舒张功能障碍)。
  - 不同诊断,其治疗截然不同(对于大面积肺栓塞,使用溶栓药物;对于特发性肺动脉高压,使用肺血管扩张药物;对于左心衰竭,使用利尿剂)。
- 左心衰竭常常引起急/慢性呼吸衰竭,因为肺间质水肿可以:
  - 减少肺顺应性。
  - 增加气道阻力(黏膜下水肿)。
  - 加重肥胖相关低通气。

左心衰竭如何导致肺动脉高压和右心衰竭(全心衰竭神经内分泌反射——而非单纯后负荷压力)

- LHF 的定义:
  - LHF 等同于 HF。
    - ○ 不存在孤立性 LHF(这是由人类生理决定的)。
  - 无论何种发病机制导致的 LHF, 诊断标准均为 LVEDP>15mmHg (正常值<12mmHg):
    - ○ 原发性心源性(如心肌梗死、心律失常)或容量超负荷(如无尿性肾衰

图 6.1　隐匿性 LHF 典型病例。(A)对呼吸困难逐渐恶化伴外周水肿(NYHAIII)患者,初始肺功能评估提示中度限制性通气功能障碍,胸部 X 线片正常,右心导管提示 LHF(平均肺动脉压力>25mmHg,伴 PCWP>15mmHg)。心脏科医师误认为患者的运动受限与其左心压力和右心压力升高不相符。事实上心力衰竭的严重程度评估来源于临床分级,因此不能将症状分级与单次静息超声心动图或心导管测量结果进行比较,得出"不相符"的结论。对于保留正常射血分数(HFpEF)的失代偿心力衰竭患者,LVEDP 可能随着运动而显著升高。(B)医师误认为患者的肌酐升高代表急性肾损伤,尽管患者存在外周水肿,仍认为是血管容量减少所致。呼吸科复诊显示体液负平衡约 6 磅(1 磅=0.454 千克)之后运动耐量(NHYAI)显著提高,PFT 改善,肌酐稳定/改善。该病例也说明严重慢性肾功能不全患者在利尿期间停用肾素–血管紧张素抑制剂的重要性(在这种情况下,肾脏无法完成自我调节)。

竭)。

　　－无论何种发病机制导致的LHF,最终导致:

　　　○左心室心排血量减少导致舒张末期左心室压增加,即LVEDP升高。

•LHF可继发于收缩或舒张功能障碍:

　　－收缩功能障碍即左心室挤压功能受损 [又称射血分数减少的心力衰竭(HFrEF)]。

　　　○收缩功能障碍发生于有心肌病的患者, 最常见的是缺血性心脏病、高血压(HTN)、酒精性、病毒性或特发性心肌病。

　　－舒张功能障碍即左心室充盈受损,射血分数可以正常或升高[又称射血分数保留的心力衰竭(HFpEF)]。

　　　○舒张功能不全可发生于左心室肥厚伴心室顺应性差 (如心室硬化)的患者、高血压性心脏病的患者,以及舒张期缩短(即充盈期缩短)的患者(心动过速时可见)。

　　　○舒张功能不全是心脏功能性、动力性的衰竭,在一定刺激下,可发生于原本正常的心脏。

　　　○激发或加重舒张功能不全的常见原因如下:

　　　　▸低氧(使心室硬化,引起心动过速)。

　　　　▸心动过速(舒张期,即心室充盈的时间缩短)。

　　　　▸高血压(导致心室硬化,通过后负荷直接减少心排血量)。

　　　　▸机体容量超负荷(前负荷增加)。

　　　　　◇容量超负荷通常由以下原因引起:

　　　　　　□钠潴留[患者有慢性肾脏疾病(CKD)或急性肾损伤(AKI)]。

　　　　　　□静脉补液钠过量(如体液复苏时)。

•不论何种机制导致左心衰竭(收缩或舒张功能不全),神经–内分泌反射均可引起右心衰竭(又称全心衰竭反射)(图6.2):

　　－LVEDP的升高通过"后负荷"直接导致左心房压 (LAP) 和肺静脉压(PVP)的升高。

　　－肺静脉压力升高引发神经–内分泌反射,引起肺动脉血管收缩,增加肺动脉压力,从而维持肺部的血液流动。

　　－肺动脉压力的增加会直接增加右心室舒张末压(RVEDP)(通过后负荷的增加),从而导致右心衰竭。

　　－RVEDP的升高通过"后负荷"直接导致右心房压(RAP)和CVP的升高,从而导致外周水肿和胸腔积液。

•这种神经–内分泌反射使得即使在肺静脉高压的情况下(肺静脉压高会引

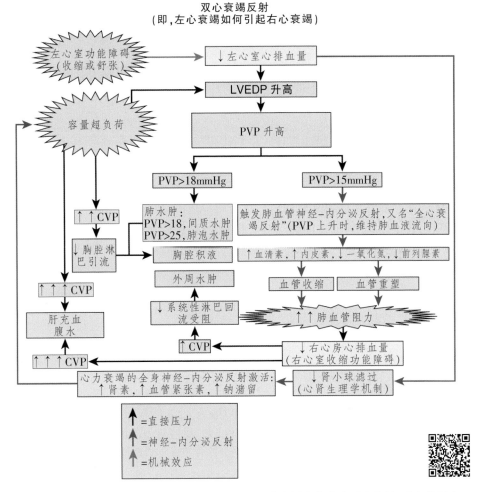

图 6.2　HF 的病理生理学流程图(HFpEF 和 HFrEF),其中黑色箭头表示直接的"后负荷压力",蓝色箭头表示"机械效应",红色箭头表示"神经–内分泌信号"。全心衰竭反射是肺血管的一种神经–内分泌反射,也是导致肺动脉高压和 RHF 的原因。图表显示漏出性胸腔积液是全心衰竭的征象(单纯性 RHF 时不会出现),其要求 PVP 升高(造成肺水肿,漏到胸膜腔)和中心静脉压(CVP)升高(防止胸内的淋巴引流)。该图表强调,对于 LVEDP 值为 15~18mmHg 的心力衰竭患者,在临床和影像学上难以将其与肺血管疾病和单纯性 RHF 患者(如肺动脉高压、外周水肿和运动受限)相区分。(扫码见彩图)

起右到左的压力梯度的缺失,有血液停流的风险),仍能维持从肺动脉到肺静脉的血液流动。

　　– 当 LVEDP 升高时,这种神经–内分泌反射也会使得外周水肿的发生先于肺水肿。

• 全心衰竭反射的机制是左心室舒张功能障碍导致右心室收缩功能障碍,超声心动图常将其误诊为肺血管疾病的征象(图 6.3)。

跨肺压力梯度和"被动性""反应性"以及"不成比例的"肺动脉高压概念的误解

• 全心衰竭反射维持肺的血流,在 LVEDP 升高时,防止肺水肿发生。

• 当 LVEDP 升高时,后负荷升高导致左心房和肺静脉压升高,从而导致肺水肿。

• 如果肺静脉压增加并持续以后负荷的形式传导影响肺动脉,肺动脉从右到左的压力梯度就会消失,血液就不会向前流动(这种情况通常并不会发生)。

• 相反,通过神经−内分泌反射,肺静脉压的增加会或多或少反射性地导致肺动脉张力的增加。

• 如果平均肺动脉压(mPAP)的增加足以抵消 LVEDP 的增加并保持肺部血液流向,这类患者通常被认为有"被动性的"肺动脉高压。

　　– 其中跨肺梯度压(mPAP–LVEDP)≤12mmHg。

• 反之,如果 mPAP 显著升高,这类肺动脉高压被认为是"不成比例的"或"反应性的"。

　　– 跨肺梯度(mPAP–LVEDP)>12mmHg。

• 左心衰竭引起肺动脉高压的"被动性"和"反应性"的定义比较随意,与生理机制有所不同。

　　– "被动性"肺动脉高压患者的全心衰竭反射比较弱。

　　　　○ 患者更容易出现肺水肿。

　　– "反应性"肺动脉高压患者的全心衰竭反射比较强。

　　　　○ 患者更容易出现外周水肿和腹水(右心衰竭的常见症状),而较少出现肺水肿(图 6.4)。

• 区分"被动性"与"反应性"对疾病治疗影响不大。

• 此外,这些术语很容易造成歧义:

　　– "被动性"被误解为"后负荷"。

　　– "反应性"被误解为"血管反应性"。

　　– "不成比例"被误解为需要专门的肺血管扩张治疗(实际上是禁忌证)。

A

左心室舒张功能障碍导致右心室收缩功能障碍

- 患者,75 岁,高血压病史,因新发心房颤动、射血功能正常、劳力性呼吸困难和外周水肿入院
- 患者服用利尿剂和 β 受体阻滞剂后病情好转
- 抗凝治疗预防脑卒中
- 超声心动图检查提示新发右心室收缩功能障碍,怀疑肺栓塞,转 ICU 进一步治疗
- ICU 团队认定超声心动图结果符合全心衰竭,继续利尿治疗
- 复查超声心动图(容量仍然超负荷,部分改善)提示右心室收缩功能改善

怀疑肺栓塞,转入重症监护病房(ICU)当日的超声心动图、胸部 X 线片、生命体征和检查

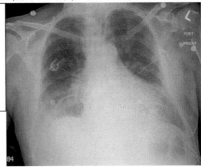

左心室收缩功能正常,无室壁运动异常
轻度向心性左心室肥厚
左心房严重扩张
右心室轻度扩张
右心室功能低
右心腔严重扩张
轻度主动脉瓣反流
中度主动脉狭窄
有轻度至中度二尖瓣反流
二尖瓣狭窄轻度至中度
轻度至中度三尖瓣反流
有中度肺动脉高压
可见轻微的心包积液

生命体征:T 37.6℃ 97/57 80's 96% 4L NC −1.7 L o/n
颈部:+ JVP 10cm
肺部:左下肺湿啰音,右下肺呼吸音低
心血管:心律绝对不齐
下肢:下肢水肿 1+

超声心动图、胸部 X 线片、生命体征和检查,利尿治疗 5 天后未达体液平衡,胸部 CT 显示有双侧胸腔积液(当天)

B

左心室收缩功能正常,无室壁运动异常
右心室轻度扩张
右心室整体收缩功能正常
轻度主动脉瓣反流
有轻度至中度二尖瓣反流
轻度三尖瓣反流
轻度肺动脉高压

没有肺栓塞

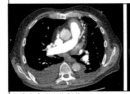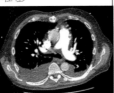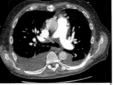

S: 患者自述症状好转
O: VS T 37.2℃ HR 85–145 BP 80–120/40–60 R 17–27 I/O=803/1490
颈部:无颈静脉充盈
心血管:心动过速,律齐,未闻及病理性杂音
肺部:双下肺细湿啰音
下肢:无水肿

重点

- 右心室收缩功能障碍常见于(意料之中的)左心室舒张功能不全引起的心力衰竭
- 外周水肿的消退早于胸腔积液的吸收

图 6.3　1 例 HFpEF 患者,因其新发右心室收缩功能障碍,被误诊为急性肺栓塞。5 天后,患者外周水肿已消退,推测已恢复容量平衡,但他的胸部 X 线片和 CT 提示仍有双侧胸腔积液,说明在利尿时外周水肿消退在胸腔积液吸收前。对全心衰竭患者,(外周水肿消退后)通过侧位片观察肋膈角是判断是否已达体液平衡的最简单方法。注:从重症监护转出后,由于最初的超声心动图而怀疑肺栓塞,故完善 CT 血管造影,结果未见栓塞,则考虑右心室收缩功能障碍可能是由 LV 舒张功能不全(实际上这是很常见的)引起的。

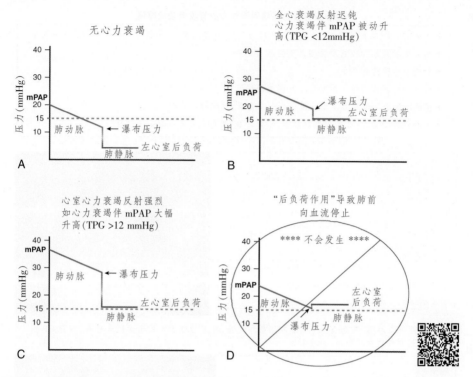

图 6.4 (A)LVEDP 正常(<12mmHg)时,mPAP 与 LVEDP 的正常关系。(B)对于全心衰竭反射"迟钝"或"被动"型的患者,当 LVEDP 升高(>15mmHg)时,mPAP 和 LVEDP 之间的关系:mPAP 轻度升高,仅为了保持在"瀑布压"之上,确保肺的血液流向。(C)在全心衰竭反射"强健"或"主动"型的个体中,当 LVEDP 高(>15mmHg)时,mPAP 和 LVEDP 之间的关系:mPAP 大幅升高,使其远高于"瀑布压"。(D)为虚构情况,在"后负荷作用"下,当 LVEDP 超过"瀑布压"时,它可以直接影响肺动脉压(只在肺前向血流停止时)。(扫码见彩图)

全心衰竭神经–内分泌反射的个体差异对不成比例肺动脉高压概念的挑战

- 下面的散点图显示,当 PCWP 为 25mmHg 时,产生的肺动脉收缩压(PAS)范围为 38~99mmHg(图 6.5)。
- 全心衰竭神经–内分泌反射的个体差异性导致了不同个体之间 PAS 的差异,而不是通过小血管重塑、低氧所致的血管收缩或后负荷。
  – 这种个体差异性使"不成比例的"肺动脉高压很难被定义。

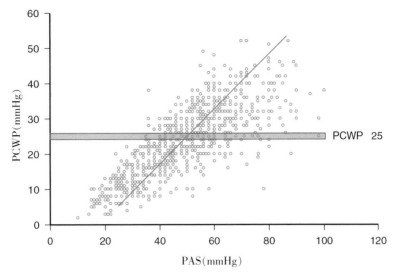

图 6.5 1000 例左心衰竭患者 PCWP 和 PAS 的散点图。数据显示,对于任何特定的 PCWP(或左心舒张末压),肺动脉压的个体差异性很大 (即全心衰竭反射的个体差异性很大)。(Adapted from Drazner et al. J Heart and Lung Transplant 18:11.)

全心衰竭的病理生理学(参数)

- 正常 LVEDP 为 3~8mmHg(<12mmHg)。
- 当 LVEDP 和 PVP 升高至>15mmHg 时, 触发全心衰竭神经–内分泌反射,并通过血管收缩、不同程度的血管重构来升高 mPAP。
- mPAP 升高导致 RVEDP 升高(常伴有 RV 收缩功能障碍),进而导致 RAP 和 CVP 升高。
    - 保证肺部有持续的右向左血流。
    - 外周水肿出现在肺水肿之前。
- 当 LVEDP 和 PVP 升高至>18mmHg 时,出现肺间质水肿。
- 当 LVEDP 和 PVP 升高至>25mmHg 时,可出现肺泡水肿。
- 当 CVP 和 PVP 都持续升高,双侧胸腔积液形成。
- 当全心衰竭进一步加重、CVP 进一步升高即可引起腹水。

LVEDP(mmHg)	生理结果
3~12	无(正常)
15	肺动脉高压,右心衰竭,外周水肿
18	肺间质水肿
25	肺泡水肿

全心衰竭的病理生理学(进程)

- 即使没有临床表现,仍会引起全心衰竭反射发生,并当 LVEDP 升高(>15mmHg)引起肺静脉高压时,引起以下两种情况:
    - mPAP 瞬时增加,从而导致肺动脉(PA)收缩(可能通过 5-羟色胺能神经元作用)。
    - mPAP 持续增加,可能是由肺动脉内皮细胞的激素变化引起,例如:
        ○ 内皮素合成增加,一氧化氮合成减少,前列环素合成减少。
- 这些激素变化作用于肺动脉平滑肌细胞,导致:
    - 肥厚、增生和张力增强。
    - 这些改变共同作用导致不同程度的肺血管(小血管)重塑,如管腔狭窄和完全闭塞。
- 肺动脉扩张剂(如静脉前列环素)可逆转全心衰竭患者肺动脉张力(血管收缩)瞬时升高导致的下列情况:
    - 突发性肺水肿,心脏血流不畅,甚至死亡。

残余小血管疾病

- 如果 PVP 和 (或)LVEDP 持续降低,PVP 长期升高引起的小血管重塑经历数周到数月的时间可以逆转。
- 然而,某些患者的小血管重塑未能逆转,导致"Ⅰ型 PAH"的病理性血管改变(又称残余小血管病)。
- 残余小血管疾病患者与 IPAH 患者在临床上有很多差异。
    - 如果残余小血管疾病没有进展,则不需要特殊治疗(95%以上的情况)。
    - IPAH 则不同, 如果不采用特殊治疗, 进行性的血管重构会导致右心衰竭,甚至死亡。
- 很少有针对残余小血管疾病的肺血管扩张/抗血管重塑治疗。
- 对于 LVEDP 持续降低(数月到数年)的患者,若其仍主诉有活动受限,可能是由于血管重塑导致 PA 后负荷增加,以致出现孤立性劳力性 RHF 相关症状,这种情况可予治疗。

- 切记：
- 实际上,基于持续的、隐匿而渐进的 LVEDP 升高,这些患者大多数都会出现活动受限。
- 对于所有水肿患者。
  - 在血管舒张治疗之前,应考虑行运动右心导管检查,以确认 LVEDP 在运动期间保持在较低水平。
    - 只有在这种情况,才可以谨慎地尝试用 PDE₅ 抑制剂来改善运动受限(因为 LVEDP 再次升高时,使用这类药物是最安全的)。
  - 对于使用肺血管舒张药物的 LHF 患者,应密切关注其是否新发肺水肿或肺水肿加重、左心房扩张和(或)房性快速型心律失常——任何一种上述情况发生时应立即停止治疗。
- 与 IPAH 治疗不同,残余小血管疾病的治疗无须在医院或 ICU 紧急启动。
  - 这一点经常被(不恰当地)考虑。

全心衰竭：神经反射引起,而非后负荷压力引起,因此呢?

- LV 通过后负荷造成肺动脉高压和右心衰竭,这种误解导致三种错误假设：
  - 水肿且无明显胸腔积液的患者可能患有孤立性 RHF。
    - 随着 LVEDP 和 PVP 的升高,在肺水肿发生之前就已经出现肺动脉高压和全心衰竭。
  - 单次、同时通过血流动力学检测对左右心室测压可排除全心衰竭。
    - 间歇性 LVEDP 升高导致 PAP 持续升高(通过全心衰竭神经-内分泌反射),而 PAP 达到正常需要 LVEDP 持续降低。
  - PAP 升高程度与 LVEDP 升高程度密切相关。
    - 对于任何特定的 LVEDP,PAP 升高的程度存在很大的个体差异。

射血分数保留的心力衰竭(舒张功能不全的全心衰竭)筛检中常见的陷阱

- 用超声心动图识别和评估舒张期充盈异常的严重程度是不恰当的。
- 超声心动图提示以下征象时,可能会被误认为孤立性 RHF：
  - 肺动脉高压。

－血容量正常[吸气时<50%下腔静脉(IVC)塌陷]。

○左心室功能正常,轻度或无舒张期充盈异常。

－左心房大小或容量正常。

• 超声心动图检测 LVEDP 下降远不如 LVEDP 升高的临床表现敏感 [例如,双侧胸腔积液(无论多少)]。

－漏出性胸腔积液是全心衰竭的生理学证据,LVEDP 和 RVEDP 同时升高才能形成。

－左心房扩大(无二尖瓣病变)也是 LVEDP 升高进而导致全心衰竭的生理学证据。

• 与舒张功能不全相关的临床综合征称为 HFpEF,不能通过以下方式排除:

－超声心动图:舒张功能不全是一个动态过程,因此常常是间歇性的。

－低 B 型钠尿肽(BNP)值:左心室拉抻不是舒张功能障碍的特征。

－测定 PCWP 的右心导管检查(RHC),两个原因:

○PCWP 对 LVEDP 的预测价值较低。

○2009 年 Halpern 在 *Chest* 杂志上发表了题为《由于依赖肺毛细血管楔压而不是左心室舒张末压而导致的肺动脉高压分类错误》的重要论文,研究了近 4000 例患者,证明:

▶非专业性的 RHC 在大多数情况下会导致误判。

◇在非血管中心(非专业)接受 RHC 的患者中,85%会被错误分类,如全心衰竭被误诊为 PAH。

◇Halpern 的数据进一步表明,即便是专业性的 RHC,仍有 50%误诊率。

◇如果没有同时进行左心导管检查和直接进行左心室舒张压测量(金标准),那么接受专业性的 RHC 的患者中有 53%实际为全心衰竭的患者(LVEDP>15mmHg)会被误分类为 PAH(PCWP<15mmHg)(图 6.6)。

▶数据还表明,PCWP 会造成 LVEDP 被低估:

◇平均低估约 3mmHg。

◇40%的情况>5mmHg。

◇10%的情况>10mmHg。

○LVEDP 升高可能是间歇性的(心脏评估时未发生)。

▶舒张功能障碍引起的全心衰竭通常被误认为是孤立性的 RHF,因为它代表了 LVEDP 升高的动态过程。例如,发生在睡眠期间(未经治疗的呼吸暂停)或运动时(可能引起高血压和心律失常)。

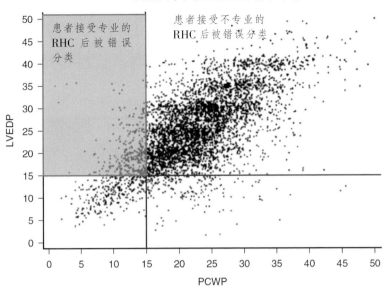

PCWP 对于预测 LVEDP 并不准确

患者接受专业的 RHC 后被错误分类

患者接受不专业的 RHC 后被错误分类

• 根据 PCWP 结果,有 53%~85% 的概率会误将第 2 大类 PH 诊断为第 1 大类 PH,这是由于专业性不足造成的。

图 6.6 散点图:对 3926 例 PAH 患者的 PCWP 和 LVEDP 进行评估,当地机构的"非专业性" RHC 显示其平均肺动脉压 >25mmHg,PCWP<15mmHg。而重复以"专业性"RHC 显示,85% 转诊患者的 PCWP>15mmhg,表明"非专业性"RHC 常常具有误导性。此外,在剩余的 310 例患者中,专业性的 RHC 提示 PCWP<15mmHg,实际上有 53% 的患者行左心导管检查测得的 LVEDP >15mmHg,这表明 PCWP 预测 LVEDP 并不准确。(Adapted from Halpern SD, Taichman DB. Chest: 136(1), 2009.)(扫码见彩图)

◇间歇性左心室舒张功能障碍可导致持续性全心衰竭临床综合征(即 HFpEF)。

◇随着时间的推移,间歇性 LVEDP 升高(例如,未经治疗的夜间呼吸暂停时发生)可能会通过激活全心衰竭神经–内分泌反射而导致 mPAP 和 RHF 的持续升高。

• 诊断全心衰竭通常必须有 LVEDP 升高的相关生理学改变的依据,即肺水肿、胸腔积液和左心房扩大(LAE)。

• 有外周水肿和明显高危因素(例如,CKDⅢ期、高血压、肥胖)的人群才怀疑全心衰竭。

• 舒张功能障碍时,通过经验治疗排除全心衰竭,而不是通过高级的检测方法(如 RHC)。

• 将控制容量作为经验治疗,而非 RHC(图 6.7)。

A

RHC 的误导性

患者 68 岁,既往有 HFpEF、AS(轻–中度)、OSA、CKD Ⅳ期
- 3 个月前因脓肿清创收治入院,术后予伤口护理及物理治疗
- 因持续水肿而请心内科医师会诊
- 原医疗文书写到"低血压和急性肾功能不全限制了利尿剂的使用"
- 超声提示"RVSP 升高(目前 91),RV/RA 扩大……EF 和 AS 无变化"
- 为改善水肿,纠正肺动脉高压和右心衰竭,由康复科转入 CCU

查体
T 36.4℃ BP 100/66 HR 02sat 95% 4 L NC
重量 268#(干体重~245#)
I/O 2260/550+BPP(前日 1680/770)
总体情况:病理性肥胖,水肿,言语流利
头颈:由于体型,难以评估 JVP,黏膜干燥
心血管:心音遥远,SEM 模糊
肺:双肺呼吸音稍低
腹部:肥胖,肠鸣音不清,无压痛
下肢:双侧 2~3+凹陷性水肿至大腿近端伴下肢静滞

ICU 入院时

超声心动图提示病情加重,转 ICU

左心室射血分数正常伴室壁运动异常
室间隔和下基底壁运动减弱
膈肌的收缩期和舒张期无明显异常,与右心室压力和容量超负荷
相符
轻度舒张功能不全
左心房大小正常
右心室重度扩张
右心室功能低下
右心房重度扩张
彩色多普勒及生理盐水造影均未现房间隔缺损
轻度主动脉瓣狭窄
轻度二尖瓣反流
轻度三尖瓣反流
右心房压大于20mmHg
严重肺动脉高压

B

CCU 主治医师记录:

患者因全身水肿转 CCU 治疗。他有严重的阻塞性睡眠呼吸暂停综合征病史,其肺动脉压达 91mmHg,这么高的压力在左心衰竭患者中很少见。由于肾功能不好,因此利尿困难。患者出现了肺心病的临床特征。患者有中度 AS,伴轻度 MR,这无法解释极高的肺动脉压。导管室里的 Swan–Ganz 导管可以测出其右心室压力,并帮助我们分辨严重的肺动脉高压是源自左心室压力急剧增高,或者是肺部原发的因素

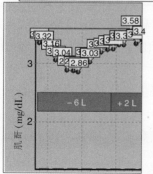

ICU 转入时　　ICU D8

尽管 3+水肿,因为 Cr 的升高,我们还是停止了利尿剂的使用. 治疗组计划维持患者的体液正平衡并进行 RHC……

RHC 压力(mmHg)
RA 均值: 23
RV:60/11
PA:60/11,平均 44 肺血管阻力为 8.2
PCWP:13
CI(热稀释法):1.7 L/m
CI(菲克):1.6L/(min·m²)
最终诊断
1)右心房压力中度升高,左心房压力轻度升高
2)严重的肺动脉高压

肺动脉高压:RHC,确定 Swan–Ganz 导管位置,并且开始将西地那非作为潜在的治疗选择。在接下来的几天内,通过导管监测治疗反应
- 肺科门诊随访原发性肺动脉高压

- 呼吸科意见:RHC 结果提示 Ⅱ 型肺动脉高压,因此使用利尿和正性肌力治疗(在心脏指数低至 –1.7 的情况下来维持血压)
- 肺血管扩张药无作用

- 利尿剂是控制容量的一种常用方法，不论什么原因（如 LHF、孤立性 RHF、肝硬化或 CKD)引起的钠潴留。

双侧胸腔积液:全心衰竭的生理学依据

- 双侧胸腔积液在大多数情况下是漏出性的。

  - 如果积液量比较大而且分层，则 99.9% 概率为漏出液。

  - 只有少数疾病(如淋巴管瘤)或其他不典型表现会导致双侧渗出性胸腔积液。

  - 肺实质疾病和胸膜瘢痕患者的双侧胸腔积液通常表现为渗出性或局限性(非流动)。

    ○ 以下情况可表现为单侧：

    ▸ 如当一侧肺出现胸膜固定时。

    ▸ 影像学检查时利尿剂已起效。

- 漏出性胸腔积液是全心衰竭的特征(需 LVEDP 和 RVEDP 均升高)：

  - LVEDP 升高(≥ 18mmHg)使得 PVP 显著升高时,可导致液体从肺毛细血管渗漏到肺间质(肺间质水肿)

    ○ 这种液体很容易进入胸膜腔,并通过壁胸膜内的大淋巴管快速地直接

图 6.7 病例提示 HFpEF 患者的 RHC 可能存在误导性。(A)1 例患者因容量超负荷、每日液体正平衡、利尿剂未能纠正,从康复科转入 CCU 进一步治疗。患者的超声心动图提示孤立性 RHF (考虑患者新发 PAH)恶化,但胸部 X 线检查不支持这一结果,由于存在双侧胸腔积液(R>L)和间质水肿,考虑患者有失代偿性 HFpEF。使用术语"全身性水肿"意味着患者的水肿是由非静水压力引起的(如肾病综合征),利尿剂效果欠佳。但心力衰竭患者的全身性水肿并非如此。(B)尽管患者存在失代偿性 LHF（测得的体重高于患者干体重 20 磅）,心内科医师决定继续完善 RHC,基于三个错误假设：

1.超声心动图提示孤立性 RHF 比双侧胸腔积液(全心衰竭的病理学"征象")更敏感。在失代偿性左心衰竭存在的情况下,不能做出肺心病(孤立性 RHF)的诊断。

2.肌酐升高表明继发于血管容量不足的急性肾损伤(AKI)(即使有明显的全身容量超负荷表现且补充 2L 容量后肌酐无反应)。实际上,患有内源性肾脏疾病和肾脏自我调节功能受损的患者在使用利尿剂时,肾小球滤过率(GFR)(或 Cr 值)呈正弦波动。在给心力衰竭水肿患者利尿时,不可能引起 AKI。

3.右心室压升高的幅度应该与左心室压升高的幅度密切相关("后负荷"机制)。事实上,全心衰竭反射的变异性很大。此外,右心室压与"超声心动图上显示的舒张功能不全程度不相称",这一观点忽略了超声压力的估计值只是估计值(往往与实际值差得很远)。(待续)

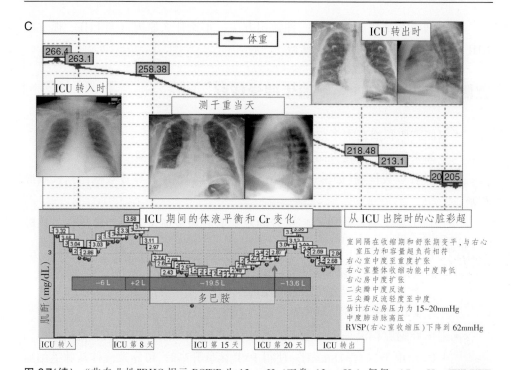

图 6.7(续)　"非专业性"RHC 提示 PCWP 为 13mmHg(正常<12mmHg),但仍 <15mmHg (LHF 的定义)。未认识到 PCWP 会对 LVEDP(Halpern 的数据)造成系统性的低估,从而导致错误地诊断新发肺动脉高压(给治疗带来风险)。这种情况下,心内科医师会开始肺血管扩张治疗,错误的治疗会抑制正常且必要的全心衰竭反射。(C)近 1 个月的 ICU 住院情况。注意:患者主诉自己的净身体重减轻了 40 磅。复查胸部 X 线片提示患者情况改善,但直至出院患者仍有肺水肿伴少量双侧胸腔积液。在纠正体液平衡前,复查超声心动图发现肺动脉高压和右心室功能改善。患者使用多巴酚丁胺来改善心脏指数 CI(RHC 检查所得),而非纠正心源性休克,直至中心静脉血氧饱和度改善才停药。我们再次观察到患者的血清肌酐以正弦波的方式波动,从而反映肾脏自动调节功能受损。有趣的是,这一过程似乎被多巴酚丁胺减弱,这可能是由 β_2 受体激动剂使血管舒张所致。(扫码见彩图)

引入上腔静脉。

　　- 全心衰竭神经-内分泌反射引起 RVEDP 增加而导致 CVP 增加, 从而移除了有利于胸内淋巴管引流的静水压梯度。

　　- 这导致胸腔内淋巴管引流停止,从而导致胸腔积液停滞在胸膜腔内(两侧胸腔积液)。

- 孤立性 RHF(仅 RVEDP 升高)不会引起双侧胸腔积液(图 6.8)。

双侧胸腔积液是证实全心衰竭的生理学证据(无论量多少)

患者 33 岁,四肢瘫痪(MVA PTA 10 年),自主神经不稳定,有心房颤动,3+凹陷性水肿,在过去 1 年中气促加重,BiPAP 使用频率逐渐增加。超声心动图提示肺动脉高压引起的孤立性右心衰竭(左心室功能正常,右心房大小正常,有严重的肺动脉高压和右心衰竭),可能罹患终末期限制性肺病引起的肺心病,继发于神经肌肉无力或未诊断的肺血管疾病。CT 图像见双侧胸腔积液,提示全心衰竭(尽管左心房不大)

左心室收缩功能正常,无室壁运动异常
室间隔扁平,与右心室超负荷相符
无法评估舒张功能,无合适心尖视野
右心室中度扩张,室壁运动能力轻度下降
超声彩色多普勒和注射手振生理盐水造影剂证实无房间隔缺损或上腔静脉畸形。完善 4 次
　独立的发泡实验
左心房大小正常或者偏小
下腔静脉扩张,无吸气相塌陷
严重肺动脉高压,RVSP=106.5mmHg

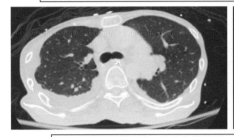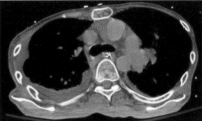

18:30 行漂浮导管检查:肺动脉楔压 19mmHg,CO/CI/SVR 分别为 4.3/2. 29/1283,CVP 17,肺动脉收缩压(PAS)和舒张压(PAD)分别为 64~72/35~45,已告知医生。

RHC 证实全心衰竭,LVEDP 约为 22mmHg(应用 Halpern 校正后)

图 6.8　1 例患者四肢瘫痪(C4~C5 部分),1 年内水肿逐渐加重,出现呼吸衰竭、新 AFIB。虽然超声心动图提示其为肺动脉高压和孤立性 RHF,但 CT 见双侧胸腔积液,并支持全心衰竭的诊断。RHC 结果支持全心衰竭,可能由呼吸衰竭引起(间歇性缺氧和心动过速是引起舒张功能障碍的常见诱因)。随着机械通气和每日小剂量利尿剂的使用,水肿和胸腔积液慢慢消退。

舒张功能不全的全心衰竭的治疗(尝试控制容量)

- 舒张性心力衰竭(HFpEF)患者的 LVEDP 生理升高的原因,通常为自身体容量超负荷和导致舒张期充盈异常的一些因素的共同作用,例如:
    - 肥胖和 OSA。
    - 肾功能不全(尿钠排泄功能受损)。
    - HTN 和快速型心律失常[如心房颤动(AFIB)]。
    - 严重肺实质疾病(常伴有低氧血症)。
- 控制血容量和纠正激发性因素(如钠离子摄入、OSA、低氧血症、心动过速和 HTN)是治疗的基础。

全心衰竭(HEpEF 和 HFrEF)时液体间隙的概念以及液体聚集和流动的顺序规律

- 定义：
  - 第一间隙是指脉管系统中的液体。
  - 第二间隙是指全身间质(即外周水肿)和肺间质(即肺间质水肿)中的液体。
  - 介于第二和第三之间的间隙是指胸腔内的液体(即胸腔积液)。
  - 第三间隙指腹部的液体(即腹水)。
- 随着 LVEDP 和 PVP 逐渐升高,全心衰竭患者的液体聚积顺序(典型的失代偿性 HFpEF)：
  - 按照外周水肿、肺间质水肿、胸腔积液、腹水的顺序。
    - 肺泡不是传统意义上认为的液体积聚的空间(耐受性很差),在LVEDP很高时(>25mmHg)才会发生;因此,在 LHF 逐渐恶化时,肺泡是最后被填充的。
- LVEDP 和 PVP 突然急剧升高时,全心衰竭患者的液体积聚顺序(又称暴发性肺水肿)：
  - 按照肺泡水肿和肺间质水肿、外周水肿、胸腔积液、腹水的顺序。
- LVEDP 和 PVP 下降时(或快或慢),全心衰竭患者的液体吸收顺序：
  - 按照肺泡水肿、肺间质水肿、外周水肿、胸腔积液、腹水的顺序。
- 外周水肿吸收发生于肺间质水肿吸收后,但早于胸腔积液的消退。
  - 不理解此顺序会导致两个常见错误：
    - 外周水肿消退的第一天进行过早的血容量评估。
    - 当周围水肿消失,但胸腔积液仍然存在时,误认为有其他病因导致胸腔积液(如炎性或恶性)。
- 胸腔积液的吸收发生在外周水肿消退之后,但在腹水被吸收之前。
- 腹水最后形成,最后消失(如果有)。
  - 腹水的吸收仅发生在腹部浆膜上(无毛细血管床或明显的淋巴引流通道),因此每 24 小时吸收 1200mL 左右是上限。
- 在肾功能足够时(自身肾功能或肾脏代替治疗),通过利尿可有效移除第二间隙积聚的液体(间质水肿)和胸腔积液,但无法移除第三间隙液体(腹水)。
- 肝性胸腔积液与腹水表现相似,无法像心力衰竭所致的胸腔积液那样被快速吸收。
  - 一旦肝硬化患者外周水肿消退,利尿目标应从每天 1~2L 降低到每天

0.5~1L。

区分失代偿性心力衰竭与终末期心力衰竭

- 失代偿性心力衰竭表现为第二间隙和第三间隙液体积聚。
    - 需要利尿以达到体液平衡(清除第二间隙或第三间隙液体)。
    - 第二间隙的液体往往能够被清除(通过排尿或超滤)。
- 终末期心力衰竭(或肝硬化)的识别:无法通过利尿清除第三间隙液体(腹水)。
    - 当中心静脉压过高、肝脏充血严重时,24 小时内便可产生大约 1.2L 的腹水。
    - 24 小时形成的 1.2L 液体,也是使用利尿剂的患者可通过腹部浆膜表面可吸收的最大液体量。
        ○ 尽管有腹水,此时过度利尿会导致血管容量不足。
        ○ 由于脉管系统和间质之间存在近乎完美的平衡,因此第二间隙的液体并没有类似的"24 小时排液限制";由于胸腔淋巴管的存在,也不会引起胸腔积液(介于第二间隙和第三间隙之间的积液),也没有类似的"24 小时排液限制"。
- 终末期心力衰竭患者需要间歇地大量穿刺引流和(或)器官移植。
- 低蛋白血症不会导致无法缓解的间质水肿。
- ①肾病综合征;②蛋白质丢失性肠病;③恶性营养不良这 3 种典型疾病会出现复杂性慢性水肿和白蛋白降低,也给人们造成一些错误的认知,即低白蛋白血症导致渗透压降低而引起水肿。
    - 微毛细血管研究表明,在上述情况下,血浆胶体渗透压梯度保持不变,而是因为通透性增加导致液体积聚。
    - 随着白蛋白水平下降,间质和毛细血管白蛋白浓度成比例下降。
        ○ 即使存在低蛋白血症,仍能维持一定的胶体压梯度,有利于液体回流。
    - 严重的低白蛋白血症可能会降低胶体渗透压、加速液体积聚和减慢液体流动。
        ○ 在危重患者中,单纯低蛋白血症不会导致全身性水肿或肺水肿。
            ▸ 但血钠(体液)过载会导致。

有效利尿治疗(即达到显著的液体负平衡)

- 袢利尿剂的剂量如何把控。

‐袢利尿剂有 3 个剂量范围：低于阈值、高于阈值（但低于上限）和高于上限。

‐第 1 步，确定"上限剂量"：

○对于低 GFR 和（或）长期使用利尿剂的患者，可从稍高剂量开始。

○静脉用呋塞米的效果是口服的两倍，因此 20mg 静脉用药相当于 40mg 口服用药。

○布美他尼静脉和口服具有相同的效果，因此 1mg 静脉用药等于 1mg 口服用药。

‐对于初次使用袢利尿剂的患者，开始应服用 40~80mg 呋塞米或 1~2mg 布美他尼（根据利尿的必要程度）。

‐重复给药，直到出现尿量剧增，以确定该利尿剂使用的上限。

‐上限剂量静脉用呋塞米和布美他尼在 30 分钟内开始起效，持续 2 小时，而口服一般在给药 1~2 小时起作用，持续 4~6 小时。

‐一旦达到上限剂量，则根据想要达到的利尿效果（24 小时内达到体液负平衡所需要排出的尿量），可从每天 1 次增加到每 2 小时 1次。

• 当上限剂量>80mg 呋塞米（或 2mg 布美他尼）时，应考虑加用噻嗪类利尿剂，来减轻远端曲小管 Na^+ 重吸收（在长期使用袢利尿剂时会增加重吸收）。

‐在应用袢利尿剂前 30 分钟（每 12 小时 1 次），给予美托拉宗 5mg 口服或氯噻酮 500mg 静脉滴注。

• 24 小时内使用呋塞米的总量尽量不要超过 320mg（以避免耳毒性的病例报告）。

‐布美他尼的耳毒性尚未见报道。

• 尽量减少盐的摄入（每天<2mg）。

• 呋塞米可被过滤或分泌到肾小管中。

• 布美他尼可 100%被肾小管滤过，所以使用该药需要有足够的 GFR。

左心衰竭的患者在利尿消肿治疗时可能会（并非总是）遇到的绊脚石

• 低血压：

‐通常是医源性的，继发于降压药和（或）降低后负荷的药物使用。

○停用所有降压药和降低后负荷的药物，直到患者达到体液平衡。

‐对于 LV 或 RV 收缩功能不全患者，在体液平衡后其心排血量和 MAP 会得到改善。

　　○利尿剂能改善 RV 和(或)LV Starling 曲线,因此,尽管低血压,也是可以利尿的。

　　　　▸必须跟护理人员解释,否则他们会一直不发利尿剂。

　　－为了利尿,使用镇静剂的插管患者通常需要循环血管阻力(SVR)支持。

　　　　○比预载容量超负荷更合适的策略。

　　• 进行性氮质血症和肾衰竭先兆:

　　－常继发于血管紧张素转换酶和血管紧张素受体抑制剂(ARB)(在血容量正常前过早使用)。

　　－水肿患者使用利尿剂时不会导致 AKI。

　　　　○利尿剂没有肾毒素。

　　　　　▸它们不会减少肾血流量。

　　　　　▸袢利尿剂(特别是布美他尼)必须经过过滤才能发挥作用;当 GFR 接近零时(如血管容量不足),肾小管没有过滤功能,药物也就没有效果。

　　　　　　　◇对脱水患者使用袢利尿剂不当,其影响不大(对容量超负荷患者的容量控制不当,其影响很大)。

　　－过度利尿导致容量不足(头晕、排尿减少、口渴),而非休克或急性肾小管坏死(ATN)。

　　　　○ATN 的发生常伴随其他诱因,如 ARB、ACE 或 NSAID 药物使用。

　　－肾损伤是由容量超载引起的,而不是利尿。

　　－肾功能和血清 Cr 值会随着利尿治疗而改善(如心肾生理学),或:

　　　　○内源性肾病患者(大多数患者)的 Cr 值将以正弦波形展现。

　　　　　▸Cr 值在"高"和"低"间波动反映了肾脏自我调节功能的损伤。

　　　　　▸容许一定范围内的上下波动,继续利尿。

　　－如果水肿患者在利尿治疗时发生肾衰竭,要及时处理。

　　　　○对于在利尿治疗期间肾功能不全明显恶化的水肿患者,其可能不仅仅是低血容量或"血管内缺血"造成的。

　　　　　▸评估急性肾衰竭的原因(如尿路梗阻、ATN、AIN)(图 6.9)。

　　－允许一定程度的 Cr 值的波动和 BUN 无症状升高,以达到体液平衡。

　　• 对前负荷相关生理过程存有不必要的担心:

　　－犹豫或拒绝对水肿患者进行利尿治疗, 因为担心他们可能患有 PAH 和孤立性 RHF,而不是 LHF 引起的 PH。

　　　　○幸运的是,对于失代偿、孤立性 RHF 患者的治疗也是利尿。

　　　　○即使是低血压(假定没有其他急性病理生理改变,如败血症或出血)。

　　　　　▸水肿和低血压的孤立性 RHF 患者会偏离 RV 斯塔林曲线, 利尿治

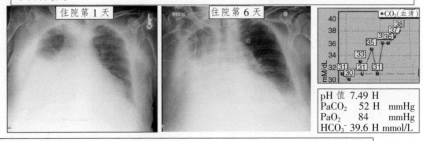

A　利尿过程需要注意的隐患

| 住院第 1 天 | 患者,男,73 岁,既往有 DM、HTN、CHF(2011 年 10 月最后一次测得的 EF 23%),轻度向心性左心室肥厚、阴囊水肿和双侧大腿三度凹陷性水肿 |

| 住院第 6 天 | 下肢水肿改善,但是肺水肿加重,担心与目前停用呋塞米有关(因浓缩性碱中毒而停用呋塞米)
呼吸科会诊 |

pH 值　7.49 H
PaCO₂　52 H　mmHg
PaO₂　84　　mmHg
HCO₃⁻ 39.6 H mmol/L

呼吸与危重症医学科
–积极利尿,目标是每天液体负平衡 1~2 L
–对于代谢性碱中毒,使用呋塞米时联合应用乙酰唑胺

- 患者 73 岁,既往有 DM、HTN、收缩功能障碍引起的 HFrEF,入院时容量超负荷,治疗前 6 天效果良好
- "尽管已利尿治疗并已出现浓缩性碱中毒",胸腔积液仍未吸收,故咨询呼吸科
- 呼吸科医师建议继续利尿联合乙酰唑胺。目前没有胸腔穿刺的指征

图 6.9　该病例显示 HFrEF 的严重失代偿性心力衰竭患者在应用利尿剂治疗时常见的棘手问题。(A)在连续 1 周每天 1~2L 的液体负平衡治疗后,患者发生了严重的浓缩性碱中毒,并引起代偿性呼吸性酸中毒。如果该过程继续下去,HCO₃ 和 PaCO₂ 将继续升高,最终导致 CO₂ 潴留。过度利尿导致的低氯血症使肾脏不能碱化尿液,这是造成浓缩性碱中毒的原因。幸运的是,这一过程很容易监测(每天查 HCO₃⁻),并且很容易通过氯化钾和乙酰唑胺来改善。利尿期间发生浓缩性碱中毒时,不应该停止利尿治疗,或增加血容量(血容量严重不足的患者产生浓缩性碱中毒的典型治疗方法)。就胸部 X 线片显示"肺水肿恶化"的征象来看,其可能是由右侧胸腔积液分布转移引起的。(待续)

疗能改善其心排血量。

　　–表现为水肿和低血压的失代偿的 IPAH 患者也需要利尿治疗。

　　　○对于失代偿的孤立性 RHF 患者,体液管理不当比利尿剂应用不当更危险。

　　　　▶对失代偿的 IPAH 患者静脉补液(仅仅 500mL)也可能致命。

　　　　　◇补液使得右心室进一步扩张,右心室壁张力增加,右心室灌注不足,从而导致右心室心肌梗死,甚至患者死亡。

　　　–前负荷相关生理变化可导致猝死,如门诊患者在血容量不足时出现致命的劳累型晕厥。

　　　○运动期间外周血管扩张,以容受增加的心排血量。

B

住院第 12 天	# CHF:改善下肢水肿和肺水肿,由于出现 AKI 而停用呋塞米(20mg 静脉给药,一天两次) #AKI 的 Cr 基线为 1,但目前>2,可能由利尿过度引起。该患者可能是血容量不足导致 AKI,BUN/Cr>20 停利尿剂,每日 2 次生化及肾功能监测。 # 胸腔积液:慢性,渗出性,利尿治疗后未吸收。由于出现 AKI,患者可能有血容量不足,胸腔积液未见显著改善,故需考虑进一步完善影像学检查和胸腔穿刺术

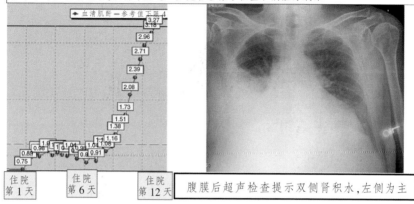

腹膜后超声检查提示双侧肾积水,左侧为主

- 错误地将患者的 AKI 归咎于利尿剂的使用和"血容量不足(尽管全身容量超负荷)"。血容量不足,而胸腔积液持续存在是不合理的,主诊组再次要求行胸腔穿刺术(寻找除 HF 以外的其他病因)
- 呼吸科和肾内科医师建议进一步分析 AKI(不归因于过度利尿),结果显示患者膀胱出口梗阻。胸腔穿刺术仍无指征
- 留置导尿管后,AKI 情况好转,继续予患者利尿,利出 63 磅的液体

图 6.9(续)　(B)患者出现 AKI,Cr 值急剧升高(提示梗阻),主诊组误将其归因于错误的生理机制(即"全身容量超负荷,血管容量不足")。误认为对失代偿性 HF 患者利尿可直接导致 AKI,这一错误观点可能会导致误诊(不能及时安排肾脏超声检查)和治疗不及时(留置导尿管)。(待续)

○ 若存在肺血管重构(如 IPAH 患者)而导致 RVCO 无法与 LVCO 相匹配,则心排血量可能会突然下降,从而导致晕厥或死亡。

▶ 住院患者不会发生类似情况, 因为他们仰卧在病床且有心电监测(除非他们正在接受全身麻醉,这能够产生类似的血流动力学特征)。

－ 对于心电监测中的住院患者,前负荷相关生理变化易被察觉,表现为体液相关性心动过速和低血压(不论有无容量超负荷)。

－ 此外,如果充盈压不足或需要增加充盈压(如在右心室心肌梗死或急性肺栓塞时),始终可以最快的速度进行补液,要快于排出的速度。

－ 对于可能有失代偿性心力衰竭(右侧或左侧)的患者,经验性利尿总是比经验性补液更安全。

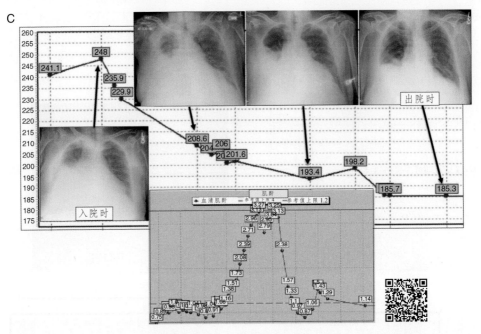

图 6.9（续） **（C）**住院期间随访胸部 X 线片、体重测量和血清肌酐值。由于胸腔积液的量右侧始终多于左侧（并不罕见），诊疗组对右侧胸腔积液的问题一直倍感困扰，尽管已经排出 40 磅的体液，但胸腔积液仍未显著改善（3 次请我们考虑进行右侧胸腔穿刺术）。提出这样的观点，表明他们没有意识到水肿消退有一定的顺序，外周水肿是最先消退的。该患者出院时仍存在双侧胸腔积液（右侧多于左侧），表明该患者存在持续性失代偿性心力衰竭（尽管有改善）。注意：除 AKI 外，由于肾脏的自我调节功能受损，该患者在利尿期间表现出典型的正弦波样肾小球滤过率（GFR）的波动。在出现 AKI 前，其 Cr 为 0.8~1.0，之后则为 0.8~1.5。注：在住院后期，患者的体重增加（193~198 磅）。由于肌酐增加，停用利尿剂。（扫码见彩图）

水肿患者利尿治疗的临床实际问题

- 浓缩性碱中毒：
    - 尽量避免严重浓缩性碱中毒，由代偿性呼吸性酸中毒（以及 CO_2 过量而引起昏迷）引起的。
    - 间歇给予呋塞米（例如，250~500mg/d，HCO_3>基线水平）。
    - 积极地给予氯化钾等氯化物。
- 利尿剂抵抗：
    - 当患者对>80mg 呋塞米（2mg 布美他尼）产生耐药性后，增加噻嗪类利尿剂以解决代偿性增加的钠潴留（美托拉宗或吲达帕胺）。
- 高钠血症（高血容量高钠血症）：

　　－发生在全身容量超负荷情况下的高钠血症患者,意味着持续性自由水的缺乏,如腹泻、发热或糖尿症。

　　－找到水过量丢失的原因,补充游离 H_2O,并且不论补充了多少水应尽可能让患者的液体维持在负平衡。

　　　　○也就是说,对于高钠血症患者而言,除去每天的总出入量,补充多余的水是合理的,因为水留在细胞内,不是在间质内。

心力衰竭——要点回顾

- 间质水肿可影响肺功能和运动耐力,而无影像学改变(图6.10)。
- 水肿患者不应判定为"呼吸机依赖"(图6.11)。
- 全心衰竭可导致肺动脉高压,并在肺水肿发生前出现活动受限。
  - LVEDP 升高在 15~18mmHg 范围内。
  - 外周水肿可能是 LHF 的唯一症状。
- 利尿治疗不等同于容量控制。
  - 由于间歇性左心室舒张压升高导致全心衰竭的表现,因此需要持续降低左心室舒张压才能解决该问题。
- 失代偿性心力衰竭患者偶尔会出现纵隔淋巴结肿大(FDG 高摄取)。
  - 只有在心力衰竭问题解决后才能恢复正常大小(图6.12)。
- 首先控制血容量。
  - 失代偿性充血性心力衰竭患者在恢复正常血容量(代偿)之前,不应给予 β 受体阻滞剂。
  - 无严重左心室收缩功能不全的失代偿性充血性心力衰竭患者在达到正常血容量之前不应降低后负荷。
- 双侧胸腔积液可排除孤立性 RHF 和(或)肺心病诊断。
- 胸腔积液的吸收在外周水肿消退之后,在腹水吸收之前。
- 水肿患者往往有血容量异常,此时体重不是干体重。
- 给心力衰竭的水肿患者进行利尿治疗时不会引起 AKI。
- PCWP<15mmHg 不是排除 LVEDP>15mmHg 的可靠指标。
- 全身血容量过载合并血管容量不是正常生理病理过程。
  - 仅在少数情况下发生:
    ○ 急性出血、败血症、肾上腺危象、全身过敏反应和烧伤。
    ○ 第三间隙液体积聚:
    ▸ 胰腺炎、肝硬化和大型腹部手术之后的状态。

A 患者 70 岁,既往诊断为轻度 COPD,患者在近几周内新发劳力性呼吸困难,肺功能检查提示新发阻塞限制性混合性通气功能障碍,DLCO 轻度降低,FEV₁ 和 FVC 也下降(约 1L)。他自述体重有所增加,曾有端坐呼吸症状,检查时发现有外周性水肿和肺底湿啰音。但他的胸部 X 线片没有肺水肿或胸腔积液的迹象

CC:70 岁男子转诊至呼吸科门诊,评估其肺功能检查中 FEV₁ 降低的情况

生命体征:T 36.8℃,P 60 次/分,BP 132mmHg/71mmHg,SaO₂ 96%(RA)
一般情况:成年男性,体型肥胖
心脏:颈静脉压 8cmH₂O。心率正常,律齐,胸骨左缘肺动脉瓣听诊区闻及 Ⅰ/Ⅳ 收缩期杂音,不传导双侧胫骨前 2mm 凹陷水肿
胸部:双侧肺底可闻及细啰音,呼吸音增粗

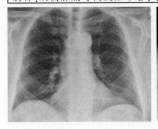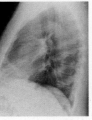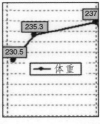

肺功能检查		
TLC	%	75.9
FVC	%	42.1
FEV₁	%	37.4
FEV₁/FVC	%	59.0
DLCO ADJ	%	74.0

肺功能检查

B 在上一次随访中,他主诉下肢水肿加重,45°端坐呼吸。上次随访之后,他的症状有了很大的改善。他对呋塞米的治疗反应良好,下肢水肿显著改善,运动能力也显著改善

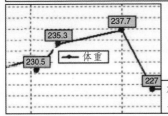

TLC	%	88.3
FVC	%	91.3
FEV₁	%	92.5
FEV₁/FVC	%	68.0
DLCO	%	83.5

左心室收缩功能正常,无室壁运动异常。轻度舒张功能障碍。与之前的研究相比,没有明显的变化

患者接受利尿治疗后,呼吸困难症状、水肿情况改善,肺功能检查提示的限制性通气功能障碍也得以改善。他的超声心动图提示轻度舒张功能障碍。

图 6.10 1 例患者既往诊断为轻度慢性阻塞性肺病,近期表现为 HFpEF,临床表现为活动受限、水肿和限制性通气功能障碍,尽管 X 线片并未显示明显肺水肿或胸腔积液。(A)胸部 X 线片未见显著异常,体重增加和肺功能检查(PFT)显示阻塞性(FEV₁/FVC<70%)和限制性(TLC<80%)混合的通气功能障碍,DLCO 提示弥散功能也略有降低。(B)利尿治疗后,患者的临床症状和肺功能检查结果均改善。本次 HFpEF 发作是由饮食中大量的 Na⁺摄入引起的。

    -门诊患者中不太常见。

• 低蛋白血症不造成水肿。

• 不要害怕低容量,要担心容量负荷过度。

• 肺实质病变或 LVEDP 长期升高的患者,即使发生全心衰竭,仍有可能不存在或仅有轻微的胸腔积液。

    -胸膜瘢痕可产生有效的胸膜固定。

患者 78 岁,既往诊断为重度慢性阻塞性肺病(FEV₁ 33%,DLCO 49%),此次因小肠梗阻而入院,需要剖腹探查。经探查未发现明显病因。但患者术后并发菌血症和脓毒血症,需要插管治疗。患者后续退热,也停用了血管活性药物,但始终无法脱离呼吸机治疗(尽管住院期间并没有胸腔和肺部损伤)。后续对患者实施了气管切开术,医护人员和家属也做好转入长期急症护理(LTAC)机构的准备。直至住院第 56 天,更换了主治医师,由于患者有外周水肿和胸腔积液,主治医师将其诊断为容量超负荷引起的失代偿性 HFpEF。治疗计划也从转入 LTAC 机构变为利尿治疗,治疗刚开始出现的浓缩性碱中毒和医源性低血压的复杂情况,一度让治疗变得棘手。最终该患者利尿治疗顺利(每天负 1~2L),8 天后脱机。患者随后拔管,送往康复中心,4 周后患者出院回家

住院第 56 天	仍存在的棘手问题:①呼吸机依赖;②全身容量超负荷;③凝固酶阴性葡萄球菌感染的脓毒血症;④肠球菌尿路感染 每天 3 次,每次 2 小时进行 CPAP 训练(不论 PS 设定多少)。每天目标为 1~2L 的液体负平衡

住院第 58 天 昨日耐受 CPAP 训练×1 小时 5/5×2 小时,血气 7.47/57/88 出入量 −400mL。计划:今日 Dimox(乙酰唑胺)×1 治疗浓缩性碱中毒。−CPAP 训练,每天 3 次,每次 2 小时,目标 1~2L 液体负平衡

住院第 60 天 患者夜间有一过性低血压。予 250mL 羟乙基淀粉。出入量=−1600mL。心血管:利尿治疗期间无高血压,故停用降压药,停贝那普利

住院第 64 天 住院部医师与重症监护医师检查患者能够脱机了! 继续利尿 1~2L,1 天 1 次,停用激素,让患者活动,尽快拔管

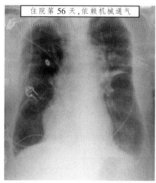
住院第 56 天,依赖机械通气

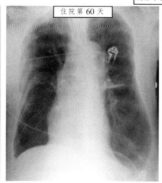
住院第 60 天

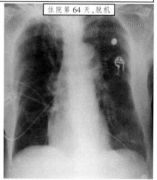
住院第 64 天,脱机

图 6.11　1 例患者既往被诊断为重度 COPD,因非心脏或呼吸系统疾病收治入院,随后插管、依赖机械通气(基于原发病 COPD 和功能失调),实际上他是单纯因容量超负荷(无心力衰竭病史)而造成的 HFpEF。他的心力衰竭之所以被忽视,是因为:①他的水肿被误认为是低蛋白血症引起的;②放射科医师读患者胸片时未发现患者肺水肿情况,误将左侧叶间裂的液体(从左肺门向上方延伸的致密、边界清楚、弯曲的高密度影)和左侧胸腔积液认为是慢性瘢痕。他出现心力衰竭的原因是容量控制不佳,从而导致每日液体正平衡,最终体液超负荷(在体格检查和胸部 X 线检查中很明显)。单纯正压通气,引起心排血量减少而引起高钠血症。此外,患者住院期间静脉补液增加了钠摄入(通过药物及液体滴入),进一步导致容量超负荷。该患者因为高血压(实际上是由容量超负荷引起的)而加用 ACEI 类药物(高剂量)。治疗 8 天后,随着心力衰竭和肺水肿的缓解,患者从每天机械通气变为可以耐受 1 小时脱机。心力衰竭会降低肺的顺应性,增加气道阻力并损害氧合,因此在容量超负荷时不应认为患者脱机困难。该病例也显示了利尿治疗中常见的两种问题:①本图详细讨论了利尿时常见的浓缩性碱中毒。乙酰唑胺可以很好地解决这一问题,不应停止利尿治疗。②由于患者有高血压而一直在用 ACEI 类药物,因此在利尿时患者出现医源性低血压。而给水肿患者利尿时,一般不会出现明显的低血压,故应积极寻找原因,到底是降压药物的问题,还是患者出现了新的病理生理学问题(如出血或脓毒血症)。这也说明了一点,慢性阻塞性肺病患者的基底部胸膜瘢痕,特别是在膈肌平坦时,很难与胸腔积液区分开(该病例中影像学医师误读了胸片,直到胸腔积液被完全吸收)。

A 患者 66 岁,既往有间质性肺疾病(ILD)和 HFrEF。由于胸部 CT 见纵隔及肺门淋巴结肿大,PET 提示呈高摄取,故于呼吸科就诊。呼吸科读片发现胸腔积液,予利尿治疗,并在实现体液平衡后复查胸部 CT

呼吸科门诊
其他:纵隔淋巴结肿大,PET+,伴有 ILD,重复 CT 检查仍显示淋巴结肿大,考虑进一步行 EBUS

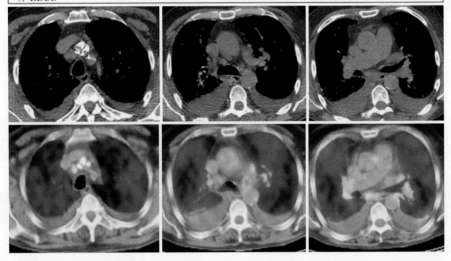

B 2 个月后患者(体重轻 6 磅)复查胸部 CT,其结果显示淋巴结肿大和胸腔积液都得到改善(但仍存在)。计划行 EBUS 检查以排除淋巴瘤和(或)结节病。患者未行 EBUS 检查,并失访一年。后来患者体重减轻 12 磅,水肿消退,CT 检查未见胸腔积液,并且所有淋巴结大小正常

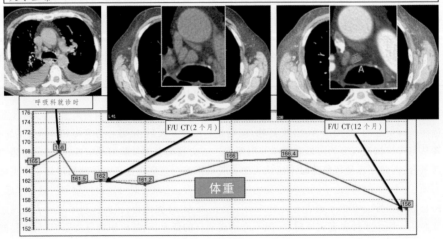

- 长期 LVEDP 升高可导致代偿性淋巴回流增多。
- 心力衰竭常见误解,按医师级别划分:
  - 家庭医师:
    - 全身性水肿患者的"维持性静脉输液"。
    - 反复不给予足量利尿剂,称为"利尿失败"。
    - 刻意给予患者每日液体正平衡。
      - ▸ 认为容量可"自动调节"。
    - 未发现独立性水肿(例如,骶骨水肿、阴囊水肿)。
  - 住院医师:
    - 超声心动图"提示 PAH"时未报告左心房大小。
    - 认定容量超负荷的患者有"呼吸机依赖"。
    - 认为容量超负荷的患者有"ARDS"。
    - 认为严重肺疾病合并外周水肿的患者就是肺心病。
  - 主治医师:
    - 认为孤立性 RHF 的超声心动图征象比全心衰竭的临床表现更为敏感(例如,胸腔积液——不论量多少)。
    - 认为失代偿性 LHF 患者可能还合并不成比例的 RHF,需要肺血管扩张剂治疗。
    - 认为 PCWP<15mmHg 是排除 LVEDP>15mmHg 的可靠指标。

图 6.12　患者因肺门和纵隔淋巴结肿大,PET-CT 提示 FDG 高摄取而被建议行经支气管超声引导下活检。(A)CT 和 PET 提示纵隔和双侧肺门对称的多个高代谢的轻度肿大淋巴结。此外,该患者有双侧胸腔积液(全心衰竭),并伴有小范围的胸膜腔内 FDG 高摄取灶。考虑到胸腔内改变相对良性,结合有失代偿性心力衰竭的表现,打算利尿治疗后再次行影像学检查。(B)一年内进行 3 次 CT 检查,每次都有体重变化。在初次评估和利尿治疗 2 个月后(尚未实现体液平衡,仍有胸腔积液)进行 CT 随访仍能见到肿大的淋巴结。此时,我们认为应该行超声支气管镜(EBUS)来排除淋巴瘤和(或)结节病的诊断。不幸的是(对于我们),患者失访一年,但对他本人来说是幸运的,其恢复了体液平衡,复查影像学检查,显示胸腔积液和淋巴结肿大都消失。这一病例提示,门诊患者可能需要更长时间才能达到体液平衡,心力衰竭改善并不代表已实现体液平衡。此外,心力衰竭的长期表现(如肺动脉高压、胸腔积液和腹水)可能需要时间和控制体液平衡来解决。还应注意的是,将纵隔和(或)肺门淋巴结肿大归因于心力衰竭是一种排除诊断。也就是说,当心力衰竭得到代偿时,如果仍有淋巴结肿大,行 EBUS(或其他检查)更加保险,利尿剂治疗控制体液平衡是第一步(如果影像学表现不太符合恶性)。

问与答

1.问:LHF 如何引起肺动脉高压和 RHF?

答:通过神经-内分泌反射,而不是后负荷。

2.问:如果患者的外周水肿是孤立性 RHF 引起的(没有明显的肺水肿),怎么办?

答:外周水肿合并孤立性 RHF 的患者也需要通过利尿治疗来达到体液平衡。右心衰竭易造成右心室过度扩张("偏离 Starling 曲线")。

3.问:为什么患者有严重的全心衰竭,但在超声心动图上只显示轻度的舒张充盈异常?

答:心力衰竭的严重程度要由临床表现评定(如 NYHA 分级)。由于心室舒张功能不全的诱发因素(例如,容量状态、缺氧情况、心动过速和血压)可能在一天中有很大的变化,因此超声心动图上观察到的心室舒张充盈功能障碍常常会"低估"疾病本身的严重性。

4.问:对于已知有左心衰竭和肺动脉高压的患者,我们是否有必要通过跨肺梯度来划分出肺动脉高压有多大程度是由全心衰竭神经-内分泌反射引起（Ⅱ型 PH),或是由血管重塑引起(Ⅰ型 PH)?

答:这很困难,也不值得去做。Ⅱ型 PH 的治疗包括降低和维持低 LVEDP。只有在 LVEDP 持续降低后,才能评估肺血管重构是否为"原发性"小血管疾病。肺血管扩张剂在 Ⅱ型 PH 中是禁止使用的。

5.问:在失代偿性全心衰竭和严重右心室收缩功能障碍的住院患者中,什么时候应该使用肺血管扩张剂来减轻右心室负荷呢?

答:不需要。与左心室相比,在超声心动图上无论右心室功能障碍看起来有多严重,不需要用肺血管舒张药物来改善失代偿性全心衰竭;事实上,这种情况禁用肺血管舒张药物。利尿和正性肌力药物(如果需要)才是正确的治疗。

第7章

肺动脉高压的评估与治疗

常见的认知误区

- 误认为严重肺疾病患者的 PH 最常见的原因是第 3 组。
- 误认为非专业团队右心导管的数据可以除外世界卫生组织(WHO)第 2 组 PH。
- 误认为 WHO 第 2 组 PH 患者伴有"不匹配肺动脉高压"时,需要肺血管扩张剂/抗血管重塑治疗。
- 误认为慢性血栓栓塞性肺动脉高压(CTEPH)是由多次未治疗的肺栓塞长时间累积而成。
- 误认为单纯性 RHF 患者由于存在前负荷依赖性病理生理过程而不宜通过利尿控制容量平衡。

肺动脉高压

- PH 是指 mPAP>25mmHg 且具有多种病因/分类的一组疾病(2022 ESC/ERS 指南将 mPAP 诊断标准调整为>20mmHg)。
- 经胸超声心动图估测肺动脉收缩压(PASP)升高是拟诊 PH 最常见的方法之一。
  - 当 PASP 升高时,三尖瓣反流很常见。
    ○ 通过三尖瓣反流最大速度可以估测 PASP。
  - 超声心动图可能高估、低估或完全遗漏 PH。
- 确诊 PH 及其严重程度的精准评估均需要 RHC,可直接测量 PAP 并估测心排血量和肺血管阻力。
  - 在肺血管疾病评估中,肺血管阻力优于 mPAP,因为随着右心室心排血量(RVCO)降低,mPAP 下降。
    ○ 另一方面,肺血管阻力增加(同时兼顾心排血量)提示肺血管疾病进展

(尽管 mPAP 较低)。

  - 肺血管阻力[dyn/(sec·cm^{-5})]=(mPAP-LVEDP)/CO×80。

  - 因为 PCWP 本身低估了 LVEDP,所以 LVEDP 需要通过左心导管直接测量。

- 对于确诊或高度怀疑的第 1 类 PH 患者(如 IPAH),需要进行有创性 RHC 检查。

- PCWP 对 LVEDP 的预测作用较差(即使专业团队),因此不能通过右心导管检查排除左心衰竭相关的肺动脉高压(即第 2 组)。

- 根据患者病史、体格检查、影像学、肺功能检查和超声心动图,以及利尿剂反应的综合临床评估,大多数 PH(>90%)源于左心衰竭或潜在的基础肺部疾病。

- 由于左心衰竭是大部分 PH 的病因,故通常可以先假设左心衰竭为其病因(第 2 组),然后在临床实践中逐一排除(图 7.1)。

- 突发性严重肺动脉高压、无休克的急性右心衰竭(图 7.2)和间歇性肺动脉高压(图 7.3)在左心衰竭患者中很常见,但在原发性肺血管疾病(例如,慢性血栓栓塞性肺动脉高压、特发性肺动脉高压)或与肺部疾病相关的肺动脉高压患者中则非常罕见或基本不存在。

肺动脉高压的分类以及病理生理、评估和治疗(表 7.1)

- 步骤 1:排查第 2 组。

  - 利尿至容量平衡后再排查(或更可能证实)左心衰竭。

- 肺动脉高压继发于左心衰竭(WHO 第 2 组):

  - 大多数的肺动脉高压是第 2 组,与双心室心力衰竭有关,因为左心衰竭是一种非常常见的疾病。

  - 许多第 2 组疾病患者存在明显的左心衰竭 (最常见的伴 HFrEF),并且诊断并不困难。

  - 其他患者有隐匿或"漏诊"的左心衰竭(最常见的是 HFpEF),经常导致不必要的亚专科转诊、有创检查和禁忌药物(即肺血管扩张剂)的错误使用。

  - 左心衰竭是通过全心衰竭反射引起肺动脉高压(第 6 章):

    ○ 升高的左心室舒张末压通过后负荷压力增高 PVP,而且

    ○ 增高的肺静脉压通过神经激素反射诱发了肺动脉压的增高 (不是通过后负荷压力)。

  - 确保 PAP 总是高于 PVP。

    ○ 这种压力梯度能够维持血流在肺血管内向前流动(瀑布/蓄水池机制)。

  - 全心衰竭反射中存在巨大的个体差异[即,左心室舒张末压为 25mmHg 时,可触发 35~99mmHg 的肺动脉收缩压(见第 6 章)]。

肺动脉高压的评估
(超声下肺动脉收缩压增高)

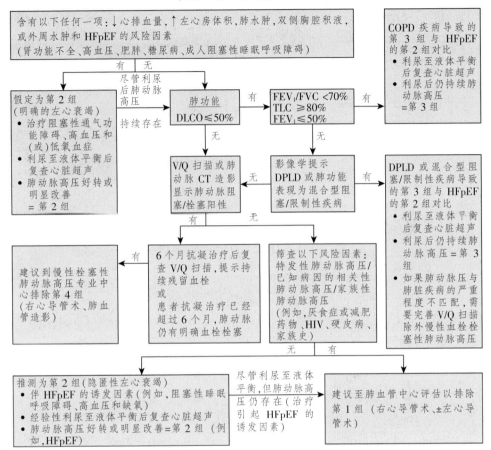

图 7.1 肺动脉高压(即超声心动图提示肺动脉收缩压升高)评估流程图。通过利尿至液体平衡(复查超声心动图,提示肺动脉高压好转)除外左心衰竭。对于没有明显左心衰竭的患者,建议尽早完善 PFT 和 V/Q 扫描。失代偿性右心衰竭和全心衰竭均可表现为利尿至液体平衡后好转。单纯性右心衰竭时,利尿会改善心排血量(通过改善前负荷),但不会显著降低 PAP。在全心衰竭时,利尿至液体平衡后将显著改善或解除肺动脉高压(第 2 组疾病的病理改变)。

－ 不幸的是,根据全心衰竭反射的幅度(即平均肺动脉压的升高幅度与左心室舒张末压的升高幅度进行比较),第 2 组肺动脉高压被误导性地分为 3 个亚组类别。

○ 被动性肺动脉高压指平均肺动脉压与左心室舒张末压差≤12mmHg。

○ 反应性肺动脉高压指平均肺动脉压与左心室舒张末压差≥12mmHg。

○ 不成比例性肺动脉高压指平均肺动脉压与左心室舒张末压差≥12mmHg

突发重症肺动脉高压

申请呼吸内科会诊
初步诊断：肺动脉高压
申请原因：48 岁男性，因容积负荷增加就诊，经利尿剂治疗后病情好转，2 个月前院内经胸心脏超声
新发肺动脉压升高(PAP 72mmHg)，既往心脏超声测量 EF 正常，增强 CT 未发现肺栓塞

7 年前心脏超声

左心室向心性肥大，余正常
未追溯到可进行对比的心脏超声

1 年前心脏超声

左心室收缩功能正常
左心室向心性肥大
左心室舒张功能异常
与既往检查对比：新出现的舒张功能异常

2 个月前心脏超声

左心房增大
左心室收缩功能正常
左心室向心性肥大
左心室舒张功能异常

本次就诊时心脏超声

左心室收缩功能正常
重度肺动脉高压
三尖瓣关闭不全
与既往检查对比：重度肺动脉高压，三尖瓣返流速度增加

会诊结束(Landsberg, Judd 医生)
患者血容量正常时请复查心脏超声，怀疑肺动脉高压持续存在时转诊

利尿后的超声

左心室收缩功能正常，无室壁功能异常
出现左心室舒张功能异常
无肺动脉高压证据

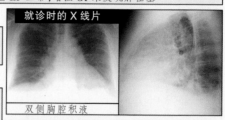
就诊时的 X 线片

双侧胸腔积液

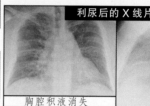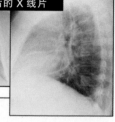
利尿后的 X 线片

胸腔积液消失

图 7.2 病例说明肺动脉高压继发于明显的左心衰竭。此时，患者入院时有容量超负荷(失代偿性心力衰竭即 HFpEF)，其 7 年的超声心动图显示 HFpEF 的逐渐进展：超声 1，左心室肥厚；超声 2，舒张期充盈异常；超声 3，左心房扩大；超声 4，重度 PH。因为本次超声心动图提示双侧胸腔积液和左心房扩大，即使没有连续的超声心动图，肺科会诊也可以认为患者的肺动脉高压和容量超负荷是全心衰竭导致。如果利尿至液体平衡后肺动脉高压仍然没有改善，需要进行肺栓塞排查。

且左心室舒张末压≤25mmHg。

　　-上述术语中将"被动性肺动脉高压"解释为"后负荷压力"，以及将"不成比例性肺动脉高压"解释为"存在血管重塑，需要肺血管扩张剂/抑制血管重塑治疗"，实际上是一种误解。

　　-相反，上述术语仅是描述性的，其在肺动脉高压管理方面没有任何生理基础和意义。

A
间歇性肺动脉高压

58 岁女性,既往 COPD、高血压病史,因"运动后气促进行性加重 2 个月"就诊:患者自觉 COPD/气促加重
一般情况:走路时气短
体重:251.4 磅
体格检查:血压 138/78mmHg
心血管:律齐,无杂音,心包摩擦音及奔马律
肺:呼吸音明显减低,未及啰音、哮鸣音
四肢:双下肢 1 度水肿

计划:
－处理:继续吸入剂治疗
－CT 平扫评估是否 CPFE(肺纤维化合并肺气肿)
－V/Q 通气灌注扫描评估是否 CTEPH
－给予呋塞米 20mg,口服一天一次
－随访心脏超声,今天已做

	PFT	%PRED	
FVC	1.87	63.6	低
FEV₁	0.94	43.1	低
FEV₁/FVC	50%		
DLCO	9.80	37.4%	低

- 胸部 X 线片:正常
- 肺功能:FVC 减低,弥散减退,阻塞性通气功能障碍伴 FVC 和 DLCO 下降,TLC 未能完成
- 心脏超声:肺动脉高压和右心衰竭伴正常左心房和左心室射血分数
- 胸部 CT 无混合性阻塞限制通气功能障碍性疾病的依据,未见间质性肺水肿或胸腔积液
- V/Q 扫描:正常灌注

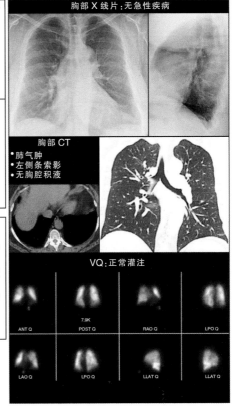

图 7.3 (A)显示了罹患严重 COPD 和肥胖症女性患者的病例,其表现为 HFpEF(尽管没有明显的胸腔积液),说明 PH 和外周水肿可能是双心室心力衰竭的客观征象。这种现象发生在 LVEDP 为 16~17mmHg(不足以引起间质水肿,而后者是胸腔积液形成的重要原因)的患者中。(B)显示图 A 患者随访几年内出现的反复发作性失代偿性左心衰竭和间歇性肺动脉高压、可缓解的肺动脉高压,这种情况仅见于第 2 组疾病。采用下腔静脉塌陷进行全身总容量评估是没有意义的。(待续)

　　－"不成比例性肺动脉高压"的描述是最危险的,这种定义使人们误认为需要使用肺血管扩张剂治疗,但事实上是禁用的。

　　○这些患者通常指肺动脉高压或运动受限的程度与左心功能障碍的程度不成比例,或者右心导管显示 mPAP−PCWP ≥12mmHg 和 PCWP≤25mmHg。

　　－上述患者治疗的基石是利尿至容量平衡和优化左心衰竭的管理 (例如,治疗引起 HFpEF 的诱发因素)。

　　－上述患者的肺动脉高压加重是由左心室舒张末压升高导致,并不是进行性血管重塑导致。

B　　　　　　利尿后 1 个月的随访，体重减轻 9 磅，活动后气促改善，肺动脉高压改善

58 岁 COPD 女性，肺动脉高压评估提示 HFpEF，上个月开始口服呋塞米后感觉活动耐量明显好转。准备复查心脏超声以证实肺动脉高压改善

随后 3.5 年的超声随访结果显示，间歇性肺动脉高压发生是 FHpEF 加重的结果
(可以通过密切观察患者体重以反映其容量状态)

#1 超声：正常的左心室、左心房、中度肺动脉高压，右心衰竭	#3 超声(2 年后)：中度肺动脉高压，右心衰竭
正常的左心室收缩功能，无室壁运动障碍 左心室舒张功能异常 左心房体积正常 右心房体积正常 右心室轻度扩张，但收缩功能正常 轻度三尖瓣反流 下腔静脉轻度扩张 下腔静脉管径随呼吸变化小于 50% 中度肺动脉高压 没有以前的超声结果可供比较	正常的左心室收缩功能，无室壁运动障碍 轻度舒张功能异常 左心房体积正常 右心室轻度扩张，收缩功能正常 右心房轻度扩张 升主动脉轻度扩张 下腔静脉管径正常，右心房压力正常，下腔静脉管径随呼吸变化大于 50%，中度肺动脉高压 对比上次超声，目前存在轻度右心室扩大、轻度右心房扩大、轻度升主动脉扩张和中度肺动脉高压

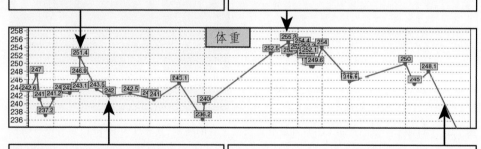

#2 超声(2 个月后)：无肺动脉高压，正常右心房/右心室	#4 超声(3.5 年后)：无肺动脉高压，正常右心房/右心室
对比上次超声：右心室没有显示轻度扩大，右心房压力恢复至正常范围内，中度升高的肺动脉压已经降至正常范围，轻度肺动脉瓣关闭不全和三尖瓣返流已降至微量	正常的左心室收缩功能，无室壁运动异常 轻度舒张功能异常 无明显的瓣膜疾病 与上次相比：右心室和右心房体积正常 肺动脉压从 49mmHg 降低至 21mmHg

图 7.3(续)

- 第 2 组肺动脉高压的病因机制如下：
  - 患者存在收缩功能障碍、左心房(LA)增大(无二尖瓣疾病)、肺水肿和(或)胸腔积液。
  ▶ 上述情况实际上是左心衰竭的病理学特征。

表7.1　世界卫生组织(WHO)分类工作组对肺动脉高压的病理生理学、评估和治疗

WHO分组(估测患病率)	潜在的疾病状态	机制	治疗原则
组2 (约80%)	**左心衰竭(明显的)** • 大多数为 HFrEF(下述原因导致的心肌病,包括冠心病,二尖瓣关闭不全、高血压、瓣膜疾病,乙醇(酒精)、病毒,以及特发性) **左心衰竭(隐匿的)** • 大多数为 HFpEF(下述原因导致的舒张功能不全和容量负荷过重,包括慢性肾脏疾病,阻塞性睡眠呼吸暂停/肥胖低通气综合征、高血压、糖尿病、晚期肺部疾病、年龄>65岁)	双侧心室衰竭引起的神经内分泌反射 • 增加的左心舒张末期压(通过后负荷压力)使肺静脉压增加 • 增加的肺静脉压刺激神经内分泌系统,从而增加肺动脉压	利尿至容量平衡 • 降低左心舒张末期压和右心室舒张末期压 • 改善心排血量 • 治疗或显著改善 PH 治疗 HFpEF 的诱因(如阻塞性睡眠呼吸暂停、高血压、钠盐摄入过多) • 改善舒张期充盈度/心排血量 • 避免容量负荷过重
组3 (约15%)	严重的肺实质性疾病 肺气肿 弥散性肺实质性疾病 混合性阻塞限制性肺疾病(例如,肺纤维化合并肺气肿)	肺实质破坏导致肺小动脉和肺中动脉损失 降低肺血管横截面积 增加肺血管阻力	给予氧疗以纠正低氧血症 可改善 COPD 患者生存期 可改善弥漫性实质性肺疾病患者的运动功能 可预防右心功能不全和 HFpEF 的发生但不能明显改善肺动脉高压本身 利尿至容量平衡 改善右心室肌力,增加右心室 CO 降低右心舒张末期压,防止伴发的 HFpEF

(待续)

表 7.1（续）

WHO 分组（估测患病率）	潜在的疾病状态	机制	治疗原则
	严重睡眠呼吸紊乱和低通气 • 阻塞性睡眠呼吸暂停 • 肥胖相关低通气综合征	低氧血症和 HFpEF • 低氧性肺血管收缩（作用微弱，给予氧疗不能迅速降低肺动脉压） • 隐匿的左心衰竭（即第 2 组疾病）	呼气末正压通气和氧疗以纠正低氧血症 • 可防止氧饱和度下降，从而改善心脏舒张期充盈 • 可防止肾上腺素能对呼吸暂停的反应性，从而改善心脏舒张期充盈 利尿至容量平衡 • 降低左心室舒张末压
组 4 （约 4%）	慢性血栓栓塞性肺动脉高压	慢性血栓栓塞导致大血管闭塞 • 降低血管横截面积 • 增加血管阻力 进行性小血管重构 • 降低血管横截面积 • 增加肺血管阻力	肺动脉内膜切除术 • 改善右心排血量和解除（或明显）肺动脉高压 终身抗凝 • 阻止慢性血栓栓塞性肺动脉高压复发和栓塞复发导致的猝死 下腔静脉滤网 • 防止栓塞 对无手术指征患者进行抑制血管重构的肺血管治疗（很少的人群） • 防止肺小血管进行性重构 利尿至容量平衡 • 改善右心室肌力，增加右心 CO

（待续）

表 7.1(续)

WHO 分组(估测患病率)	潜在的疾病状态	机制	治疗原则
组 1 (约 1%)	特发性、疾病相关性和家族性肺动脉高压 • IPAH(特发性) • APAH(与硬皮病、HIV、门脉高压、厌食症/兴奋剂使用) • FPAH(遗传性)	重构肺小动脉和肺中动脉 • 肌化,血管腔狭窄,原位血栓导致血管阻塞 • 降低血管横截面积 • 增加肺血管阻力	抗重构/肺血管扩张治疗 • 阻止小血管进行性重构 • 改善右心室 CO 和改善肺动脉高压 终身抗凝 • 阻止小血管原位血栓形成 吸氧治疗低氧 • 改善运动耐量 • 阻止低氧造成肺动脉血管收缩 利尿至低血容量 • 改善右心肌力,增加右心室 CO

APAH,(已知病因)相关肺动脉高压;FPAH,家族性肺动脉高压;IPAH,特发性肺动脉高压。

○水肿患者存在 HFpEF 的风险因素，例如，慢性肾病（CKD）、高血压（HTN）、肥胖、OSA、糖尿病（DM）和年龄>65 岁。

　▸上述情况是与隐匿性左心衰竭相关的最常见的疾病。

－传统教学观点认为，通过 RHC 测量 PCWP（又称肺动脉楔压，PAWP），即可将第 2 组与第 1 组区分开来，后者显示 mPAP>25mmHg 且 PCWP<15mmHg。

○这种方法失败的原因有 2 个：

　▸PCWP 不是左心室舒张末压的良好预测因子（50%~85%的情况会错误地描述 PH 的特征，且非常依赖于 RHC 操作人员的专业水平）。

　▸间歇性 LVEDP 升高可导致持续性 mPAP 升高（因此，单次静息压力的测量不足以完全排除 HFpEF 临床综合征）。

－利尿至容量平衡后再重新评估肺动脉压是一个更可信、更实用的策略。

○利尿后肺动脉高压显著改善（或解除）是第 2 组的病理改变（即继发于左心衰竭）。

－显而易见的是，对于第 2 组和第 1 组肺动脉高压的治疗，利尿至容量平衡至关重要。

－即使 LVEDP 的长期升高可能导致类似"特发性肺动脉高压"的血管重塑改变，但对于这一类（第 2 组）患者，肺血管扩张剂/抑制重塑剂几乎没有作用。

○肺血管扩张剂仅应在以下左心衰竭患者中考虑使用：

　▸长期密切随访证实患者通过门诊利尿治疗可以维持数月至数年：

　　◇无胸腔积液，无外周水肿，而且：

　▸仍然存在运动受限，原因考虑为长期左心室舒张末压升高导致血管重建而进一步引起右心室后负荷加重。

○上述患者可以采用磷酸二酯酶 5 抑制剂进行试验性治疗，并应针对可能恶化的 LVEDP 病理生理状态进行风险/获益评估和会诊。

　▸内皮素受体拮抗剂和前列环素类似物是被禁止使用的，因为两者可能导致左心衰竭显著加重，引起心律失常；突发性肺水肿和死亡。

　　◇在已经明确诊断 LHF 的情况下，如果需要使用上述肺血管扩张药物，应转诊至 IPAH 优秀专业中心（并推荐在药物应用前通过左心导管进行 LVEDP 测量）。

• 步骤 2：排查第 3 组 PH。

－对于没有明显 LHF 表现或 HFpEF 风险因素的患者，或对于利尿至容量平衡后肺动脉高压没有改善或解除的患者，应该进一步完善肺功能检查（包括流速、容积和 DLCO），以排查第 3 组 PH。

• 终末期肺实质性疾病和重度 OSA/肥胖低通气综合征（OHS）患者引起的肺

动脉高压(WHO第3组)：

　　- 第3组代表第二常见的肺动脉高压类型，因为肺部疾病和睡眠紊乱呼吸/低通气属于常见疾病。

　　- 第3组肺动脉高压，源于重度肺实质性疾病，见于以下情况：

　　　　○ 肺气肿、弥漫性肺实质性疾病(DPLD)和(或)肺纤维化合并肺气肿(CPFE)——又称混合性阻塞限制性肺疾病。

　　　　　　▸ 通常依据患者病史、体格检查、影像学和肺功能可明确诊断。

　　　　○ 继发于终末期肺实质性疾病的PH通常是由肺实质破坏引起，并伴有中小血管损失。

　　　　　　▸ 接收右心室心排血量的血管横截面积减少，导致肺动脉阻力增加。

　　　　○ 正常情况下，DLCO需要≤50%预计值(即超过一半的血管系统破坏)，才能导致静息时肺动脉高压。

　　　　○ 如果DLCO≤50%，FEV_1与FVC比值<70%，FEV_1占预计值≤50%，TLC占预计值≥80%，如果利尿至容量平衡后降低肺动脉高压仍然没有改善或解除，则可考虑诊断肺源性心脏病，常继发于肺气肿(最常见的原因)。

　　　　○ 如果DLCO≤50%，但TLC<80%或FEV_1/FVC>70%，则需要考虑以下鉴别诊断：第4组PH(CTEPH)；继发于严重的混合性阻塞限制性肺疾病(如CPFE)的第3组PH；或可能性更小的第1组疾病(如IPAH)。

　　　　　　▸ 患有CPFE的患者可能表现为流速(来自限制性区域)和容积(来自阻塞区域)的假性正常，从而导致PFT检查结果提示明显的"单纯性低DLCO"。

　　　　　　▸ 然而，对于严重的混合性阻塞限制性肺疾病，体格检查和胸部影像通常有明显改变，因此很容易对其做出鉴别诊断。

　　　　　　▸ 对于混合性阻塞限制性肺疾病的患者(如CPFE)，通常需要进一步完善通气-灌注(VQ)扫描以明确其肺动脉高压的原因，因为对疾病严重程度的评估具有挑战性，可能导致将严重的肺动脉高压错误地归因于中度混合性肺疾病(将伴发的CTEPH漏诊，而后者是CPFE相对常见的并发症)。

　　　　○ 在终末期肺部疾病患者中，第2组PH较第3组PH更为常见。

　　　　　　▸ 肺部疾病常常伴发心动过速和低氧血症，是LHF的常见诱发因素，可引起舒张功能障碍，从而进一步导致HFpEF。

　　　　　　▸ 综上，对于罹患严重肺实质性疾病并伴有水肿的患者，在诊断肺源性心脏病之前，需要通过利尿至容量平衡后观察肺动脉高压是否改善以排查其伴发的第2组肺动脉高压(图7.4)。

　　　　　　▸ 显而易见的是，在第3组疾病中，为了维持最佳的右心室自身调节和心肌灌注(两者都受到RV过度扩张的损害)，通常也需要利尿至容量平衡。

第 2 组疾病的失代偿期与第 3 组疾病的终末期不易区分

56 岁患者,患有严重 COPD,伴有近 3 个月的活动耐量下降,新出现四肢水肿。基线超声、CXR 和 RFTS 提示为第 3 组肺动脉高压,目前情况恶化,出现失代偿/终末期肺心病

肺功能		参考值	测得预计值	预计值(%)
FVC	Liters	3.93	2.32	59
FEV$_1$	Liters	2.86	0.66	**23**
FEV$_1$/FVC	%	73		**28**
容量		参考值	测得预计值	预计值(%)
VC	Liters	3.93	2.57	65
TLC	Liters	5.50	6.80	**124**
RV	Liters	1.99	4.23	212
弥散		参考值	测得预计值	预计值(%)
DLCO	mL/(mmHg·min)	22.7	13.5	**59**

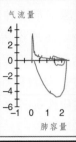

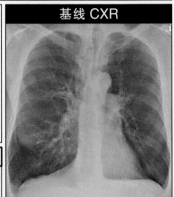

基线 CXR

基线超声:中度肺动脉高压

左心室体积正常
二尖瓣血流频谱 E/A 比率降低提示左心室舒张功能降低
左心房体积正常
右心房体积正常
右心室体积正常
右心室收缩功能正常
主动脉根部正常
肺动脉扩张
中度肺动脉高压

病情恶化时复查心脏超声:左心房、右心房、右心室扩大

左心室体积正常
左心室收缩功能正常
左心房轻度扩大
右心房轻度扩大
右心室中度扩大
肺动脉扩张
下腔静脉扩张,但吸气时无塌陷,提示中心静脉压升高,估测 10~15mmHg

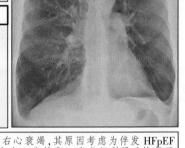

复查 CXR

复查胸部 X 线片和心脏超声提示临床病情的逐渐恶化和新发右心衰竭,其原因考虑为伴发 HFpEF 和第 2 组肺动脉高压(值得注意的是,新发少量双侧胸腔积液和左心房扩张),患者经利尿后恢复至正常基线水平

图 7.4 概述一例严重 COPD 患者,评估其运动耐量下降和外周水肿。根据患者严重肺部疾病和基线超声心动图,考虑其初始症状与肺心病有关。心脏超声显示中度 PH 伴 LA 大小正常,提示第 3 组疾病。然而,复查胸部 X 线片和超声心动图显示左侧心力衰竭(双侧胸腔积液和左心房扩大),故患者被诊断为 HFpEF(预后良好)。HFpEF 与肺心病非常相似,因此需要进行排除。

‣ 第 3 组肺动脉高压伴低氧血症患者的氧疗很重要,但氧疗并不能显著降低其肺动脉压(因为导致肺动脉高压的机制不是低氧性血管收缩)。

▸ 吸氧能提高患者生存率(每天吸氧大于 18 小时),并能防止 HFpEF 发生。

‣ 第 3 组疾病的患者可以表现为典型的肺部活动受限,通常为肺部通气功能受限(肺气肿),或者偶尔表现为运动相关的低氧血症(DPLD 或 CPFE),但并

不是 PH 和 RHF 导致。

◦ 肺血管扩张剂/抑制重塑治疗在上述患者中没有任何作用(理论上)。

◦ PH 恶化通常表明肺功能恶化、低氧血症治疗不充分或重叠发生 HFpEF(心动过速和低氧血症诱发)。

◦ 治疗重度肺实质性疾病引起的第 3 组肺动脉高压, 需要改善肺功能、戒烟、氧疗以纠正低氧血症和治疗 DPLD(如果存在), 以及利尿至容量平衡等的联合治疗。

－第 3 组 PH, 包括继发于 OSA 和 OHS 的 PH, 因为上述疾病与肺泡低通气及其引发的低氧血症相关。

◦ 低氧血症导致广泛性肺动脉血管收缩, 从而引起轻度肺动脉高压, 氧疗可使其迅速逆转。

▹ 给予 OSA/OHS 患者充分氧疗后, 临床上并没有观察到肺动脉高压的快速逆转。因此, 低氧相关性肺血管收缩不能充分、合理的解释其 PH 病理生理学。

◦ 实际上, 这些患者中大多数都存在(隐匿的)LHF, 其舒张功能障碍由未经治疗的睡眠呼吸紊乱引起, 白天的低通气和低氧血症使 LHF 恶化(参见第 8 章), 因此将其归类为第 2 组 PH 更合理(继发于 HFpEF)。

▹ 这就解释了这类患者对治疗的缓慢反应(数周到数月), 治疗起效时间与 HFpEF(不是低氧性血管收缩)相一致。

◦ 对于肥胖患者, 利尿至容量平衡并不容易:

▹ 胸部 X 线片对肺水肿的敏感性随着肺体积的减小而降低, 肺体积的减小会使间质和脂肪组织更容易显示, 从而不易与胸腔积液进行鉴别。

▹ 全身水肿的体格检查在肥胖患者中的敏感性也不高, 因为脂肪不利于发现水肿。

▹ 对上述患者建议尝试经验性利尿治疗。

• 步骤 3:利用 V/Q 扫描或 CT 血管造影排查第 4 组疾病。

－没有 LHF 或肺实质性疾病的患者应进行 V/Q 扫描或 CTA 以排查 CTEPH。

• 慢性血栓栓塞性肺动脉高压引起 PH(WHO 第 4 组)。

－CTEPH 是指急性血栓栓塞未溶解, 同时血栓机化, 并向远端延伸(例如, 慢性血凝块)。

－慢性血凝块引起如下改变:

◦ 肺血管床丧失(远超过了慢性凝块的数量)。

◦ 进展性肺动脉高压(没有新发灌注缺损)。

▹ 继发于小血管(类似 IPAH)、进行性血管重塑(至今尚不清楚)。

▶ 如果不治疗,则导致单纯性右心衰竭和死亡。

- CTEPH 患者的肺功能可表现为单纯性弥散功能减低或限制性通气功能障碍。

○ 限制性通气功能障碍可能是由于大血管顺应性降低,以及与肺梗死相关的肺实质瘢痕形成。

- 当患者既往有 VTE 病史时,建议早期进行 V/Q 扫描或 CTA 以筛查 PH,其他情况包括:

○ 通过利尿至容量平衡的方法已经排除左心衰竭。

○ 通过患者的病史、体格检查、PFT 和影像学表现可排除严重肺实质性疾病。

- CTEPH 患者的灌注扫描检查通常存在明显异常,表现为多节段不匹配的灌注缺损(图 7.5A)。

- CTEPH 患者的 CTA 检查表现为慢性血栓栓塞征象,即右心室扩大、马赛克衰减征象(图 7.5B)和血管腔内线状血栓栓塞(图 7.5C)。

- 在被明确诊断为急性肺血栓栓塞并存活的患者中,约 4% 的患者可发展至 CTEPH。

○ 70% 的患者有急性肺血栓栓塞的临床病史,50% 的患者下肢血管超声表现为慢性/既往下肢深静脉血栓形成。

○ 其余患者可能患有沉默/无症状的或被误诊的急性肺血栓栓塞。

- 可能/疑似 CTEPH 的患者需要被转诊到 CTEPH 专业中心(例如,加利福尼亚大学圣地亚哥分校),患者可以接受以下处理:

○ 完善血管造影以明确诊断,并评估外科手术祛除血凝块的可能性。

○ 如果存在手术适应证,则进一步行肺动脉内膜剥脱术(PEA)(潜在治愈可能性)(图 7.5D)。

- CTEPH 患者具有终身血栓栓塞复发的风险,故需要终身抗凝治疗。

○ 在成功完成肺动脉内膜剥脱术后而停止抗凝的患者中,血栓的复发率很高。

- 大多数 CTEPH 专业中心给所有接受肺动脉内膜剥脱术的患者放置下腔静脉滤器,以防止患者停止抗凝。

- PEA 手术需要开胸、体外循环/循环停止和深低温处理。

○ PEA 是肺动脉内膜剥脱术,而不是血栓祛除术(图 7.5E)。

- PEA 手术后的并发症包括:

○ 再灌注肺损伤:

▶ 局灶性毛细血管渗漏伴炎性浸润(中性粒细胞)。

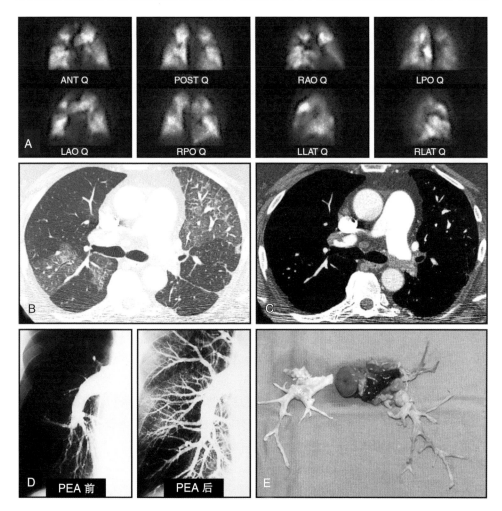

图 7.5　(A)CTEPH 患者的异常灌注扫描(即双侧多节段缺损)。(B)CTEPH 患者的 CT。肺窗显示马赛克征,表现为低密度区灌注少,高密度区充血。(C)纵隔窗(同一扫描)显示双侧肺中央动脉的线状血栓。(D)术前和术后的肺血管造影(不同患者)。(E)动脉内膜剥脱术(不同患者)。

　　▸ 常局限于行动脉内膜剥脱的血管。

　　▸ 常发生于术后 72 小时。

　　　▸ 术后的低氧血症和肺顺应性不良进一步延长需要的机械通气时间。

　　○ PEA 术后持续的肺动脉高压[肺血管阻力(PVR)>500dyn/(sec·cm^{-5})]引起的难治性 RHF 可导致术后死亡。

　　　▸ 尤其并发再灌注肺损伤。

　　－ PEA 患者需要吸氧,因为肺 VQ 关系正常化和再灌注造成的损伤均需要氧气。

• PAH 源于进行性肺血管重塑(WHO 第 1 组):

－PAH 是一种排除性诊断,只有通过上述筛查,除外左心衰竭(明显和隐匿的)、肺部疾病和 CTEPH,才考虑 PAH,后者属于罕见疾病。

－PAH 发生在小肺动脉到中肺动脉,血管重塑的病理机制包括:

○ 平滑肌增生(中间层肥厚),增生的肺动脉平滑肌细胞层导致血管腔狭窄(图 7.6)。

○ 肺动脉内皮细胞在管腔内异常增生,并促进平滑肌细胞生长和血小板活化(导致原位血栓形成)。

○ 以上两个过程都将导致血管闭塞。

－肺血管重构是进行性的,如果没有及时治疗,则最终导致右心衰竭和死亡。

－PAH 包括 IPAH、遗传性肺动脉高压[即家族性肺动脉高压(FPAH)],以及与药物和毒素(例如,减肥药物、中枢兴奋药物)或已知病因/疾病(例如,HIV、门脉高压、系统性硬化症/混合性结缔组织疾病)相关的肺动脉高压[即相关性肺动脉高压(APAH)]。

－因为第 1 组肺动脉高压非常罕见,而第 2 组肺动脉高压非常常见,所以大多数(>90%)患者在进行第 1 组疾病的评估过程中最终发现罹患有第 2 组疾病。

－大多数罹患 PAH 的患者年轻,且有明确的相关病因或暴露。

－IPAH 的明确诊断需要进行专业中心的 RHC:

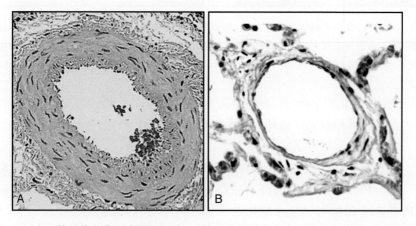

图 7.6 (A)小血管重构的典型病理组织学。血管的中间层有多个平滑肌细胞层。内皮细胞内有异常增大的细胞质,表明它们处于激活状态。(B)正常小血管肺动脉,其中中间层为一层平滑肌细胞层,内皮细胞的细胞质稀少/正常。

　　○ mPAP>25mmHg(PH),且 PCWP<15mmHg。

　　　▶ 通常,PCWP 较低(<8mmHg),心脏指数较低(<2.0)。

　　○ 既往有左心衰竭(例如,HTN、CKD)病史的患者应该直接进行左心室舒张末压测量,因为有一定概率,即使 LVEDP 高,但测得的 PCWP 仍较低(尽管专业 PH 中心做 RHC 仍有 50%以上比例)。

　　– IPAH 的治疗应由肺血管中心/专家进行初始评估和治疗随访。

　　○ 在患者的随访过程中,应当进行序贯 RHC 的评估,以便能够动态观察心脏指数。

　　○ 当超声心动图测量到肺动脉收缩压下降时, 可能错误地提示疾病改善,事实上是由 RV 心排血量降低所致,表明疾病处于终末期(图 7.7)。

● 原因未明或多种机制导致肺动脉高压(WHO 第 5 组):

　　– 对十与 PH 相关的异质性疾病(例如、结节病、肺朗格汉斯细胞组织细胞增生症、戈谢病),其发病机制不清楚,也可能是多因素共同导致的。

　　– 这类疾病引起肺动脉高压的最常见原因是:

　　○ 肺动脉外部的压力(如纤维性纵隔炎),或:

　　○ 特发性肺动脉高压样血管重构(如戈谢病)。

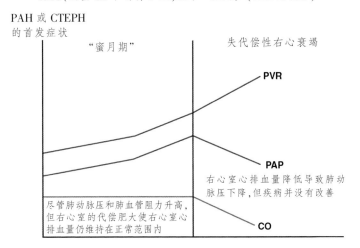

第 1 组 PAH 和第 4 组 CTEPH 的自然病程
RHC(测量 CO 和计算 PVR)优于心脏超声(仅估测 PAP)

图 7.7　阐述第 1 组和第 4 组疾病(即进展性肺动脉高压)的自然病程。当 PAP 随时间逐渐增加时,右心室代偿性肥厚使心排血量能够维持在正常范围内(直到某一点)。在随访疾病的过程中,右心导管术可以发现疾病是否进展,并通过心排血量测定和肺血管阻力计算来评估治疗是否有效。单纯的肺动脉压评估(即超声心动图)可能具有误导性,因为肺动脉压下降既可能意味着疾病改善,也可能意味着疾病恶化。

• 本组(WHO第5组)的发病机制复杂,事实上,结节病可以通过多种机制导致 PH(例如,2期结节病导致严重的肺实质性疾病和肺门淋巴结增大压迫主肺动脉引起 PH)。

• 这一组中的其他疾病与隐匿性左心衰竭密切相关,因此实际上可能代表第2组疾病(例如,血液透析中的终末期肾病)。

问与答

1.问:如果水肿患者罹患单纯性右心衰竭,并且是前负荷依赖性右心衰竭,那么利尿不安全吗?

答:单纯性右心衰竭伴水肿的患者也需要利尿至容量平衡(即无水肿表现)。

2.问:当 IVC 随呼吸变化>50%时,则表示患者没有容量超负荷?

答:不,当 IVC 随呼吸运动而不塌陷时,提示 CVP 升高。对于罹患心力衰竭伴水肿的患者,IVC 随着呼吸运动而塌陷对于评估全身总容量是没有帮助的。

3.问:据我所知,单纯性右心衰竭偶尔会引起右侧渗出性胸腔积液。

答:单纯性右心衰竭合并腹腔积水可引起肝源性胸腔积液(少见)。

第 **8** 章

肥胖低通气综合征急性加重

常见的认知误区

• 试图对清醒的中枢性低通气患者及无呼吸功增加的患者使用双水平正压通气(BiPAP)。

• 因患者表现为严重的代偿性呼吸性酸中毒，而将 OSH 的加重误诊为 COPD 终末期(未认识到前者在数周至数月就能形成)。

• 动脉血气(ABG)提示血清 HCO_3^- 升高时，未能有效处理(而仅认为是原发性代谢性碱中毒)。

肥胖低通气综合征

• 肥胖是导致通气驱动减弱(机制不明)进而发生慢性低通气的常见原因。

– 肥胖患者通常有轻度、中度低通气，伴有 $PaCO_2$ 值波动在 45~55mmHg。

– 低通气导致肾脏代偿增加，以及血清 HCO_3^- 升高至 30~34mmol/L。

○ 假定患者无肾小管性酸中毒(RTA)或终末期肾病(ESRD)。

– RTA 或 ESRD 患者可能有失代偿的呼吸性酸中毒(尽管是慢性的)，这些患者的 ABG 可表现为急性高碳酸血症性呼吸衰竭。

○ 临床上，这些患者没有急性呼吸系统症状，因此：

▸ 可以将此类患者与真正的急性高碳酸血症性呼吸衰竭区别开来，并且：

▸ 患者没有呼吸困难(如通气驱动的减弱)和 CO_2 麻醉，对酸中毒和高碳酸血症耐受。

• 严重肥胖到出现低通气的患者，通常也会伴发阻塞性睡眠呼吸暂停(OSA)。

• 低通气通常在睡眠时加重，因此，治疗不佳的 OSA 可能出现慢性低通气加重。

肥胖低通气综合征(OHS)的急性加重

• 肥胖低通气综合征加重是指患者在数周至数月的时间内逐渐出现 CO_2 潴留(20~40mmHg)的一种亚急性临床综合征。因进展缓慢,故肾脏能得以进行代偿,中枢也能对 CO_2 麻醉形成耐受。

• 最终,患者会出现呼吸短促和(或)运动受限,逐渐病情加重。

• 有时,患者会表现为继发于 CO_2 麻醉的嗜睡(由于 $PaCO_2$ 升高的幅度大或上升的速度快)。

• 该综合征常与"肺心病"表现类似,表现为:

– 重度、慢性、代偿性呼吸性酸中毒($PaCO_2$>60mmHg 常见)。

– 外周性水肿。

– 心脏超声心动图提示肺动脉高压和孤立性右心衰竭 [即保留左心室(LV)功能±左心动脉大小正常]。

– 运动受限较为明显。

• 与真正的肺心病不同,这种现象通过利尿、氧疗和治疗 OSA 后(夜间气道正压通气治疗),在数周至数月内可以逆转。

• 由于肥胖,胸部 X 线片(尤其是便携式)的结果较难解读:

– 软组织影可能为渗出或脂肪。

– 肺间质改变伴肺门饱满可能为心源性肺水肿或肺容量低。

• 失代偿性心力衰竭(通常伴有 HFpEF)伴有全身容量负荷过重(>1.1L/kg),是 OHS 恶化的核心病理生理学改变:

– 容量负荷过重(肺水肿和胸腔积液)降低了肺的顺应性,增加了维持患者 $PaCO_2$ 正常水平所需的呼吸功。

– 然而,尽管患者通气驱动减弱,但其仍维持相同的呼吸功,故逐渐出现低通气和允许性 $PaCO_2$ 升高,进而触发肾脏及中枢代偿。

• 低通气和肺水肿引起的低氧血症会形成恶性循环,进一步使心脏舒张功能恶化,导致 HFpEF 失代偿、肺水肿、肺顺应性降低和低通气的进一步加重(睡眠期间更差)。

• 随着时间推移,可观察到患者 HCO_3^- 水平和患者体重同时增减,原因是心力衰竭(表现为体液潴留导致体重增加)的发作导致了 OHS 的发作(表现为 HCO_3^- 升高)(图 8.1)。

• 患者呈现出不同的急性期表现:

– 运动受限和劳力性呼吸困难加重(图 8.2)。

○ 动脉血气提示慢性高碳酸血症性呼吸衰竭。

患者 61 岁,患有肥胖(BMI 39)、慢性阻塞性肺病(COPD)、HFrEF。1 年内 3 次因慢性混合性低氧高碳酸血症性呼吸衰竭急性加重入院。在 OHS 加重期间,详细记录其体重(由于容量负荷过重)和 HCO$_3^-$(由于肾脏对低通气的补偿)的变化轨迹

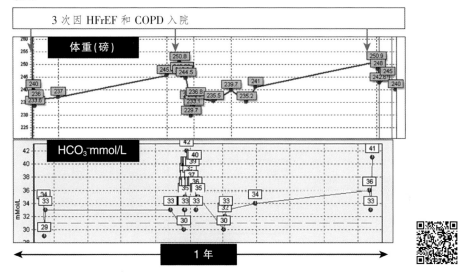

图 8.1　示 1 年内患者体重和 HCO$_3^-$值的变化趋势。患者因 COPD 和心力衰竭所致的急性呼吸衰竭入院时的 3 个时间点(箭头所示)。体重剧增反映心力衰竭和容量负荷过重,而 HCO$_3^-$升高反映亚急性低通气的肾脏代偿。这种模式是典型的肥胖低通气综合征和心力衰竭的表现。(扫码见彩图)

> ▶pH 值偏酸性但仍在正常范围内(7.35~7.39)和严重呼吸性酸中毒。
- 慢性高碳酸血症急性加重伴呼吸急促(通常不伴呼吸功增加)。
  - ○动脉血气提示慢性高碳酸血症呼吸衰竭基础上的急性加重。
    - ▶酸血症(pH 值<7.35),常为代偿性严重呼吸性酸中毒。
- 嗜睡(有症状的 CO_2 麻醉)但不伴有呼吸功增加。
  - ○动脉血气提示 $PaCO_2$(>90mmHg)极高或未代偿的严重呼吸性酸中毒(表现为 $PaCO_2$ 快速升高)。
- 通气不足和肺泡水肿所致急性低氧性呼吸衰竭(通常伴呼吸功增加)。
  - ○动脉血气示混合低氧高碳酸血症性呼吸衰竭,至少伴有部分代偿性严重呼吸性酸中毒。
- 近期体重增加(通常是 6.8~13.6kg 的液体重量)。
- 体格检查提示外周性水肿,常伴有肺水肿(即湿啰音,基底部呼吸音减弱,叩诊浊音)。
- 血清生化指标显示血清 HCO$_3^-$显著升高。

51 岁男性,罹患 HFpEF、慢性肾脏疾病、肥胖症(BMI 40)和阻塞性睡眠呼吸暂停并失代偿性心力衰竭

- 体格检查示 2 度水肿
- 入院时 HCO_3^- 为 42mmol/L
- 1 个月前 HCO_3^- 为 27mmol/L
- 动脉血气示慢性代偿性呼吸性酸中毒
- 肺功能检查示 CO 弥散功能障碍
- 超声显示 HFpEF
- V/Q 扫描示肺栓塞概率低
- 给患者利尿约 17L
- 出院时动脉血气显示慢性呼吸性酸中毒、HCO_3^- 24mmol/L

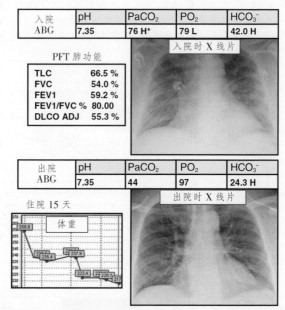

入院 ABG	pH	$PaCO_2$	PO_2	HCO_3^-
	7.35	76 H*	79 L	42.0 H

入院时 X 线片

PFT 肺功能

TLC	66.5 %
FVC	54.0 %
FEV1	59.2 %
FEV1/FVC %	80.00
DLCO ADJ	55.3 %

出院 ABG	pH	$PaCO_2$	PO_2	HCO_3^-
	7.35	44	97	24.3 H

出院时 X 线片

住院 15 天

体重

图 8.2　1 例罹患肥胖、阻塞性睡眠呼吸暂停、慢性肾脏疾病 3 期和 HFpEF 的患者,表现为呼吸急促和运动能力减退,以 HFpEF 恶化而收入院。超声心动图显示心脏收缩功能正常、肺动脉收缩功能增强、右侧肺动脉扩张、右心室运动减退,但胸部 X 线片显示间质水肿,可能伴有双侧胸腔积液。随后患者做了 V/Q 扫描,肺栓塞(PE)的可能性很低。生化提示 HCO_3^- 显著升高至 42mmol/L,而该值在 1 个月前是正常的。而本月动脉血气显示慢性代偿性呼吸性酸中毒,$PaCO_2$ 高达 76mmHg。患者之前(基线)肺功能测试(PFT)显示限制性障碍(可能由心源性肺水肿造成)。患者接受氧疗、夜间双水平气道正压(BiPAP)(尽管依从性差)、袢利尿剂利尿和间歇性乙酰唑胺口服(当 pH 值呈现碱性时)的治疗。利尿 17L 后,大约 2 周后出院,其通气量已接近正常。该病例展示了通气功能受损的患者,如病态性肥胖症的患者,当出现呼吸力学恶化时,如心源性肺水肿导致的肺顺应性降低,患者可能出现亚急性低通气。当肺水肿消退,呼吸力学恢复到基线时,通气也可恢复正常。该患者没有服用麻醉剂、镇静剂或其他中枢类药物(尿毒理学检查阴性)。

　　- 患者发生容量负荷过重之前的近期化学检验结果提示血清 HCO_3^- 基本接近正常(或为正常)。
- 胸部 X 线表现为间质水肿、胸腔积液及不同程度的肺泡水肿。
- 麻醉剂和镇静剂(通常在心力衰竭伴心肾失代偿时药物的清除减慢)可能会使情况复杂化,加重低通气程度。
- 慢性阻塞性肺病和基线时 CO_2 潴留状态同样也会增加通气不足的可能。
　　- 医师可能错误地将这些患者的严重呼吸性酸中毒归因于阻塞性肺病进展,将其误诊为终末期 COPD 伴肺心病。
　　○ 肥胖低通气二氧化碳的潴留数周到数月即可出现,而 COPD 发展到

CO_2 的潴留常需数年(图 8.3)。

○ 这个错误可能误导患者要求插管治疗和进入紧急状态。

● 治疗的主要原则是利尿以及氧疗（是否进行 BiPAP 可根据实际情况决定）。

– 呼吸性酸中毒代偿完全,且呼吸功未增加的患者,在清醒状态下不需要,也难以忍受无创通气支持(例如,BiPAP),也不会从中获益。

○ 对于清醒且伴有呼吸驱动减弱的患者,无创正压通气不能显著增加其分钟通气量。

– 慢性高碳酸血症性呼吸衰竭急性加重和呼吸急促的患者可能会从 BiPAP 无创通气支持中获益,因其有助于应对高碳酸血症呼吸衰竭时的急性加重

患者 58 岁,患有严重 COPD、肥胖症(BMI 42)、阻塞性睡眠呼吸暂停和 HFpEF。主诉 COPD 加重、呼吸急促和失代偿性心力衰竭

● 体格检查示 2 度水肿
● HCO_3^- 从 4 个月前的 29mmol/L 升高至入院时的 48mmol/L
● 动脉血气提示慢性代偿性呼吸性酸中毒
● 肺功能提示严重的阻塞伴 CO 弥散功能障碍
● 超声提示 HFpEF
● CT 血管造影排除肺栓塞
● 患者利尿约 14L
● 出院动脉血气提示慢性呼吸性酸中毒几乎完全缓解

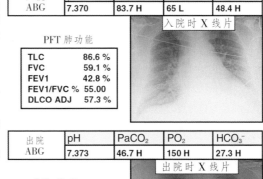

入院 ABG	pH	PaCO$_2$	PO$_2$	HCO$_3^-$
	7.370	83.7 H	65 L	48.4 H

入院时 X 线片

PFT 肺功能

TLC	86.6 %
FVC	59.1 %
FEV1	42.8 %
FEV1/FVC %	55.00
DLCO ADJ	57.3 %

出院 ABG	pH	PaCO$_2$	PO$_2$	HCO$_3^-$
	7.373	46.7 H	150 H	27.3 H

出院时 X 线片

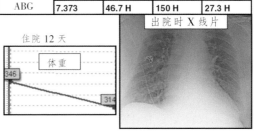

住院 12 天

体重

346
314

图 8.3　1 例患重度 COPD、肥胖、阻塞性睡眠呼吸暂停和 HFpEF 的患者,表现为呼吸急促和运动能力减退。以 COPD/HFpEF 加重收入院。入院超声心动图显示心脏收缩功能正常、肺动脉收缩增加、左/右肺动脉扩张、右心室运动减退。胸部 X 线片表现为间质水肿,可能有双侧胸腔积液。CT 血管造影排除肺栓塞。入院生化示 HCO_3^- 为 48mmol,4 个月前 HCO_3^- 为 29mmol。根据其近期的 HCO_3^- 水平、亚急性发作病史和动脉血气,提示为慢性代偿性呼吸性酸中毒,其 $PaCO_2$ 为 84mmHg。入院基线肺功能检查显示严重阻塞,肺 CO 弥散能力降低。患者接受氧疗、夜间 BiPAP (尽管依从性差)、每日利尿(1~2L)和 5 天泼尼松治疗。2 周后,患者利尿约 14L,慢性呼吸性酸中毒明显改善,患者出院。患者没有服用麻醉剂、镇静剂或其他中枢类药物(尿毒理学检查阴性)。该患者有严重的 COPD,但 COPD 的 $PaCO_2$ 升高进展缓慢(多年来)。代偿性(又称慢性)严重呼吸性酸中毒,在数周到数月内亚急性进展,通常伴有呼吸障碍和心源性肺水肿。

情况。

　　－因心源性水肿所致的急性低氧性呼吸衰竭患者,常有呼吸功增加,这些患者使用 BiPAP 后可明显获益。

　　－少数情况下,由于肺实变或一过性肺水肿,患者需要进行短暂的插管。

　● 利尿治疗后肺部水肿缓解,肺顺应性恢复正常。

　● 患者在同样的呼吸功情况下, 分钟通气量增加 (因为顺应性已经改善),$PaCO_2$ 可在几天内迅速下降至其真实的基线状态。

　　－在此时间内,ABG 显示代谢性碱血症(高碳酸血症后)。

　　　○ 这是因为呼吸性酸中毒缓解后,肾脏需要时间来排出 HCO_3^-。

　　　○ 乙酰唑胺可加速这一过程。

　　　　▷ 只要患者的 pH 值>7.40,就应每天给予该药治疗。

　　　○ 氯化物输注也有效,有助于肾脏碱化尿液。

　　　　▷ 首选氯化钾,因为对于近期接受利尿治疗的患者来说,氯化钠会阻碍治疗。

　● 治疗睡眠呼吸紊乱对促进利尿和缓解亚急性呼吸性酸中毒至关重要。

　　－门诊 OSA 患者常常不适应接受 PAP 治疗, 但仍需要说服患者在睡眠时的急性情况下(至少在初始阶段)使用 BiPAP 呼吸机。

问与答

　　1.问:当使用 BiPAP 呼吸机治疗中枢型高碳酸血症性呼吸衰竭时会出现什么异常?

　　答:极少发生异常。患者可能会呼吸得更深,但由于呼吸频率会降低,因此分钟通气量不变。

　　2.问:这不仅仅是心力衰竭的表现吧?

　　答:对,这不仅仅是心力衰竭的表现,它有一个非常独有的特征,即中枢性低通气。

　　3.问:是什么原因导致了肺动脉高压、右心衰竭及低氧血症?

　　答:肺动脉高压和右心衰竭是双心室心力衰竭反射的一部分。氧疗后低氧血症可迅速改善, 但左心衰竭及其所致的肺动脉高压的缓解则需要更长的时间(数个星期)。

第 9 章

肺癌

常见的认知误区

- 误认为检查纵隔淋巴结病理性肿大需采用静脉增强剂。
- 尽管病灶随时间增大,但"PET 扫描显示未见异常浓聚",仍认为是良性病变。
- 制订进展期肺癌的治疗计划,缺少胸部肿瘤多学科会诊。
- 只看影像报告而不读片。
- 误认为影像学不能确定肺炎是否已经吸收。
- 将纵隔淋巴结肿大归因于急性细菌性肺炎。
- 误认为肺脓肿也需要进行活组织检查。

肺癌的流行病学

- 肺癌不断生长, 因肿瘤本身占据空间和压迫/侵蚀正常结构而产生相应症状,最终出现相关并发症或静脉血栓栓塞性疾病或其他副肿瘤综合征等全身并发症,导致死亡。
- >95%肺癌起源于上皮细胞。
- >85%肺癌由吸烟引起。
  - 风险随着吸烟总数的增加而增加。
  - "包–年"=(每天的平均包数)×(年数),可精确量化,在科学研究中有意义,但临床实际益处不显著。
  - 临床上,每天抽烟达 10 支、持续≥10 年,即认定为显著暴露,增加罹患肺癌(和 COPD)的风险。
  - 烟草烟雾中含有烟草特异性亚硝胺和多环芳烃化合物,均为已知致癌物。
  - 雪茄和烟斗(烟雾吸入相对少)与香烟相比,使人罹患肺癌的风险减少,但吸烟致癌的风险仍是真实存在的。

- 肺癌的其他重要风险因素包括:

  - 石棉暴露,显著增加肺癌风险,与罕见的间皮瘤(来源于间皮细胞并以胸膜为基础的恶性肿瘤)有关。

    - 石棉暴露群体中吸烟者罹患肺癌风险极高(协同作用)。

      ▸ 单纯石棉暴露,罹患肺癌风险增加 2~5 倍。

      ▸ 吸烟单项危险因素,罹患肺癌风险增加 10 倍。

      ▸ 兼有吸烟史和石棉暴露史,罹患肺癌的风险增加 40 倍。

  - 肺纤维化和其他局灶性肺实质性瘢痕(如陈旧结核灶)。

  - 氡暴露(通常发生在住宅),会增加肺癌发生风险,但程度不明确。

    - 镭-226 自然衰变产物氡(气体),氡是一种已知肺致癌物。

    - 居家潜在的暴露风险(房屋地基建在含镭较高土壤/岩石之上)。

  - 石棉以外的职业暴露/风险因素。

    - 重金属。

    - 铀矿工人电离辐射。

    - 化工工人卤代醚暴露。

    - 石油和铸造工人多环芳烃暴露。

  - 遗传基因易感性。

    - 个体遗传因素导致部分人群在致癌物暴露后更容易罹患癌症。

    - 肺癌患者的直系亲属,肺癌发病率较高。

    - 其他相关遗传因素包括:

      ▸ 细胞色素 P-450 系统的酶可以将香烟烟雾产物转化为致癌物。

      ▸ 肿瘤免疫监测作用和免疫系统抑制。

  - 日常饮食缺乏 β-胡萝卜素和维生素 E。

    - 然而,补充维生素不仅无效,且似乎会增加肺癌发生率。

  - 全世界有相当数量的肺癌(和 COPD)的发生与长期暴露于木材燃料烟尘相关,尤其是女性,她们可能常在通风不良的室内燃烧木材生火做饭。

疑诊肺癌

- 胸部影像学(最常为胸部 X 线片)提示异常的局灶性特征性阴影,临床需要考虑肺癌可能。

  - 与"孤立"相反,"特征性"是指胸部影像中多发的不相关的较小异常改变(如条索状瘢痕)。

- 胸部 X 线片最常见的局灶性阴影为肺炎。
    - 肺炎倾向于表现为：
        ○ 伴有咳嗽和发热症状。
        ○ 病程紧急(例如,2 个月前的胸部 X 线片正常)(图 9.1)。
        ○ 有支气管充气征,边缘模糊(或肺叶完全实变),提示有肺泡填充过程;更常见于肺炎,而非肺癌。
- 当临床影像学不支持肺炎时(年龄>40 岁),肺部阴影要考虑可能是肺癌。
    - 肺癌倾向于表现为：
        ○ 病程缓慢[例如,在 1~2 年前影像学上在同一位置可见小的阴影,通常仅在胸部影像学回顾时发现(图 9.2)]。
        ○ 影像学常表现为实性、圆形的阴影。
        ○ 可以无临床症状,除非病灶巨大和(或)侵袭重要结构,引起疼痛和(或)功能障碍(如病理性肋骨骨折或喉神经受累)。
- 个体风险因素。

肿块增长迅速不符合肺癌诊断

	急诊科
• 咳嗽发热患者胸部 X 线片显示左肺下叶(LLL)5cm 实性、圆形阴影 • 2 个月前便携式胸部 X 线片显示没有结节或肿块 • 倍增时间 4~9 天(不考虑肺癌)。 • 肺癌最快的倍增时间为 25 天(小细胞肺癌) • 患者最终诊断为口腔厌氧菌肺部感染/脓肿	cc:咳嗽 疾病史(HPI): 患者,男,60 岁,数周前断续发热、寒战和咳嗽。初为干咳,现咳痰,棕色痰液 肺:吸气相啰音 X 线片:LLL 肺炎,圆形 a/p: LLL 肺炎(患者 2 个月前住院,故无须按照医院获得性肺炎治疗) - 痰培养 - 莫西沙星×10 天 - 患者需要 1 个月后复查胸部 X 线摄影(CXR),因为肺炎呈圆形,可能掩盖潜在的肿块

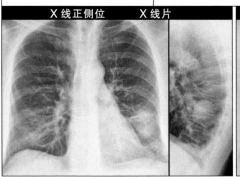
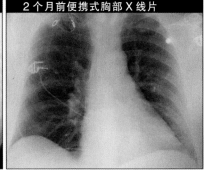

图 9.1　肿块增长迅速不符合肺癌诊断的病例。尽管该阴影呈实性、圆形,但倍增时间为 4~9 天,可以除外肺癌。假设初始 CT 上病灶大小为 0.1~1cm(胸片上无法观察到),据此推算倍增时间。因为该病变的形态似恶性,短时间内需要进行随访(4~6 周),据此判定病灶对抗生素的反应。

见于鳞状细胞癌的典型中央坏死

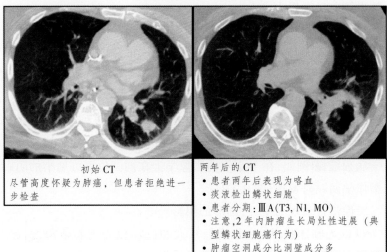

初始 CT	两年后的 CT
尽管高度怀疑为肺癌，但患者拒绝进一步检查	· 患者两年后表现为咯血 · 痰液检出鳞状细胞 · 患者分期：ⅢA(T3, N1, M0) · 注意，2 年内肿瘤生长局灶性进展（典型鳞状细胞癌行为） · 肿瘤空洞成分比洞壁成分多

图 9.2　CT 显示了肺鳞状细胞癌的进展过程，局部进展（形成明显厚壁空洞）比远处转移更早出现。

　　－肺癌史（单项最大危险因素）。

　　－年龄>55 岁。

　　－吸烟总量（累计）。

　　－伴有慢性阻塞性肺病。

　　－肺癌家族史。

　　－其他重要的或协同的暴露风险（如石棉暴露）。

　· 对比既往影像学结果（如果有的话），是考虑或确定肺癌诊断的第一步（图 9.3）。

　　－影像学表现为迅速出现的密度增高影（数天或数周），应考虑感染（如典型肺炎或肺脓肿），若阴影大小稳定（随访≥2 年无显著变化）则倾向于良性病变（如瘢痕）。

　　－实性结节随访≥2 年稳定或磨玻璃结节随访≥5 年稳定，往往提示病变非恶性，很可能为瘢痕或良性疾病（如错构瘤）。

　　－肺炎在治疗后 3~6 周内影像学无改善，和（或）数月不吸收，需要高度怀疑肺癌。

　　－如病灶在几个月到几年稳步增长，除非证实为其他疾病，则常为肺癌。

　　　○3 个月内病灶从 1cm 增长到 2cm（倍增时间 30 天），和肺癌生长速度大约一样快。

- 当病灶生长特征符合恶性肿瘤、诊断不确定或不清楚（如以前没有影像）时，应进行胸部 CT 平扫。
- 胸部 CT 平扫是评估胸片上"无法解释"的阴影的标准检查方案。
  - "无法解释"意味着病灶不易归因于急性和（或）吸收期肺炎或陈旧瘢痕（与既往影像学对比稳定）。
    - 陈旧瘢痕可通过详细比较新旧影像学资料进行可靠评估（而非通过对比文字报告）。
    - 随时间发生任何变化，都应考虑及时复查 CT，因为肺腺癌更容易发生在以前有瘢痕的区域（又称瘢痕癌）。
- 胸部 CT 平扫：
  - 根据病变特征评估良恶性：倾向良性（脂肪衰减提示错构瘤）或恶性（如有坏死）。
  - 定位病变。
  - 对于 CXR 上无法呈现的微小异常病变，可以协助判断病变性质（如既往肉芽肿病）或提高疑诊（肺门纵隔淋巴结增大或少量积液）。
  - 在肺癌已知（或接近确定）情况下，胸部 CT 提供了患者分期所需信息的 90%。
- 肺癌其他常见 X 线片表现：
  - 肺炎不吸收。
    - 每一个例肺炎都应复查 CT 直至炎症完全吸收。
      ▶ 肺炎可能表现为：
        ◇ 肺癌阻塞气道导致肺炎。
        ◇ 其他病变隐藏于肺炎。
        ◇ 误诊为肺炎（患者有支气管炎/慢性阻塞性肺病急性加重）。
    - 如果肺炎经 6 周内 X 线检查未能得到改善，或肺炎持续 3 个月，应立即进行胸部 CT 平扫，寻找有无肺癌相关表现。
  - 恶性肺不张。
    - 若肺不张与异物吸入或气道内大量黏液潴留无关，要注意有无气道内病变（恶性病变可能）。
    - 患者上叶肺不张要高度考虑恶性可能（较少发生异物嵌顿或分泌物堆积）。
    - 另外，当肺不张不伴有预期的肺容积减少或容积反而增大时，尤其要考虑恶性病变阻塞气道伴随阻塞性肺不张（因为肺肿块可填补肺体积的损失）

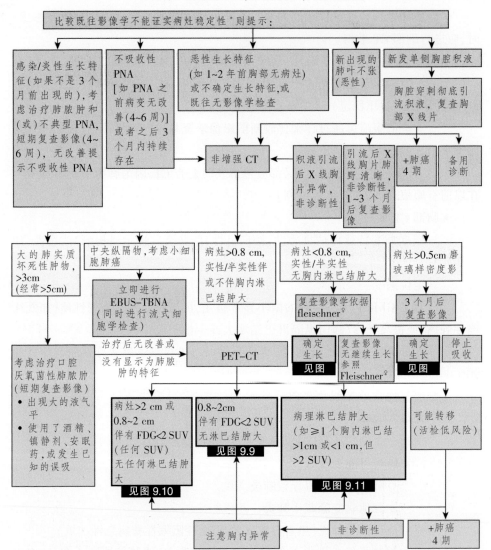

X线片上透光度降低,肺癌高危‡,无症状肺炎

比较既往影像学不能证实病灶稳定性*则提示:

感染/炎性生长特征(如果不是3个月前出现的),考虑治疗肺脓肿和(或)不典型PNA,短期复查影像(4~6周),无改善提示不吸收性PNA

不吸收性PNA[如PNA之前病变无改善(4~6周)]或者之后3个月内持续存在

恶性生长特征(如1~2年前胸部无病灶)或不确定生长特征,或既往无影像学检查

新出现的肺叶不张(恶性)

新发单侧胸腔积液

胸腔穿刺彻底引流积液,复查胸部X线片

非增强CT

积液引流后X线胸片异常,非诊断性

引流后X线胸片肺野清晰,非诊断性,1~3个月后复查影像

+肺癌4期

备用诊断

大的肺实质坏死性肿物,>3cm(经常>5cm)

中央纵隔物,考虑小细胞肺癌

立即进行EBUS-TBNA(同时进行流式细胞学检查)

病灶>0.8 cm,实性/半实性伴或不伴胸内淋巴结肿大

病灶<0.8cm,实性/半实性无胸内淋巴结大

复查影像学依据fleischner°

病灶>0.5cm磨玻璃样密度影

3个月后复查影像

考虑治疗口腔厌氧菌性肺脓肿(短期复查影像)
• 出现大的液气平
• 使用了酒精、镇静剂、安眠药,或发生已知的误吸

治疗后无改善或没有显示为肺脓肿的特征

PET-CT

确定生长见图

复查影像无继续生长参照Fleischner°

确定生长见图

停止吸收

病灶>2 cm或0.8~2 cm伴有FDG<2 SUV(任何SUV)无任何淋巴结肿大见图9.10

0.8~2cm伴有FDG<2 SUV无淋巴结肿大见图9.9

病理淋巴结肿大(如≥1个胸内淋巴结>1cm或<1 cm,但>2 SUV)见图9.11

可能转移(活检低风险)

注意胸内异常

非诊断性

+肺癌4期

° Fleischner学会诊治指南。
‡ 出现实性密度增高影≥2个。磨玻璃样密度影≥5年。
* 高危=既往或现在吸烟史,年龄>55岁。

图9.3 影像学提示特征性实性密度增高影(因为与PNA症状无关)并疑诊肺癌的评估流程图。胸部非增强CT和PET,可提供对病变影像复查、活检或切除的大部分信息。EBUS-TBNA是首选方法,因其并发症发生率低、诊断率高,且通常一次操作可同时完成疾病诊断和分期。此外,如果病变是非诊断性的,外周超声探头通常可以探及原发灶。在肺癌确诊前,有时必须给予经验性抗肺脓肿治疗。对肺脓肿活检可导致胸膜播散、脓胸和持续性支气管胸膜瘘(见第11章)。

(图 9.4)。

　　　　◦ 首选 CT 扫描和支气管镜检查(同时可完成 EBUS)。

　　　– 考虑单侧恶性胸腔积液。

　　　　◦ 对单侧胸腔积液的评估首先确定是否为渗出性胸腔积液。

　　　　　▸ 如果患者有明显肺炎症状(如发热、咳嗽、白细胞增多),则可能出现肺旁积液。

　　　　◦ 如果患者有肺癌的危险因素,并且没有肺炎的体征或症状,需要高度怀疑为恶性胸腔积液。

- 恶性胸腔积液(常顺次见于以下疾病,包括肺癌>转移癌>淋巴瘤>间皮瘤)。
  - 肺癌Ⅳ期的常见表现(通常在劳力性呼吸困难患者接受 CXR 评估时发现)。
  - 恶性胸腔积液可能来自以下任何一种情况:
    ◦ 肿瘤相关淋巴道梗阻。
    ◦ 肿瘤壁胸膜转移。
  - 恶性渗出通常表现为中量至大量胸腔积液。
  - 常为肉眼可见的血性胸腔积液。
  - 在胸腔穿刺术中应测量胸膜腔内压,因为恶性胸膜疾病有肺不张倾向时,胸膜腔内压增高(见第 17 章)。
  - 在胸腔穿刺液达 100mL 时,诊断阳性率较高。
    ◦ 重复胸腔穿刺术,再次获得 100mL 胸腔积液标本可增加总体诊断阳

右上叶不张,典型对比恶性

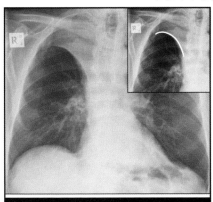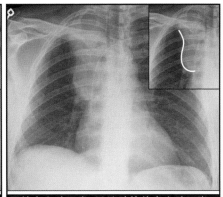

典型的右上肺不张:可见水平裂上抬和肺容积减小(伴气管患侧移位)

恶性右上肺不张:近端肿块伴右上肺不张,可见金色"S"征,不伴有肺容积减小(气管居中)

图 9.4 典型肺不张与恶性肺不张的胸片特征比较。恶性肺不张往往伴有肺容积增加,提示近端有占位形成伴远端不张;而异物或黏液潴留导致的肺不张往往伴有肺容积减少。

性率,第 3 次穿刺获得 100mL 胸腔积液标本,使得总体诊断阳性率再次略增。

　　– 处理:

　　　○ 如果胸腔积液足够多,穿刺安全,应通过胸腔穿刺进行诊断。

　　　○ 一般来说,胸腔穿刺术后应进行 CT 扫描,以最大限度地发现潜在病变。

　　　○ 如果胸片和超声检查发现胸膜腔结构复杂(如有粘连或包裹),可以在引流前行胸部 CT 扫描(以助于制订穿刺计划)。

　　　○ 行初始胸腔穿刺术尽可能完全引流胸腔积液(当胸腔积液总量估计 ≤2000mL,完全引流胸腔积液是可能的)。

　　　○ 如果积液量大 (如明显>2L, 甚至>3L),可置入小孔径胸管 (通过 Seldinger 技术,即在导丝引导下),以便于快速、充分引流(夜间保留)。

　　　　▸ 肺复张耐受情况下,可间歇性引流(每 4~6 小时)1~2L。

　　　　　◇ 这种积极处理目的在于及时、完全引流胸腔积液,本方法适用于以下几种情况的初始治疗:

　　　　　　□ 肺炎旁胸腔积液/脓胸。

　　　　　　□ 恶性积液。

　　　　　　□ 特发性渗出性积液。

　　– 完全引流可防止 10%患者复发,引流后胸部 CT 扫描,可最大限度地显示肺和胸膜表面情况。

　　– 如果引流后 CT 扫描见明显肺实质病变但胸腔积液检查为阴性,考虑重复诊断性胸腔穿刺术(如细胞学检查胸腔积液 100mL)。

　　– 如果重复胸腔穿刺仍不能诊断(或技术上不可行),应考虑对异常肿大的淋巴结或肺实质性病变进行活检。

　　– 如果 CT 扫描显示胸膜有异常,但没有发现异常肿大淋巴结或肺实质病灶,可能需要电视胸腔镜外科手术(VATS)活检才能做出诊断。

　　– 如果胸腔积液反复并引起症状,选择 VATS 尤其有意义,它不仅可以帮助诊断,也可提供针对性治疗(胸膜固定术)。

　　– 肺癌晚期患者表现为持续性、不明原因的、以淋巴细胞为主的渗出性胸腔积液(从统计学分析是如此),尽管胸腔积液细胞学检查呈阴性,也可以认为是原发性恶性胸腔积液。

胸部 CT 疑似恶性的肺实质病变评估和处理(数目、大小、外观和生长情况)

　　• 多发肺结节评估和处理:

－肺结节数量与肺癌可能性：

    ○结节越多,肺癌的可能性越低。

    ○多发性结节最常见于肉芽肿性感染(如非结核分枝杆菌感染、粟粒性结核)或炎症(如结节病)。

    ▶多发小结节(<0.8cm)应行痰检杭酸杆菌、结核病筛查、地方性真菌感染和曲霉菌感染免疫筛查,并随访影像学(最初 3 个月)检查结果。

    ◇影像学随访显示多发结节持续增大多大强烈提示转移性疾病。

    ◇多发结节中单个结节稳定增大, 考虑在肉芽肿性疾病基础上,同时发生了早期肺癌。

    ▶严重肺气肿患者 CT 上同时出现 3 个大小相同、直径 1cm、棘突/毛刺征象的病灶,更倾向提示非典型病原体感染(如曲霉菌)可能,而不首先考虑 3 个同期发生的原发性肺癌。

－多发结节可见于肺转移癌,可来自原发性肺癌或胸腔外恶性肿瘤(如结肠)。

    ○当多发结节考虑为肺癌肺内多发转移时, 通常可见明显原发结节/肿块(图 9.5)。

    ○肾癌、黑色素瘤、结肠癌和乳腺癌可以是孤立性转移灶(例如,单个或少量肺转移,典型特征为圆形、边缘平滑、位于下叶的大小相似的病变)。

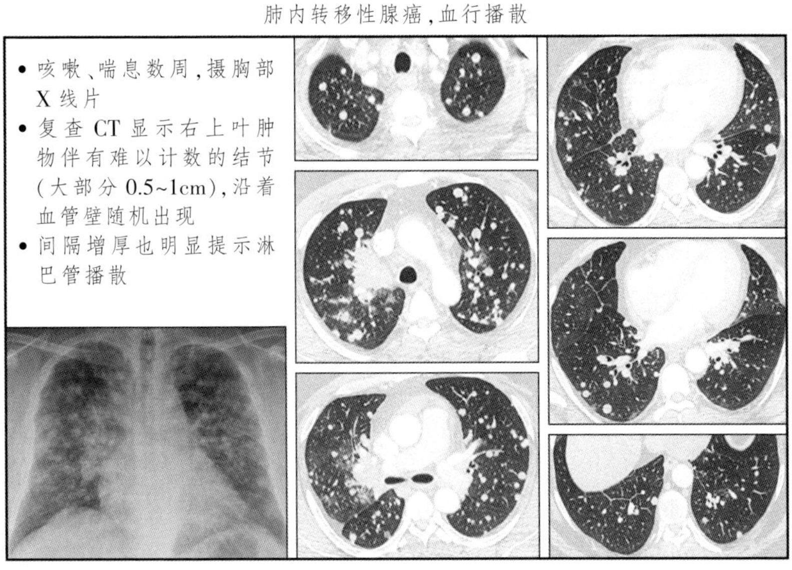

肺内转移性腺癌,血行播散

- 咳嗽、喘息数周,摄胸部 X 线片
- 复查 CT 显示右上叶肿物伴有难以计数的结节(大部分 0.5~1cm),沿着血管壁随机出现
- 间隔增厚也明显提示淋巴管播散

图 9.5　胸部 X 线和 CT 扫描显示转移性肺癌"数量太多,无法计数"。结节沿血管和随机性的分布特点提示多数转移是血行播散。

▷ ≤5 个转移病灶可能需要针对性治疗[体外放射疗法(XRT)或亚段/楔形切除],以减缓疾病进展(如果缺乏全身性的治疗方法或治疗失败)。

▷ 多发性转移(>5)必须进行系统性治疗。

○ 胃肠道起源的腺癌经常发生弥漫性肺转移。

▷ 结肠癌通常累及肝脏和肺,但直肠、胰腺、小肠和胃腺癌可能会"跳过"肝脏转移进入肺。

▷ 肺内有"不计其数的"转移性结节时,支气管镜盲检对肺内转移性腺癌诊断率高、并发症少(图 9.6)。

▷ 另外,对于穿刺针可进入的大部分肺内转移性病灶(常来源于胸外),针吸方法可提供诊断和分期。

● 主病灶的评估:

– 与多发的、大小相仿的结节相比,肺内有主要病灶更可能是原发性肺癌。

– 随着时间推移(数月到数年)病灶稳步增长,高度提示肺癌的可能性。

○ PET 高代谢可以代表结节生长。

▷ PET 扫描氟脱氧葡萄糖(FDG)低摄取(即 PET 提示冷结节),不能说明病变不在生长。

▷ PET 低代谢也不能确保结节增长缓慢,或将持续缓慢生长。

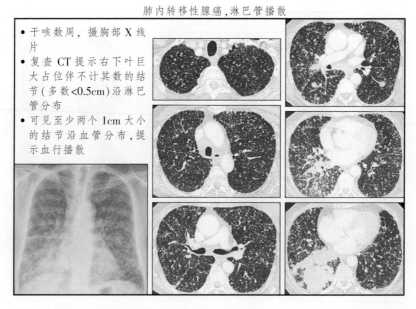

肺内转移性腺癌,淋巴管播散

● 干咳数周,摄胸部 X 线片
● 复查 CT 提示右下叶巨大占位伴不计其数的结节(多数<0.5cm)沿淋巴管分布
● 可见至少两个 1cm 大小的结节沿血管分布,提示血行播散

图 9.6　胸部 X 线和 CT 扫描显示转移性肺癌"不计其数"。结节位于淋巴管周围、胸膜和叶尖裂,提示多数转移是淋巴管播散。

－随着病灶大小增加,罹患肺癌的可能性也增加(在高危人群中)。

病灶大小(cm)	肺癌发生率估计(%)
<0.5	0.5
<0.8	5
0.5~1.0	20
1~2.0	50
>2.0	75

－根据结节外观判断良恶性:

○实性病变意味着正常肺解剖结构的缺失,根据结节大小可提示肉芽肿或肿瘤。

▸主要为肉芽肿、错构瘤和恶性肿瘤相鉴别。

◇肉芽肿通常<1cm。

◇错构瘤通常<3cm。

◇>3cm 的实性病变被认为是肿块,恶性可能性大,除非活检证明良性。

○半实性病变:感染或炎症过程的可能性大,其中非实性部分实际上代表气道(表现为支气管充气征)和(或)炎性肺泡充填(表现为磨玻璃样),实性部分代表肺实变。

▸然而,这种改变也见于侵袭性黏液腺癌(图 9.7)。

▸持续或缓慢生长的半实性小病变,可能是浸润性腺癌,除非证实为其他病变。

◇较大的半实性病变可能是肿瘤,伴有阻塞性肺不张。

□实性部分是恶性肿瘤,远端含支气管充气征和磨玻璃样改变的部分符合气道阻塞性改变。

○纯磨玻璃样病灶,和(或)伴有明确支气管充气征,更可能是感染或炎症,但也可见于:

▸原位腺癌、微浸润腺癌或主要沿肺泡壁生长的浸润性腺癌,所有这些肿瘤都沿肺泡壁生长,伴有肺泡充填,生长模式类似肺炎。

◇病程早期呈磨玻璃样改变,然后随着时间进展,实性成分逐渐增多。

◇由于增长稳定而缓慢,故需要与肺炎进行鉴别,上述特征不符合感染导致的肺炎。

侵袭性黏液腺癌
旧称:黏液性细支气管肺泡癌

至呼吸科门诊就诊原因:胸部 CT 有异常

HPI:患者,男,51 岁既往有哮喘、吸烟和石棉暴露史,胸部 CT 有异常。因咳嗽行胸片检查,发现右上肺可疑结节和片状阴影。复查 CT 未见右上叶结节,但意外发现右下叶片状密度影增高,考虑感染/炎症可能性大。随访 CT 提示结节可疑增大。近期复查 CT 提示轻度增大

总结:51 岁男性,既往有吸烟史,右下肺近胸膜处见结节,随访 1 年结节缓慢增长,考虑细支气管肺泡癌可能性大。考虑到针吸活检对细支气管肺泡癌的诊断阳性率低,优先考虑进行 VATS

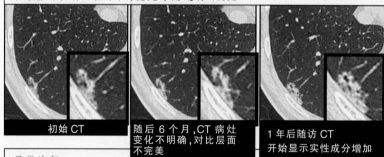

初始 CT | 随后 6 个月,CT 病灶变化不明确,对比层面不完美 | 1 年后随访 CT 开始显示实性成分增加

显微诊断:
A.肺,右下叶,楔形切除活检
DX:支气管肺泡癌,黏液型
B.肺,右下叶
支气管肺泡癌,黏液型
肿瘤大小:最大直径为 1.5cm
右肿报告:
组织学类型:支气管肺泡癌,黏液型
组织学分级:G1;高分化
病理分期:pT2;肿瘤侵犯脏胸膜
其他病理学发现:支气管肺泡不典型增生

图 9.7 半实性病灶随访 1 年,见缓慢增长。病变的实性成分增长较快,6 个月后随访 CT 发现由于 CT 对比切面不完美,病灶变化无法明确,提示有恶性可能。PET 扫描对这类病变的应用价值有限(这类病变通常 FDG 摄取不高),活检常常仅提示支气管-肺泡不典型增生(瘤性成分未活检到),这两种方法都可能带来假阴性结果。对于这类病变,一旦确定在增殖,应经验性手术切除。

▶持续或缓慢生长的半实性小病变,通常为沿肺泡壁生长的浸润性腺癌,除非证实为其他病变。

○空洞(病灶内空洞,不是气道或既存的肺气肿),意味着有坏死。

▶肺坏死发生于有限的几种疾病中,故坏死表现是非常重要的临床提示。

◇坏死可以提示肿瘤生长速度快(血液供应不充分)。

◇感染或炎症导致肺结构破坏。

▶坏死常见于肺癌,尤其是鳞状细胞癌。

◇坏死也可见于生长迅速、有神经内分泌特征的肿瘤(如小细胞癌、大细胞癌)和较低分化的腺癌。

▶空洞壁的厚度>1cm,超过80%的可能为恶性。

▶与空洞相关的常见非恶性疾病包括:

◇肺脓肿。

□气-液平可提示该诊断。

◇坏死性肺炎(葡萄球菌或除嗜血杆菌外的革兰阴性杆菌)。

□急性肺炎的临床表现。

◇地方性真菌感染,特别是霉菌球(通常为薄壁空洞)。

◇侵袭性真菌感染(如曲霉菌)。

◇肉芽肿性多血管炎(GPA)。

◇坏死性结节病。

−依据边缘特征确定恶性肿瘤倾向:

○结节大小较边缘特征更具有预测性,因此,边缘特征更有助于评估小结节(即病灶<2cm)。

○边缘分叶型较光滑型更倾向肿瘤(可能是原发性肺癌),而边缘有毛刺则较分叶型更倾向肿瘤。

▶边缘有毛刺是原发性肺癌最令人关注的特征,也可见于严重肺气肿伴感染(如曲霉菌)。

▶分叶与原发性肺癌也有关,但实际上也可能代表肉芽肿性病变。

▶病灶边缘平滑提示为肉芽肿、错构瘤或肺转移性病变。

• 考虑恶性的实性病变的处理流程(见图9.3)。

−方法取决于病变为恶性的概率。

−病变恶性概率增加的因素:

○增长速度:

▶若病变的增长特性符合恶性(持续生长数月至数年),则肺癌的可能性非常高,应进行活检、切除或经验性治疗。

○大小:

▶多数≥2cm的病变应该活检、切除或经验性治疗。

▶注意:对于较小的半实性病灶,若实性成分>0.5cm,且随时间增长实性成分不被吸收或持续增加,则非常可能为肺腺癌。

○病灶位于上叶。

○边缘有毛刺。

○存在肺癌的高危因素(有肺癌史、吸烟史、石棉接触史)。

－具有以下良性病变特征,肺癌可能性降低,如:

　○中央有脂质成分或有钙化,是错构瘤的特征性改变(爆米花样、中央/靶心样)。

　○肉芽肿性疾病早期征象:

　　▶多个小结节、钙化性肉芽肿、肺门淋巴结钙化(大小正常)、脾钙化(提示组织胞浆菌病)。

　○年轻(<40 岁)。

- 对于>0.5cm 的纯磨玻璃样结节,应在 3 个月时复查影像学以便于评估。

－依据 Fleischner 学会诊治指南,需复查影像学。

－纯磨玻璃样结节若随访 3 个月有生长,考虑为腺癌可能,需行 PET 检查,以发现有无 PET 上呈高摄取的肿大淋巴结或远处转移灶,继之行针对性干预措施(图 9.8)。

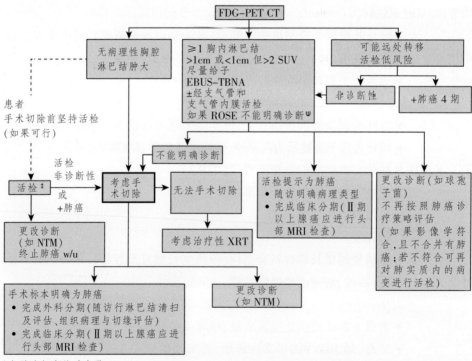

* 与肺癌相容的动力学。

ψ 细胞标本 ROSE(快速现场评估)。

‡ 活检方法依据病灶位置个体化(如周边和中央/气道相关),气管内方法优于 CT 引导下方法(并发症少)。

图 9.8　病灶随访有增长,则提示肺癌可能性大,这类病灶的诊疗流程。如无纵隔淋巴结肿大或远处转移,应考虑切除。不宜手术的患者应考虑经验性外照射治疗(XRT)。

- 根据 Fleischner 学会诊治指南,对于<0.8cm 的实性/半实性结节,应定期随访,必要时全面评估。
  - 若随访 3 个月发现增长,应通过 PET 扫描进行初步评估,判断有无高摄取的肿大淋巴结或远处转移灶,继之行针对性干预措施(图 9.8)。
- 若病变>0.8cm,应立即行 PET 扫描以评估原发病变的 FDG 摄取情况,并筛查有无可疑肿大淋巴结或远处转移。
  - 纵隔病理性淋巴结肿大或纵隔淋巴结呈 FDG 高摄取(不论大小),均应进行 EBUS–TBNA 评估,以排除恶性可能。
  - 可对远处转移灶(如长骨、脊柱或肋骨)进行活检,并发症少,也为肺癌诊断和分期提供依据。
    - 肝脏是肺癌常见的转移部位,但肝脏活检有很高的出血风险(故应避免)。
      ▶ 肺癌肝转移应通过临床/影像学做出诊断。
  - 对于大小为 0.8~2cm 的病变,若 SUV<2,这种情况最为复杂,可进行影像学随访,或经验性切除(根据病变的恶性概率)(图 9.9)。
    - 恶性可能与病灶的大小、特征和是否为高危人群相关。
    - 若病灶较小,具有肉芽肿性病变的特征(例如,多发小结节、钙化性肉芽肿或淋巴结肿大伴钙化)或错构瘤的影像学特征[如中央脂肪液化和(或)有爆米花样钙化],则恶性的可能性低。
    - 病变为恶性的概率较高时,应予经验性切除。
      ▶ 当肺癌预测概率较高时结合其他鉴别诊断,建议随访观察。
      ▶ 无法耐受手术的患者,应考虑给予经验性外照射治疗。
    - 对于良恶性难以评估的病变,应进行活检。
      ▶ 根据病灶部位(外周或中央、有无气道受累)制订个体化活检方案;经支气管活检路径优于 CT 引导下活检路径,因其并发症较少。
      ▶ 如活检不可行(例如,有基础性肺部疾病或病灶位置不便),则可以选择密切监测随访影像学改变(观察病变生长情况)、经验性切除或外照射治疗。
        ◇ 在这种情况下,应该充分考量患者的个人态度及患者是否为高危人群。
    - 对于恶性概率较低的病灶,应在 3 个月内复查影像学。
      ▶ 若 3 个月复查无生长,应按照 Fleischner 学会诊治指南继续随访影像学结果。
      ▶ 若 3 个月复查有增长,则可能为肺癌,应进行 PET 扫描(如果之前未做过 PET),观察有无 FDG 高摄取的肿大淋巴结或远处转移灶,然后酌情干预

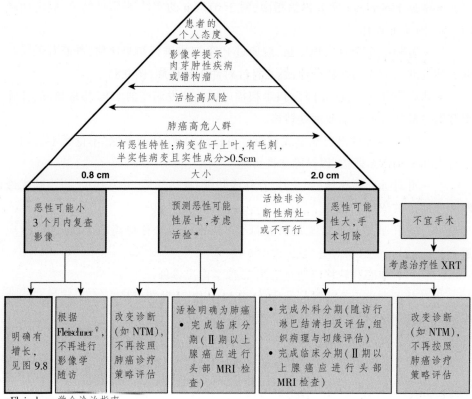

图 9.9 较小的、PET 扫描呈 FDG 低摄取的病变的诊疗流程。恶性概率低的病变应进行影像学随访，恶性概率居中者考虑活检，恶性概率高者应经验性切除或行 XRT。

♀Fleischner 学会诊治指南。
♯中央脂肪液化和靶样/爆米花样钙化。
¥多发小结节、钙化性肉芽肿或淋巴结肿大伴钙化(短轴<1cm)。
*根据病灶部位(外周或中央，有无气道累及)，制订个体化活检方案，经支气管活检路径优于 CT 引导下活检路径，因前者并发症较少。

(见图 9.8)。

• >2cm 的病变(无论 FDG 是否呈高摄取)或 SUV>2 的偏小病变都可能是恶性的，可根据恶性概率，进行活检或治疗(图 9.10)。

• 若主要原发灶与病理性纵隔淋巴结肿大同时存在，则非常可能是晚期肺癌，应首先采用 EBUS–TBNA 进行淋巴结活检(图 9.11)。

– 对纵隔病变首选超声引导下经支气管针吸活检，因其诊断率高、并发症少。

– EBUS 应与现场快速细胞学检查相结合，可重复取样直至获得可供诊断的阳性样本。

– 如 EBUS 未能得到阳性结果，则应按照前述内容对肺实质内的病灶活检。

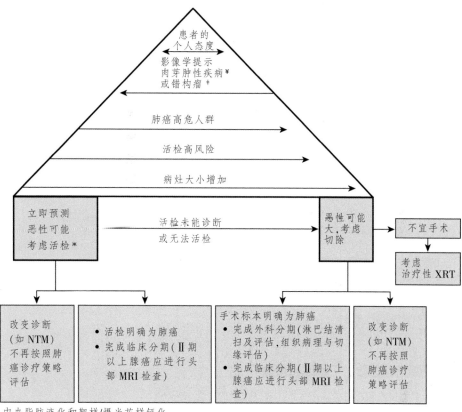

> 2cm 的实性/半实性病变(不论 FDG 摄取情况)
或 0.8~2cm 的实性/半实性病变, SUV>2(不伴有异常淋巴结肿大)

‡ 中央脂肪液化和靶样/爆米花样钙化。

¥ 多发小结节、钙化性肉芽肿或淋巴肿大伴钙化(短轴<1cm)。

﹡ 根据病灶部位(外周或中央,有无气道累及);制订个体化活检方案,经支气管活检路径优于 CT 引导下活检路径,因其并发症较少。

图 9.10　较大的病灶,或 PET 扫描呈 FDG 高摄取的较小病灶的诊疗流程。这类病灶为恶性的概率为中等至高等,单纯影像学随访不是最佳选择,应酌情活检,行经验性切除或外射束治疗。

N2 期纵隔淋巴结肿大的评估与处理

• 近期的典型细菌性肺炎,可能导致肺内/肺门淋巴结反应性增大,但纵隔淋巴结极少出现反应性增长,因此,纵隔淋巴结肿大需要进一步检查(如影像学随访或活检)。

• 无法解释的肺部病变伴纵隔淋巴结异常肿大或 PET 呈 FDG 高摄取,临床常提示肺癌晚期(至少是ⅢA 期),除非证实是其他疾病。

• 胸内淋巴结的划定:

PET/CT 示病理性淋巴结肿大
(≥1 个胸腔内淋巴结,淋巴结>1cm 或淋巴结<1cm 但 FDG>2SUV)

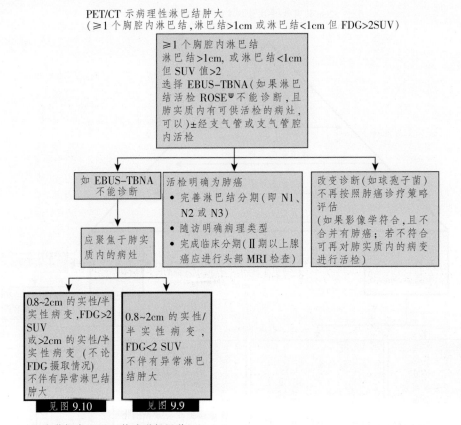

图 9.11　对胸腔内异常肿大淋巴结行超声引导下经支气管针吸活检,以及 ROSE。

－肺门(肺内)淋巴结被认为是 N1,用两位数字表示(如 10 组和 11 组)。

－纵隔淋巴结用个位数表示(如 4 组和 7 组)。

　　○如果纵隔淋巴结肿大位于原发性肺癌同侧, 则被认为是 N2 淋巴结。如果发生在对侧纵隔,则是 N3。

　　○N3 也指胸腔外淋巴结累及(如锁骨上淋巴结或斜角肌淋巴结)。

•肺癌转移最常累及的纵隔淋巴结有 2 组、4 组、5 组、6 组和 7 组,这些淋巴结位于纵隔内比较固定的位置,不需要通过造影剂增强来观察和(或)精确测量(图 9.12)。

　　－事实上,注射造影剂后如果扫描时机不合适,上腔静脉(SVC)区会形成伪影,使纵隔淋巴结异常肿大,导致诊断更困难。

　　－造影剂强化有助于判断有无肺门淋巴结肿大和测量大小。

　　－应测量淋巴结的短轴。

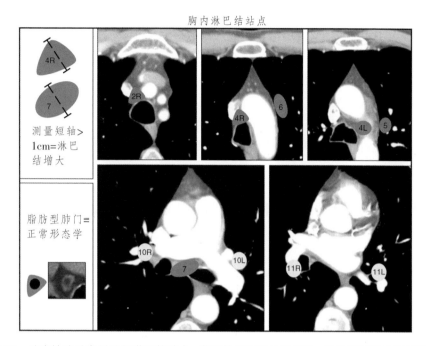

图 9.12　肺癌转移最常累及的淋巴结站点。淋巴结需要测量其短轴。正常纵隔淋巴结可能有中心低密度区域,这种表现提示正常的淋巴结结构(即淋巴门结构中有脂肪组织)。精确测量 10 组和 11 组需要造影剂强化(仅肺门淋巴结需要)。

◦ 通常 7 组淋巴结在长轴上长度为 2cm(位于胸腔右侧)。

◦ 以往 7 组淋巴结在短轴上长度>1.5cm 才考虑是病理性增大;当前各医疗机构的临床实践有所不同,对于 7 组淋巴结在短轴上长度>1cm 也要警惕(所有胸内淋巴结都如此)。

中央纵隔肿块考虑小细胞肺癌

• 小细胞肺癌生长速度很快,并且容易远处转移(如脑),因此,必须加快诊疗过程(首诊 2 周内进行活检)。

• 当胸腔内病变表现为纵隔淋巴结肿大、融合成块,需考虑小细胞肺癌。

• 影像学出现如上改变,主要需与恶性疾病进行鉴别诊断,如,侵袭性淋巴瘤、具有神经内分泌特征的大细胞癌、低分化腺癌。

• EBUS-TBNA 的同时进行流式细胞检测,寻找异常淋巴细胞(即淋巴瘤)和小细胞标志物 CD56。

大的坏死性肺实质肿块(常>5cm)

- 大的坏死性肿块的鉴别诊断与前文空洞性病灶的鉴别诊断相似。
- 如病灶具有以下特点,应考虑使用针对口腔厌氧菌的抗生素(如氨苄西林/舒巴坦),并于短期内复查影像。
  - 短期内快速出现。
  - 有较大气液平。
  - 患者有齿列不良、饮酒、使用镇静/催眠药物或明确有食物误吸者。
- 如果不符合肺脓肿特征或治疗后无明显改善,应按照肺癌的诊疗流程处理(见图9.3)。

不同细胞学类型肺癌(及间皮瘤)的典型临床影像学和组织病理学特征

- 几乎所有肺癌都属于5种组织学类型或细胞类型之一, 其中大多数为腺癌、鳞状细胞癌或小细胞癌:

细胞类型	占肺癌的大致比例(%)
腺癌	50
鳞状细胞癌	20
大细胞癌	5
神经内分泌肿瘤:典型和非典型类癌	5
小细胞癌	15
具有神经内分泌特征的大细胞癌	5

- 4种细胞类型的肺癌以及间皮瘤(胸膜癌)的初始影像学特征各不相同,反映了各自生物学特性的不同。
- 对于高度怀疑/明显恶性的胸内病变,多数情况下(约85%)可根据其影像学特征判断细胞学类型(图9.13)。
  - 肺癌中约50%为腺癌,是较年轻(<50岁)、不吸烟的女性患者中最常见的细胞学类型。
  - 肺腺癌:
    - 生物学特性易转移,初次检查时常表现为周围型病变伴N2淋巴结肿大,胸腔内转移及远处转移也常见(图9.14)。
    - 容易出现副肿瘤综合征相关血栓,特别是游走性血栓性浅静脉炎(又

不同细胞类型肺癌的影像学特征

多数情况下(约 85%),可根据肿瘤的影像学特征(如易转移,易坏死)判断其细胞学类型,因为影像学可反映不同的生物学特性

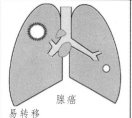

腺癌
易转移
(对侧转移不伴对侧 N1 组淋巴结受累)

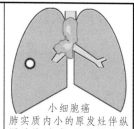

小细胞癌
肺实质内小的原发灶伴纵隔肿块/多发、较小的淋巴结肿大并融合

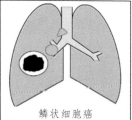

鳞状细胞癌
易坏死,淋巴结转移有一定的顺序(先 N1 再 N2)

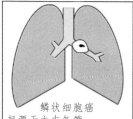

鳞状细胞癌
起源于主支气管
(通常容易出现咯血、气道阻塞/肺不张),影像学上容易漏/误诊

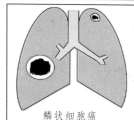

鳞状细胞癌
双侧鳞状细胞癌不伴有淋巴结转移,同步原发灶的可能性高于转移灶

图 9.13　常见肺癌细胞类型及各自典型的影像学(CT)表现。若符合以上某种影像学特征,多数情况下(约 85%)可判断相应细胞学类型。(扫码见彩图)

名 Trousseau 综合征),以及肥大性骨关节病[又名杵状指(通常有疼痛)]。

　　○ 基于不同病理类型,肺腺癌有其各自特征性的影像学表现和组织学(图 9.15)。

　　　▶ 原位腺癌(非浸润性病变)完全切除后 100% 可治愈。

　　　▶ 微浸润腺癌(黏液型、非黏液型、混合型)。

　　　▶ 浸润性腺癌可为贴壁状、腺泡状、乳头状、微乳头状,实性为主或以侵袭性黏液腺癌为特征。

　　○ 若肿瘤贴壁生长,因其有潜力伪装成感染性/炎性磨玻璃样病灶生长,则很难与感染性/炎性磨玻璃样病变区分。

　　　▶ 具有实性成分的小磨玻璃样病灶要高度怀疑腺癌,因为肉芽肿性病变(最常见小的实性病变)不会出现磨玻璃样改变。

　　　▶ 这类肿瘤通常 FDG 无代谢,需要经验性切除,因为活检可能低估这些病变的恶性程度(往往仅提示为增生)。

　　　▶ 若肿瘤贴壁生长,其生长速度往往非常缓慢,纯磨玻璃样病灶必须随访 5 年评估稳定,才能被认为是良性的(不像实性病灶,只需要随访观察 2 年评

肺腺癌典型影像学表现

患者因胸痛行胸部 X 线检查,发现一大小 5cm、边界清晰的肿块(最终确定为消化道来源)。左下叶病变所在部位(胸部正位片,胸部 CT 冠状位、矢状位)。横断面 CT 及 PET 扫描的对应层面提示病变呈病理性增大,PET 上可见 11L 组、7 组淋巴结及对侧病灶 FDG 高摄取。7 组淋巴结通过 EBUS 活检提示肺腺癌,临床分期Ⅳ期(T2aN2M1a)

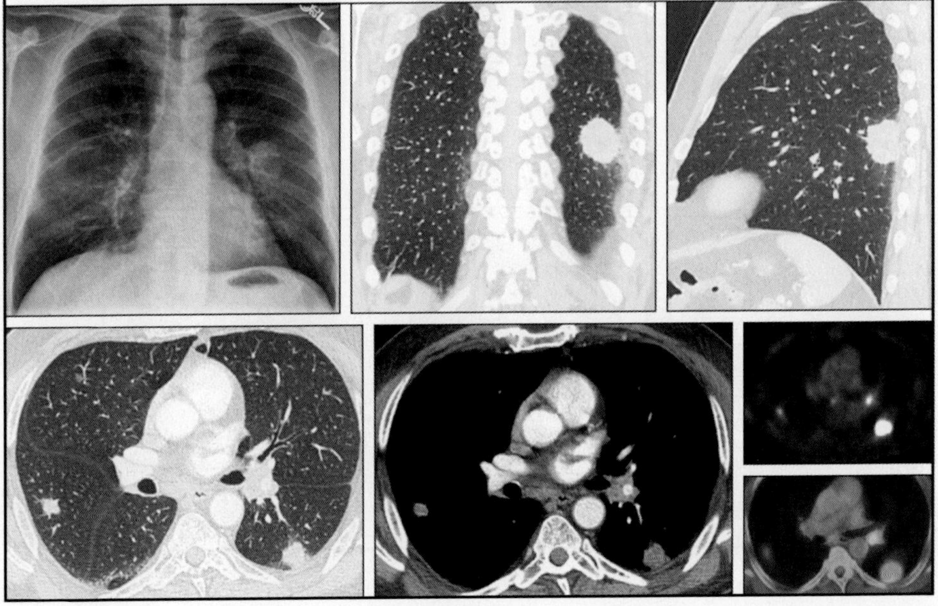

图 9.14　胸部 X 线、CT 和 PET 扫描显示肺腺癌的典型影像学表现:主要的外周病变伴纵隔淋巴结肿大和肺内转移。

估稳定即可)。

　　○ TTF-1 和 CK7 染色阳性,CK5/6 染色阴性。

　　　▶ 胃肠道起源的转移性腺癌倾向于 TTF-1 阴性,因此,CK7 和 TTF-1 阴性的腺癌实际上可能是转移瘤,原发部位往往在膈肌以下。

　　○ 不伴有神经内分泌特性的大细胞癌与低分化腺癌,很难或几乎不能区分。

　　－鳞状细胞癌约占肺癌的 25%,是与吸烟相关性最高的肺癌,并且:

　　○ 是常见肺癌中最不具侵袭性的(如转移),倾向于以一种有序的方式扩散,一段时间(数月乃至数年)在局部生长(常发生坏死),然后扩散至肺门淋巴结,继之纵隔淋巴结(见图 9.13)。

　　　▶ 正因如此,双侧经活检证实为肺鳞状细胞癌(不伴有淋巴结肿大),更可能为双原发性肿瘤。

　　　◇ 与低分化腺癌不同,低分化鳞癌可能转移到对侧肺野(跳过纵隔)。

　　○ 容易出现于近端气道,导致气道阻塞/肺不张和(或)咯血。

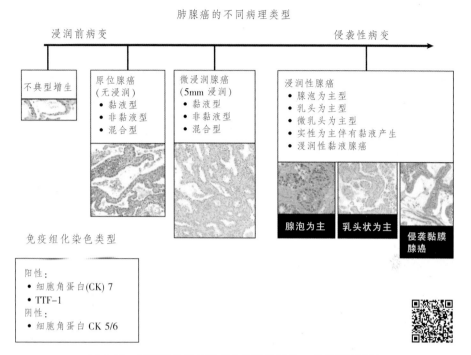

图 9.15　肺腺癌的组织学和免疫组化染色。(扫码见彩图)

▶起源于气道内的病灶主体位于腔内,在发生气道完全闭塞前,影像学上很难看到病灶(图 9.16)。

　○与甲状旁腺激素相关蛋白(PTHrP)的产生,以及高钙血症有关。

　○具有两种独特的形态特征(图 9.17):

　　▶细胞间桥(通常见于皮肤)。

　　▶角化珠(通常伴有相关的多核巨细胞反应)。

　○CK5/6 和 P63 染色阳性,TTF-1 和 CK7 染色阴性。

－小细胞癌约占肺癌的 15%,与吸烟密切相关,是神经内分泌来源的肺癌,并具有侵袭性的成分(图 9.18)。

　○小细胞肺癌:

　　▶原发灶主要以中纵隔肿块形式存在,通常很少或没有明显肺实质成分(图 9.19)。

　　▶其是肺癌常见细胞类型中最具侵袭性的一种,生长时间是数月而不是数年。

　　◇小细胞肺癌在最初检查时几乎都已发生转移(除了非常罕见的表现为孤立性肺结节的情况),因此不适合(外科)治疗。

鳞状细胞癌典型影像表现

胸部 X 线随访(未显示)提示持续存在的一舌状结节,进行 CT 扫描,显示左主气道一个 2cm 结节,由于它几乎完全位于气道内,与气道壁混合,所以很难看到。PET 扫描显示高摄取无淋巴结肿大或转移。支气管镜下支气管活检显示鳞状细胞癌 I1A(T2b,NO,MO)

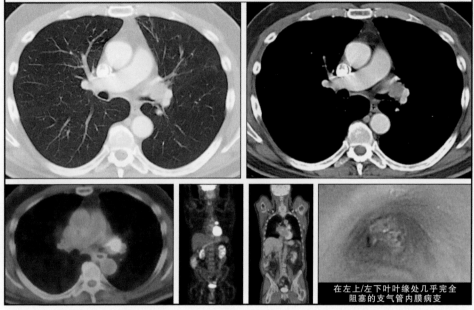

在左上/左下叶缘处几乎完全
阻塞的支气管内膜病变

图 9.16　CT、PET 和支气管镜图像显示了在主支气管中发生的鳞状细胞癌的典型影像学表现。如果没有 PET 成像,病变很难看到,因为它完全位于气道内。尽管肿瘤体积小,但它属于 T2b,因其累及主支气管。

> ▶ 最初化疗的反应通常良好(在治疗结束复检时,常看不到明显病灶)。

> ▶ 不幸的是,它几乎总是在 5 年内(通常是 2 年)复发,复发后快速进展。

> ▶ 与抗利尿激素异常分泌(SIADH)副肿瘤综合征、兰伯特–伊顿肌无力综合征(LEMS)、小脑变性有关。

> ▶ 肿瘤细胞形态相对较小(为静息淋巴细胞的 2~3 倍),核铸型,染色质呈细颗粒状"盐和胡椒"样,缺乏细胞质,有丝分裂率高。

> ▶ TTF–1 和神经内分泌标志物染色阳性(如嗜铬粒蛋白、突触素、神经元特异性烯醇化酶)。

　– 类癌是神经内分泌来源肿瘤中的最不具侵袭性的,常表现为孤立性肺结节(SPN),多发生于大气道(息肉样病变),很少(即便有)出现类癌综合征。

　– 具有神经内分泌特征的大细胞癌,在临床上和影像学上表现类似小细胞。

　　○ 形态学上,细胞更大,且呈柱状。

鳞状细胞癌形态学

细胞间桥

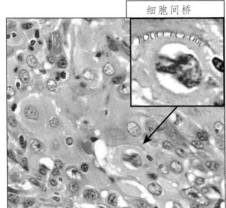

鳞状细胞的角化癌,"角化珠"

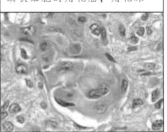

免疫组化染色方式

阳性:
- 细胞角蛋白(CK)5/6
- p63

阴性:
- TTF-1
- CK7

图 9.17　鳞状细胞癌的组织学和免疫组化染色。(扫码见彩图)

神经内分泌来源肿瘤的类型

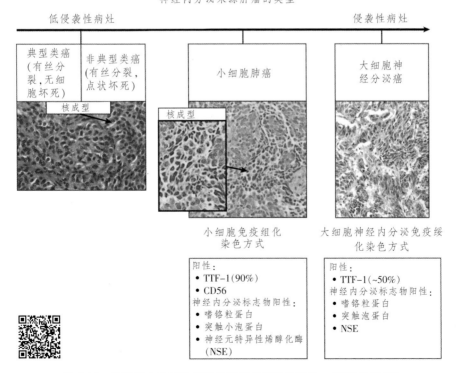

图 9.18　肺神经内分泌肿瘤组织学和免疫组化染色。(扫码见彩图)

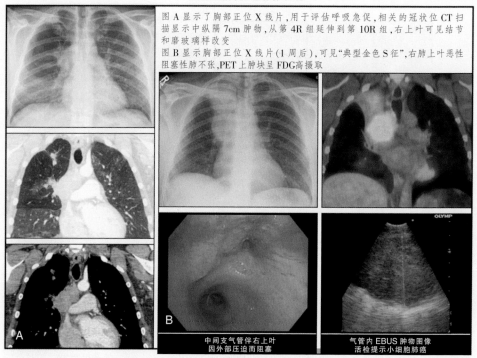

小细胞肺癌的典型影像表现

图 A 显示了胸部正位 X 线片,用于评估呼吸急促,相关的冠状位 CT 扫描显示中纵隔 7cm 肿物,从第 4R 组延伸到第 10R 组,右上叶可见结节和磨玻璃样改变

图 B 显示胸部正位 X 线片(1 周后),可见"典型金色 S 征",右肺上叶恶性阻塞性肺不张,PET 上肿块呈 FDG 高摄取

中间支气管伴右上叶因外部压迫而阻塞

气管内 EBUS 肿物图像活检提示小细胞肺癌

图 9.19　(A)胸部 X 线、CT 和 PET 扫描显示小细胞肺癌的典型影像学表现。(B)支气管镜下显示黏膜下病变,肿瘤对 RUL 的外源性压迫,以及经气管 EBUS(活检前)肿块图像。

　　– 间皮瘤。

　　　○ 是一种罕见的胸膜肿瘤,几乎均与石棉接触有关,往往进展迅速,伴有疼痛和呼吸急促。

　　　○ 间皮瘤。

　　　　▸ 常伴有胸腔积液(可自行吸收)。

　　　　▸ 倾向引起脏胸膜增厚,包裹肺脏。

　　　　▸ 常引起邻近胸膜强烈炎症反应,导致诊断困难,因为活检可能只提示炎症。

　　　　▸ 可能需要 VATS(图 9.20)。

肺癌的分期

- 治疗方法和预后取决于诊断时的临床分期。
- 根据原发肿瘤的特征、淋巴结受累情况以及是否存在转移进行 TNM 分期

间皮瘤

- 接触石棉的吸烟者表现为右侧胸痛，呼吸急促数周至数月
- CT 与 PET 扫描提示有胸膜增厚伴右肺部分包裹，PET 上呈 FDG 高摄取
- CT 扫描显示胸膜增厚考虑是恶性的

有两个原因：
1）厚且不规则
2）内侧壁胸膜受累（罕见于良性胸膜增厚）

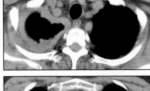
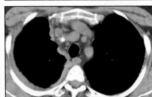
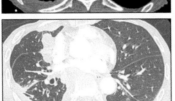
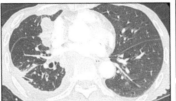
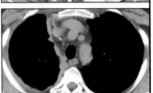
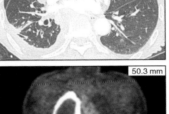

50.3 mm

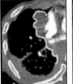
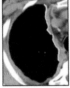

- VATS 显示大量出血，波浪状崎岖不平的壁胸膜表面质脆，活检间皮瘤阳性

右侧胸腔壁胸膜

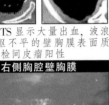

右侧胸腔脏胸膜

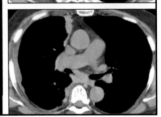

PET 扫描显示 FDG 高摄取
胸膜增厚

图 9.20 CT、PET 成像和 VATS 屏幕截图，显示间皮瘤的典型影像学和胸膜外观；注意鲜红色、炎症显著的胸膜反应（使诊断更具挑战性）。（扫码见彩图）

（表 9.1）。

　　– 原发肿瘤分期：T1=肿瘤≤3cm，T2=肿瘤≤7cm，T3=肿瘤>7cm，T4=肿瘤累及重要脏器结构。

　　　　○ T 分期也随着重要脏器结构的受累和阻塞情况，以及周围卫星结节的情况而增加（表 9.1）。

　　– 胸内淋巴结分期：N1=肺门，N2=同侧纵隔，N3=对侧纵隔或胸外。

　　– 转移分期：M1a=胸腔内转移，M1b=远处转移。

- 转移和淋巴结受累在分期上比肿瘤特征更重要（表 9.2）。

　　– 转移性肿瘤是不可治愈的。

　　– 通过影像学，筛查是否有肺癌转移。

　　　　○ 肺癌患者有其他原因无法解释的症状（如疼痛或神经系统疾病），应对相应器官进行影像学检查（如头部或脊柱 MRI），明确是否发生肺癌转移。

表 9.1 肺癌分期

肿瘤大小和(或)位置/侵袭	临床分期 如无淋巴结肿 大或转移	合适的治疗方法	5 年生存期
T1a≤2cm T1b≤3cm	I A	• 肺叶切除 优于治疗性 XRT	82%
T2a>3(≤5cm)或 任何 T(<5cm)累及: 主支气管距离隆突>2cm 肺不张/肺叶阻塞后 PNA 胸膜受侵犯(外科分期)	I B	• 肺叶切除优于治疗性 XRT • 考虑辅助化疗	66%
T2b>5(≤7cm)或 任何 T(≤7cm)累及: 主气管,距离隆突≥2cm 肺不张/肺叶阻塞后 PNA 脏胸膜受侵犯(外科分期)	II A	• 肺叶切除优于治疗性 XRT • 辅助化疗	52%
T3>7cm 或 任何 T 累及: 主气管,距离隆突<2cm 全肺不张 胸壁 肺上沟 膈神经 横膈 壁胸膜(纵隔、心包) 同一肺叶独立的肿瘤结节	II B	• 肺叶切除优于治疗性 XRT • 辅助化疗	47%

T4
任何 T(±N1)累及:
隆突(非原位)
纵隔、气管、食管、心脏或大
  血管
喉返神经
椎体
不同肺叶独立的肿瘤结节
(同侧)
	III A	• 同时治疗‡
		  对比序贯化疗和治疗
		  性 XRT
		• 肺叶切除,
		  如果肿瘤缩小至可以
		  切除的程度(新辅助
		  化疗)
			36%

‡ 同时治疗比序贯化疗效果好,但是毒性大,保留用于身体状况较好的患者。

XRT=外照射治疗(肿瘤不能外科切除或者不能耐受外科切除的患者)。

表 9.2　转移和淋巴结受累分期

结节： 肺门 (10&11 右侧和 　左侧) 纵隔 (右 2,4,7 和左 　4,5,6,7)	临床分期 如有淋巴结 肿大或存 在转移	合适的治疗方法	5 年生存期
N1:肺门 N2:同侧纵隔 N3:对侧纵隔 　或胸腔外转移 M1a 胸腔内 M1b 远处			
N1+T1 N1+T2a	ⅡA	• 肺叶切除优于治疗性 XRT • 辅助化疗	52%
N1+T2b	ⅡB	• 肺叶切除优于治疗性 XRT • 辅助化疗	47%
N1+T3	ⅢA	• 肺叶切除优于治疗性 XRT • 辅助化疗	36%
N2+T1~T3	ⅢA	• 同时治疗 ‡ 对比伴有治疗性 　XRT 的序贯化疗 • 肺叶切除,如果 N2 没有受累 　(新辅助化疗)	
N2+T4	ⅢB	• 同时治疗对比序贯化疗和治疗 　性 XRT	19%
N3+任何 T	ⅢB	• 同时治疗对比序贯化疗和治疗 　性 XRT	
M1a • 对侧肺内结节 • 恶性胸腔/心包腔 　积液 M1b • 远处转移	Ⅳ	• ECOG≤2,姑息性化疗 • 姑息性 XRT:疼痛、咯血和 (或) 　症状性气道梗阻 • 如果肿瘤存在驱动基因突变, 　靶向治疗 • 免疫治疗 (如 PDL1 抑制剂)	6%

‡同时治疗比序贯化疗效果更好,但是毒性更大,保留用于身体状况较好的患者。

XRT=外照射治疗 (肿瘤不能外科切除或者不能耐受外科切除的患者)。

◦ 全身 PET-CT(所有肺癌评估标准)筛查其他无症状转移灶。

- 腺癌 ⅡA 或更晚期或小细胞肺癌患者应进行头部 MRI 检查，明确是否存在无症状颅脑转移。

- N2 是分期的一个关键点,因其能在初始治疗中确定无法切除的病灶。

- N1 受累具有重要的预后判断意义,但不会改变初始治疗方法。

- N3 无手术治疗指征(无临床获益)。

- T4 是肿瘤累及关键脏器结构,导致病灶初始(乃至最终)无法切除。

肺癌的治疗方法

- 肺癌的治疗方法主要基于疾病初始分期,在某种程度上取决于细胞类型。

- 制订肺癌治疗计划,尤其是对于晚期肺癌(即ⅢA)患者,需要多学科专家(如外科医师、肿瘤放疗医师、肿瘤内科专家、放射科医师、病理学家、呼吸科医师)建立多学科胸部肿瘤委员会。

- 肿瘤多学科专家委员会商榷是癌症中心和大型医疗机构的标准诊疗方法。

- 肺癌最可靠的治疗方法是手术切除(整个肺叶切除而不是楔形切除),对于无 N2 受累的肺癌[如ⅠA 期、ⅠB 期、ⅡA 期、ⅡB 期、ⅢA 期(T3、N1、M0)],如果肺功能允许,则均应以切除所有可切除的病灶为目标。

- 对无法外科根治的患者,部分也能通过 XRT 根治,但 XRT 往往对小的病灶更有效,而对于大的病灶则不容易根治(图 9.21)。

- 如果 N2 受累,则外科手术通常不作为初始治疗方法(无临床获益)。

- 患者有 N2 淋巴结受累,但对化疗反应良好,N2 淋巴结化疗后消失(根据解剖大小和 FDG 摄取情况判断),此时患者可以接受手术治疗。

◦ 称之为新辅助治疗方法。

▸ 可用于ⅢA 期、有 N2 淋巴结受累的患者的治疗。

- T4 期肿瘤累及重要脏器结构(如隆突、心脏、大血管、喉返神经、椎体),则无法(至少在最初)通过手术切除。

- 如果个体对化疗和放疗的反应很大,且原发肿瘤远离重要脏器,可以考虑切除。

◦ 这也是一种新辅助治疗方法。

▸ 可考虑用于伴有 T4 的ⅢA 期患者(尤其肺上沟瘤)的治疗。

- 确保患者能够耐受肺切除术。

- 没有肺部基础疾病的患者通常能够耐受肺叶切除甚至全肺切除。

经验治疗性放射治疗

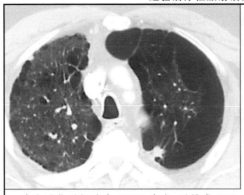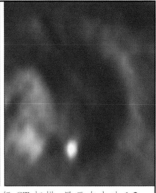

- 随访既往吸烟重度 COPD 患者,因异常 CXR 行 CT 扫描,显示左上叶 1.2cm 边缘毛刺病灶。PET 扫描显示结节有活动性(无异常肿大淋巴结或其他病灶发现)
- 根据给定的位置和基础疾病,活检可能引起威胁生命的气胸(急性)和(或)持续性支气管胸膜瘘形成(亚急性)
- 此外,预测肺癌的可能性>80%,不考虑其他诊断,按照肺癌流程处理
- 不宜外科切除,因此进行经验性 XRT

图 9.21　CT、PET 成像为我们展示了一个经典病例:有肺部基础疾病、病灶位置不佳、肿瘤可能性大,经验性行 XRT 是最合适的治疗方式。

− 肺癌患者通常有严重的阻塞性肺病,以至于肺叶切除术后,可能出现危及生命的持续性呼吸衰竭(后果让患者与家属难以接受)。

− 根据传统的教学经验,基线时 FEV_1>1.5L 的患者应该能够耐受肺叶切除术,FEV_1>2.0L 应该能够耐受全肺切除术。

− 一般情况下,对于每个拟手术治疗的患者,都应预计术后 FEV_1 情况。

- 预计术后 FEV_1 和 DLCO:
    − 术后 FEV_1 和 DLCO 的计算:
        ○ 共计 19 个肺段:
            ▶ RUL=3 段,RML=2 段,RLL=5 段,LUL=4 段,LLL=5 段。
        ○ (19)−(拟切除 # 个肺段)=术后肺段数(PRS#)。
        ○ 术后 FEV_1 预计值=(FEV_1)×(PRS#/19)。
        ○ 术后 DLCO 预计值=(DLCO)×(PRS#/19)。
        ○ 计算术后 FEV_1 和 DLCO 预计值:
            术后预计百分比=(预计百分比)×(PRS#/19)。
        ○ 如果术后 FEV_1 和 DLCO 预计值均>60%,患者手术切除风险较低。
        ○ 如果术后 FEV_1 或 DLCO 预计值均<30%,患者手术切除风险较高。

◦如果术后 FEV_1 或 DLCO 预计值为 30%~60%，则应进行功能性研究（如最大心肺运动试验或走楼梯评估），以更好地评估风险。

－另外，可以做定量灌注扫描（当肺功能处于临界值时最有效，如肺气肿局限于上叶的异质性肺气肿）。

◦报告每个肺区血流百分比，从而估计术后 FEV_1 和 DLCO 减少百分比。

- 基于细胞类型的治疗：

－小细胞肺癌分期与非小细胞肺癌相似，但其实际治疗方法的制订必须充分考量其侵袭特性（诊断时的转移情况）。

◦除非表现为非常罕见的孤立性肺结节，小细胞肺癌一般不予手术切除。

▸初始治疗主要是化疗，初始化疗反应通常非常好（如治疗后影像学上病灶消失），但都无可避免地出现复发。

▸如果所有可见病灶局限于胸部，且能够进行 XRT，应使用放疗（作为辅助手段）。

▸对化疗反应良好的患者，应考虑预防性颅脑照射。

- 具有神经内分泌特征的大细胞肺癌，治疗类似于小细胞肺癌。

- 腺癌（尤其是不吸烟亚洲女性）驱动基因（如 EGFR/ALK）突变率较高，可被特异性小分子靶向抑制剂抑制。

－这种靶向治疗可作为Ⅳ期肺癌患者一线治疗方法（如果存在基因突变）。

- 间皮瘤预后非常差，最好由专业的诊疗中心提供治疗（此类中心数量有限）。

－间皮瘤诊疗中心应可提供积极的外科治疗方法，包括保留肺的胸膜切除术、根治性全肺切除术等。

Ⅳ期患者以及恶性胸腔积液的处理

- Ⅳ期肺癌无法治愈。

－治疗目的是缓解症状：

◦对于一般情况良好的患者（ECOG≤2）采用姑息性化疗，可以改善其生活质量（延长生命数周）。

◦姑息性 XRT，可缓解疼痛、改善气道梗阻和其他重要脏器结构（如SVC）侵犯和（或）咯血。

◦免疫疗法（如 PD-L1 抑制剂）适用于所有Ⅳ期非小细胞肺癌。

◦靶向治疗可用于有驱动基因突变（如 EGFR 突变）的非鳞状细胞癌患者。

- 处理恶性胸腔积液以控制症状为目的，如果无症状（如劳力性气促），则无须干预。

－许多终末期和进展期肺癌患者，因自身条件受限和多因素导致劳力性呼吸急促，以至于很难判断症状是否与恶性胸腔积液有关。

－最好通过患者对引流的主观反应来评估。

○ 对引流有反应患者，如果胸腔积液增长缓慢，累积数周至数月才出现症状，可以定期来院行胸腔穿刺引流；对于胸腔积液生成迅速或有肺陷闭的患者，也可以长期置管，便于居家引流。

▷ 已经有肺陷闭的患者(即胸腔液体引流尽后肺不能完全复张)，反复和间断胸腔穿刺导致肺短时间内出现较大容量变化，可能会让患者感到疼痛，甚至出现填充性气胸。

◇ 这些患者每天在家引流 200~300mL 的胸腔液体是较好的选择，可以避免余肺陷闭。

○ 全身化疗有 10%的概率可预防恶性胸腔积液复发。

○ 预防或处理容量超负荷，可显著降低/减缓恶性胸腔积液的复发(尽管是渗出液)。

▷ 换句话说，采用利尿剂实现并维持体液平衡，可能会使疾病有所改善，从每周复发一次延长到每月复发一次。

▷ 胸腔内的渗出液经壁胸膜/胸壁的淋巴管引流，汇入下腔静脉，故当中心静脉压力高时，胸腔的淋巴管引流减少或消失，会加重胸腔积液积聚。

问与答

1.问：临床分期和外科手术分期的区别是什么？

答：根据每例接受外科手术治疗患者术中的额外信息(即肿瘤的确切大小、有无脏胸膜受累)，进行外科手术分期。如果外科手术分期高于临床分期，应根据"新的"分期考虑是否增加治疗(如化疗)。

2.问：对于没有神经系统症状的肺癌患者，我们应该何时安排头部磁共振检查，以发现无症状性颅脑转移？

答：所有小细胞肺癌和Ⅱ期或更高分期的腺癌患者，都应进行头部 MRI 检查。对具有神经内分泌特征的大细胞肺癌患者，也应考虑该项检查。

第 10 章

肺曲霉病

常见的认知误区

- 将曲菌球或真菌球与慢性纤维化性肺曲霉病相互混淆。
- 未能正确区分变态反应性支气管肺曲霉病(ABPA)与哮喘合并真菌致敏反应。
- 误认为侵袭性肺曲霉病仅发生于骨髓移植患者。
- 因为曲霉菌血清学阴性结果,未对激素依赖性哮喘伴黏液阻塞和支气管扩张的患者给予试验性抗真菌治疗。
- 误诊误治慢性纤维化性肺曲霉病。

曲霉属真菌

- 曲霉菌属:
  - 最常见的侵入性霉菌。
  - 无处不在——在土壤和分解的有机物中均可以发现(全球范围)。
  - 暴露于未经过滤空气中的最常见污染物(物品加工处理过程中)。
  - 见于3%健康人、10%吸烟者、艾滋病毒感染者,常定植于慢性肺实质性疾病患者痰液。
  - 曲霉病中,90%由烟曲霉导致。
    - 剩余主要包括黄曲霉、白曲霉和黑曲霉等。
      - 血清学不适用于上述少见曲霉菌导致的人类感染。
- 曲霉病常为意外吸入真菌孢子导致(相对常见原因)。
  - 在正常宿主中,吸入的孢子被免疫系统迅速清除。
  - 有潜在基础肺部疾病患者、对曲霉菌免疫敏感患者或免疫抑制患者,吸入孢子后可能分别导致定植、过敏或侵袭性曲霉菌感染。

　　－免疫抑制患者(如在骨髓移植病房)在环境因素集中性(如医院建设)暴露后,可发生侵袭性肺曲霉病。

　　　　◦无人与人之间的传播。

　　•曲霉菌在变应性个体、肺实质性疾病或免疫抑制患者中可引起 7 种不同的肺部综合征:

　　　　－特应性/过敏性/哮喘患者易引起:

　　　　　　◦严重哮喘伴真菌致敏反应[免疫球蛋白 E(IgE)介导的哮喘]。

　　　　　　◦ABPA。

　　　　　　◦过敏性肺炎(HP)。

　　　　－慢性肺实质性疾病[尤其是慢性阻塞性肺疾病(COPD)]患者易引起:

　　　　　　◦曲菌球。

　　　　　　◦慢性肺曲霉病(CPA)。

　　　　　　　▸半侵袭性(非空洞性)。

　　　　　　　▸慢性纤维化性肺曲霉病(空洞性)。

　　　　－具有免疫抑制(无论何种程度)患者都有以下风险:

　　　　　　◦侵袭性肺曲霉病(IPA),疾病范围包括:

　　　　　　　▸非典型(结节状)支气管肺炎。

　　　　　　　▸血源播散性疾病。

　　　　　　◦气管支气管曲霉病(见于肺移植后及 HIV 感染患者)。

　　•上述综合征常常存在明显的重叠(例如,在大剂量泼尼松治疗情况下,过敏性疾病可能发展为侵袭性疾病)。

曲霉菌属过敏性疾病

　　•真菌致敏性重症哮喘(IgE 介导的哮喘):

　　　　－与 ABPA 不同,严重外源性 IgE 介导的哮喘(以及其他许多患者)是由环境中曲霉菌抗原激发的。

　　　　－大约30%的哮喘患者表现有真菌过敏(曲霉菌皮肤即刻反应性测试)。

　　　　－与 ABPA 不同,真菌致敏性哮喘无支气管扩张,无黏液堵塞,IgE 水平升高不如 ABPA 明显。

　　　　　　◦与 ABPA 相比,IgE<1000IU/mL(停用泼尼松后)更常见于真菌致敏性重症哮喘。

　　　　－对于这些哮喘患者,避免抗原(如霉菌环境)接触至关重要。

- HP：
  - 吸入被曲霉菌污染的有机物与 HP 有关(如面粉工人的肺)。
  - 过敏性肺炎是一种临床诊断,因为特定的过敏原测试不够敏感,特异性差或价值较低。
- ABPA：
  - ABPA 是一种临床综合征,包括对烟曲霉属过敏,发生于易感个体(如哮喘或囊性纤维化患者)。
  - 发病年龄为 30~50 岁。
  - ABPA 的临床综合征特征为：
    ○ 偶发性或游走性胸部浸润影。
    ○ 显著 IgE 升高(>1000IU/mL)。
    ○ 哮喘控制不良(大约 80%的情况)。
  - 除了哮喘控制不良外,ABPA 的常见症状还包括：
    ○ 咳痰、痰黏液栓塞。
    ○ 复发性肺炎病史(诊断)。
      ▸ 临床与影像不匹配,即胸部 X 线片明显浸润,但临床表现相对较轻。
        ◇ ABPA 游走性浸润通常是黏液栓塞和节段性肺不张的结果(而非典型地表现为感染性实变)。
    ○ 间歇性发热(免疫系统激活)。
    ○ 胸痛(通常由黏液栓堵塞和肺不张引起)。
    ○ 咯血。
      ▸ 可表现为血丝痰(非块状)、黏膜刺激相关性咳嗽、也可以是支气管扩张大咯血(可能为大量)。
  - ABPA 或提示 ABPA 的影像学包括：
    ○ "指套征",描述平均密度增高(实际上代表黏液堵塞气道)的管状气管分支(看起来像血管状)(图 10.1)。
    ○ 一过性上叶浸润和楔形浸润(节段性肺不张)(图 10.2)。
    ○ "轨道征"和"印戒征"(支气管壁增厚)。
    ○ 支气管扩张,典型的为中央性(胸部内侧 2/3)支扩,但也可能是远端支扩;常通过 CT 识别(见图 10.2)。
    ○ CT 显示低密度黏液(HAM)嵌塞近乎是 ABPA 表现,可预测复发、疾病进展。
  - ABPA 的鉴别诊断包括：
    ○ 过敏性支气管肺真菌病(不同真菌所致相同综合征,无血清学指标/血

ABPA 黏液嵌塞"指套征"

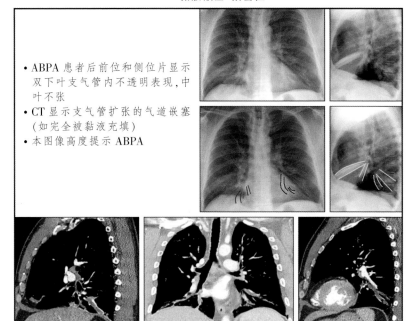

- ABPA 患者后前位和侧位片显示双下叶支气管内不透明表现,中叶不张
- CT 显示支气管扩张的气道嵌塞(如完全被黏液充填)
- 本图像高度提示 ABPA

图 10.1　后前位(PA)和侧位胸部 X 线片(加标记)显示了 ABPA 黏液嵌塞形成的"指套征"。CT 示管状支气管分支内不透明物积压在气道内。

清学无助于诊断)。

　　○ IgE 介导的真菌致敏性哮喘(如前所述)。

　　○ 肺浸润伴嗜酸性粒细胞综合征、蠕虫性肺病和其他类型的过敏性肺炎。

　－ 当有如下临床综合征时,可以确诊 ABPA:

　　○ 哮喘或囊性纤维化(即易患条件)。

　　○ 曲霉菌 I 型过敏反应(即曲霉菌特异性血清 IgE 阳性或皮肤试验阳性)。

　　○ 以下 3 项中的 2 项:

　　　▶ 针对曲霉菌特异性 IgG 阳性。

　　　▶ 影像学表现提示 ABPA(如一过性浸润、支气管扩张或黏液栓)。

　　　▶ 总嗜酸性粒细胞计数>500 个细胞/μL 和(或)IgE>1000IU/mL(疾病活动期和停用泼尼松)。

　－ ABPA 可分为 5 个临床阶段:

　　○ 急性 ABPA(I 期):经典 ABPA 的初始表现。

　　○ 缓解期(II 期):停用泼尼松后至少 6 个月没有复发。

　　　▶ 缓解期是治疗所期待的结果(>90%的患者能实现)。

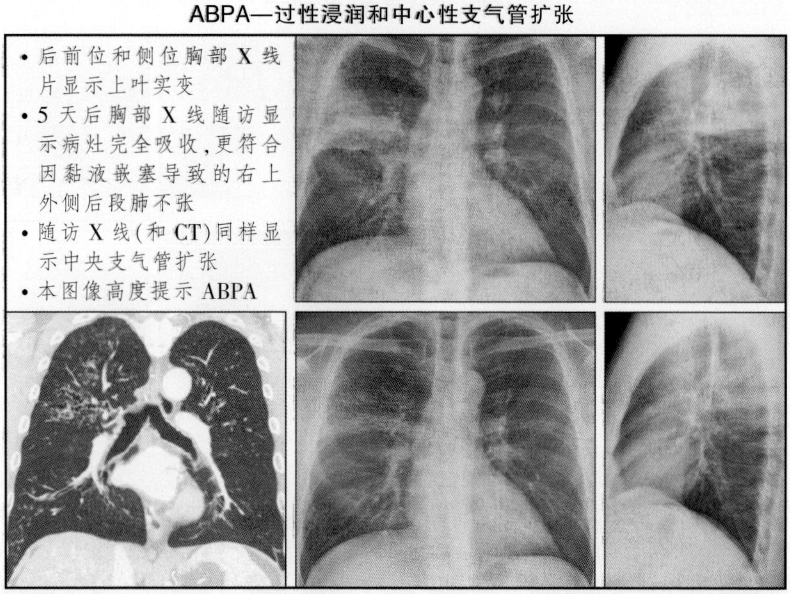

ABPA—过性浸润和中心性支气管扩张

- 后前位和侧位胸部 X 线片显示上叶实变
- 5 天后胸部 X 线随访显示病灶完全吸收,更符合因黏液嵌塞导致的右上外侧后段肺不张
- 随访 X 线(和 CT)同样显示中央支气管扩张
- 本图像高度提示 ABPA

图 10.2 后前位和侧位胸部 X 线片显示"一过性"或快速吸收的实变(病灶吸收速度太快,用感染性实变无法解释)。CT 示发生在同一区域的中心性支气管扩张,支持亚段肺不张是由于黏液嵌塞形成(而不是肺炎性实变引起)。

> ▸ 常有复发,可能发生在几年后。

> ▸ 缓解期患者应每 3~6 个月(第一年)监测一次 IgE。

○ ABPA 急性加重(Ⅲ 期):近 50% 的患者可能无临床症状,仅包括无症状浸润或 IgE 水平升高(高出基线 2~10 倍)。

> ▸ 大约 50% 急性加重的 ABPA 患者进展为类固醇依赖性哮喘。

○ ABPA 伴有皮质类固醇依赖性哮喘(Ⅳ 期):缺少 IgE 升高和一过性肺浸润的典型特征(因为应用了泼尼松)。

> ▸ 诊断第 Ⅳ 阶段 ABPA,需要有相关临床病史,影像学显示以下情况之一:

◇ 胸部 CT 显示支气管扩张、黏液栓或先前一过性上肺叶浸润。

○ 纤维化性 ABPA(Ⅴ 期):指 ABPA 合并出现阻塞性限制性肺疾病、症状性支气管扩张和呼吸衰竭。

– ABPA 治疗重点是使用抗真菌药物减少真菌定植负荷,使用泼尼松控制过度炎症。

○ 无论是最初的临床表现还是随后的急性加重,都应该使用抗真菌治疗。

> ▸ 伊曲康唑是一线药物(基于成本),但口服吸收不良,导致治疗失败。

▸伏立康唑是另一种可选择的治疗药物。

▸根据临床改善情况/减量(停用)泼尼松,进行抗真菌治疗 3~6 个月。

▸启用泼尼松治疗、确定剂量和减量应根据支气管痉挛(如哮喘)情况而非 IgE 水平(需要一段时间才能降低)。

▸一旦停止使用泼尼松,要注意监测以警惕复发性浸润、临床症状或血清总 IgE 升高。

－ABPA 治疗后应迅速改善(4 周内浸润性病变吸收、哮喘缓解、痰液减少、外周血嗜酸性粒细胞减少、6 周内血清总 IgE 下降)。

－支气管镜可用于清除近端气道黏液堵塞和胸部理疗不能缓解的肺不张。

　○持续性支气管近端黏液栓塞(>3 周),增加支气管扩张发生风险。

• 变态反应性支气管肺真菌病:

－有些患者有 ABPA 临床症状,涉及非烟曲霉种属的曲霉菌或其他坏境真菌,血清学和皮肤测试无诊断价值。

－正因如此,大多数类固醇依赖型哮喘患者,在被确认需终身服用泼尼松之前,都应接受经验性抗真菌治疗。

曲菌球

• 曲菌球(又称真菌球)指发生在既有的、通气不良的肺空洞、大疱或囊肿内,由真菌菌丝体、炎性细胞和组织碎片组成的腔内可移动块状物质。

• 曲菌球通常发生于肺气肿大疱中, 或与先前的空洞性肺疾病 [如肺结核(TB)、肺癌 XRT 治疗后、球孢子菌病、囊肿]相关。

• 大多数曲霉球是在胸部影像检查时偶然发现的。

－通常表现为上肺叶腔内不规则体。

－俯卧 CT 和(或)透视应显示不规则体随体位变化而移动(图 10.3)。

• 大约 50%痰曲霉菌培养阳性。

• 曲霉菌皮肤测试和血清学阴性,除非存在更具侵袭性过程(即慢性肺曲霉病)。

• 无症状且胸部影像学稳定患者,不需要抗真菌治疗。

• 80%曲菌球保持稳定,在一段时间后,高达 10%曲菌球腔内物质吸收。

• 10%与复发性(非重度)咯血有关。

－可以进行抗真菌治疗, 但只有存在 CPA 成分 (即一种更具侵袭性的疾病)时才有效。

－栓塞可用于持续性咯血(抗真菌治疗不能缓解)或大量咯血。

－对于肺功能足够好的患者,可以考虑切除(临床上很少这样处理)。

曲菌球

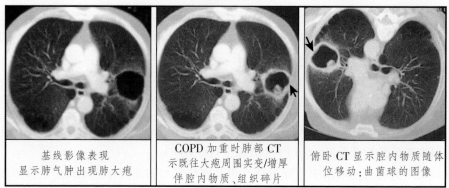

| 基线影像表现
显示肺气肿出现肺大疱 | COPD加重时肺部CT
示既往大疱周围实变/增厚
伴腔内物质、组织碎片 | 俯卧CT显示腔内物质随体
位移动:曲菌球的图像 |

图 10.3 CT扫描显示曲菌球(既往空洞壁增厚和随体位移动的腔内组织碎片)。洞壁增厚,注意可能同时发生半侵袭性曲霉病。

慢性肺曲霉病(CPA)

- CPA包括一系列惰性侵袭性曲霉菌感染。
- 发生于有潜在肺部疾病和轻度免疫抑制患者。

  – 典型的慢性阻塞性肺病患者,但可能使潜在肺实质疾病(如结节病)变得复杂。

  – 常见有轻度免疫抑制(如糖尿病、低剂量口服糖皮质激素治疗、酒精中毒、营养不良或结缔组织疾病)患者,但不是必需条件。

- 曲霉菌最初定植在不正常肺实质内,然后惰性生活于本区域,局部侵袭进展。

- 尽管传统意义上CPA诊断需要组织活检显示组织中的分枝菌丝,但现代诊断方法包括将临床和影像学一致表现与支持侵袭性曲霉菌感染的证据相关联。

- 这种变化主要是因为活检可能有一定并发症,目前抗真菌治疗药物毒性很低,因此,试验性诊断/治疗通常是较安全的处理方法。

- CPA有半侵袭性和慢性纤维化两种形式。

- 半侵袭性曲霉病:

  – 当曲霉菌发生于先前既有空腔(如大疱)时,曲霉菌在此处定植,然后局部侵入,导致局部区域增厚和炎症,通常具有实性成分(假分叶),非常像早期肺癌(ⅠA期)(图10.4)。

  – 可能无症状,或出现与慢性阻塞性肺疾病急性加重相关症状(如咳嗽、呼吸急促、劳力性呼吸困难)有关。

不伴有空洞的半侵袭性肺曲霉病
类似早期肺癌

CT 扫描用于评估 COPD 加重期 X 线片上的结节。3 个月后随访显示胸结节生长。基于预测肺癌概率较高,给予肺叶切除。结果相反,病灶显示为半侵袭性曲霉病。注意在半侵袭性曲霉菌感染中,不仅有结节增长,还有肺大疱壁增厚

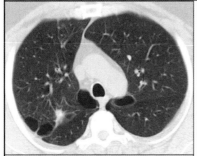 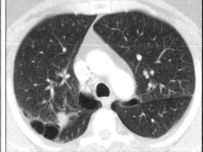

基线图像:
显示分叶状结节和肺大疱相毗邻

3 个月后 CT 复查
显示结节生长增大

外科病理
肺脏,右上叶,肺叶切除
真短真菌菌丝伴急性和坏死性肉芽肿,建议检查病原微生物学

图 10.4 系列 CT 扫描显示肺大疱旁一分叶状结节。3 个月后随访 CT,显示结节生长增大,肺大疱壁增厚。由于预测肺癌可能性较高,病变被切除,最终证明为半侵袭性曲霉瘤菌。注意像这样缺少空洞、纤维化和体积减小改变的病灶,常会自行复发。

- 常会随着结节[和(或)一过性结节]吸收自行改善。
- 诊断主要是通过临床和影像学一致的表现,结合辅助检查,即:
  ○ IgG 特异性曲霉菌抗体的证明。
  ○ 血清半乳甘露聚糖试验阳性。
  ○ 痰曲霉菌生长(最不被关注的检查结果)。
- 抗真菌治疗只适用于有症状的患者(少数),或评估可能为早期肺癌的个体(即影像学复查/活检前的临床抗真菌治疗性试验)。
  ○ 可口服伊曲康唑或伏立康唑 2~3 个月,当临床和影像学改善时停止使用。
  ○ 复发很常见。
- 需要影像监测,以确保没有出现纤维化和空洞(见下文慢性纤维性曲霉病),并排除肺癌的稳定生长。
- 慢性纤维性曲霉病:
  - 发生于曲霉菌异常定植的肺实质(如肺大疱,支气管扩张气道),然后局部侵袭,导致空洞、纤维化和肺容积减少(图 10.5)。

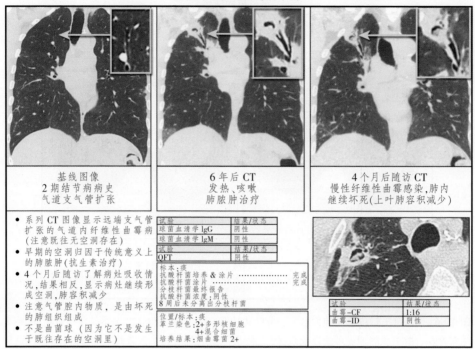

图 10.5 连续 CT 扫描显示了发生于先前支气管扩张内的慢性纤维性曲霉病。注意除防空洞外，还有肺的纤维化和体积损失。空洞内的碎片不应该被称为真菌球或曲菌球（发生在不需治疗的已有空腔内的良性状态），因为它实际上代表了肺组织的坏死，需要抗真菌治疗以防止肺实质遭到进一步的破坏。

  – 典型的影像包括上叶多发空洞，洞壁增厚，内壁不规则，相关纤维化、支气管扩张、毗邻胸膜增厚、收缩和肺容积减小。

  ◦ 空腔内物质经常被错误地称为真菌球，尽管它实际上代表肺坏死（而不是已有大疱或空洞内聚集在一起的组织碎片）。

  – 尽管伴有剧烈的肺实质破坏，但症状可能轻微或缺失。

  ◦ 50%患者会发生干咳、复发性咯血和(或)呼吸困难。

  ◦ 几乎普遍性体重减轻（常归因于肺部恶病质）。

  – 发热和咳痰不常出现，一旦出现，则提示出现并发细菌二重感染和(或)支气管扩张症急性加重（经常发生）。

  ◦ 在发生急性细菌性感染期间，慢性纤维性曲霉病的肺实质改变可能会被错误地归因于(坏死性)肺炎，导致诊断延误或彻底漏诊（图 10.6）。

  – 诊断包括排除其他有相似表现的感染性疾病[如活动性结核病、地方性

慢性纤维性肺曲霉病的自然病史

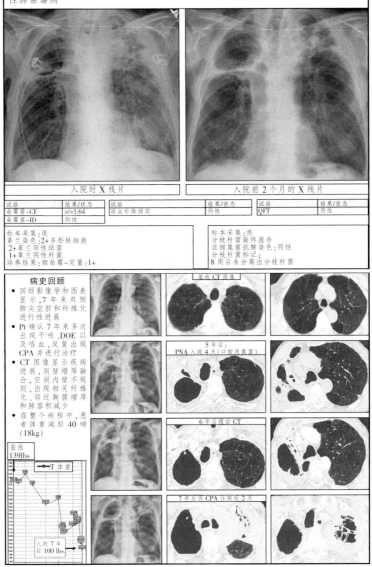

93 岁患者,有 HTN、贫血和慢性阻塞性疾病病史,因大咯血和呼吸急促入院。入院胸部 X 线片显示左肺尖稳定的肺大疱/空洞,左上肺叶有新发致密性实变和磨玻璃影。与 2 个月前的 X 线片相比,左上叶纤维空洞性模糊,肺门回缩(外观与活动性 TB 一致。患者左肺上叶扩张性支气管动脉栓塞,咯血改善。痰液和血清学查细菌、球孢子菌病和 AFB/TB 呈阴性。痰液和血清学证实烟曲霉菌暴露,支持半侵袭性肺曲霉病

	入院时 X 线片			入院前 2 个月的 X 线片	

试验	结果/状态	试验	结果/状态	试验	结果/状态
曲霉菌-CF	>/=1:64	球虫补体固定	阴性	QFT	阴性
曲霉菌-ID	阳性				

标本采集:痰
革兰染色:2+多形核细胞
2+革兰阳性球菌
1+革兰阴性杆菌
培养结果:烟曲霉-定量:1+

标本采集:痰
分枝杆菌最终报告
浓缩集菌抗酸染色:阴性
分枝杆菌标记:
8 周内未分离出分枝杆菌

病史回顾

- 回顾影像学和图表显示,7 年来双侧肺尖空腔和纤维化进行性进展
- Pt 确认 7 年来多次出现干咳、DOE 以及咯血,反复出现 CPA 并进行治疗
- CT 图像显示疾病进展,洞壁增厚融合,空洞内壁不规则,出现相关纤维化,邻近胸膜增厚和肺容积减少
- 在整个病程中,患者体重减轻 40 磅(18kg)

基线
1139lbs
入院 7 年后 100 lbs。

基线 CT 图像

5 年后,
PNA 入院 4 天(口腔厌氧菌)

6 年后随访 CT

7 年后因 CPA 住院后 2 天

图 10.6 患者,男,老年,患慢性阻塞性肺疾病(COPD),因肺上叶坏死性细菌性肺炎治疗两次。经两次治疗,患者均在临床好转后出院,口服抗生素。重要的是,患者肺尖的空洞性病变并没有随着抗生素治疗和时间的延长而消失(正如治疗细菌性坏死性肺炎预期的那样)。相反,随着时间的推移,患者肺尖表现出渐进性破坏,出现空洞、纤维化和体积损失,最终导致大咯血。需要栓塞治疗。这种进行性肺尖纤维化伴空洞是长期慢性纤维性曲霉病的典型表现。值得注意的是,随着时间的推移,体重减轻(消耗性)显著。

真菌病、肺癌、非结核分枝杆菌(NTM)],通过痰液检查、培养以及与既往影像学比较。

- 鉴别诊断包括:
  - ▸ 肺脓肿或感染的肺大疱。
    - ◇ 空洞内存在明显的气液平,提示二重细菌感染。
  - ▸ 肺癌伴坏死(尤其是鳞状细胞癌)。
  - ▸ 放射性肺纤维化(在特定条件下)。
  - ▸ TB 和(或)快速增长的 NTM。
  - ▸ 地方性真菌病(如球孢子菌病)。
- 活检用于考虑肺癌相关病例(而不是用于诊断侵袭性曲霉菌感染)。
- 支气管镜下支气管肺泡灌洗(BAL)检查,对于痰检不能明确诊断、高度疑诊肺结核或非结核感染可能有帮助。
  - ▸ 此外支气管镜 BAL 半乳甘露聚糖试验和曲霉培养阳性可支持 CPA 诊断。
- >90%患者血清 IgG 曲霉特异性抗体阳性。
  - ▸ 全身性应用皮质激素或非烟曲霉属感染患者,可出现假阴性。
- >90%患者体重减轻。
- 痰曲霉菌培养阳性率约为 50%。
- 血清半乳甘露聚糖试验阳性率约为 50%。
- 大咯血是慢性纤维性曲霉病发病和死亡的重要原因。
  - 可能需要支气管动脉栓塞。
    - ▸ 常发生复发性侧支血管出血。
  - 尽管外科切除可明确治疗,但由于潜在的严重肺部疾病,患者通常不能耐受外科手术。
    - ▸ 手术仅适用于大咯血、肺储备足够且栓塞治疗失败的患者(或不愿接受因意外脊髓动脉损伤和脊髓缺血而导致的轻微瘫痪风险患者)。
- 慢性纤维性肺曲菌病需要终身抗真菌治疗。
  - 因此,泊沙康唑或艾莎康唑优于伏立康唑(光敏化)和伊曲康唑(口服吸收不良)。
- 影像学改善缓慢(如空洞壁变薄和洞内不规则物质吸收)。
- 治疗失败应考虑:
  - 口服药物吸收不足(检测药物水平)。
  - 类似感染的治疗(如厌氧菌二重感染或肺癌)。

侵袭性肺曲霉病(IPA)

- IPA 代表了急性侵袭性肺曲霉感染，最常见于长期中性粒细胞减少症患者,也见于中度免疫功能受损患者。
  - 大约 90%的 IPA 发生于血液恶性肿瘤和同种异体造血干细胞移植患者。
    - 本组急性和慢性移植物抗宿主患者的 IPA 风险高于中性粒细胞减少症患者。
  - 大约 10%的 IPA 发生于中度免疫抑制受损患者(如实体器官移植、艾滋病、自体造血干细胞移植)。
  - 大约 1%的病例报告见于免疫功能良好患者。
    - 慢性肉芽肿性肺疾病(如结节病)增加了 IPA 的风险。
- 大约 70%的 IPA 表现为中性粒细胞减少性发热，伴有无症状的肺部影像学改变(如"晕征")，如未给予治疗,则会进展并出现症状。
- 常见症状包括发热、干咳、胸膜炎和咯血。
- 长期中性粒细胞减少症患者,有疾病迅速进展的风险,常是致命性的。IPA 伴有大的肺动脉血管侵袭,常引起大咯血和血栓形成,出现气道阻塞和(或)急性右心衰竭,可导致死亡。
- 中度免疫抑制患者 IPA 可能有惰性临床表现,看起来像非典型细菌性肺炎(常为圆形/结节状),如未诊断和治疗,可进展为血管浸润性 IPA。
- IPA 的经典 CT 表现为"晕征"和"空气新月征"(图 10.7):
  - "晕征"见于中性粒细胞减少患者,表现为实性结节周缘磨玻璃样密度影(由局部血管侵袭和出血引起)。
  - 中性粒细胞恢复后出现"空气新月征",代表结节坏死(源于中性粒细胞介导的炎症)。
  - 由于免疫反应和炎症的增加,初始系列 CT(第 1 周)可能显示 IPA 病灶生长增大,即使在给予足够治疗情况下(但不能仅根据最初影像学变化判定治疗失败)。
  - IPA 的其他常见 CT 表现包括多个小结节、大结节和致密性实变/肺炎性实变。
- 鉴别诊断包括其他典型和非典型病原体的肺炎,这些病原体可能导致结节性浸润伴空洞形成[如假单胞菌、葡萄球菌、克雷伯菌、诺卡菌、病毒、分枝杆菌和其他真菌感染和非感染性疾病(如肿瘤、肺炎)]。
- 经典的 IPA 诊断需要活检,以证明组织浸润(和培养见曲霉菌生长)。
  - 然而,经支气管活检假阴性率很高,VATS 肺活检有明显的出血风险。

侵袭性肺曲霉病
"晕征"和"空气新月征"(CT所见)

CT扫描评估一例BMT患者的发热和中性粒细胞减少症,发现了一伴有"晕征"的1cm结节,高度提示IPA。患者开始服用伏立康唑,退热并缓解中性粒细胞减少症。3周后患者免疫功能等均恢复到预期,随访其影像学,发现病灶生长增大和空洞/坏死。尽管可能是移动的空洞内碎片,但它不是一个真菌球(因为不是发生于已经存在的空腔内)

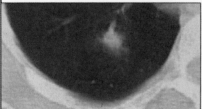 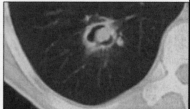

| 一例患有中性粒细胞减少症和发热的BMT患者的胸部CT显示1cm结节,周围有磨玻璃样"晕征" | 3周后 (中性粒细胞减少症消失后)随访CT,显示病灶大小增加,坏死,形成"空气新月征" |

图10.7 CT对侵袭性肺曲霉最敏感、最特异的胸部CT表现是"晕征"和"空气新月征"。它们反映了侵袭性曲霉菌感染的影像学进展,患者最初是中性粒细胞减少(导致结节周围血管侵袭和出血),随后随着中性粒细胞功能的恢复而出现坏死。在适当的临床条件下,这种进展是IPA的特定征象。

- 对于大多数存在IPA风险的患者,可通过将胸部CT、BAL/痰培养和真菌抗原检测相结合,推定诊断。
  - 通常基于IPA经典临床表现和影像学特征,开始经验性抗真菌治疗。
- 痰液或BAL中曲霉菌生长对于高危患者阳性预测值约为60%。
  - 然而,50%的IPA培养阴性。
- BAL细胞学证实有分枝菌丝是侵袭性疾病的有力证据。
- 考虑到高危患者免疫抑制状态,曲霉菌血清学(IgG–Af)是不可靠的。
- 半乳甘露聚糖是一种多糖,产生于曲霉菌菌丝的生长过程中,通过ELISA可进行检测分析[≥0.5(OD)=阳性结果]。
  - 饮食中摄入半乳甘露聚糖和肠壁完整性较差患者可出现假阳性。
  - 假阴性通常发生于治疗开始时。
- 伏立康唑是IPA的一线用药,第一天静脉注射6mg/kg,一天两次,之后静脉注射4mg/kg,一天两次。
  - 伏立康唑不耐受者,可选用泊沙康唑或艾司康唑。
- 两性霉素B脂质体二线治疗,每天剂量为3~5mg/kg。
  - 毛霉菌高发时,两性霉素B脂质体可作为一线药物。

气管支气管肺曲霉病(TBA)

- 气管支气管肺曲霉病是曲霉病的一种特殊情况，曲霉菌侵入大气道黏膜，导致黏膜增厚、黏附以及结节性斑块,引起支气管管腔狭窄和管壁分泌物脱落,导致危及生命的气道阻塞。
  - TBA 存在于从黏膜溃疡到广泛的伪膜形成。
- 症状包括呼吸困难、咳嗽和喘息,胸片显示肺叶不张。
- 通过支气管镜下黏膜显像、活检和培养诊断。
  - 直接目视观察,可能表现为黏膜苍白、气道腔坏死的伪膜脱落。
- TBA 可能会因气道阻塞(或更罕见的气管穿孔)导致呼吸衰竭和死亡。
- 危险因素包括血液恶性肿瘤、艾滋病毒感染和肺移植受体状态(吻合时)。
- 肺移植后 TBA。
  - 肺移植后早期(约 1 个月),支气管吻合处易发生曲霉菌定植和随后的侵袭性感染。
    - 大约 30%发生曲霉菌定植。
    - 大约 15%发生 TBA。
  - 大约 80%TBA 抗真菌治疗和支气管镜下清理黏液栓嵌塞有治疗反应。
  - 尽管积极治疗,仍约有 20%发生支气管吻合口狭窄。

问与答

1.问:ABPA 与重症哮喘合并真菌过敏有何区别?

答:ABPA 是哮喘患者对气道内定植的曲霉菌产生超敏反应的一种综合征(通常 IgE 水平很高)。严重哮喘合并真菌过敏是环境中曲霉菌抗原激发的哮喘。后者可通过避免接触发霉的环境[和(或)戴口罩]来控制。哮喘合并真菌过敏不会引起气道黏液栓塞和支气管扩张。抗真菌治疗对 ABPA 至关重要,但无助于治疗哮喘合并真菌过敏患者。

2.问:我认为诊断侵袭性曲霉病,需要有活检显示组织侵袭的组织病理学证据以及曲霉菌生长的证据(手术标本)。

答:虽然仍然存在侵袭性曲霉病的经典诊断标准,但临床实践中,现代方法结合比较影像学、血清学、真菌培养以及真菌抗原试验结果,即可开始启动经验性治疗。该方法综合考虑了活检风险和活检结果假阴性率,以及经验性抗真菌治疗的相对安全性。

第 **11** 章

口腔厌氧菌肺部感染、吸入性肺炎、肺脓肿和脓胸

常见的认知误区

- 使用"误吸"这个术语时,不能明确界定其具体的临床表现。
- 误认为吸入性肺炎只是由吞咽困难和食物误吸引起的疾病。
- 误认为吸入性肺炎是一种胃食管反流引起的疾病。
- 误认为需要对肺脓肿进行引流。
- 对于已经引流的脓胸,误认为仍需要给予长疗程(>14 天)的抗生素。
- 对于肺脓肿抗生素的治疗疗程不足,没有达到胸部影像学改善和(或)坏死征象吸收(通常需要>30 天)。
- 误认为脓胸的治疗需要根据培养出的优势病原体(比如 MRSA)调整为相应的窄谱抗生素(但实际上同时并发口腔定植的厌氧菌感染很常见,需要常规使用覆盖口腔厌氧菌的抗生素)。
- 误认为吸入性肺炎只发生于依赖性肺区。

误吸的定义

- 误吸是指将物质(包括气体)通过声带吸入下呼吸道。
- 口咽、声门以及会厌等结构可以通过反射活动来阻止误吸的发生,因此,误吸常常发生在上述反射活动受到抑制的中枢镇静状态(如睡眠或镇静)。
- 误吸主要包括 6 种类型(表 11.1)。
- 微量吸入是指夜间口腔分泌物的少量吸入,常伴随阵发性咳嗽等。
- 尽管可能没有明显临床症状,但口咽部常存在病原微生物定植(如肺炎链球菌),因此,误吸少量口腔内容物可以导致各种类型典型肺炎。

表 11.1　误吸的主要类型

误吸的类型	发生人群	相关临床症状	治疗处方
微量误吸（不含病原体）	所有人	无	无
微量误吸（含病原体）	所有人	典型肺炎（易感人群）	抗生素
大量误吸（口腔分泌物）	饮酒和（或）镇静药物的使用人群；牙列不良者（增加了口腔细菌负荷）	口腔厌氧菌引起的肺部感染 口腔分泌物溢出至已存在的肺实质空腔内 肺炎 肺脓肿 脓胸	抗生素或观察 抗生素 长疗程抗生素 引流联合抗生素
食物误吸	吞咽功能障碍发生于：卒中后 头颈部肿瘤术后 伴有延髓症状的神经肌肉疾病	肺不张和（或）食物挤压气道 口腔厌氧菌引起的肺部感染 肺炎 肺脓肿 脓胸	评估言语和吞咽能力并调整饮食，完成支气管镜检查 抗生素 长疗程抗生素 引流联合抗生素
胃内容物误吸（大量，吸入呕吐物）	意识不清（通常发生于全身麻醉患者或吸毒人员）	吸入性肺炎 肺炎/ARDS	密切观察 抗生素治疗 保护性肺通气
胃食管反流（睡眠过程中反复发生胃内容物的反流和误吸）	胃食管反流病患者	基底部纤维化改变	治疗胃食管反流病

－常发生在宿主防御机制受到破坏的情况下(比如,病毒感染后期、失眠、应激状态)。

－吸入性肺炎与非典型性肺炎不同,后者主要是经气道吸入(如肺结核、军团菌性肺炎、真菌性肺炎)。

• 食物误吸常发生于有吞咽障碍的患者, 进而导致食物嵌塞伴阻塞性肺炎、肺脓肿和(或)脓胸。

－食物嵌塞可通过支气管镜机械性取出,同时需要辅以覆盖口腔厌氧菌的抗生素治疗。

• 胃内容物误吸常发生于镇静患者,吸入大量呕吐的胃内容物/分泌物。

－瞬时化学性损伤(肺炎)是由不同程度的食物颗粒嵌塞造成的,其程度取决于距离患者最近一次进食的时间有多长。

￮ 支气管镜只用于取出较大颗粒物质。

▷ 胃内容物误吸后立刻进行支气管镜灌洗并不能减轻误吸对肺泡产生的瞬时化学性损伤。

－可能进展为 ARDS。

－为了减小误吸风险,患者应在镇静前数小时禁食。

• 胃食管反流病引起的反复夜间误吸可能导致肺基底部纤维化改变(易误诊为肺纤维化)。

－胃液的吸入常无临床表现,需要通过 24 小时食管 pH 值检测来证实。

－干预措施包括抑酸、抬高床头和应用促胃动力药物(如甲氧氯普胺)。

口腔厌氧菌肺部感染

• 指大量吸入富含细菌的口腔分泌物引起的一类肺部感染,常发生于镇静睡眠过程中。

• 包括以下 4 种不同的临床/影像学综合征。

－吸入性肺炎(图 11.1)。

￮ 亚急性临床表现(例如,低热伴咳嗽数天),无中毒性症状,白细胞计数正常或轻度增高。

￮ 胸部 X 线片的典型表现是基底部片状、结节状、圆形阴影,常伴有渗出。

▷ 可能存在小范围的坏死区。

￮ 痰革兰染色和细菌培养通常仅显示多形核白细胞(PMN)和"正常口腔菌群"(例如,培养阴性)。

吸入性肺炎

主要表现为低热、咳嗽、咳痰，白细胞计数正常等亚急性临床症状。胸部 X 线片显示左下叶片状，结节状，圆形阴影伴少量积液

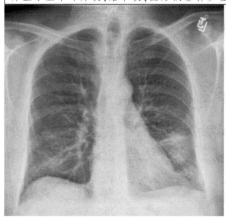 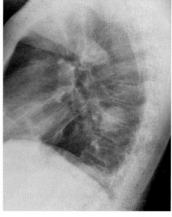

图 11.1　后前位和侧位胸部 X 线片：患者近期因手腕骨折开始使用麻醉药物，最近一周出现低热伴咳嗽、咳痰。正位片显示左下叶结节状、条索状模糊影。侧位片显示典型的圆形病变区和肋膈角变钝(提示有积液)。

- 肺脓肿(实质性肺组织病变坏死形成空洞伴有气液平)。
- 脓胸(复杂性类肺炎性胸腔积液)。
  - 胸膜腔内可见气体和积脓(即，液气胸)。
  - 可能仅有小面积的肺实变/肺炎(主要症状/病变过程是胸腔积液)。
- 假性坏死：口腔分泌物积聚/溢出到已存在的肺实质病变处。
- 与口腔卫生情况差、中枢镇静(饮酒或镇静药使用)以及睡眠相关。
- 发热和咳嗽咳痰不是肺脓肿和脓胸的典型表现。
  - 主诉与影像学表现相关(图 11.2)。
    - 无症状：口腔内容物进入已经存在的肺实质病变区域。
    - 全身症状：体重减轻、乏力、盗汗，影像学可见肺脓肿。
    - 胸痛：影像学可见早期脓胸表现(感染破坏胸膜腔)。
    - 呼吸急促：影像学可见晚期脓胸表现(积液引起全肺不张)。
- 临床、影像学表现不一致，常无明显临床症状。
  - 影像学表现严重但是患者临床症状轻微。
  - 白细胞计数正常或者轻度上升，无发热。
    - 晚期脓胸(见图 11.1)典型表现为白细胞计数显著升高(20 000~30 000)。
- 鉴别诊断(引起坏死性肺部团块影的其他疾病)。

基于影像学表现的主诉

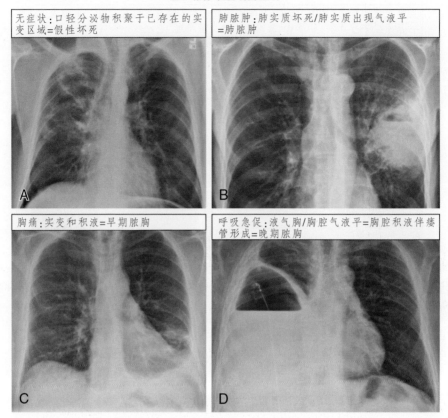

图11.2 (A)无症状患者术前评估的胸部 X 线片；影像学提示右肺尖结节状空洞形成。上述阴影代表口腔吸入物覆盖至既往已经存在的气肿区域(又名假性坏死)。(B)X 线片是肺脓肿的典型表现，可见一个大而致密、边缘清晰、圆形的致密影以及提示坏死的气液平面。该患者的主诉为体重减轻(无肺部症状，白细胞计数正常)，在胸部 X 线片检查结果出来之前拟诊为"发育不良"。(C)此患者表现为突发剧烈左侧胸痛(使其从睡眠中惊醒)，否认咳嗽和发热。胸片可见左肺下叶不均匀肺实变(伴胸腔积液)，提示肺炎或者胸腔积液。此种情况下胸痛(胸膜来源)通常提示感染沿胸膜扩散；(D)患者主诉呼吸急促，胸片可见右侧大面积的液气胸。这种胸腔积液和支气管瘘同时存在(含气量较多，不能单纯归因于产气微生物)，通常是自发出现的(即非胸腔穿刺引起)，常见于脓胸。患者常需要进行胸腔置管以防止"张力性气胸"。

　　－肺癌，尤其是鳞状细胞癌，其具有导致肺组织坏死的倾向性。

　　　○利用既往影像学资料了解病变发展特点对于区分口腔厌氧菌肺部感染(病程数周到数月)和非小细胞肺癌(病程常为数年)至关重要(图11.3)。

　　　－典型坏死性肺炎(例如，葡萄球菌或者革兰阴性厌氧菌)(图11.4)。

　　　　○典型的肺炎表现(急性起病、高热、白细胞计数显著升高、咳嗽伴大量

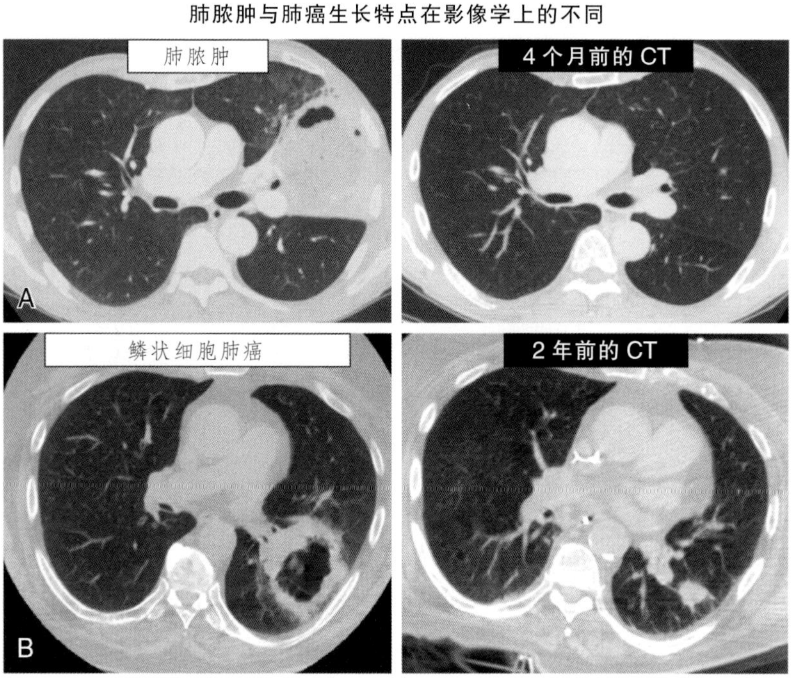

肺脓肿与肺癌生长特点在影像学上的不同

图 11.3　(A)胸部 CT 显示左肺上叶较大肺脓肿,患者 4 个月前胸部 CT 未发现异常,其生长特点与恶性肿瘤明显不同。(B)胸部 CT 示左肺下叶较大肿块伴空洞形成,患者两年前胸部 CT 在相同位置可见结节影,周边有毛刺形成。伴有毛刺的肺结节经过两年发展为厚壁空洞,符合鳞状细胞癌的自然生长史。由于肺脓肿和鳞状细胞癌在影像学上可能具有类似表现,因此,生长规律特点(最好能获得以前的影像学证据)对于区分两者至关重要。

咳痰),不同于口腔厌氧菌肺部感染。

　　- 复发性肺结核(TB)。

　　　○ 患者出现低热、体重减轻、盗汗,影像学可见结节空洞型病变。始终需要考虑肺结核诊断。

　　　　▷ 病史(TB 接触史/PPD 试验)和影像学(肺部尖后段有纤维结节影)对肺结核诊断具有重要意义。

　　　　▷ 应积极进行下呼吸道分泌物分离培养、痰查抗酸杆菌(AFB)和干扰素释放实验(QFT)。

　　- 假性坏死。

　　　○ 当吸入口腔内容物和后续感染产生的厌氧物质积聚于已经存在的病变部位(如肺气肿部位),可能造成类似于坏死性肺炎的表现(即实变影上有多发空洞,并且内有小的气液平面)。

典型的坏死或者空洞性肺炎

> X 线片显示左肺中野密度增高,中心透光,呈现典型坏死性肺炎,提示可能为引起肺组织坏死的微生物感染所致(比如葡萄球菌或者克雷伯菌)。患者被诊断为葡萄球菌性肺炎(流感后)

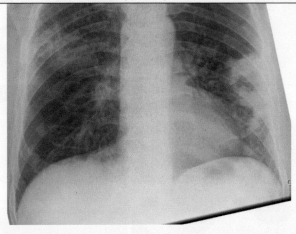

图 11.4 急性发热、咳嗽、白细胞计数增多,影像学上可见肺部出现空洞。这些均提示典型的坏死性细菌性肺炎,应经验性使用覆盖金黄色葡萄球菌和克雷伯杆菌(以及其他的一些革兰阴性杆菌)的抗生素。高热、剧烈咳嗽等急性症状在口腔定植的厌氧菌引起的肺部感染则不常见。

　　▶既往存在明确的肺气肿样空洞。

　　▶通常无症状。

　　○诊断依据为,目前影像学上的坏死是在既往已存在的空洞病变基础之上发展而来的。

　　○鉴别诊断(DDx):包括引起无明显临床症状的、具有致密性肺实变的各类肺实质疾病。

　　　▶慢性坏死性肺曲霉菌病,复发性肺结核,肺癌,隐源性机化性肺炎(COP)。

　　○治疗同肺脓肿(使用覆盖口腔厌氧菌的抗生素,直到影像学表现改善)。

　　－c-ANCA 相关性血管炎(罕见)。

　　○当出现相关病变(如鼻窦炎、肾小球肾炎、多发性神经炎症)应引起重视。

　　－坏死性结节病(罕见)。

　　○多发病灶,抗生素治疗无效。

肺大疱合并感染(肺大疱炎):需要与肺脓肿鉴别

* 类似于肺假性坏死(如前述),口腔分泌物和(或)痰液充填于已经存在的空洞或者肺大疱中,发病率远低于肺脓肿。
    - 抗生素治疗无效或者不佳;无症状时不需要治疗。
    - 诊断依赖于既往影像学,可见空腔(图 11.5)。

肺脓肿(不需引流)和脓胸(必须引流)的鉴别

* 肺脓肿:感染性积液/气液平发生于肺实质。
    - 肺脓肿需要长时间使用抗生素直到坏死区域(气液平面)消退(常>6 周)。
    - 不宜引流,因为引流穿刺过程中穿刺针穿过感染肺组织,可能增加脓胸(通过溢出的脓液)和(或)感染性支气管瘘的风险。
* 脓胸:感染性积液/气液平面位于胸膜腔内。
    - 需要引流,为从源头控制脓胸,并且确保渗出不再继续进展;脓胸继续进展可引起肺脏迅速塌陷,并最终导致静脉回流障碍(即张力性生理学改变)。
* 胸部 CT 检查,特别是胸膜强化的增强 CT(尽管不是必需的),对于区分积

肺大疱合并感染

胸部 CT 可见右下肺基底部气液平面	4 个月前胸部 CT 可见肺大疱

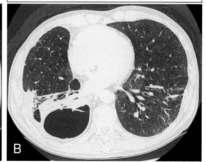

图 11.5 (A)胸部 CT 显示右下肺基底部一个大的气液平面,周围可见实变区,提示支气管扩张和空洞形成可能。液体聚集于胸膜底部[液气胸(渗出性胸腔积液伴支气管胸膜瘘)],这种情况下需要置管引流。另外,左下叶基底段可见一个致密的边缘实变影,伴有多发性小空腔(周围型空洞)。结合 4 个月前的胸部 CT,提示这些液体并非聚集于胸膜底部,而是在既往存在的基底部肺大疱内(又名肺大疱合并感染)。这种情况则不需要引流,引流会增加持续性/感染性支气管胸膜瘘的风险。目前胸部 CT 上的左下肺基底部实变伴空洞,实际是在既往存在的小空洞的基础上形成实变的(假性坏死)。

液位于肺实质还是胸膜很有帮助,能更好地指导胸腔穿刺定位(图 11.6)。

肺脓肿

- 病情进展缓慢,表现为盗汗和体重减轻。
- 咳嗽和发热症状轻微或无。
  - 急性表现提示"典型"坏死性肺炎(如葡萄球菌或者厌氧性革兰阴性杆菌)。
- 症状和体征。
  - 白细胞计数可能正常或仅有轻度增多。
  - 患者偶尔自述或检查发现口臭。

区分肺脓肿和脓胸

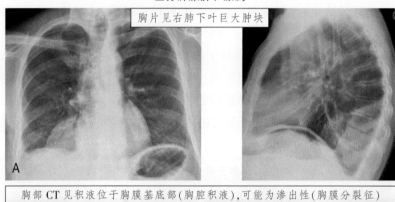

胸片见右肺下叶巨大肿块

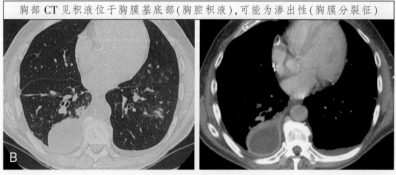

胸部 CT 见积液位于胸膜基底部(胸腔积液),可能为渗出性(胸膜分裂征)

图 11.6　(A)后前位与侧位的胸部 X 线片。正位片可见右下叶一个较大的界限清晰的肿块影,伴有积液(右肋膈肌角变钝)。侧位片提示肿块影和包裹性积液。(B)同期行胸部增强 CT 提示,致密影完全是胸腔积液积聚于胸膜腔基底部(即渗出性胸膜积液)。之所以认为其为渗出性,是由于脏胸膜呈现受压的弓形和"胸膜分裂征"(脏壁胸膜强化)。胸部 CT 扫描未显示相关肺实质病变(如肺炎或肺部肿块)。口腔厌氧菌引起的脓胸中肺实质改变少见,此点不同于恶性肿瘤或者与典型肺炎相关的脓胸。此类胸腔积液(如同大多数渗出性积液)需要使用胸腔留置导管彻底引流。

　　　　－患者自述夜间因突然发作的剧烈咳嗽惊醒(典型但不常见的表现)。

　　• 鉴别诊断:非小细胞肺癌(尤其是鳞状细胞癌)、复发性肺结核、肺大疱合并感染、c-ANCA 相关性血管炎、坏死性结节病。

　　• 诊断检查排除传染性肺结核和疑诊恶性肿瘤。

　　　　－排除传染性(复发性)肺结核。

　　　　　　◦ 有咳嗽咳痰(肺脓肿不常见)的患者应行 3 次痰查抗酸杆菌以排除结核。

　　　　　　◦ 干扰素释放试验对于排除结核诊断很有意义。

　　　　　　◦ 对于存在结核高危风险因素和(或)存在相关影像学表现(上叶尖后段病变),或者干扰素释放试验阳性但无法取得足够痰液标本行抗酸杆菌检查的患者,可行支气管镜检查作为初始评估方法(对支气管肺泡灌洗液行聚合酶链反应检测结核)。

　　　　－疑诊恶性肿瘤。

　　　　　　◦ 肺脓肿和肺癌可能有几乎完全相同的影像学表现。

　　　　　　▶ 明确存在(或可能存在)肺部感染的情况下,不建议同时致力于肺癌的诊断,理由如下:

　　　　　　　　◇ 两者易混淆:感染也可造成"细胞异型性"和 FDG 代谢增高。

　　　　　　　　◇ 潜在的致病性:感染活动期(未治疗时)进行肺泡灌洗可能造成感染沿气管扩散。

　　　　　　　　◇ 不必要:因经验性治疗或排除感染而导致延误诊断非小细胞肺癌数周,通常不影响其分级的评估。

　　　　　　▶ 当影像学提示明显恶性征象时, 需要早期采取措施排除肺癌诊断(例如提示小细胞肺癌的肿块样恶性淋巴结肿大)。

　　　　　　▶ 应给予经验性抗生素治疗并且严密观察治疗反应。

　　　　　　　　◇ 最初每 1~2 周应行正侧位胸片评估治疗反应。

　　　　　　▶ 经验性抗生素治疗后病灶未缩小应考虑进一步完善辅助检查。

　　　　　　　　◇ 行血液学检测排查真菌感染和 c-ANCA。

　　　　　　　　◇ 行支气管肺泡灌洗检查排查诺卡菌、放线菌、球孢子菌、结核杆菌。

　　　　　　　　◇ 通过以上辅助检查仍然无法明确诊断,如果存在病理性淋巴结肿大,应行经支气管镜超声引导淋巴结活检;如果未见淋巴结肿大则应行肺活检。

　　• 置管引流/穿刺抽液的禁忌证。

　　　　－肺脓肿不应引流。

　　　　　　◦ 穿刺抽液常常容易并发脓胸伴支气管胸膜瘘(图 11.7)。

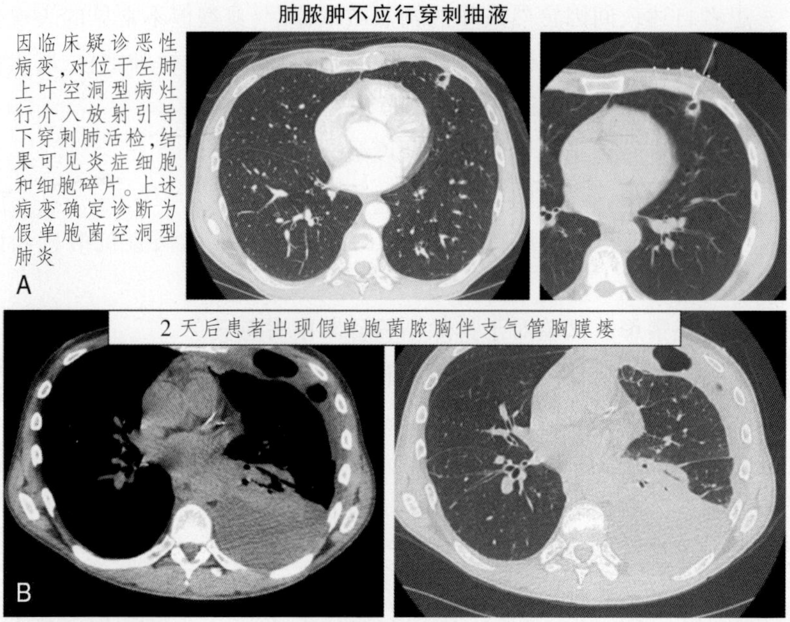

肺脓肿不应行穿刺抽液

因临床疑诊恶性病变,对位于左肺上叶空洞型病灶行介入放射引导下穿刺肺活检,结果可见炎症细胞和细胞碎片。上述病变确定诊断为假单胞菌空洞型肺炎

A

2 天后患者出现假单胞菌脓胸伴支气管胸膜瘘

B

图 11.7　(A)某免疫抑制患者胸部 CT 提示左肺上叶空洞型结节状实变。因临床疑诊空洞型肺内淋巴瘤,故行 IR 引导肺活检。上述病变确定诊断为假单胞菌空洞型肺炎。穿刺时无意中造成感染物质溢出进入胸膜腔内,进一步形成脓胸。由于肺活检后胸腔内没有立即出现大量气体,故提示并发支气管胸膜瘘(B)。尽管该病例并非属于真正的肺脓肿,但也说明穿刺抽液增加了感染性胸腔积液的风险。

　　－肺脓肿不需要引流。

　　　○肺脏具有良好顺应性,脓液积聚并没有显著增加局部组织压力,因此,肺脓肿内仍有持续的血液流动和抗生素渗透(上述特点与软组织脓肿完全不同)。

　　　○另外,气道本身有助于脓液引流。

　　●治疗:氨苄西林/舒巴坦,开始采用静脉注射,逐渐过渡至口服(如从优立新静脉注射过渡至立百汀口服)。

　　－需要长疗程抗生素治疗(3 周至 3 个月),直到影像学提示气液平面吸收(图 11.8)。

　　●抗生素不仅需要覆盖主要致病菌(如肺炎链球菌和 MRSA),也需要覆盖口腔厌氧菌。

　　－二线治疗药物包括克林霉素、喹诺酮类、甲硝唑(与另一种抗链球菌肺炎药物联合使用)或大环内酯类药物。

　　●<1%的肺脓肿病例抗生素治疗失败,此时需要手术切除。

抗生素治疗肺脓肿前后对比

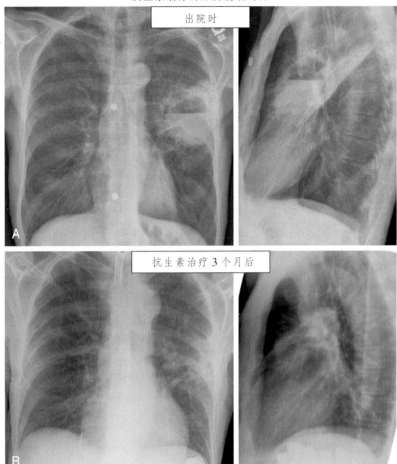

图 11.8 (A)出院时胸片示左肺上叶实变伴肺脓肿。(B)抗生素治疗 3 个月后气液平面/空腔消失,仍残存的高密度影可能代表胸膜瘢痕形成和尚未完全吸收的渗出。应持续胸部影像学随访直至病灶完全吸收。如果残留阴影长期存在,则应进行胸部 CT 检查进一步排除潜在肺癌可能。上述流程适用于所有类型肺炎。

脓胸和复杂性肺炎旁胸腔积液

- 脓胸和复杂性肺炎旁胸腔积液需要引流以达到胸膜腔内的无菌状态,需确保:
  - 患者发热消退。
  - 胸膜腔内环境稳定(积液不再进展,不会进一步引起肺萎陷和张力性气胸)。

- 促进康复,改善肺通气,避免感染控制后,肺组织出现严重陷闭。
- 急性感染征象:
  - 早期:胸痛(胸膜感染时出现)。
    - 白细胞计数正常或轻度升高。
  - 晚期:呼吸急促(完全肺不张)。
    - 常伴有纵隔移位和静脉回流受阻。
    - 白细胞计数可达到肺脓肿水平(即 20 000~30 000)。
- 初诊时如果肺炎旁胸腔积液的量很少,无法安全置管引流时,应密切监测(即 12~24 小时内复查胸部 X 线片)。
  - 如果为脓胸或者复杂性肺炎旁胸腔积液,其增长常会非常迅速(图 11.9)。
- 液气胸常见(图 11.10)。
  - 需要鉴别诊断的疾病包括支气管胸膜瘘(可见大量气体)和产气微生物(仅见少量气泡感染)。
- 推荐的置管引流方法是通过超声引导放置胸管(12~14F),即 Seldinger 技术。
  - 推荐的穿刺位置是"安全三角",即背阔肌和胸大肌之间的腋中线与乳头连线(第 5 肋间间隙)的交点。
  - 胸部 CT 扫描有助于明确复杂的胸膜解剖结构(如肺粘连)。
  - 定位困难的患者可能需要介入放射手段的辅助。
- 小口径胸管易被黏稠的纤维蛋白物质堵塞。
  - 当初始引流速度较慢时,应继续抽吸(假设置管后胸片未见液气胸;见第 17 章)。

脓胸发展过程:数小时内,从无法穿刺抽液的少量胸腔积液进展至中等量脓胸

入院胸片:左肺下叶肺炎和少量胸腔积液;超声检查:胸腔积液太少,无法进行穿刺抽液	次日早上,复查胸片示胸腔积液量明显增加。积液量已可引流

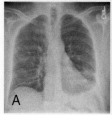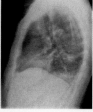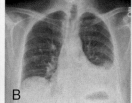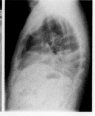

图 11.9 (A)入院胸片示患者左下叶肺炎和少量肺炎旁胸腔积液,超声检查提示有少量胸腔积液(胸腔积液量太少,无法引流)。(B)15 小时后,复查胸片示胸腔积液量明显增加,此时可行胸腔穿刺引流。

脓胸合并液气胸

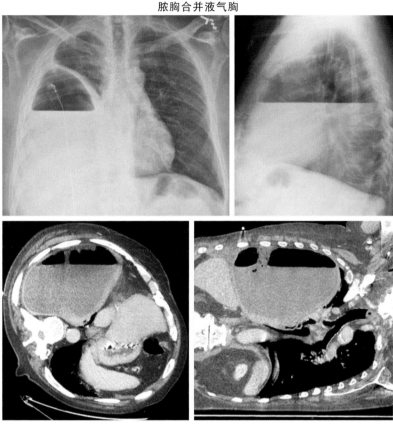

图 11.10　患者临床表现为呼吸急促,白细胞计数达 25 000,其后前位和侧位胸部 X 线片示大量液气胸。胸部 CT(和超声)显示位于"安全三角"的下边界附近可见肺组织粘连。胸腔置管时,如果撕裂扯破粘连肺组织,可能造成更大的支气管胸膜瘘。中间或者侧面可见肺不张,影像学呈现致密和带状实变区。

- 当引流液不再流出且引流管内的压力不变化时(即引流液柱未随呼吸循环压力变化波动),提示导管阻塞。
  - 通过三通阀门注入生理盐水冲出阻塞物质。
    - 首先,用生理盐水冲洗引流管部分(调节三通阀门使液体不能流入胸膜腔内)。
    - 然后,将注射器针头水平插入引流管尝试抽吸。
    - 最后,向胸腔内注入无菌生理盐水以通开堵塞孔道。
  - 引流管阻塞时应频繁地使用组织纤溶酶原激活剂(tPA)或生理盐水冲洗引流管。

- 当胸腔积液仍有残留但无法继续引流出液体时,间断应用 tPA 有助于改善引流管不畅。
  - 即使包裹性胸腔积液的位置距离留置的胸腔引流管较远(即胸腔积液位于肺尖部/引流管位于基底部)。
  - tPA 的推荐用法:
    - tPA 7~10mg(±DNase),停留×1 小时,一天两次,3 天。
  - 需要接受抗凝治疗的患者应谨慎使用 tPA,因为在该类型患者中 tPA 可能增加胸腔内出血的风险。
- 如果胸膜不能恢复到原有形态(即肺不能复张;见第 17 章),或者胸腔不能充分引流(体温始终不降),考虑尽早行电视辅助胸腔镜手术(VATS)。
- 应该积极使用覆盖口腔厌氧菌的抗生素治疗(一线药物为氨苄西林或者舒巴坦)。
  - 患者胸腔积液完全引流后(即胸腔引流拔管后),应继续序贯治疗,使用 14 天的抗生素。
  - 胸腔积液培养常为阴性。
    - 米勒链球菌是胸腔积液培养中最常见的微生物。
- 胸腔积液引流完全后,肺部常处于不同程度的陷闭状态,需要一定时间才能完全复张。
  - 出院时,患者肺功能仍处于持续降低状态是很常见的,因为感染的胸膜需要一定时间复张(图 11.11)。
- 如果患者最终肺组织未能成功复张,同时伴有限制性通气障碍的临床症状,可以考虑行胸膜剥脱术治疗。

问与答

1.问:如何确定伴有坏死的肺部肿块是肺脓肿而不是肺癌?

答:如果通过其进展方式不能判断良性和恶性,不能单纯依赖临床表现明确诊断。当应用抗生素治疗失败时应考虑采用侵入性措施,包括肺活检。

2.问:应用 tPA 和生理盐水冲管后,引流管仍不通畅,胸部 CT 示肺脏受压伴少量胸腔积液,应采取怎样的进一步诊疗措施?

答:上述情况下,通常应拔除引流管,密切观察和随访后前位、侧位胸片(2~3 天),监测是否再次出现胸腔积液。

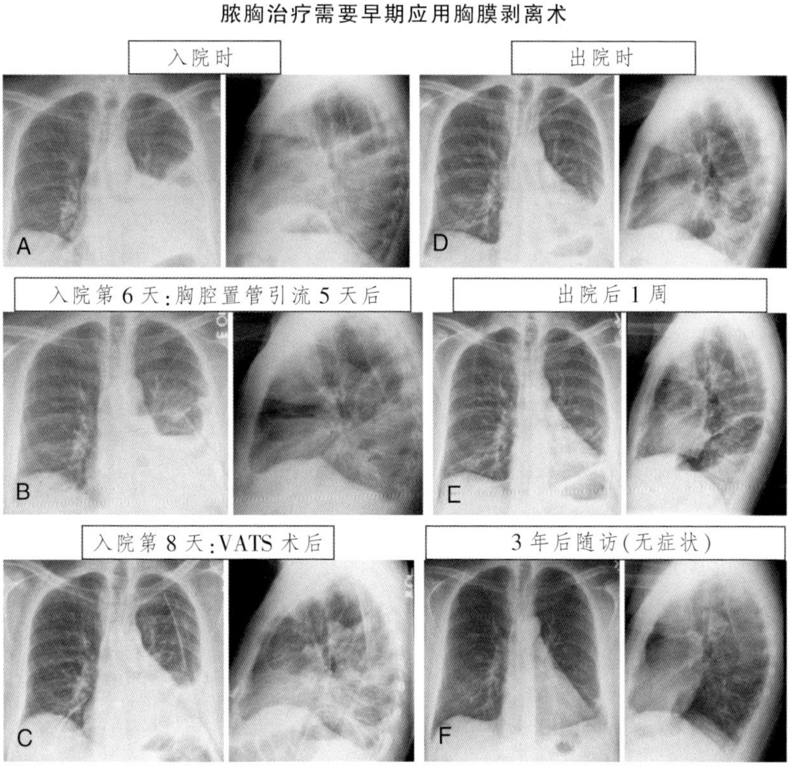

脓胸治疗需要早期应用胸膜剥离术

图 11.11　患者左侧脓胸,胸腔积液培养阴性,考虑继发于口腔厌氧菌感染,患者影像学变化如下:(A)左侧大量胸腔积液。(B)胸腔穿刺置管 5 天后,患者无好转,主要表现为影像学提示气液平面持续存在,没有气体经引流管排出(肺复张失败,即肺陷闭),且患者体温未退热,因此需要进一步行 VATS。(C)VATS 术后复查胸部 X 线片可见两个新的胸腔引流管(肺尖部和基底部)。肺复张较好(气液平面消失),但仍存在左肺下叶实变伴肺容积减小。患者体温恢复正常(D)患者出院时胸片示左肺下叶肺实变和肺容积减小仍存在,但较前改善。(E)出院一周后复查胸片。患者主诉仍有间歇性胸痛,但较前好转。(F)3 年后(患者已经无症状)胸片显示左下肺叶胸膜瘢痕形成,使左半侧膈肌隆起、抬高。

第 **12** 章

咳嗽

常见的认知误区

- 误认为可以采用与慢性干咳相同的方式评估及治疗伴有脓痰的慢性咳嗽。
- 对于亚急性和(或)慢性咳嗽患者没有及时进行胸部影像学检查。
- 在最大限度对症治疗之前,没有排查或错误地排除了上气道咳嗽综合征的诊断。
- 轻易将慢性咳嗽误诊为心因性咳嗽。
- 误认为支气管镜是慢性咳嗽重要的早期评估手段。

咳嗽反射弧

- 咳嗽是由分布于口咽部后壁、声带、气管和气道黏膜上的外周咳嗽感受器接受刺激后产生的。
- 外周咳嗽感受器可以被机械、高温、化学物质和 pH 值变化等因素激活,因此任何外源性的物质或液体均可能引发咳嗽。
- 神经冲动传至髓核,在此产生效应神经冲动,继而引发一系列神经肌肉传导,最终导致咳嗽。
  - 吸气,声门关闭,膈肌松弛,用力呼气肌收缩 (胸腔内压瞬间升高至 300mmHg),继而声门突然开启。
  - 如此高的跨肺压的暴发性释放形成了高速气流,从而可将外源性物质排出呼吸道。

无明显合并症的急性咳嗽(<3 周)(图 12.1)

- 多数由支气管炎引起(病毒性多于细菌性)。
  - 多可自限。
- 可能为干咳,也可伴咳脓痰。

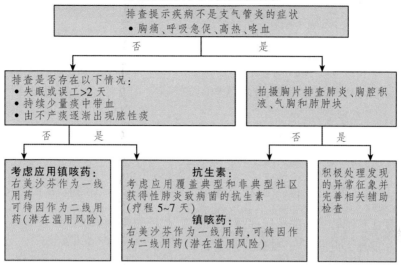

图 12.1　无基础肺部疾病和免疫抑制状况的急性咳嗽患者的诊疗流程图。多数的健康人出现急性咳嗽不需要使用抗生素。当出现提示早期肺炎的症状、持续性的睡眠紊乱和误工等情况时，需要考虑加用抗生素。

　　－咳脓痰通常见于细菌性支气管炎。

● 胸痛、呼吸急促、单纯咯血(非痰中带血)和(或)高热等症状不常见于支气管炎，此时应进行胸片检查，明确是否存在典型或不典型肺炎(如结核等)或其他疾病(如肺癌、胸腔积液、气胸等)。

　　－如果胸片正常且相关辅助检查未提示其他疾病可能，此时对这些患者可以给予抗生素治疗，因为肺炎初期可出现上述症状(即使胸片正常)。

● 咳嗽发病率高，可导致：

　　－睡眠紊乱。

　　－误工缺勤。

　　－持续少量痰中带血(源于上呼吸道或大气道黏膜炎症)。

　　－咳嗽后呕吐。

　　－大小便失禁。

　　－肋骨骨折。

　　－晕厥。

● 对于咳嗽已经影响生活的患者(绝大多数临床就诊者)，应给予镇咳治疗。

　　－由于有较高的安全性，右美沙芬为一线治疗方案。

－若右美沙芬治疗失败,可使用可待因,其镇咳效果更强。

- 对于出现急性咳嗽的健康人群,通常不应予抗生素治疗,除外以下情况:

　　－持续痰中带血。

　　－失眠或误工>2 天。

　　－数天内由干咳进展为咳嗽、咳脓痰(考虑存在病毒感染后继发细菌感染)。

- 一旦考虑应用抗生素,应覆盖典型和不典型社区获得性细菌病原体(如多西环素、阿奇霉素等)。

- 对于出现反复发生的咳嗽后呕吐的患者,应考虑百日咳感染,此时应考虑加用一个疗程大环内酯类抗生素。

存在基础肺疾病或免疫抑制状态患者的急性咳嗽(<3 周)(图 12.2)

- 存在基础肺疾病或免疫抑制状态患者,以下风险会增加:

　　－罹患由典型、非典型致病细菌和真菌导致的肺炎。

　　－无明显临床症状的肺炎(如干咳、体温正常)。

　　－由支气管炎进展为肺炎。

　　－由于肺功能和(或)免疫功能基础差,临床表现迅速恶化。

- 出现胸痛、呼吸急促、大量咯血和(或)高热等症状时,常提示并非支气管炎,此时应讲行胸部影像学检查排查典型或非典型肺炎(如结核)和(或)其他疾病(如肺癌、胸腔积液、气胸等)。

　　－如果影像学正常且相关辅助检查不支持其他疾病解释,考虑到早期肺炎的可能,此时可对这类患者使用抗生素治疗。

- 对于存在基础肺疾病或处于免疫抑制状态患者,出现咳嗽咳脓痰时应积极行痰培养,同时给予经验性抗生素治疗。

　　－在决定应用抗生素治疗后,不强制行 X 线检查。

　　－经验性抗生素方案应覆盖典型和非典型社区获得性致病菌(如呼吸道喹诺酮类或阿奇霉素)。

- 当患者因干咳造成持续痰中带血或失眠、误工>2 天时,也应考虑加用抗生素。

- 对出现剧烈咳嗽的患者应给予镇咳处理。

- 对于存在基础肺疾病或处于免疫抑制状态但不需要使用抗生素治疗的患者(例如,与病毒感染相关的短期干咳或咳嗽已缓解)应行胸片检查,以排除(无明显临床表现的)肺炎。

　　－该类患者如胸片无新发浸润影可予保守治疗(即,不需要应用抗生素)。

- 对于存在基础肺疾病或免疫抑制的患者,出现急性咳嗽后均应密切随访。

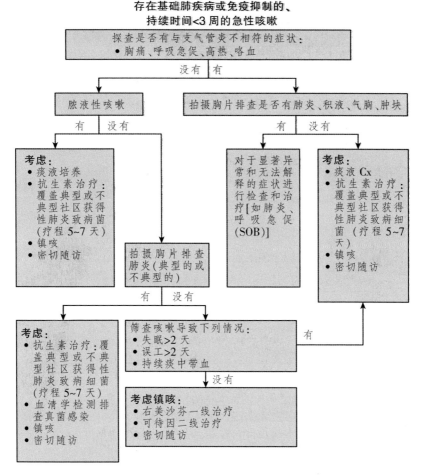

图 12.2 存在基础肺部疾病或免疫抑制状态患者出现急性咳嗽的诊疗流程。这些患者更加容易受到细菌感染,通常需要接受经验性抗生素治疗咳嗽咳脓痰。干咳通常见于上呼吸道病毒性综合征(或正逐渐好转的咳嗽),此时胸片通常未发现新发浸润影。

亚急性干咳(持续 3~8 周,无影像学异常)(图 12.3)

- 持续咳嗽>3 周应考虑行胸部 X 线检查。
  - 胸部 X 线片发现阴影,应进一步排查可能的非典型肺炎和与其临床表现相似的疾病(如肺癌、弥散性间质性肺疾病)。
- 对于存在免疫抑制状态或基础性肺部疾患的患者,出现亚急性干咳后应积极完善胸部平扫 CT,以排查非典型肺炎或弥漫性间质性肺病。
- 亚急性咳嗽通常为干咳(或偶尔出现白痰)。
- 多数由感染引起,发生在上呼吸道或下呼吸道感染之后。

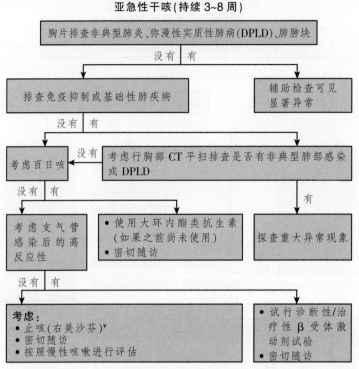

图 12.3 亚急性干咳(持续 3~8 周)的临床诊疗流程:首先行胸片检查排查非典型肺炎(如支原体、衣原体、真菌感染)和其类似疾病(如 DPLD、肺癌)。存在免疫抑制或基础肺疾病的个体可能需要行胸部 CT 平扫以排除肺实质微小病变。针对百日咳和(或)感染后气道高反应的经验性治疗同样是需要的。在排除百日咳和感染后气道高反应性的情况下,亚急性干咳应密切随访数周或按照慢性咳嗽进行评估。

    – 通常继发于病毒、支原体、衣原体或百日咳感染后。

• 亚急性咳嗽推荐应用一个疗程的大环内酯类抗生素 (尽管咳嗽>2 周通常不支持针对百日咳的治疗)。

• 应考虑以右美沙芬行镇咳治疗。

    – 由于可能导致药物成瘾和滥用,对于慢性或亚急性咳嗽不建议应用可待因镇咳。

• 可能代表了感染后气道高反应性(过去称为感染后反应性气道疾病):

    – 考虑行诊断性/治疗性 β-受体激动剂试验(起效比糖皮质激素快)。

• 亚急性咳嗽最终应可自限:

    – 使用该方案治疗后患者无改善时,应密切观察数周或考虑按照慢性咳嗽诊治(见下节)。

亚急性咳嗽咳脓痰(持续>3 周,无明显影像异常)(图 12.4)

- 咳嗽咳脓痰>3 周应行胸片检查。
  - 发现肺部阴影时应进一步完善辅助 CXR 检查,排查非典型肺炎和其类似疾患(如肺癌、DPLD)。

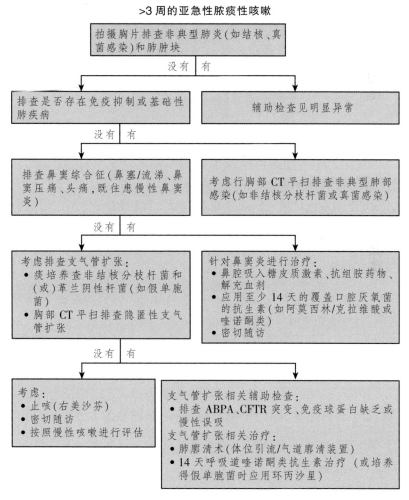

图 12.4 亚急性咳嗽咳脓痰(持续时间>3 周)临床诊疗流程:首先拍摄胸片排查非典型肺炎(如结核、真菌感染)和其类似疾病(如肺癌)。存在免疫抑制或基础肺疾病的患者特别需要行胸部 CT 平扫检查,以排除与非典型肺感染相关的微小肺实质病变。在无肺实质病变情况下,脓液通常由鼻窦产生(即鼻窦炎)。在排除鼻窦疾病、肺实质病变和(或)培养出病原菌(痰培养)等情况的前提下,亚急性咳嗽应密切观察数周或按照慢性咳嗽进行评估。

- 对于存在免疫抑制状态或基础肺部疾病的患者，应积极行胸部 CT 平扫，以排查与非典型肺炎或 DPLD 相关的微小病变。
- (无明显影像学异常情况下)分泌的脓液来源于以下之一：
  - 鼻窦(常见)，伴随急慢性鼻窦炎出现。
  - 下呼吸道支气管扩张(相对不太常见)。
- 对于存在鼻窦炎症状(鼻塞、流涕、鼻窦压痛、头痛等)和(或)咳嗽咳痰>3 周的慢性鼻窦炎病史的患者，应按急性或慢性鼻窦炎急性加重治疗。应用鼻腔吸入糖皮质激素、抗组胺药物、解充血剂，以及(至少)14~30 天覆盖口腔厌氧菌的抗生素(如阿莫西林/克拉维酸或喹诺酮类)。
  - 重症病例和(或)鼻窦存在解剖学异常的(如鼻中隔偏曲，鼻息肉)，可能需要应用 6 周抗生素。
- 咳嗽咳痰>3 周且无鼻窦疾病的患者，需进一步排查支气管扩张，相关辅助检查包括：
  - 痰培养查非结核分枝杆菌和革兰阴性杆菌。
  - 胸部 CT 平扫排查隐匿性支气管扩张，该情况常发生在非结核分枝杆菌感染；过敏性支气管肺曲霉感染(ABPA)；慢性误吸；或比较少见一些的情况，如，免疫球蛋白缺乏或囊性纤维化跨膜传导调节分子(CFTR)突变。
- 该诊疗过程中若发现支气管扩张，应进行：
  - 排查非结核性分枝杆菌感染、ABPA、慢性误吸、免疫球蛋白缺乏或 CFTR 突变。
  - 肺部廓清治疗(体位引流/气道廓清装置)和 14 天疗程的呼吸道喹诺酮类或阿莫西林/克拉维酸治疗。
    - 若培养得到的假单胞菌对环丙沙星敏感，可考虑加用该抗生素。
- 在排除鼻窦炎或支气管扩张前提下(即痰培养和胸部 CT 平扫均正常)，咳嗽咳痰>3 周应按照慢性咳嗽进行诊疗(见下节)。

慢性咳嗽(即：无影像学异常，干咳持续时间>8 周)(图 12.5)

- 筛查应用血管紧张素转换酶(ACE)抑制剂或患者为吸烟者的情况。
  - 血管紧张素转换酶抑制剂(ACEI)治疗。
    - 大约 15% 使用 ACEI 治疗患者出现刺激性咳嗽。
    - 通常出现在最初 6 个月以内(但也可能在应用数年后出现)。
    - 可能继发于缓激肽聚积(缓激肽同样被 ACE 降解)。
    - 因 ACEI 所致慢性干咳，应考虑更换为血管紧张素受体阻滞剂(ARB)。

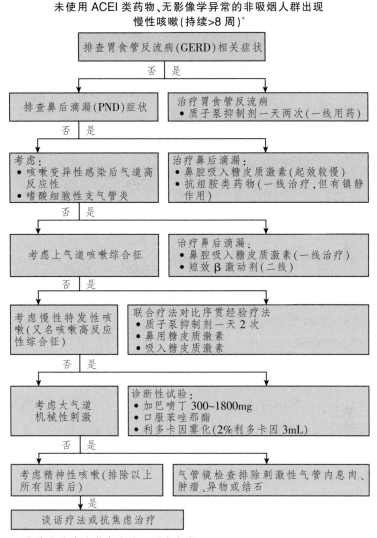

未使用 ACEI 类药物、无影像学异常的非吸烟人群出现
慢性咳嗽(持续>8 周)*

排查胃食管反流病(GERD)相关症状

否 是

排查鼻后滴漏(PND)症状

治疗胃食管反流病
• 质子泵抑制剂一天两次(一线用药)

否 是

考虑:
• 咳嗽变异性感染后气道高反应性
• 嗜酸细胞性支气管炎

治疗鼻后滴漏:
• 鼻腔吸入糖皮质激素(起效较慢)
• 抗组胺类药物(一线治疗,但有镇静作用)

否 是

考虑上气道咳嗽综合征

治疗鼻后滴漏:
• 鼻腔吸入糖皮质激素(一线治疗)
• 短效 β 激动剂(二线)

否 是

考虑慢性特发性咳嗽(又名咳嗽高反应性综合征)

联合疗法对比序贯经验疗法
• 质子泵抑制剂一天 2 次
• 鼻用糖皮质激素
• 吸入糖皮质激素

否 是

考虑大气道机械性刺激

诊断性试验:
• 加巴喷丁 300~1800mg
• 口服苯唑那酯
• 利多卡因雾化(2%利多卡因 3mL)

否 是

考虑精神性咳嗽(排除以上所有因素后)

气管镜检查排除刺激性气管内息肉、肿瘤、异物或结石

是

谈话疗法或抗焦虑治疗

* 胸片应该在咳嗽发生的 3 周内完成。

图 12.5 没有使用 ACEI 类药物,胸部影像学无明显异常的非吸烟患者出现慢性干咳(>8 周)的诊疗流程。绝大多数慢性咳嗽是由于胃食管反流病、鼻后滴漏综合征和咳嗽变异性感染气道高反应性,三者分别或者共同导致的,这种情况被称作上呼吸道咳嗽综合征(UACS)。UACS 的诊断依赖于治疗反应,在使用最大剂量同时处理这 3 种情况(2~3 个月)治疗完成前,不应该排除该诊断。

- 吸烟者。

  ○ 慢性咳嗽在吸烟人群中非常常见,但其中大多数没有寻求医疗帮助。

  ○ 这一患者群体特别担心肺癌发生。

○ 完善相关辅助检查,包括肺功能检查、拍摄胸片,对于达到异常指标的患者需考虑排查肺癌。

○ 肺功能显示阻塞性或混合性障碍时,按照 COPD 进行处理(即开始使用吸入类药物)。

○ 应该给予吸烟者多次的戒烟宣教,特别是在对可能存在的 COPD 或肺癌评估的时候(通常此时患者比较容易接受)。

• 超过 95% 的不伴有咳痰的慢性咳嗽(无影像学异常)是由于上气道咳嗽综合征引起,由以下一种或多种情况造成:

– PND。

– 咳嗽变异性感染后气道高反应。

– GERD。

• 通过病史或查体筛查 GERD 和(或)PND:

– GERD 相关的慢性咳嗽患者在每天两次的质子泵抑制剂治疗的基础上,应调整生活方式(包括减重、抬高床头、戒烟和饮食调整)。

– GERD 相关性咳嗽可能需要 8 周好转。

– PND 相关的慢性咳嗽患者应给予诊断性/治疗性鼻腔吸入糖皮质激素一天两次(一线)或一代抗组胺药物(二线):

○ 口服白三烯拮抗剂和鼻腔吸入色甘酸是三线治疗选择。

○ 咳嗽可能需要数周缓解。

• 在排除 GERD 或 PND 前提下,应考虑咳嗽变异性感染后气道高反应性和(或)嗜酸细胞性支气管炎。

– 通常继发于上呼吸道感染。

– 在特发性和(或)儿童期哮喘患者中更易发生。

– 应序贯或同步给予诊断性和治疗性的吸入性糖皮质激素(ICS)和短效 β 受体激动剂(SABA)处方(根据患者倾向进行权衡)。

○ ICS:因其对嗜酸细胞性支气管炎效果更好,通常作为一线治疗用药。

○ SABA:二线。

– 咳嗽可能在应用 SABA 后迅速好转(提示为咳嗽变异性感染后气道高反应性)或在应用 ICS 数周后好转(提示为嗜酸性粒细胞性支气管炎)。

• 当采用上述诊疗策略无效时,考虑针对上述三种情况同时用药(GERD、PND 和咳嗽变异性感染后气道高反应性)。

– 通常情况下,为缓解慢性咳嗽,须对此 3 种疾病均全力治疗。

• 当针对该 3 种疾病的联合治疗方案无效时,应考虑:

– 咳嗽高敏综合征(又名慢性特发性咳嗽):

○ 通常被认为是继发于黏膜刺激受体(及其耦联的离子通道)敏感性增高。

○ 无特殊治疗方法。

○ 可通过以下途径缓解症状:

▶ 口服苯唑那酯。

▶ 利多卡因雾化吸入(2%的利多卡因 3mL)。

▶ 加巴喷丁(300~1800mg/d)。

○ 气管内病变可导致大气道机械性刺激(如肿瘤、异物、支气管结石)。

▶ 通常通过 CT 可见(如能取得 CT 结果)。

▶ 行支气管镜检查评估。

• 排查其他所有可能后,考虑心因性咳嗽:

– 呈痉挛性咳嗽。

– 情绪应激为主要刺激因素。

– 谈话疗法和抗焦虑治疗等可能会有帮助。

问与答

1.问:患者诉咳嗽伴白痰,此时是否应按照咳嗽咳脓痰的诊疗路径进行评估?

答:多数情况下,咳嗽咳脓痰患者排出的痰液呈厚重黏稠、有颜色的状态。咳嗽伴白痰患者应按照干性咳嗽完善相关辅助检查并进行管理。

2.问:慢性咳嗽,在何种情况下考虑行支气管镜检查?

答:存在慢性咳嗽,胸部影像学正常,且针对 GERD、PND 和咳嗽变异性感染后气道高反应的联合疗法无效的患者,出现刺激性气道病变的可能性不大。但是对由误吸引起的,或是由大气道点灶状病变引起的咳嗽,支气管镜下观察有无异常/异物可进一步佐证临床诊断,同时也有助于后续咳嗽症状的缓解。

第 **13** 章

咳嗽性晕厥

常见的认知误区

• 误认为咳嗽性晕厥综合征是由咳嗽引起的迷走神经张力增高和心动过缓,进而导致循环低血压和晕厥(即咳嗽引起的血管迷走神经性晕厥)。

• 误认为咳嗽性晕厥是由用力咳嗽造成胸腔内压增高,继发性的静脉回流减少,进而导致循环低血压和晕厥。

咳嗽性晕厥

• 晕厥最常见的原因是一过性全身低血压相关的脑灌流不足。

• 用力咳嗽可通过以下两种方式导致一过性的循环低血压。

– 增加迷走神经张力进而导致症状性的心动过缓、低血压和晕厥症状(即咳嗽引起的血管迷走神经性晕厥)。

– 增加胸腔内压,进而导致静脉回心血量降低,反应性心动过速、低血压和晕厥。

○ 存在肺动脉高压和右心功能不全基础的患者更容易受前负荷突然减少的影响,因此更易出现此种病理生理过程。

• 咳嗽性晕厥(最初被认为是喉性眩晕综合征)是一种由于用力咳嗽而导致的与循环低血压无关的晕厥。

– 大约占全部晕厥病例的 2%。

• 经典分型和表现:

– 最常发生于腹型肥胖和患有 COPD 的矮壮体型男性(肌肉发达和体重超标)人群中。

– 最初表现为一阵剧烈咳嗽,数秒后出现一过性意识丧失。

– 此类晕厥通常没有体循环低血压[和(或)心动过缓]。

　　○ 通常,晕厥由用力咳嗽导致的肾上腺素性心动过速和高血压引起。

　　– 患者均回忆在失去意识前出现过咳嗽。

　　　　○ 此类患者通常之前有过类似发作和(或)数次的咳嗽后出现晕厥。

　　– 超过 50% 的患者在晕厥前有四肢震颤性或肢体节律性运动(经常被错误地认为是为癫痫发作)。

咳嗽相关晕厥的病理生理学

- 咳嗽会增加胸腔内压,进而增加中心静脉压,导致颅内静脉压力增高。
- 由于大脑位于颅骨内部,且被不能压缩的液体所包绕,故颅内静脉无法像体内其他组织一样通过扩张来吸收这种增高的压力。
- 因此,中心静脉压的突然升高会导致颅内压(ICP)的迅速增加。
- 当颅内压增高时,脑灌注压(CPP)降低,脑血流量(CBF)下降。
  - CPP= 平均动脉压(MAP)–ICP。
  - 对正常人体来说,脑血流量随着用力咳嗽减少,但不会降低为 0。
  - 对存在咳嗽性晕厥患者而言,用力咳嗽会造成一过性的脑血流中止。
    - 随着颅内压超过舒张压,颅内动脉在舒张期出现逆流。
      ▶ 颅内血流量下降至接近于 0,患者出现晕厥。
      ▶ 伴随晕厥,咳嗽终止,胸腔内压下降,中心静脉压下降,脑恢复血流灌注,患者神志恢复。

咳嗽性晕厥的鉴别诊断

- 由于咳嗽可通过其他途径造成晕厥,因此应按照晕厥的标准诊疗流程进行下一步诊疗。
  - 用力咳嗽减少了静脉回流,提示存在前负荷依赖的状态,包括:
    - 肺动脉高压和孤立性的右心功能不全(如急性和慢性静脉血栓栓塞症)。
    - 流出道阻塞[如,肥厚性梗阻型心肌病(HOCM)]。
    - 心包压塞。
  - 咳嗽可能导致心律失常:
    - 咳嗽(和主动镇咳动作)可能增加迷走神经张力,产生类似 Valsalva 动作的作用,进而导致心动过缓和(或)心脏传导阻滞。
    - 另外,咳嗽可能刺激肾上腺素大量分泌,进而导致心房快速性心律失常。

　　　　－咳嗽可能增加颅内压,提示:

　　　　　○颅内或脑干肿块导致颅内压基线增高。

　　　　　○颅内动脉显著狭窄(导致在颅内压增高情况下无法维持脑灌注压)。

　　•建议完善超声心动图、心脏监护、颅脑影像学检查和颈动脉及椎动脉多普勒检查。

咳嗽性晕厥的诊断

　　•诊断取决于明确咳嗽引起的意识丧失与循环低血压无关。

　　　　－剧烈咳嗽发作过程中,很难通过无创方式取得可信的血压测量数据。

　　　　－对于住院患者,可行有创性血压监测(如动脉导管)。

　　•通过对住院患者进行心电监护、院外患者进行 Holter 监测可诊断与咳嗽引起的心动过缓(及所致低血压)相关的血管迷走神经性晕厥。

　　•目前,经颅多普勒检查开展尚不广泛,因此,在咳嗽发作期间检测舒张期反流目前并不可行。

　　•脑电图可通过显示缺氧波形进而诊断脑供血不足(图 13.1)。

　　•排除低血压和心律失常及前文列出的各项原因,则满足咳嗽性晕厥诊断。

咳嗽性晕厥的治疗

　　•治疗的目标在于镇咳和行为改善。

　　•可以通过加强 COPD、过敏性鼻炎、胃食管反流、支气管扩张(适当情况下)等疾病的管理减少咳嗽:

　　　　－可以应用镇咳药:

　　　　　○鉴于其安全性,右美沙芬是一线治疗用药。

　　　　　○可待因药效更强,但由于其成瘾性只作为二线用药。

　　　　　○二者均有一定的镇静副作用。

　　•行为调整包括教会患者避免用力咳嗽。

　　　　－当为患者解释清楚该疾病后,患者多能找到适合自己的个体化方法,以避免咳到晕厥及避开引发咳嗽的诱因。

患者,男,77 岁,患有重度 COPD 和高血压,近两日咳嗽明显加重伴数次晕厥(>10 次),晕厥均发生在剧烈咳嗽后。意识丧失状态持续数秒随后恢复正常

- 体格检查可见擦伤痕迹,听诊散在哮鸣音,心脏区无明显杂音,四肢无水肿
- 胸片可见通气过度和膈肌低平
- 心电图可见肺性 P 波(右心房扩张)
- CT 动脉造影除外肺栓塞
- 超声心动图提示孤立性右心功能不全(即,肺心病)
- 在应用动脉导管对患者血压进行动态检测过程中,患者的意识丧失均出现在用力咳嗽时
- 晕厥前出现窦性心动过速和高血压,随后出现不同程度的抽搐、视物模糊: 提示可能为癫痫发作
- 发作过程中监视脑电图提示存在一过性缺氧(排除癫痫)
- 患者被诊断为咳嗽性晕厥
- 咳嗽增加了颅内压进而导致了脑灌注压和脑血流下降
- 用力咳嗽时的一过性脑血流中断造成了晕厥

咳嗽性昏厥

胸片

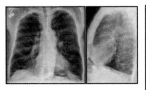

肺功能

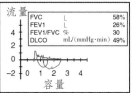

流量	FVC	L	58%
	FEV1	L	26%
	FEV1/FVC	%	30
	DLCO	mL/(mmHg·min)	49%

容量

CT 肺动脉造影(肺动脉为主)

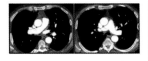

心电图

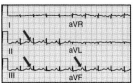

超声心动图

左心室大小正常。无左心室肥大
左心室收缩功能正常,无室壁运动功能异常
左心房大小正常
右心室轻度扩张。右心室运动功能下降
右心房轻度扩张
下腔静脉大小正常。在呼吸运动中下腔静脉直径变化>50%。三尖瓣返流程度不确定。肺动脉高压程度不确定

神经科会诊

咳嗽晕厥发作过程中,脑电图强烈提示低氧。此种阵发性癫痫样发作很可能是由于颅内压增高后脑缺氧所致

图 13.1 1 例 COPD 患者出现咳嗽加重和咳嗽性晕厥的简要病史。基于其重度 COPD 病史,超声心动图显示右心系统压力负荷增高,提示患者有肺心病(单纯性右心室功能不全)。非常典型的,该患者的肺功能检测示 DLCO 降低至预计值 50% 以下(即>50%的循环系统功能丧失),进而造成静息状态下肺动脉高压。同时其心电图呈现了反映右心房扩张的典型肺性 P 波(Ⅱ、Ⅲ、aVF 导联 p 波高尖)。因此,该患者咳嗽首先表现为胸膜腔内压增加进而影响了静脉回流,加重了其业已存在的右心功能不全后的前负荷依赖的生理状态。由于患者长期患有肺部疾病,但临床表现为急性特征,因此完善了肺栓塞的排查。随后患者进入 ICU 接受进一步治疗,在卧床期间再次出现数次晕厥事件,晕厥全部发生在咳嗽时,且不伴有低血压和心动过缓(尽可能在失去意识时进行无创性血压监测获得数据)。基于此,进一步通过置入动脉导管进行有创性血压监测并发现在意识丧失当时出现了轻度血压升高,这提示更可能是痉挛发作而不是晕厥。进一步行脑电图检查,发现在没有循环低血压或动脉性缺氧情况下出现了脑缺氧,因此只能用咳嗽引起的孤立性脑灌注不足来解释(即咳嗽性晕厥)。通过治疗 COPD 急性加重、过敏性鼻炎和镇咳,患者的咳嗽性晕厥得以痊愈。

问与答

1.问：我有一名患者因咳嗽性晕厥置入了心脏起搏器，这样做是否存在问题？

答：患者要么存在咳嗽引起的血管迷走神经性晕厥，要么就是起搏器的置入适应证把握不当。许多咳嗽性晕厥的患者，都因被误诊为心动过缓导致的晕厥而植入了心脏起搏器。

第 **14** 章

结节病

常见的认知误区

- 误认为结节病的分期反映病程进展（Ⅰ期,病程早期;Ⅳ期,病程晚期）。
- 误认为肺结节病是一类对类固醇治疗敏感的疾病。
- 误认为多数患者的结节病病程进展缓慢。

结节病的病理生理表现

- 结节病是一种特发性的全身性疾病,易感人群接触到(通常为吸入)环境中的各种抗原(例如,分枝杆菌、植物花粉、霉菌及无机颗粒),从而形成以肉芽肿为主的病理改变。
- 患者的症状往往与继发于肉芽肿积聚的器官功能障碍相关,肉芽肿可侵犯正常结构(如气道),释放细胞因子(如 TNF-α),以及干扰维生素 D 代谢。
- 部分有机物无法被吸收,最终被包绕/囊括而形成肉芽肿:
  - 抗原递呈细胞可诱导一类 CD4 阳性 T 细胞寡克隆增生。
  - 活化的 CD4 阳性 T 细胞可分泌 IL-2、干扰素-γ、TNF-α,刺激巨噬细胞分化为上皮样细胞。
    - 上皮样细胞获得分泌性抗菌活力(分泌功能取代其吞噬功能)。
  - 上皮样细胞融合形成多核巨细胞。
  - 肉芽肿可将维生素 D 转换为活化形式,导致高钙尿症,偶尔引起高钙血症。
- 结节病的流行病学:
  - 高发于年轻人群(多见于 20~40 岁)。
  - 女性多于男性。
  - 在美国,非裔的发病率为高加索人的 3 倍。

　　　　○ 发病年龄较大(多见于 40~50 岁)。

　　　　○ 预后更差。

　　 - 社会经济地位较低者的结节病往往更严重。

　　 - 家庭成员/兄弟姐妹患病会提高个体患病风险。

　　 - 器官受累模式(例如,眼、肝),具有家族特征性。

- 病程:

　　 - 50%患者在确诊 3 年内病情缓解,66%患者在确诊 10 年内病情缓解。

　　 - 病情缓解 1 年后,极少出现复发(复发率<5%)。

　　 - 33%患者病情迁延,伴脏器损伤。

　　 - 死亡率<5%,死亡事件往往与肺纤维化相关,伴心脏及神经系统受累。

　　 - Ⅱ、Ⅲ期患者中,20%~25%发生肺纤维化。

　　　　○ 肉芽肿吸收的情况下,仍可出现纤维化。

　　 - 结节病的分期并不代表病程进展,仅代表疾病的不同表现形式。

　　 - 患者往往在整个病程中保持同一分期。

　　　　○ 但是,偶有患者由Ⅱ期转为Ⅲ期。

- 诊断:

　　 - 结节病为一种排除性诊断,因为淋巴结肿大、结节及肉芽肿常继发于感染、炎症及恶性疾病。

　　 - 需要临床影像学支持,且活检组织病理提示为包绕良好的非干酪性肉芽肿(抗酸杆菌、真菌及异物染色和培养结果阴性)。

　　　　○ 表现为急性起病的结节病可不做活检 (例如,Löfgren 综合征及 Heerfordt 综合征)。

　　 - 应该从最简单的活检目标开始检查(例如,皮肤、显著的外周淋巴结)。

　　 - 往往需要行支气管镜检查:

　　　　○ 可对胸腔淋巴结进行 EBUS–TBNA,如果针吸样本无法诊断或无法进行快速现场评估(ROSE),则进行经支气管组织活检。

　　　　○ 该方法对于排除其他类型疾病(例如,恶性肿瘤)及做出诊断(诊断率 >90%)均具有高度的敏感性和特异性。

　　 - 在无显著淋巴结增大的情况下(Ⅲ期),行经支气管随机活检(8 处取材,多叶段、同侧)也有高诊断率(约为 85%)。

　　 - 肉芽肿可产生血管紧张素转换酶(ACE),60%结节病患者有 ACE 升高。

　　　　○ 诊断效用有限,阳性和阴性预测值分别为 84%和 74%。

结节病的临床表现(急性、Ⅰ~Ⅲ期、Ⅳ期及特殊类型)

- 急性结节病(如 Löfgren 综合征及 Heerfordt 综合征)约占 20%(图 14.1)。
  - 均有双侧肺门淋巴结肿大、发热及肺外表现。
    - Löfgren 综合征。
      - ▶ 双侧、对称性踝关节炎或膝关节炎。
        - ◇ 持续数周,使用非甾体抗炎药(NSAID)缓解疼痛。
        - ◇ 常见于男性。
      - ▶ 结节性红斑。
        - ◇ 更常见于女性。
        - ◇ 发生于大约 10% 的急性结节病。
        - ◇ 下肢(小腿)出现非特异性疼痛性结节。
          - □ 由非特异性隔膜脂膜炎引起,活检对于结节病诊断无效。
        - ◇ 持续数周,使用 NSAID 后疼痛缓解。

急性结节病的临床表现
(双侧肺门淋巴结肿大、发热、肺外表现)

Löfgren 综合征:
- 男性为主的对称性膝/踝关节炎,和(或):
- 女性为主的结节性红斑

评估与治疗:
- 无须活检
- 无一线治疗
- 使用 NSAID 治疗关节炎(数周缓解)
  90% 患者的肿大淋巴结可于 2 年内消退

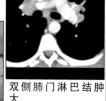

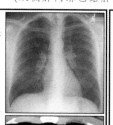

双侧肺门淋巴结肿大

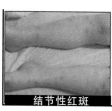

结节性红斑

Heerfordt 综合征
(眼色素层腮腺炎):
- 眼色素层炎
- 腮腺、泪腺及颌下腺肿大
- 单侧面神经麻痹

评估与治疗
- 镓扫描呈"λ-熊猫征"
- 泪腺活检(不同于经验性治疗)
- 建议使用泼尼松治疗

右侧面神经麻痹

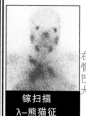

腮腺
右侧气管旁淋巴结

镓扫描
λ-熊猫征

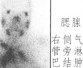

鼻咽部 正常摄取
泪腺
颌下腺
左侧肺门淋巴
右侧肺门及隆突下淋巴结肿大

图 14.1 两种最常见的急性结节病临床表现 (Löfgren 综合征及 Heerfordt 综合征) 的影像学资料。两者都伴随肺门淋巴结肿大及发热。Löfgren 综合征以膝关节/踝关节炎和(或)结节性红斑等肺外表现为特征。由于伴随第Ⅶ对脑神经(面神经)受累,Heerfordt 综合征通常更为严重,因此建议使用泼尼松。虽然眼色素层炎、腮腺炎的临床症状结合"λ-熊猫征"的影像学表现具有敏感性和特异性,但泪腺活检不失为诊断 Heerfordt 综合征的低损伤性、高诊断率的检查手段。

　　　　　◦ 90%患者的肿大淋巴结(2 年内)可自行消退。

　　　　　◦ 无须活检或治疗。

　　　　－ Heerfordt 综合征(又称,眼色素层腮腺炎)。

　　　　　◦ 眼色素层炎及腮腺肿大。

　　　　　◦ 单侧面神经麻痹。

　　　　　◦ 经泪腺活检或放射性核素镓扫描呈"λ-熊猫征"。

　　　　　　▸ 泪腺、腮腺、颌下腺及胸腔淋巴结表现为特征性、对称性摄取。

　　　　　◦ 泼尼松治疗。

　　• Ⅰ期结节病的临床表现:胸部 CT 平扫可见肺门及纵隔淋巴结肿大,不伴肺实质受累(图 14.2)。

　　　　－ 多数病例是由于其他原因(如术前)行胸部 X 线检查时被偶然发现的。

　　　　－ 可伴随轻度肺部症状(例如,干咳、呼吸困难、胸痛/胸闷、喘息)。

　　　　－ 全身症状(例如,疲劳、盗汗及体重下降)较为少见。

　　　　－ Ⅰ期结节病的鉴别诊断与孤立性肺门及纵隔淋巴结肿大的鉴别诊断相同:

　　　　　◦ 原发性结核(TB)、地方性真菌感染、淋巴瘤、小细胞肺癌和转移性腺

Ⅰ期结节病胸部影像学表现

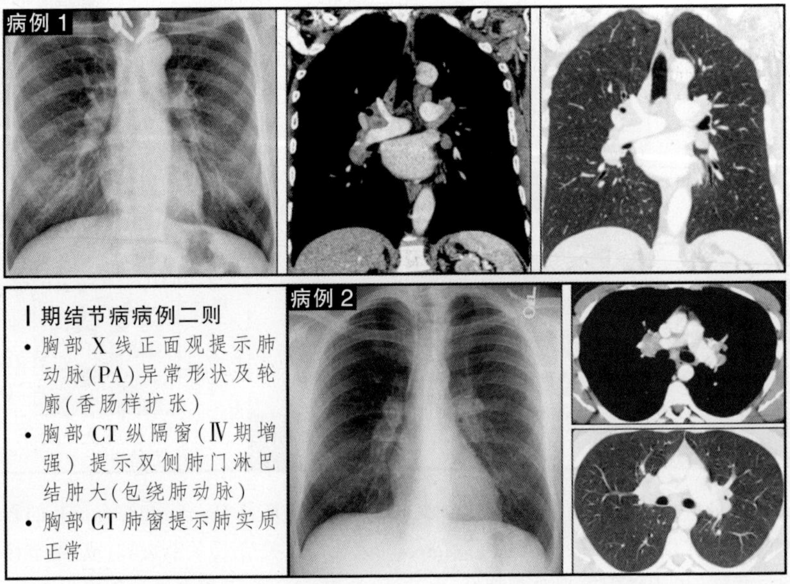

病例 1

Ⅰ期结节病病例二则
- 胸部 X 线正面观提示肺动脉(PA)异常形状及轮廓(香肠样扩张)
- 胸部 CT 纵隔窗(Ⅳ期增强)提示双侧肺门淋巴结肿大(包绕肺动脉)
- 胸部 CT 肺窗提示肺实质正常

病例 2

图 14.2　两例Ⅰ期结节病患者的影像学资料(仅肺门及纵隔淋巴结肿大)。X 线正面观可见肺动脉轮廓异常,实为肺门淋巴结肿大。胸部 CT 肺窗未见显著肺实质受累。

癌(例如,乳腺癌、结肠癌)。

- 评估(图 14.3)。

  ○ 免疫检查:

    ▶ 定量检查。

      ◇ 定量检测阳性提示痰样本含结核性分枝杆菌(MTB)。

    ▶ 对流行地区或有暴露史的患者进行球孢子菌的补体固定试验及血清隐球菌抗原(CrAg)检查(对活动期疾病有敏感性及特异性)。

      ◇ 补体固定试验呈阳性滴度(可能需要 6 周才能发生)提示疾病处于活动期,需要治疗干预。

        □ 由于隐球菌泄露会对实验室工作人员产生危害(且可凭血清学建立诊断),不应尝试活检或处理含有隐球菌的组织标本。

| 期结节病临床表现

肺门及纵隔淋巴结肿大(胸部 CT 未提示肺实质病变)

±咳嗽、胸痛/胸闷、喘息和(或)全身症状(乏力、盗汗及体重下降)

鉴别诊断(感染性对比恶性)

感染:原发性结核或地方性真菌病(组织胞浆菌病、芽生菌病、球孢子菌病)

恶性:淋巴瘤、小细胞肺癌、转移性腺瘤(例如,胃肠道或乳腺)

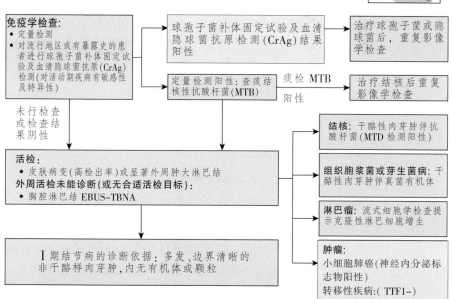

图 14.3 上图概括了对可疑 I 期结节病的诊断流程。主要通过排除感染因素及恶性疾病引起的肺门及纵隔淋巴结肿大。需对结核、球孢子菌病和隐球菌病进行免疫学筛查。通过淋巴结针吸活检或组织活检可排除其他病变。

　　□若高危人群(例如,年轻、无癌症风险因素)出现显著的外周嗜酸性粒细胞增多或胸腔积液,高度提示患隐球菌的可能性,应在4~6周后复查补体固定试验,之后再考虑是否行淋巴结活检。

▸活动性结核病或球孢子菌病检查结果阴性,则需进行组织取样/活检:

◇应对任何新发的或结节性皮肤病变进行活检(除外结节性红斑)。

◇外周淋巴结肿大对诊断意义较小(除非有明显病变)。

◇若无显著的皮肤或外周病变,或活检结果阴性,则有纵隔/肺门淋巴结活检指征。

　　□诊断率最高的方法是通过EBUS-TBNA对胸腔淋巴结进行活检,并通过流式细胞学检查排除淋巴瘤。

　　□如果细胞学活检标本未能明确诊断(或无法即时诊断),则需进行支气管内和经支气管组织活检(即使无肉眼可见病变)。

• Ⅱ期结节病的临床表现:胸部CT提示肺门及纵隔淋巴结肿大伴随肺实质受累(呈网织结节样或DLPD样)。

– 往往有症状(例如,干咳、呼吸困难、胸痛/胸闷、喘息及全身性症状)。

– 基于胸部CT上的肺实质性病变表现,进行鉴别诊断:

◦结节/网状结节(TB、NTM、地方性真菌感染、转移瘤、肿瘤经淋巴管播散、尘肺)(图14.4)。

◦其他呈弥漫性实质性肺病表现的有:普通型间质性肺炎(UIP)、非特异性间质性肺炎(NSIP)、隐源机化性肺炎(COP)、超敏反应、慢性嗜酸性粒细胞肺炎(CEP)(图14.5)。

– 评估(图14.6):

◦经定量检测或痰检、补体固定实验及血清抗原检查分别排除活动性结核及球孢子菌/隐球菌。

◦排除结核及球孢子菌/隐球菌后,应进行活检。

▸应对新发的斑块或结节性皮肤病变进行活检。

▸如果没有可供活检的皮肤或外周病变, 或活检未能确诊, 则应行EBUS-TBNA对胸腔淋巴结进行活检。

▸如果淋巴结针吸活检不足以明确诊断或无法进行快速现场细胞学评估,应考虑进行支气管腔内及经支气管组织学活检(对结节病的诊断率高)。

▸如果EBUS-TBNA和支气管镜下经支气管壁组织学活检未能确立诊断,那么罹患恶性肿瘤及结节病的概率较小,更可能为DPLD。

▸可以考虑行VATS肺活检(以明确诊断)或采用经验性类固醇治疗(针对类固醇敏感型DPLD)。

Ⅱ期结节病的胸部影像学表现:结节样改变

- 胸部 X 线片正面观提示肺动脉(PA)形状及轮廓异常伴随肺实质弥漫性网状结节
- 胸部 CT 纵隔窗(Ⅳ期增强)提示双侧肺门及隆突下淋巴结肿大(包绕肺动脉)
- 胸部 CT 肺窗提示多发肺结节(3mm~1cm),沿支气管血管束及外周淋巴管分布,伴叶间裂及小叶间隔增厚

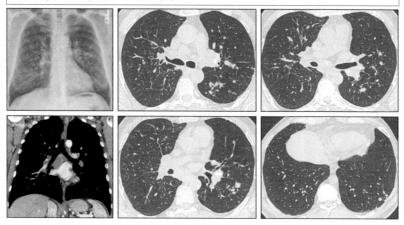

图 14.4　Ⅱ期结节病患者典型的肺部结节样表现。

- Ⅲ期结节病的临床表现:CT 呈结节或网状结节样改变,不伴有胸腔淋巴结肿大,且有临床证据提示结节病(例如,高危人群/有家族史、肺功能检查呈阻塞-限制混合型通气功能障碍)。

　　- 由于Ⅲ期结节病较少出现明显的淋巴结肿大,所以主要对患者的 DPLD 样改变进行评估。

　　- 若患者胸部 CT 扫描可见结节状改变,且为高危人群(如 45 岁非裔美籍女性,有两位直系兄弟/姐妹患病)或肺功能检查提示阻塞-限制混合型通气功能障碍,需要考虑结节病诊断。

　　- 鉴别诊断与结节样改变的 DPLD 相同(例如,TB、NTM、地方性真菌性感染、恶性转移瘤、肿瘤经淋巴管播散、尘肺)。

　　- 评估(图 14.7):

　　　○ 经定量检测或痰检、补体固定试验及血清抗原检查排除活动性结核及球孢子菌/隐球菌感染。

　　　○ 对新发的结节状皮肤病变进行活检。

　　　○ 如果高度怀疑结节病,且患者有其他无法解释的症状(例如,骨痛),考虑行 PET-CT 扫描以定位其他便于活检的外周病灶(图 14.8)。

Ⅱ期结节病胸部影像学表现:DPLD 样改变

- 胸部 X 线正面观提示纵隔增宽伴 DPLD 样改变，包括多发磨玻璃影（GGO）、网格影及高密度影
- 胸部 CT 检查纵隔窗（Ⅳ期增强）提示双侧气管旁、（并不显著但存在的）肺门及隆突下淋巴结
- 增大（红色圆圈所示）
- 胸部 CT 检查肺窗提示肺上叶网状结节样改变伴 GGO，肺中下叶 GGO、胸膜增厚及外周高密度影（伴多发弥漫小结节）

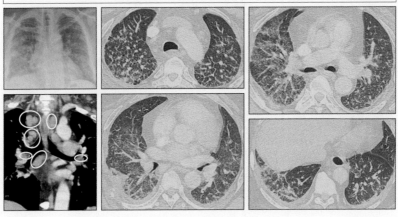

图 14.5　Ⅱ期结节病患者典型的 DPLD 样表现。

○ 如无合适的外周活检病灶或对该病灶活检未能确立诊断,可考虑行支气管内及经支气管多处活检(支气管肺泡灌洗液同时送检抗酸涂片及结核培养)。

○ 如支气管镜检查无法确诊或气管镜检查前认定罹患结节病的可能性低,可考虑行 VATS。

- Ⅳ期结节病的临床表现:患者既往活检确诊结节病或既往高度疑似活动性结节病(虽未明确诊断),且出现双侧肺门周围纤维化伴牵拉性支气管扩张及弥漫性纤维条索影(图 14.9)。

- 患者主诉有活动受限及活动性支气管扩张症状(而非活动性肉芽肿性炎相关症状)。

- Ⅳ期结节病,病程已由肉芽肿性炎转为纤维化,导致牵拉性支气管扩张及限制性通气功能障碍,从而引起活动受限。

- 患者出现活动性支气管扩张症状(例如,慢性脓痰、反复感染以及咯血)。

- 如患者有 DPLD 表现且既往活检确诊结节病,或影像学非常支持结节病诊断[例如,双侧肺门周围纤维化伴牵拉性支扩及弥漫性纤维条索影(纤维条带沿支气管血管束分布)],应考虑诊断Ⅳ期结节病。

- Ⅳ期结节病无须特殊检查手段。

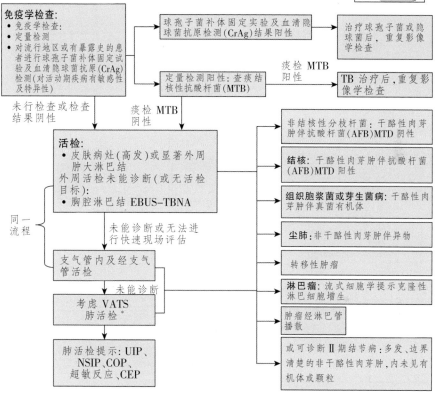

Ⅱ期结节病临床表现
淋巴结肿大(肺门及纵隔)±咳嗽、胸痛/胸闷、喘息以及全身性症状
和
实质性浸润

鉴别诊断(基于 DPLD 的 CT 流程):结节或网状结节:结核、NTM、地方性真菌感染、恶性转移瘤、肿瘤沿淋巴管播散、尘肺可能表现为胸膜淋巴结肿大其他 DPLD:UIP、NSIP、COP、超敏反应、CEP 等

* 为诊断 DPLD 而进行 VATS 的决策必须单独裁定(详见第 19 章)。

图 14.6 上图概括了对可疑Ⅱ期结节病患者的诊断流程。评估始于排除感染因素和(或)恶性疾病引起的多发肺结节[和(或)DPLD]及肺门、纵隔淋巴结肿大。结核、球孢子菌病和隐球菌病可进行免疫筛查。其余致病因素可基于淋巴结针吸活检或肺组织活检结果进行排除。如针吸及活检未能明确诊断,则肉芽肿性疾病和(或)恶性疾病的可能性显著下降,应重点排查 DPLD(详见第 19 章)。

- 需要与其他会导致支气管扩张的疾病[如,NTM、吸入性肺炎、既往地方性真菌感染、慢性纤维化性曲霉菌病、圆形肺不张(常见于石棉暴露后)及 COP]进行鉴别诊断。

- PFT 通常提示限制性(而非混合性)通气功能障碍。

Ⅲ期结节病的临床表现

CT 上可见结节或网状结节,不伴有胸腔淋巴结大
±咳嗽、胸痛/胸闷、喘息、全身性症状
CT 示结节样改变,且患者有高危因素或肺功能异常,考虑结节病诊断
鉴别诊断 TB、NTM、地方性真菌感染、恶性转移瘤、肺瘤淋巴管播散、
尘肺

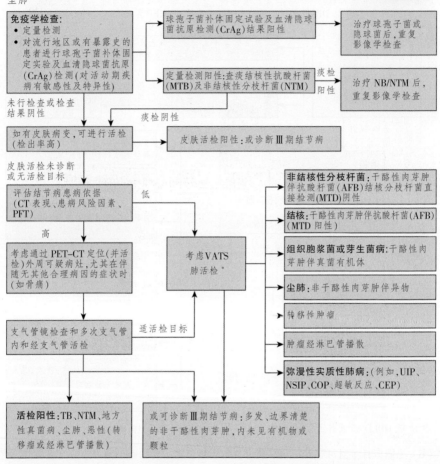

* 应根据每个患者的不同情况裁定是否进行外科胸腔镜检查(详见第 19 章)。

图 14.7 上图概括了对疑似Ⅲ期结节病的患者的诊断流程。应首先排除感染性和(或)恶性原因所导致的多发性肺结节和(或)DPLD(如 NTM 感染)。切记对结核(TB)、球孢子菌、隐球菌等进行免疫学筛查,肺组织活检可排除其他病因。若高度怀疑结节病或其他经支气管活检有高检出率的疾病(例如,TB、NTM、地方性真菌、尘肺、恶性转移瘤、肿瘤经淋巴管播散),可考虑行经支气管随机活检。如肉芽肿性疾病可能性小,则重点排查 DPLD(详见第 19 章)。

- 即使肉芽肿性炎吸收,但纤维化仍然进展的高危因素:
  ○ 非裔美国人。

II 期结节病的胸部 CT 表现及全身 FDG-PET 成像：
结节样改变,伴有弥漫性骨质受累

- 结节病患者伴弥漫性骨痛
- 胸部 CT 提示多发性结节沿支气管血管和淋巴管周围分布(近叶间裂及胸膜)
- 胸部 CT 纵隔窗(IV 期增强)提示双侧肺门及隆突下淋巴结增大
- 全身 FDG-PET 扫描可见明显高代谢区域：纵隔淋巴结肿大、肝脏与脾脏结节以及弥漫性脊柱及双侧股骨受累(形似转移性疾病)

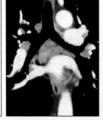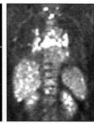
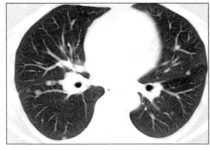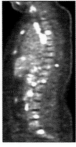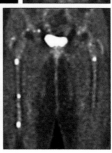

图 14.8　II 期结节病患者的胸部 CT 扫描及全身 FDG-PET 影像；1 例女性患者主诉有弥漫性脊柱及下肢骨痛,PET 提示该患者有弥漫性骨质(及肝脏、胰脏)受累。

　　　　◦ 男性。
　　　　◦ 起病年龄>50 岁。
　　　　◦ 社会经济地位较低。
- 特殊、少见类型结节病的临床表现：
　　- 结节病可累及任何器官(例如,肉芽肿相关间质性肾炎可导致肾衰竭)。
　　- 此外,发生于不同部位的肉芽肿会引起多种不同类型的疾病,如胰腺炎、局灶性神经功能障碍/多发的单神经炎等。
　　- 大约 13%伴神经性结节病的患者有孤立性 CNS 病变,与颅内肿瘤临床表现相仿。
　　- 这些病例最终都需要活检确诊。

结节病确诊后的评估及治疗(表 14.1)

- 结节病是一种系统性疾病,初始检查所能看到的异常可能仅为疾病的“冰山一角”。
　　- 因此,有必要对各系统行全面检查以及体格检查。
- 所有诊断为结节病的患者,需进行：

IV期结节病临床表现

双侧肺门周围纤维化伴牵拉性支气管扩张和弥漫性纤维化条索影,且既往活检确诊结节病或易感患者既往有疑似活动性结节病病史

鉴别诊断:如,NTM、吸入性肺炎、既往地方性真菌感染、慢性纤维化性曲霉菌病、圆形肺不张、COP

IV期结节病
- 非进展性(burned out)纤维化疾病
- 活检不再提示肉芽肿(仅提示纤维化)
- 胸腔淋巴结大小正常(可能钙化)
- 结节病向纤维化进展的高危因素:
非裔美国人,男,起病年龄大于50岁,社会经济地位较低
- 鉴别诊断:NTM、吸入性肺炎、既往地方性真菌感染、慢性纤维化性曲霉菌病、圆形肺不张COP
- 表现为活动受限及有伴随症状的支气管扩张征(如反复性痰液产生、肺部感染及咯血)
- 肺功能检查提示限制性通气障碍(后常转为阻塞-限制混合性通气功能障碍)

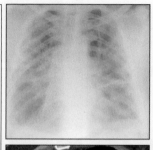
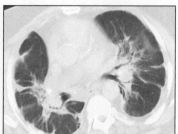
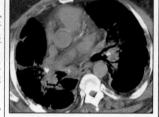
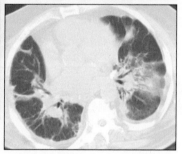

图 14.9 IV期结节病包括肺纤维化(非进展性)的征象,且有牵拉性支气管扩张和线性瘢痕形成等独特生理表现。往往对既往活检确诊结节病的患者才做出IV期结节病诊断。针对既往有相应病史、且其肺纤维化无其他合理解释的患者,可考虑诊断IV期结节病。鉴别诊断主要包括其他导致沿支气管血管结构形成牵拉性支气管扩张和纤维化的疾病(如,NTM、误吸、既往地方性真菌感染、慢性纤维化性曲霉病、圆形肺不张)。胸片正面视图可见双侧多发线性瘢痕及膈肌隆起。胸部 CT 纵隔窗示双侧肺门淋巴结微小(非病理性)钙化。

  - 眼科检查,裂隙灯及眼底镜检查以排除眼部受累(非常普遍)。
  - 心电图检查(ECG),以排除心脏传导功能障碍(例如,心脏传导阻滞)。
  - 血清钙检查。
- 应重点关注心脏病变(例如,心功能衰竭、心动过速、晕厥)。
  - 常规检查 ECG 和心脏 MRI(因为心脏结节病可引起猝死)。
    ○ 心脏结节病通常通过 MRI 诊断,而非活检(活检为高风险、低检出率)。
    ○ 若 MRI 提示结节病心肌广泛受累或患者已出现晕厥,应考虑行电生理检查排查室性心动过速。
- 如伴有骨痛、肌肉骨骼症状,或其他无合理病因的症状,应行 PET 扫描。
- 如有神经系统症状可行 MRI 检查。

表 14.1　各器官的症状、评估及治疗

各器官系统的症状 表现	各器官系统的评估(按发 生率由高到低排列)	各器官系统的治疗
眼部 • 眼部疼痛及不适 • 视力下降	裂隙灯和(或)眼底检查异常大约 　80% • 前葡萄膜炎(65%) • 后葡萄膜炎(30%) • 视神经炎(5%)	前葡萄膜炎 • 局部用皮质类固醇 后葡萄膜炎/视神经炎 • 泼尼松每天 20~40mg
肺 • 劳力性呼吸困难 • 咳嗽、喘息及胸闷	PFT 异常大约 65% • 限制型 • 阻塞-限制混合型	症状较轻或 PFT 异常 • 吸入糖皮质激素 中等-严重症状或 PFT 异 常 • 泼尼松每天 20~40mg
钙稳态 • 疲劳 • 肾结石(~10%)	尿钙异常升高大约 40%; 血清钙约为 10% • 高尿钙伴肾结石 • 高血钙	高血钙或高尿钙伴肾结 石 • 羟氯喹每天 400mg • 泼尼松每天 20~40mg
皮肤 • 面部、颈后部、背上部、 　四肢、躯干的显著美学 　损伤	皮肤检查异常 斑疹、丘疹,以及单个或成片的红 斑狼疮性疹 • 硬结、块状的面部病变(鼻、面 颊、唇和耳),伴肉芽肿侵袭软 骨和骨	美学影响较大的斑块和 结节 • 泼尼松每天 20~40mg • 羟氯喹每天 400mg 红斑狼疮 • 泼尼松每天 20~40mg • 羟氯喹每天 400mg • 沙利度胺每天100~150mg • 甲氨蝶呤每周 10~15mg
中枢神经系统 • 脑神经麻痹 • 头痛 • 共济失调 • 认知功能障碍 • 癫痫发作 • 局灶性神经功能缺损	神经系统/脑 神经检查异常±MRI 扫描 和(或)腰椎穿刺约为 10% • CSF 示免疫球蛋白寡克隆带 (似 MS)约为 33% • MRI+钆增强扫描对 CNS 病变 十分敏感 • 似颅内肿瘤(如脑膜瘤、视神经 神经胶质瘤)	脑神经麻痹 • 泼尼松每天 40mg • 颅内受累或脊髓受累 • 泼尼松每天 40mg • 硫唑嘌呤每天 150mg • 羟氯喹每天 400mg
全身性 • 发热 • 盗汗 • 体重下降 • 症状性胆汁淤积	肝功能异常约为 10% • 99%无症状性肝炎 • <1%胆汁淤积性肉芽肿 性肝炎	胆汁淤积性肉芽肿性肝炎 • 泼尼松每天 20~40mg • 熊去氧胆酸每天一次 　(15mg/kg)

(待续)

表 14.1(续)

各器官系统的症状表现	各器官系统的评估(按发生率由高到低排列)	各器官系统的治疗

心脏
• 心悸
• 心律失常
• 晕厥
• 收缩异常
• 猝死
	心电图、超声心动图、心脏 MRI 或电生理检查异常约为 5%
	• 心脏传导阻滞/传导延迟
	• 收缩异常
	• 广泛性结节病性心肌受累
	• 室性心动过速
		心脏阻滞
		• 安装起搏器
		• 泼尼松每天 20~40mg
		广泛性结节病性心肌受累
		• 超声心动图±EP 检查
		收缩异常
		  • AICD
		  • 泼尼松每天 20~40mg
		EP 检查提示 VT/VF
		  • AICD
		  • 泼尼松每天 20~40mg

肌肉骨骼 • 无症状(或疼痛)骨骼、关节和肌肉病变 • 似癌症转移 (例如,前列腺癌)	全身异常 • FDG-PET 扫描 • 骨骼、关节和肌肉受累	症状 • 肉芽肿骨、关节及肌肉受累 • 泼尼松每天 20~40mg

AICD,自动植入式心律转复除颤器;CNS,中枢神经系统;EP,电生理学检查;FDG-PET,氟代脱氧葡萄糖-正电子发射断层扫描;MRI,磁共振成像;PFT,肺功能检查;VF,心室颤动;VT,室性心动过速。

治疗

- 多数 Ⅰ 期结节病患者不需要治疗。
- 在以下情况,可将泼尼松作为主要治疗手段:
  - 所有出现神经系统、心脏受累的患者。
  - 肺部受累时,有肺功能异常及呼吸道症状(例如,咳嗽、呼吸急促、劳力性呼吸困难)。
- 泼尼松治疗肺部结节病往往疗效不显著(不同于类固醇敏感性非特异性间质性肺炎或嗜酸性粒细胞性肺炎)。
  - 然而,若完全无疗效,往往提示:
    - 泼尼松剂量不足。
    - 依从性不佳。
    - 不可逆性纤维化性病变。

- 专家推荐泼尼松治疗剂量为:初治 3 个月每天 20~40mg,后逐渐减量至每天 10~15mg,总共用药 9~12 个月。
  - 对于使用泼尼松治疗有效但减药困难的患者,可加用甲氨蝶呤作为类固醇佐剂。
- 羟氯喹可用于有高钙血症、CNS 及皮肤病变的患者。
- 硫唑嘌呤及 TNF-α 阻滞剂(英夫利昔单抗、依那西普)可分别用作二、三线治疗药物。

问与答

1.问:如果出现肉芽肿性炎症伴随纤维化样改变,是否意味着结节病进入Ⅳ期?

答:并非如此,Ⅱ、Ⅲ期结节病患者也会出现局部纤维化,但影像学分期不变(例如,淋巴结肿大持续存在时)。

2.问:为什么无法利用血清学检查诊断芽生菌病和组织胞浆菌病?

答:遗憾的是,现有的检查手段对这两种活动性疾病的诊断缺乏敏感性和特异性。

第 **15** 章

急性静脉血栓栓塞性疾病

常见的认知误区

- 误认为应用肝素的目的是针对已经存在栓子(可以防止其在肺血管内延伸)。
- 忽略肺栓塞(PE)的典型胸部 X 线(CXR)征象(亚段肺不张及少量积液)。
- 误认为对有基础肺部疾病的患者行 V/Q 扫描没有价值。
- 误认为股浅静脉血栓不属于深静脉血栓(DVT)。
- 门诊医师对上肢 DVT 患者治疗不足。

急性静脉血栓栓塞性疾病概述

- 急性静脉血栓栓塞性疾病包括 DVT 和症状性 PE。
- 由于深静脉内新鲜血栓栓子本身不稳定,所有急性 DVT 都会导致微小的、亚临床[无症状的和(或)无法检测的]的肺栓塞。
- 因此,若发现 DVT,即使无肺栓塞症状,也应假定存在无症状性 PE。
  - DVT 与无症状性 PE 治疗方法相同。
  - 若确诊 DVT,则没有必要为了证实无症状性 PE 的存在而进行胸部影像学检查。
- 每例确诊的急性 PE 都是一种"预警"。
  - 如果能够存活,患者体内的纤溶系统将溶解栓子(通常很快)。
  - 因此,已经存在的栓子并不是紧急处置的重点。
  - 紧急处置的主要目标是通过抗凝治疗防止下一次 PE(即复发性栓塞)。
    - 每一次出现复发性血栓栓塞有大约 25%的死亡风险。
- 虽然多数情况下急性 PE 的 CXR 基本正常:
  - CXR 上最常见的异常是少量胸腔积液伴亚段肺不张,反映局部炎症介质释放(如组胺)及支气管收缩。
- CT 血管造影(CTA)对 PE 的初始诊断很有价值,如果没有发现 PE,常常可以提供与症状相应的其他合理解释。

- 如果患者存在静脉造影剂的禁忌证或者有减少 CT 相关辐射的要求,通气/灌注扫描(V/Q 扫描)则是一项合理的替代检查。

- 一旦诊断为症状性 PE,患者应查超声心动图、ECG、BNP 和肌钙蛋白进行风险分层评估,排查有无右心室超负荷/负荷增加。

- 对于有临床恶化风险的患者,可首选静脉用肝素进行抗凝,肝素的优势在于其作用可快速逆转及恢复。

- 若患者有抗凝禁忌证,可考虑急诊行下腔静脉滤器置入。

- 无明确诱因的静脉血栓栓塞(VTE)患者(且出血风险正常)应该给予长期抗凝治疗。

- VTE 患者应该在抗凝治疗 6 个月后,或在抗凝治疗即将结束时(例如,有次要/较小诱因的 VTE 治疗 3 个月后),应通过 V/Q 扫描筛查有无持续性灌注缺损。

- 持续性灌注缺损的患者应通过超声心动图观察有无肺动脉收缩压(PAS)升高及孤立性/单纯性右心衰竭,筛查慢性血栓栓塞性肺动脉高压(CTEPH)。

肺栓塞病理生理

- DVT(常发生于下肢或盆腔)可分为以下两种情况:
  - 稳定的、边缘机化的附壁血栓。
  - 不稳定的边缘凸出,延伸至血管腔内的血栓。
    ○ 新鲜血栓沿着凸出的边缘延伸扩展,直至在血流剪切力作用下碎裂,脱落至肺动脉形成栓塞。
    ○ 若不采取抗凝治疗或 IVC 滤器置入,上述过程反复出现将导致患者死亡(梗阻性、右心室介导的心源性休克)。
    ○ 当血栓延伸和破裂产生足够大的栓子碎片,引起显著的肺动脉闭塞时,即出现症状性 PE。
    ○ 肝素(抗凝)可终止血栓延伸和栓塞反复发生,稳定凸出的血栓边缘,显著降低复发性 PE 的发生风险。
    ○ 若患者有抗凝禁忌证,则需要急诊行 IVC 滤器置入,以防止 PE 反复发作导致死亡。
- PE 的症状及原因:
  - 胸膜炎样胸痛的原因如下:
    ○ 肺不张导致胸膜牵拉(常见)。
    ○ 肺梗死(较少见)。
    ▶ PE 伴有休克(全身性低血压)时易发生肺梗死。

◇肺动脉和支气管动脉双重血供受阻。

－肺泡–动脉血氧分压差增加和低氧血症常由 V/Q 比例失调引起：

　　◦局部炎症介质释放(如组胺)和支气管收缩引起肺不张。

　　◦由于未栓塞肺动脉的血流量增加，出现肺泡水肿。

　　　▶心脏射出的所有血液都需要通过未栓塞的肺动脉。

－呼吸急促和呼吸困难，伴：

　　◦呼吸性碱中毒(低 $PaCO_2$)，可以由疼痛、焦虑和(或)低氧血症导致过度通气引起。

　　◦正常或较高的 $PaCO_2$，通常与栓塞导致肺部无效腔通气增大相关。

－心动过速与低血压通常提示右心相关心源性休克。

　　◦心动过速为代偿性，机体在每搏输出量降低时为了维持心排血量(CO)的一种代偿机制。

　　◦低血压则反映了不能维持 CO [尽管代偿性心动过速和全身血管阻力增加(SVR)]。

• PE 引起急性呼吸衰竭：

－若患者没有基础肺部疾病，PE 极少引起呼吸衰竭。

　　◦由于无法代偿 PA 阻塞引起的无效腔通气增加，阻塞性肺病伴 PE 的患者容易出现高碳酸血症。

　　◦通常予鼻导管吸氧(≤6L)，即可纠正低氧血症(V/Q 失调引起的)。

　　　▶分流(即 FiO_2 为 100% 时，血氧饱和度仍未达到理想状态)不常见，但可出现于以下情况：

　　　　◇心内从右向左分流[例如，卵圆孔未闭(PFO)]。

　　　　　□PA 和右侧心内压升高，而左侧心内压低，促进从右向左分流。

　　　　　　△可以通过超声心动图声学造影筛查(即静脉注射手震微泡生理盐水后，左心立刻出现微泡)。

　　　　　　□为尽快降低右心负荷，对于 PE 伴 PFO 导致分流引起的难治性低氧血症，应考虑进行溶栓治疗。

　　　　◇由于下述原因，大块鞍状血栓破碎弥散后可导致分流(图 15.1)。

　　　　　□由于局部炎症介质释放及支气管收缩，导致栓塞肺动脉段毗邻区域的肺不张。

　　　　　□未栓塞肺动脉需要接受所有心脏输出量，出现肺泡水肿。

　　　　　　△导致机械性肺毛细血管损伤和肺泡水肿，临床上类似于心源性肺水肿(例如，咯粉红色、泡沫样痰，对 PEEP 治疗敏感)。

大面积肺栓塞,由于胸部按压引起血栓机械性移位和破碎导致一过性肺功能衰竭(分流和过度无效腔通气)

- 患者59岁,阻塞性肺病(POD)#颈椎融合术后30天,住院康复期间接受物理治疗时突发晕厥
- 体格检查提示患者处于中度呼吸窘迫状态,寻求帮助。患者恐惧、焦虑,有濒死感
- HR 112,RR 25,BP 99/66,SO_2 88%(自然通气),双肺听诊清音,心脏听诊心动过速,腹软,无压痛反跳痛肠鸣音+,四肢无杵状指、发绀或水肿
- ABG:pH值 7.38/$PaCO_2$ 29/PaO_2 55(吸氧6L)(代偿性代谢性酸中毒伴呼吸性碱中毒及低氧血症)
- 调整FiO_2至100%,患者转入ICU
- 床旁CXR提示肺野清晰,双侧肺动脉干扩张(虚线箭头)及扩张的肺动脉突然变细/肺血流减少(实线箭头)提示双侧近端肺栓塞(即鞍状血栓)
- 患者随后出现突发无脉搏室性心动过速(SVT)140BPM,复查ABG提示pH值 7.22/$PaCO_2$ 35/PaO_2 66(新出现呼吸性酸中毒和分流共同作用,导致代谢性酸中毒加重)(失代偿性)
- 随后即出现无脉搏心电分离(PEA)心搏骤停(窄QRS波心动过速),考虑为急性右室衰竭/致死性肺栓塞

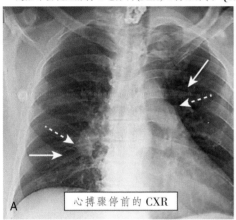
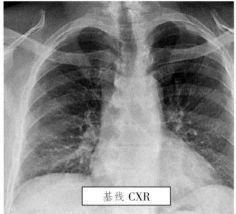

心搏骤停前的CXR　　　　　　　基线CXR

图15.1 病历:肺动脉鞍状血栓栓塞导致梗阻性心搏骤停,考虑为CPR后栓子破碎及移位,经复苏后自主循环恢复,随后由于低氧血症再次出现心搏骤停,通过提高呼气末正压(PEEP)通气改善氧合,患者再次恢复自主循环。(A)初次心搏骤停前具有典型的PE特征,患者有濒死感,心动过速、呼吸急促,而且动脉血气分析(ABG)提示呼吸性碱中毒伴肺泡-动脉血氧分压差增大。呼吸性碱中毒通过代偿机制使pH值达到正常水平,可能掩盖潜在的代谢性酸中毒。不难发现,由于$PaCO_2$ 29mmHg(<35mmHg)低于正常范围,因此pH应该升高(>7.45)。相反,pH值呈现酸性则提示潜在代谢性酸中毒,即继发于心源性休克所产生的乳酸(不可忽略)。心搏骤停发作前的胸部X线片提示双侧肺动脉血流减少或者"Westermark征"(实线箭头所示)以及肺动脉主干呈"香肠样"扩张后突然变细或"Palla征"(虚线箭头所示)。患者复查ABG发现$PaCO_2$ 35mmHg(虽然数值在正常范围),提示存在分流和发展至呼吸性酸中毒的趋势(相对)。机体为了代偿pH值7.22的代谢性酸中毒需要$PaCO_2$下降至22mmHg。因为患者表现为呼吸急促,但仍未能达到最大通气需求,预示即将出现高碳酸血症呼吸衰竭。FiO_2达到100%时PaO_2仍为66mmHg则提示存在分流。(待续)

VTE诊断和危险分层(图15.2)

- 诊断方法取决于症状和体征。
- 单独出现DVT(四肢)症状和体征时,应通过超声进行评估。
  - 即使单侧下肢水肿,也应进行双侧下肢血管超声检查。

心搏骤停第 1、第 2 次发作

- 立即启动 ACLS(高级心脏生命支持),给予患者插管,18 分钟后患者自主循环恢复(ROSC)(推测由于心肺复苏引起鞍状血栓破碎和移位)
- 然后给予机械通气(AC 模式,频率 20,潮气量 500,PEEP5,FiO₂ 100%),但是 4 分钟后血氧饱和度下降,随后心率下降(窦性心动过缓,60 秒、50 秒、40 秒、30 秒……)
- 复查 ABG 提示 pH 值 6.90/PaCO₂ 95/PO₂ 38(过度无效腔通气导致严重失代偿性呼吸性酸中毒,伴明显低氧血症)
- 立即静脉给予 NaHCO₃,同时将每分通气量和 PEEP 分别提高至 17.5L/M 和 10cmH₂O
- 严重低氧血症导致患者 PEA 心搏骤停再度发作(窦性心动过缓)
- 立即再次启动 ACLS,给予人工气囊按压辅助通气,并从气管插管中吸除大量粉红色泡沫样分泌物,3 分钟后再次获得 ROSC(自发性节律)
- 复查 ABG 提示持续失代偿性呼吸性酸中毒,过度无效腔通气和低氧血症(pH 值 7.11/PaCO₂ 103/PaO₂ 50)
- PEEP 提高至 20cmH₂O,复查胸部 X 线片及 ABG

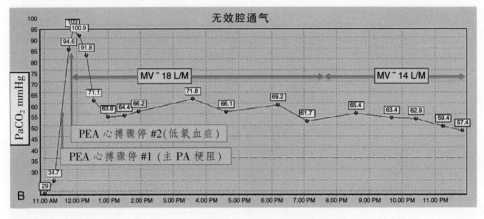

图 15.1(续)　　(B)ROSC 后出现肺功能衰竭:尽管每分通气量>17.5L/min,PaCO₂ 仍>90mmHg,提示过度无效腔通气;虽然机械通气给予 FiO₂ 100%,PEEP 10cmH₂O,但 PaO₂ 仅 38mmHg,提示严重分流状态。(待续)

  。通过检查对侧 DVT,可能会发现体格检查时未发现的难以检出的血栓负荷。

  – 若证实有 DVT,可终止评估 VTE。

  。若患者仅有 DVT 但尚无心肺症状或体征,可以推测存在微小的无症状性肺栓塞(基于 VTE 的病理生理机制)。

  ▶ 因此,DVT 和无症状肺栓塞的治疗方法相同。

  • 单独出现 PE(心肺)症状和体征时,应通过 CTA 进行评估(即 1.25mm 层厚胸部 CT 注射造影剂后,不同时相扫描评估 PA 充盈缺损)。

  – CTA 是诊断 PE 的首选检查,有助于将 PE 与其他表现类似的疾病(如肿瘤、肺炎)进行鉴别诊断。

  。应用 CTA 诊断 PE 的主要局限性(时相和伪影):

  ▶ 对比度不佳,肺动脉强化不足,可导致假阴性。

  ▶ 运动伪影(尤其发生于基底部)和条状伪影会导致血管腔内造影剂

PE 导致的分流对 PEEP 敏感

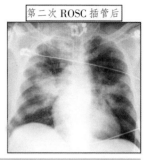

第二次 ROSC 插管后

- 第 2 次 ROSC 气管插管呼吸机辅助通气,复查胸部 X 线提示新发磨玻璃影及双肺实变
- 复查 ABG 提示 pH 值 7.00/$PaCO_2$ 101/PaO_2 65(持续性呼吸性酸中毒伴过度无效腔通气和分流,提高 PEEP 后氧合改善)
- 床旁心脏超声提示 RV 收缩功能受限(LV 功能保留),无心内分流证据(发泡试验阴性)
- 具有溶栓治疗指征,但由于患者近期(1 个月)接受颈椎融合手术,而且第一次心搏骤停时出现固定性眼球偏向一侧凝视,不除外并发脑血管意外可能,即存在溶栓禁忌证,故未给予溶栓治疗
- 根据经验,患者接受了肝素化治疗,但 PaO_2 再降至 50's,需要进一步将 PEEP 增加至 25cmH_2O,这显示 PEEP 生理敏感
- 仅获得头部和胸部 CT
- 头部 CT 显示无异常

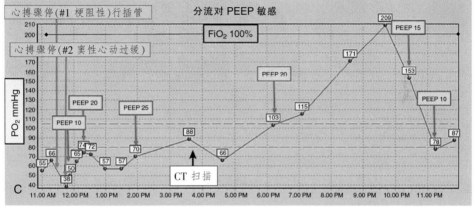

图 15.1(续) (C)肺水肿和肺不张导致分流的初始治疗主要是提高 PEEP。虽然提高 PEEP 会减少静脉回流(HR 增快和 BP 降低),但是,针对患者心搏骤停延续,需要优先保障患者的 PaO_2 >60mmHg(目的是保护中枢神经系统和右心室功能)。心搏骤停发作约 10 小时后,PaO_2 >200mmHg,表明 PE 引起的分流缓解。(待续)

充盈不佳,造成假阳性。

　　○ 对 CTA 结果模棱两可的患者建议进行 V/Q 扫描 (尽可能减少重复CTA检查带来的辐射暴露)。

　　▶ 若 CTA 检查有可疑充盈异常,但肺灌注显像正常,可排除肺栓塞诊断。

　　– 若患者有 CTA 检查禁忌证或"相对"禁忌证(如肾功能不全),V/Q 扫描是诊断 PE 的二线检查手段。

　　○ PE 患者可见肺部通气正常而灌注缺损的区域 (即与通气不匹配的灌注缺损)。

　　▶ 这有助于区分 PE 与肺实质性疾病,肺实质性疾病通过低氧性血管收缩导致通气和灌注均受影响(即与通气匹配的灌注缺损)。

CTA 提示双侧肺段和亚段 PE(L>R)，累及所有肺叶，未见鞍状血栓

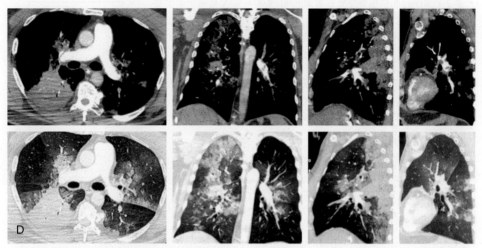

- 胸部 CTA 提示双侧肺段和亚段栓塞，累及所有肺叶，伴斑片状磨玻璃影（和小叶间隔增厚）以及肺实变/肺不张(R>L)，导致一过性肺功能衰竭（分流和过度无效腔通气）
- 未发现鞍状血栓，可能由于胸部按压引起血栓机械性移位和破碎
- 置入下腔静脉滤器 (IVC)（因为患者无法耐受再次栓塞发生），48 小时内患者肺功能和血流动力学恢复正常，拔除气管插管
- 两周后出院，心搏骤停没有遗留后遗症，出院后 4 周取出 IVC

图 15.1(续) (D)CTA 提示所有肺叶多发亚段栓塞（总体观 L>R），伴肺不张和广泛磨玻璃影(R>L)。双侧 PA 主干未见鞍状血栓或血栓阻塞，提示心搏骤停发作前胸部 X 线片上存在的鞍状血栓，在 CPR 期间破碎并发生机械性移位。尽管挽救了患者的生命，但 PE 引起了几乎致命的肺功能衰竭，由于自身内源性溶栓机制发挥作用和通气血流改善，经过数小时生命支持治疗后病情缓解。(待续)

  ○ V/Q 扫描结果解读：
    ▶ 高度可能≥2 个肺段与通气不匹配的灌注缺损。
    ▶ 中度可能=1 个肺段与通气不匹配的灌注缺损。
    ▶ 低度可能=1 个肺段与通气匹配的灌注缺损。
    ▶ 极低度可能=无肺段灌注缺损。
  - 如果临床高度怀疑 PE，V/Q 扫描结果提示低度或极低度可能，需要进行鉴别诊断。
- 同时存在 PE(心肺)症状和体征，以及四肢水肿则高度提示 VTE。
  - 首先需要进行患肢超声检查寻找 DVT 证据（同时也应评估对侧）。
    ○ 如果发现 DVT，则可推断存在症状性 PE(依据临床经验)。
      ▶ 在这种情况下，不建议为了证实 PE 进行急诊肺动脉 CTA 或 V/Q 扫描。
        ◇ V/Q 扫描是必须检查项目之一，建议在出院时或治疗起始后短期

栓塞与未栓塞肺段的肺实质影像学细节

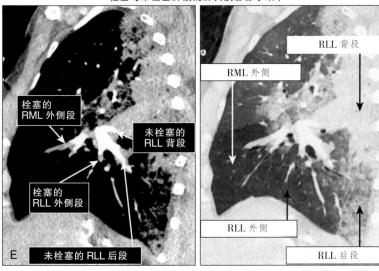

- 右下叶未栓塞肺段出现肺不张和磨玻璃影
- 栓塞肺段的肺实质血管减少,形成"马赛克征"

图 15.1(续) （E）详细地介绍了与 V/Q 极度不匹配及过度无效腔通气的发生机制。栓塞肺段接受相应大部分通气但无血流灌注（即形成无效腔通气状态），而未栓塞肺段接受全部血流灌注但没有通气（因为血流增加引起肺水肿及炎症性肺不张）。（扫码见彩图）

内进行,以确立"初始治疗后"肺灌注基线情况(参见初始治疗模块)。

　　。如果未发现 DVT,则应行肺动脉 CTA 检查(或 V/Q 扫描,如有 CTA 检查禁忌证)。

- 如果确诊 PE, 进一步需要寻找 RV 超负荷或损伤的证据, 以评估危险分层,以建立恰当的治方案。

　　– 导致 PE 死亡的原因是单纯性 RV 衰竭:

　　。血栓栓塞肺动脉导致 RV 后负荷增加。

　　。由于 RV 无法维持 CO(心排血量),代偿性引起 RV 扩张,进一步增加右室壁张力。

　　。由于右室壁张力增加, 导致心内膜下血流灌注减少, 引起致命性 RV 缺血和衰竭,引发心源性猝死。

- 通过以下项目筛查有无 RV 负荷增加、损伤或功能障碍:

　　– ECG 提示心脏沿长轴顺时针方向转位和 (或)RV 负荷增加的典型表现(Q1、S3、T3 倒置)。

　　– 心肌损伤标志物包括 RV 缺血 (如肌钙蛋白升高) 和 RV/RA 扩张 (例如 BNP 升高)。

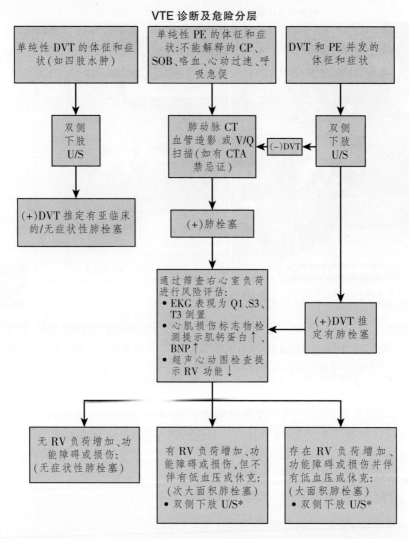

图 15.2　流程图概述了基于体征和症状的(例如,单纯性 DVT 形成、DVT 和 PE 同时存在,或单纯性 PE)VTE 的诊断策略。VTE 明确诊断后,应对患者进行风险分层评估,包括无症状性、症状性、次大面积或大面积 PE。次大面积或大面积 PE 患者,应接受双下肢静脉超声检查(如果诊断 PE 时没有检查该项目),以便明确有无显著的残余血栓(是否需要 IVC 滤器置入)。

- 超声心动图特征表现为右心压力增高/RV 功能下降。

• PE 患者伴有低血压或组织灌注不足征象(如乳酸产生增多、肾前性少尿),表明存在单纯性右心衰竭引起心源性休克,无论右心衰竭恶化还是血栓栓塞复发,均有较高的死亡率。

- 多巴胺是单纯性 RV 衰竭的首选药物(基于专家临床实践及有效性观察)。

- VTE 患者可大致分为 4 种类型：
  - 无症状型/亚临床型 PE。
    - 所有 DVT 患者。
  - 症状型 PE。
    - 患者有 PE，但没有右心负荷增加或损伤的症状(例如，呼吸急促和胸膜炎样胸痛)。
      - ▶ 患者症状与无效腔样通气增加、实质性肺不张和(或)胸膜受累相关。
  - 次大面积 PE。
    - 患者有 PE，同时具有右心负荷增加、功能不全或损伤的依据，但不伴有心源性休克。
  - 大面积 PE。
    - 患者有 PE，同时具有右心负荷增加、功能不全或损伤的依据，并伴有心源性休克。
- 次大面积或大面积 PE 患者需要完善双侧下肢静脉超声(若尚未检查)，进一步了解残余血栓情况，以便评估风险分层。

VTE 初始治疗(图 15.3)

- VTE 初始治疗的目标是防止复发性血栓栓塞和(或)致死性 RV 相关性心源性休克。
- 抗凝治疗是 VTE 治疗的基石，可稳定和防止深静脉中残留血栓的延展(栓子的来源)，而不是作用于已经栓塞至肺动脉内的血栓栓子。
  - 与已栓塞至肺动脉内的急性栓子相关的原位血栓的形成和延展非常罕见，并不是肝素抗凝治疗的主要目标。
    - 治疗 VTE 的抗凝药物包括以下几种类型：
      - ▶ 静脉应用普通肝素。
        - ◇ 由于其作用持续时间短而可逆，故下述情况首选静脉普通肝素抗凝：
          - □ 有临床恶化风险的患者，例如，次大面积 PE 或大面积 PE。
            - △ 当 PE 患者发展至心源性休克，通常需要联合其他治疗措施(如留置导管、IVC 滤器置入、导管介导取栓、手术取栓)，而作用不可逆的抗凝药物将使上述治措施变得复杂化。
          - □ 患者出血风险不明/有潜在出血风险。
        - ◇ 血栓负荷较大的患者通常需要高剂量的普通肝素，随着血栓的溶解,48~72 小时后所需普通肝素剂量逐渐下降。

　　　　□ 上述可导致临床检测的 PTT 结果初期为亚有效治疗范围（即使依据指南按照体重用药），然后维持在有效治疗范围，最后高于有效治疗范围（尽管给予相同剂量的普通肝素）。

　　　　◇ 静脉应用普通肝素需要密切监测（每 6 小时检测 PTT），如果患者 PTT 保持在亚有效治疗范围,则可能治疗失败。

　　▶ 低分子肝素、磺达肝素钠、直接凝血酶抑制剂和直接 Xa 因子抑制剂均有不需要常规监测抗凝疗效的优点,但对于肥胖、容量负荷增加、肠道吸收不良和(或)肾功能不全的情况,常规剂量的可靠性则会受到影响。

　　▶ 口服华法林治疗必须在患者接受普通肝素治疗后开始,并且与普通肝素至少重叠 5 天。

　　▶ 其他口服抗凝药物不需要与普通肝素重叠,但通常 PE 应初始给予至少 5 天的肝素治疗(低分子肝素或静脉普通肝素)。

• 无法耐受抗凝治疗的患者需要放置 IVC 滤器以防止复发性致死性肺栓塞发生。

－ IVC 滤器可防止大块复发性肺栓塞。

－ 无论有无 IVC 滤器,如果患者的抗凝禁忌是暂时的(如活动性出血),禁忌解除后应尽快开始抗凝治疗。

－ 通常,只要患者符合抗凝治疗适应证,就应取出 IVC 滤器,除非患者存在以下情况：

　　○ 规范抗凝治疗后仍有复发性栓塞。

图 15.3　流程图概述了依据分类和危险分层评估的 VTE 初始治疗策略。DVT 和(或)PE(无 RV 负荷增加)的患者仅需抗凝治疗。对于上述类型无法接受抗凝治疗的患者,可行 IVC 滤器置入。由于存在临床恶化的风险(如果 RV 功能开始衰竭),次大面积 PE 的患者通常需要给予静脉普通肝素抗凝治疗。次大面积 PE 的患者,如果残留大块 DVT 或心肺储备功能不良,应该行 IVC 滤器置入。大面积 PE 的患者应给予溶栓治疗(如果无禁忌证)。大面积 PE 的患者如果不适合溶栓,应该积极给予经导管介导的血栓祛除术(具备条件的诊疗中心)或由心胸外科通过心肺旁路行开放取栓术。大面积 PE 的患者如果只能接受静脉普通肝素治疗,也应该同时放置 IVC 滤器(因为无法耐受复发性肺栓塞)。正性肌力药物多巴胺[通常 5~12μg/(kg·min)]可用于单纯性 RV 衰竭(基于专家意见和有效性)。为了确定早期 VTE 后影像学基线,从无症状型 PE 到大面积 PE 患者,以及依据病理生理机制推断的 PE 患者(例如,发现 DVT),每位 PE 患者均应该尽早进行 V/Q 扫描,上述影像对于再次出现临床症状和体征疑诊为复发性 VTE 和(或)抗凝治疗 6 个月后的 V/Q 扫描进行对比,具有极其重要的临床意义。一旦患者能够接受抗凝治疗,则应在 4~6 周后取出 IVC。

　　◦ CTEPH。

　– 如果滤器无法取出(滤器本身设计因素或并发症),则应该尽可能持续抗凝治疗:

　　　◦ 降低静脉炎后综合征的发生风险(DVT 远端区域)。

　　　◦ 保持滤器通畅。

　　　　▸ IVC 滤器可能被血凝块阻塞(如果不联合抗凝治疗),导致:

静脉血栓栓塞症初始治疗策略

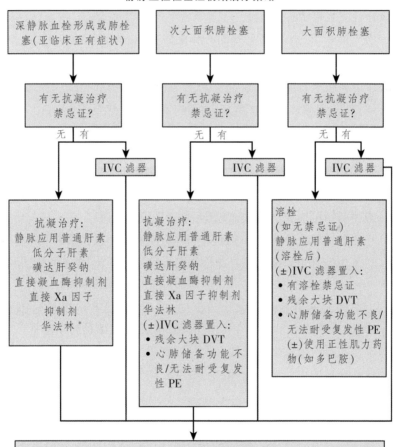

* 应该在肝素治疗后用华法林,要保证肝素、华法林重叠治疗 5 日。
有恶化风险的患者首选普通肝素(IV)。

◇IVC 闭塞伴侧支形成(最终增加肺栓塞复发风险)。

◇双侧下肢静脉炎后综合征(非常严重)。

◇闭塞的滤器本身导致血凝块形成及肺栓塞。

- 尽管临床数据有限,多数专家认为应该对以下患者置入滤器并联合抗凝治疗:

  - 大面积 PE 不适于溶栓治疗(或溶栓后仍处于休克状态)的患者,因为他们无法耐受任何复发性肺栓塞。

  - 大面积或次大面积 PE 伴残余大块 DVT 的患者,为了防止已经形成的血栓引起致命性复发性 PE。

  - 次大面积 PE 伴有严重基础心肺疾病(即心肺储备功能不良),因为他们无法耐受任何复发性肺栓塞。

- 对于能够耐受抗凝治疗的患者,IVC 滤器应在 4~6 周后取出。

- 大面积 PE 患者应该给予溶栓剂治疗(无禁忌证条件下)。

  - 溶栓药物可加速血栓栓子的溶解,比人体内固有的纤溶系统溶解血栓的速度快 48 小时。

  - 大面积 PE 患者溶栓治疗的主要目的是迅速降低 RV 后负荷,防止 RV 缺血进展为 RV 梗死(和死亡)。

  - 溶栓药物可引起严重出血风险,尤其是颅内出血。

    ○患者需要进行全面的神经系统检查,明确除外急性反常性栓塞性 CVA。

      ▶单纯性 RV 相关性心源性休克导致右心压力增高和左心压力降低,引起卵圆孔开放,有利于右向左分流,但增加反常性栓塞的风险。

      ▶肺栓塞溶栓时间窗比较窄(大面积 PE 患者常错过),由于溶栓治疗可增加栓塞性卒中相关的出血性转换,故发病时间超过溶栓时间窗是其禁忌证。

- 对于存在溶栓治疗禁忌证的大面积肺栓塞患者,建议通过介入放射学(IR)措施进行导管介导的血栓切除术和(或)通过心胸外科进行手术取栓术,上述治疗需要在有条件的专业中心进行。

- 手术切除血栓是大块可移动 RV 血栓(即右心室流出道大块 PE)的主要治疗方式。

  - 这类血栓通常在超声心动图检查时发现,往往由于体积过大(或纤维束缚)而嵌塞于 RV 中,以至于担心(在血栓完全溶解前)溶栓可能引起栓塞事件发生。

- 大面积 PE 的诊断误区。

  - PE 及 RV 衰竭引起的休克往往通过超声心动图诊断,检查提示 LV 功能正常、PAS 压力升高,以及 RV 功能下降。

◦ 这一系列表现并非大面积 PE 病理生理的特异征象,而更常见于舒张性心功能障碍、CTEPH 或严重肺实质病变。

◦ 如有 RV 肥大和(或)PAS 压力极高,则意味着慢性病程,应该重新考虑 RV 功能衰竭的敏锐度和病因。

▸ 重要的是,舒张功能障碍引起的双侧心室衰竭和 PE 引起的单纯性右侧心力衰竭在超声心动图上可能看起来相同:

◇ LV 缩小、充盈不良、高动力征象,RV 低动力征象伴 RA 扩张。

▫ 如伴随 LA 扩大则支持其他诊断,如舒张功能障碍或者双心室衰竭。

▸ CTEPH 患者常被误诊为急性鞍状血栓栓塞 (不恰当地接受溶栓剂治疗慢性凝块)。

◇ 当 CTA 提示以下情况时,考虑有 CTEPH:

▫ RV 肥大。

▫ "马赛克征"(异质性灌注)。

▫ 中央性血栓呈线性表观。

• 接受抗凝治疗仍呈现恶化状态:

– 因 DVT 和(或)PE 接受抗凝治疗的患者,如出现血流动力学不稳定,需紧急评估有无急性出血(抗凝治疗的并发症之一)或孤立性右心衰竭(反复性血栓或进行性 RV 衰竭)。

◦ 最好的检查方法是超声心动图。

▸ 双侧心室缩小、充盈不足提示急性出血。

▸ RV 扩张伴 LV 缩小、充盈不足提示孤立性右心衰竭。

◦ 急性出血需要停止抗凝,进行循环复苏和 IVC 滤器置入。

◦ 复发血栓栓塞和(或)进行性 RV 衰竭需要正性肌力药物支持(如多巴胺)、IVC 滤器置入,以及考虑溶栓治疗。

• 早期 V/Q 扫描的作用:

– 应对所有患者进行早期 V/Q 扫描(例如,出院时),以确定初始治疗灌注基线:

◦ 对再次出现亚急性、非特异性或与栓塞复发相关的症状(如胸痛)的患者极有价值。

◦ 对于有显著近端血栓负荷(如鞍状栓子)的患者极有价值。

▸ 对于鉴别血栓迁移(近端到远端)导致胸膜炎不伴新的充盈缺损(无显著临床意义),与栓塞复发/治疗无效伴新的灌注缺损(有显著临床意义)尤有价值。

－对有症状性 PE 接受经验性治疗(未经 CTA 或 V/Q 扫描确诊 PE)的患者进行早期 V/Q 扫描,用作治疗后比对:

　　○ 如出现亚急性症状,提示栓塞复发可能。

　　○ 与治疗 6 个月之后(抗凝治疗结束时)的灌注扫描进行比较。

　　　▷ 可鉴别是复发性血栓栓塞(即抗凝治疗失败,往往在 V/Q 扫描上可见新发充盈缺损),还是持续性灌注缺损(如慢性血栓栓塞性肺动脉高压)。

VTE 的抗凝疗程和随访(图 15.4)

● 有可逆诱发因素且无合并症的微小 VTE:

－抗凝治疗至少 3 个月。

－3 个月抗凝治疗后,复查 D-二聚体和既往异常项目(例如,双下肢静脉超声,V/Q)。

　　○ D-二聚体阴性(经多次复查)提示可终止抗凝治疗。

　　　▷ 不需要进一步随访 VTE。

　　○ D-二聚体阳性和(或)持续 DVT 或灌注缺损。

　　　▷ 延展抗凝治疗 3 个月(即总疗程为 6 个月)。

● 有显著合并症的微小 VTE 或存在可逆诱发因素的较大 VTE:

－抗凝治疗至少 6 个月。

● 特发性 VTE 或存在持续诱发因素的 VTE(如高凝状态)。

－建议无限期抗凝。

● 存在可逆风险因素的复发性 VTE(如再次手术)或偶然发现的亚段 PE。

－权衡严重出血风险与复发性 VTE 所带来的死亡风险,考虑无限期抗凝(或 6 个月)。

－考虑患方意见与偏好。

● 抗凝治疗 6 个月后,查 V/Q 扫描并复查之前有异常的 VTE 检查项目(如LE静脉超声或超声心动图)。

－根据有无持续灌注缺损。

　　○ 无灌注缺损:

　　　▷ 可停止抗凝;不需要进一步对 VTE 随访。

　　　▷ 对于持续存在的非闭塞性 DVT 则考虑存在慢性 DVT。

　　　　◇ 根据是否存在静脉炎后综合征及其严重程度进行不同处置,包括穿弹力袜,以及积极给予导管引导下溶栓或机械方式干预。

　　　▷ 如果超声心动图持续存在异常表现,但无灌注缺损,则病因往往与

VTE 无关,应独立排查其他疾病(如筛查隐匿性左心衰竭)。

　　　　○ 持续存在灌注缺损:

　　　　　▶ 超声心动图筛查 CTEPH。

　　　　　▶ 超声心动图提示 PAS 升高或 RV 超负荷,或无法合理解释的活动受限/右心衰竭等症状及体征。

　　　　　　◇ 持续抗凝治疗。

　　　　　　◇ 建议至 CTEPH 中心进行 RHC 及肺血管造影(如果有条件)。

　　　　　　◇ 超声心动图正常和(或)无活动受限/右心衰竭的症状及体征。

　　　　　　◇ 患者存在 CTEPH 风险。

　　　　　　◇ 虽然临床数据有限,但多数专家认为,如果存在显著的灌注缺损应继续抗凝。

　　　　　　◇ 嘱患者密切观察活动受限情况并及时就诊。

　　　　　▶ 每年查超声心动图,持续 5 年(如果肺灌注缺损范围较大,长期坚持每年复查)。

上肢 DVT

- 上肢 DVT 有两种常见情况,其致病因素、治疗方法和总体预后各异:
  - 住院患者,常为中心静脉导管的并发症。
  - 门诊患者,多为自发性。
- 上肢 DVT 为住院并发症:
  - 大多与中心静脉导管/PICC 使用及恶性肿瘤相关。
    - ○ 常为非闭塞性。
    - ○ 症状性肺栓塞和静脉炎后综合征的发生率低。
    - ○ 治疗方法是导管移除和抗凝。
- 门诊患者自发性上肢 DVT:
  - 大多与上肢“受挫性”血栓形成（原发性锁骨下-腋静脉血栓形成）(Paget-Schroetter 综合征)、胸廓出口综合征,或者上肢外伤相关。
    - ○ 血凝块通常广泛,并导致闭塞。
    - ○ 症状性肺栓塞和静脉炎后综合征的发生率高。
      - ▶ 臂丛神经损伤和复杂性区域疼痛综合征都是非常严重的潜在后果。
    - ○ 应与血管外科或血管介入放射科(IR)共同协商治疗方案,是否需要导管介入取栓或导管下局部 tPA 溶栓治疗。

存在可逆性危险因素的 VTE 抗凝疗程和随访方案的建立

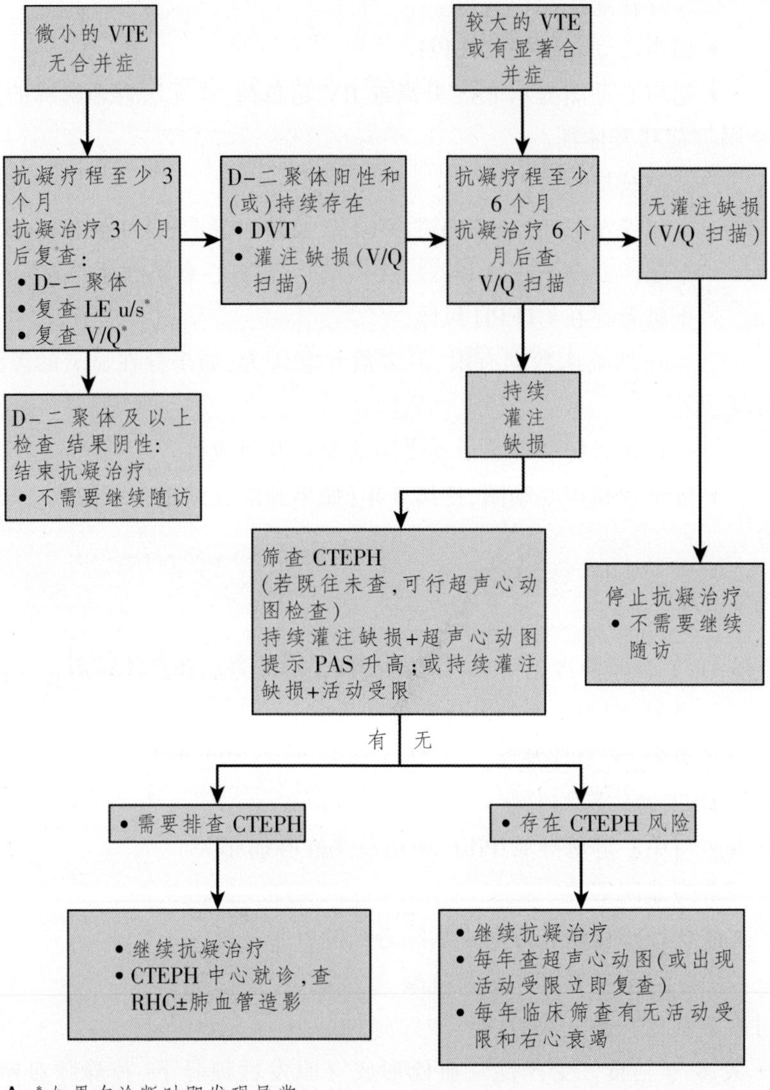

A ＊如果在诊断时即发现异常。

图 15.4　(A)该流程图概述了由可逆危险因素(如下肢骨折)导致的 DVT 患者的抗凝疗程及合理随访方案。若患者仅有微小的 VTE 且无其他显著合并症,建议给予至少 3 个月的抗凝治疗。如抗凝治疗 3 个月后,仍有异常(如 D-二聚体阳性、非闭塞性下肢血栓形成或肺灌注缺损),应再延长抗凝治疗 3 个月。若患者的 VTE 较大或有显著合并症,建议至少抗凝治疗 6 个月。所有患者应该在发生 PE 的 6 个月后进行 V/Q 扫描,确保肺灌注缺损已恢复。若患者存在持续灌注缺损,应当检查有无肺动脉高压(PH)及右心衰竭,从而筛查 CTEPH。一旦发现可疑 PH 或右心衰竭,应转诊至专业的 CTEPH 中心进行系统的评估。超声心动图和运动耐量正常的患者应每年筛查 PH 和(或)右心衰竭。(待续)

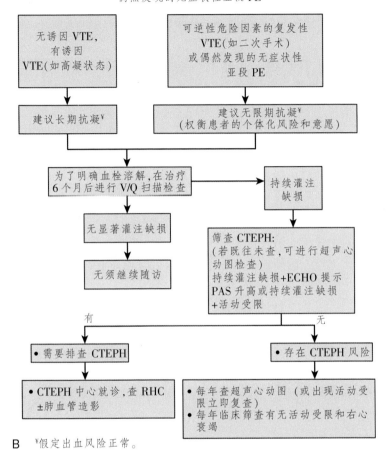

抗凝疗程和随访方案的建立:
无诱因 VTE;有诱因 VTE(危险因素持续存在);
有诱因的复发性 VTE(存在可逆危险因素);
偶然发现的无症状性亚段 PE

B　¥假定出血风险正常。

图 15.4(续)　(B)该流程图概述了当患者发生无诱因 VTE;有诱因 VTE(危险因素持续存在);有诱因的复发性 VTE;或偶然发现的无症状性亚段 PE,应采取的抗凝疗程及合理的随访方案。不同证据等级,均建议无限期抗凝治疗。一旦患者出现出血并发症,必须重新评估是否继续无限期抗凝。若数据有限,如偶然发现的亚段 PE,治疗的风险和获益应充分告知患者,谨慎考虑并权衡患方的意愿。一旦将来出现并发症或其他不可预期的结果,患者(及医师)比较容易接受。所有患者均应该在发生 PE 的 6 个月后进行 V/Q 扫描,观察是否存在持续肺灌注缺损,如方案 A 流程所述。

问与答

1.问：患者明确诊断肺栓塞，但双下肢超声多普勒检查结果阴性，那么 DVT 发生于何处？

答：未发生在下肢的 DVT，多数来源于骨盆，并且难以筛查（通常需要静脉造影），因此通常属于推测。

2.问：如果超声检查已经证实有 DVT，并且血凝块完全栓塞至肺动脉（诊断 PE 时，多次重复超声检查下肢静脉未见血栓），仍然需要应用肝素抗凝吗？

答：需要。尽管大部分血凝块已经栓塞至肺动脉，但仍可以推断静脉血管管壁表面仍存在损伤，随时可能发生血栓延伸、脱落，并导致复发性血栓栓塞。

3.问：对于即将发生的 PE，哪一种方案最佳？（例如，超声心动图检查发现血栓嵌塞于右心室。）

问：专家共识建议心胸外科手术干预，进行开放性心脏血栓切除术（通过体外循环）。当无法进行心胸外科手术干预或手术风险较高时（如有合并症或设备匮乏），如果没有禁忌证，可以进行溶栓治疗。

第 16 章

气胸及支气管胸膜瘘：空气进入胸膜腔

常见的认知误区

- 依据胸片上是否存在无肺纹理区域来筛查气胸。
- 误认为胸腔穿刺成功后出现的气胸(PTX)是空气顺着穿刺针/引流管周围空隙进入胸腔所致。
- 当存在支气管胸膜瘘时，误认为应始终将胸腔引流管接负压，以期将脏胸膜紧贴壁胸膜。
    - 误认为气胸等同于支气管胸膜瘘。

认识气胸

- 气胸意味着有空气进入胸膜腔。
- 出现以下 3 种情况时，行胸部检查往往有阳性发现：
    - 胸痛(胸膜分布有痛觉神经)和(或)呼吸急促的症状。
    - 机械通气患者气道压力升高。
    - 术后并发症检查(胸腔穿刺术、中心静脉导管或胸腔导管置入后)。
- 气胸时，胸片上可见脏胸膜边缘形成的气胸线(壁胸膜和胸壁分离)：
    - 通常位于肺尖，因为直立位时空气上升(图 16.1)。
    - 仰卧患者(如机械通气患者)空气上升并积聚在肺底("深沟征")，因为仰卧时肺底位置在上(图 16.2)。
    - 大量气胸时，肺纹理消失征象比较明显，但在肺尖部少量气胸时，肺纹理消失征象并不可靠。
        ○ 特别是肺尖部存在肺大疱时，肺纹理本就稀疏。

肺尖部气胸

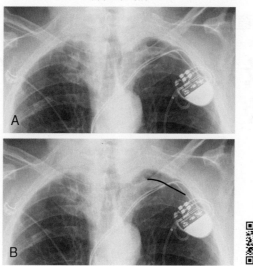

图 16.1 (A)左肺尖气胸:肺尖部可见气胸线(脏胸膜边缘)。(B)气胸线用红色标注。注意:带导线的起搏器使视野变得复杂。(扫码见彩图)

"深沟征"

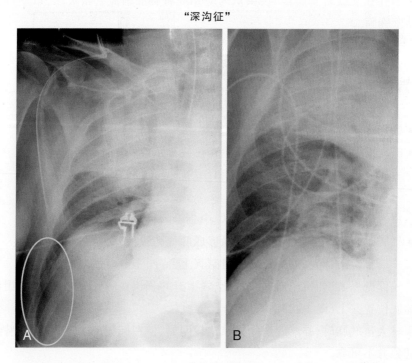

图 16.2 (A)右肺基底部"深沟征"。注意,影像表现特征为深沟区域过黑(就像胸腔外存在空气)。(B)闭合。

－另外,胸膜实质瘢痕形成时,可能存在局限性气胸:

　　○如肺尖有瘢痕形成,气胸线可能不会出现。

　　○当部分肺被粘系在胸壁上时,这种情况下的局限性气胸会出现气胸线外见到肺纹理的情况(图 16.3)。

・首先应该评估气胸的程度:

－少量:胸壁和气胸线(任意点)之间距离<3cm。

－大量:胸壁和气胸线(任意点)之间距离>3cm。

－超大量气胸(如引起张力性病理生理改变)在体格检查(单侧胸腔呼吸音消失)和影像(肺纹理全部消失)上可见明显异常。

・大量气胸时应注意张力征象(如气胸致纵隔移位,详见第4章)。

－当持续性支气管胸膜瘘(BPF)发展为活瓣时,就会出现张力性病理生理改变:

　　○吸气时胸腔负压增加,肺扩张,支气管打开,气流从气管支气管树通过瘘口进入胸膜腔。

胸腔穿刺术后液气胸

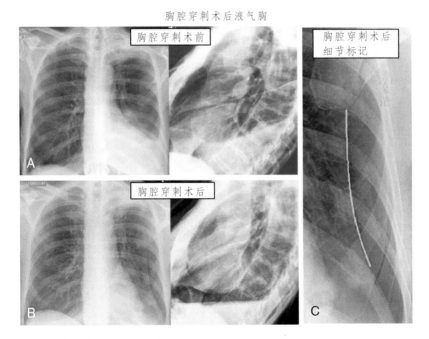

图 16.3　(A)后前位和侧位胸部片显示左侧胸腔积液。(B)胸腔穿刺后,复查正位和侧位胸片,显示左侧液气胸,侧位片上的直线(气-液界面)证实。(C)对正面胸片,仔细检查后发现局限性气胸,可见胸膜线,同时胸膜线外可见肺纹理。患者左肺上叶肿瘤放疗后出现局限性气胸(注意:左上肺不透明病变伴左肺门收缩,提示瘢痕形成和肺容积减小)。

○呼气时胸腔负压减小,支气管塌陷,通过瘘口气流减少,空气滞留在胸膜腔内。

○每个呼吸周期中,滞留在胸膜腔内的空气进行性增加,胸腔压力增加并最终致右心房的回流血量减少。

▶由于前负荷减小(充盈减少),右心室(RV)通过加快心率来试图维持心排血量(CO)。

▶最终 RV 心搏量和 CO 下降,导致左心室(LV)CO 减少和全身性低血压(心源性休克)。

▶如果不控制,将导致 PEA 心脏骤停,因为右心房的静脉有效回流量可降至零,心脏无法充盈。

○出现张力性病理生理改变则需要胸腔紧急减压或通气。

- 保守治疗与细口径胸腔导管置入。
  - 非机械通气的少量气胸患者,可对其进行观察。

    ○4~6 小时内复查胸片显示气胸量不变或减少,提示支气管胸膜瘘改善。

    ○残留在胸腔内的空气可在数小时或数天内吸收。

    ○气胸患者不应搭乘飞机或进入高海拔地区,因为:

    ▶当环境气压下降时,胸膜腔(原为标准大气压)内的空气发生膨胀。

  - 机械通气患者发生少量气胸时,气胸量可快速增加并产生张力性病理生理改变,这类患者往往需要胸腔置管。

    ○应该在短时间间隔内(30~60 分钟)重复影像学检查(即使气胸量很小)。

  - 大量气胸、扩张性气胸或机械通气患者发生气胸,通常都需要胸腔置管。

    ○若患者无 COPD 病史,应评估是否进行择期手术切除肺尖大疱,以减少复发风险(通常对侧也存在)。

    ▶严禁(未进行双肺手术的)患者戴水肺潜水。

    ○若患者有 COPD 病史,其气胸往往有高复发率:

    ▶以下主要因素决定是否行手术治疗:

    ◇初始症状/首次发作的严重程度。

    ◇重度肺实质性病变患者行 VATS 的病死率。

    ◇术中难以找到周边健康肺组织进行缝合(BPF 风险增加)。

    ▶复发性气胸是外科手术最明确指征。

  - 张力性大量气胸(心动过速和低血压)需紧急解除胸腔压力:

    ○在锁骨中线第二肋间隙处盲插 18G 针(调整进针深度直至胸膜腔)。

    ▶空气从胸腔排出(听觉或触觉感知)。

第 **16** 章

气胸及支气管胸膜瘘:空气进入胸膜腔

常见的认知误区

- 依据胸片上是否存在无肺纹理区域来筛查气胸。
- 误认为胸腔穿刺成功后出现的气胸(PTX)是空气顺着穿刺针/引流管周围空隙进入胸腔所致。
- 当存在支气管胸膜瘘时,误认为应始终将胸腔引流管接负压,以期将脏胸膜紧贴壁胸膜。
  - 误认为气胸等同于支气管胸膜瘘。

认识气胸

- 气胸意味着有空气进入胸膜腔。
- 出现以下 3 种情况时,行胸部检查往往有阳性发现:
  - 胸痛(胸膜分布有痛觉神经)和(或)呼吸急促的症状。
  - 机械通气患者气道压力升高。
  - 术后并发症检查(胸腔穿刺术、中心静脉导管或胸腔导管置入后)。
- 气胸时,胸片上可见脏胸膜边缘形成的气胸线(壁胸膜和胸壁分离):
  - 通常位于肺尖,因为直立位时空气上升(图 16.1)。
  - 仰卧患者(如机械通气患者)空气上升并积聚在肺底("深沟征"),因为仰卧时肺底位置在上(图 16.2)。
  - 大量气胸时,肺纹理消失征象比较明显,但在肺尖部少量气胸时,肺纹理消失征象并不可靠。
    - 特别是肺尖部存在肺大疱时,肺纹理本就稀疏。

肺尖部气胸

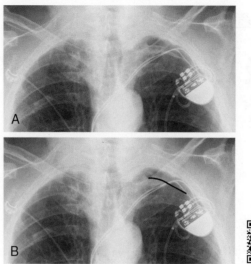

图 16.1　(A)左肺尖气胸:肺尖部可见气胸线(脏胸膜边缘)。(B)气胸线用红色标注。注意:带导线的起搏器使视野变得复杂。(扫码见彩图)

"深沟征"

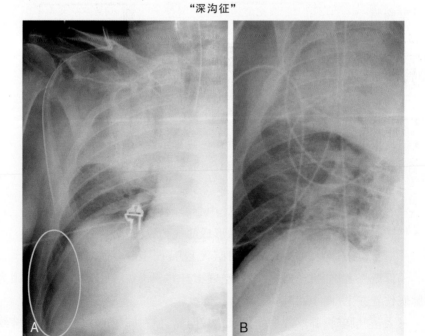

图 16.2　(A)右肺基底部"深沟征"。注意,影像表现特征为深沟区域过黑(就像胸腔外存在空气)。(B)闭合。

– 另外,胸膜实质瘢痕形成时,可能存在局限性气胸:

　　○ 如肺尖有瘢痕形成,气胸线可能不会出现。

　　○ 当部分肺被粘系在胸壁上时,这种情况下的局限性气胸会出现气胸线外见到肺纹理的情况(图 16.3)。

• 首先应该评估气胸的程度:

– 少量:胸壁和气胸线(任意点)之间距离<3cm。

– 大量:胸壁和气胸线(任意点)之间距离>3cm。

– 超大量气胸(如引起张力性病理生理改变)在体格检查(单侧胸腔呼吸音消失)和影像(肺纹理全部消失)上可见明显异常。

• 大量气胸时应注意张力征象(如气胸致纵隔移位,详见第 4 章)。

– 当持续性支气管胸膜瘘(BPF)发展为活瓣时,就会出现张力性病理生理改变:

　　○ 吸气时胸腔负压增加,肺扩张,支气管打开,气流从气管支气管树通过瘘口进入胸膜腔。

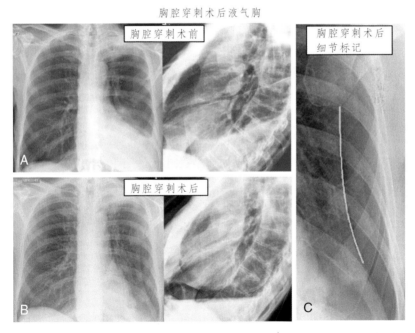

图 16.3　(A)后前位和侧位胸部片显示左侧胸腔积液。(B)胸腔穿刺后,复查正位和侧位胸片,显示左侧液气胸,侧位片上的直线(气–液界面)证实。(C)对正面胸片,仔细检查后发现局限性气胸,可见胸膜线,同时胸膜线外可见肺纹理。患者左肺上叶肿瘤放疗后出现局限性气胸(注意:左上肺不透明病变伴左肺门收缩,提示瘢痕形成和肺容积减小)。

　　　　○呼气时胸腔负压减小,支气管塌陷,通过瘘口气流减少,空气滞留在胸膜腔内。

　　　　○每个呼吸周期中,滞留在胸膜腔内的空气进行性增加,胸腔压力增加并最终致右心房的回流血量减少。

　　　　　▶由于前负荷减小(充盈减少),右心室(RV)通过加快心率来试图维持心排血量(CO)。

　　　　　▶最终 RV 心搏量和 CO 下降,导致左心室(LV)CO 减少和全身性低血压(心源性休克)。

　　　　　▶如果不控制,将导致 PEA 心脏骤停,因为右心房的静脉有效回流量可降至零,心脏无法充盈。

　　　　○出现张力性病理生理改变则需要胸腔紧急减压或通气。

　●保守治疗与细口径胸腔导管置入。

　　－非机械通气的少量气胸患者,可对其进行观察。

　　　　○4~6 小时内复查胸片显示气胸量不变或减少,提示支气管胸膜瘘改善。

　　　　○残留在胸腔内的空气可在数小时或数天内吸收。

　　　　○气胸患者不应搭乘飞机或进入高海拔地区,因为:

　　　　　▶当环境气压下降时,胸膜腔(原为标准大气压)内的空气发生膨胀。

　　－机械通气患者发生少量气胸时,气胸量可快速增加并产生张力性病理生理改变,这类患者往往需要胸腔置管。

　　　　○应该在短时间间隔内(30~60 分钟)重复影像学检查(即使气胸量很小)。

　　－大量气胸、扩张性气胸或机械通气患者发生气胸,通常都需要胸腔置管。

　　　　○若患者无 COPD 病史,应评估是否进行择期手术切除肺尖大泡,以减少复发风险(通常对侧也存在)。

　　　　　▶严禁(未进行双肺手术的)患者戴水肺潜水。

　　　　○若患者有 COPD 病史,其气胸往往有高复发率:

　　　　　▶以下主要因素决定是否行手术治疗:

　　　　　　◇初始症状/首次发作的严重程度。

　　　　　　◇重度肺实质性病变患者行 VATS 的病死率。

　　　　　　◇术中难以找到周边健康肺组织进行缝合(BPF 风险增加)。

　　　　　▶复发性气胸是外科手术最明确指征。

　　－张力性大量气胸(心动过速和低血压)需紧急解除胸腔压力:

　　　　○在锁骨中线第二肋间隙处盲插 18G 针(调整进针深度直至胸膜腔)。

　　　　　▶空气从胸腔排出(听觉或触觉感知)。

       ◦ 患者稳定后行胸腔置管。

         ▶ 如果 BPF 存在活瓣,注意张力性气胸复发。

• 胸腔穿刺术或胸腔置管术(治疗胸腔积液)后出现的气胸是一种"填空/补空"现象,该区域实为真空,并非"空气":

    – 由于脏胸膜病变、变硬、顺应性变差,脏胸膜包裹肺并阻止肺实质复张,胸腔积液引流并不能使肺完全复张。

       ◦ CT 上可见胸膜增厚。

    – 肺发生可逆性萎陷还是不可逆性萎陷,主要是看随时间延长,肺是否会最终复张。

    – 肺最终复张我们称之为"可逆性萎陷",提示急性炎症过程(图 16.4)。

    – 肺最终未能复张,称为"不可逆性萎陷",提示炎症后纤维瘢痕形成或恶性病变。

    – 当出现不可逆性萎陷之后,积液会重新出现,填充真空腔(数天至数周)(图 16.5)。

       ◦ 随着"补空"体积增加,胸腔内的负压也随之增加,浆液流入胸膜腔并

肺萎陷

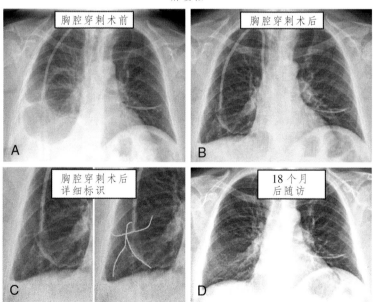

图 16.4　(A)后前位片显示右侧局限性胸腔积液。(B)胸腔穿刺后正位片显示右侧基底部局限性气胸。(C)局部可见异常胸膜线(红色线条)。(D)18 个月后正位片复查,肺复张及少量的胸膜增厚。(扫码见彩图)

肺萎陷

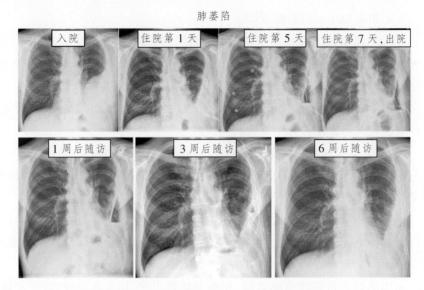

图 16.5　正位片显示一例住院患者左侧胸腔积液。小号胸腔导管引流后出现液气胸。壁胸膜瘢痕形成后导致肺难以复张。随着时间的推移,渗出性积液填充真空胸腔。

持续填充(直至胸与肺组织压力平衡)。

　　○以下情况可再行胸腔穿刺术:胸腔积液再次出现,超出前次肺萎陷边界,压迫正常肺组织并出现症状;胸腔积液呈渗出性(如胸膜感染或肿瘤等)。

　　○恶性胸腔积液一般量大、易复发,常需要反复引流,容易造成肺萎陷(如引流后肺不能完全复张)。

　　▶一旦发生肺萎陷,脏胸膜难以复位,因此无法进行胸膜固定术。

　　▶胸腔导管间断引流 (仅至肺萎陷临界点),既可缓解症状也不形成"填空/补空"区。

　　－行胸腔穿刺引流时,应尽量避免造成大量"补空"区(负压),理由如下:

　　○因胸膜牵扯,可引起显著胸痛(仅当液体重新积聚和胸膜腔压力增加方能缓解)。

　　○因胸膜腔负压过大,跨肺压(P 气道–P 胸膜)明显增加,健康的脏胸膜和肺组织过度扩张并撕裂,可能导致 BPF。

　　－如果"补空"区持续存在,肺未能复张,液体也不再积聚,常常提示存在BPF。

　　○这种情况下,肺不会进一步萎陷,也无法恢复张力。

　　○由于气道分泌物不断进入无菌的胸腔,容易造成胸腔反复感染(图16.6)。

支气管胸膜瘘持续存在导致胸腔反复感染

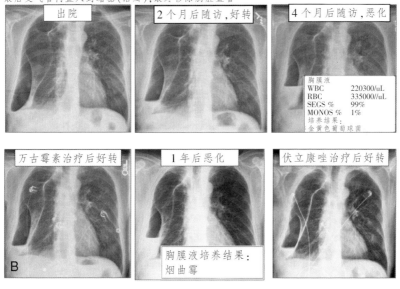

图 16.6 (A)胸部正位片显示患者入院时右侧大量气胸,胸腔置管后气胸量明显减少。持续大量空气进入胸腔导致负压吸引不能间断,因此在胸腔镜下行肺叶切除和胸腔固定术,手术失败,之后支气管内置入封堵器(活瓣),最终移除胸腔置管。(B)胸部正位显示患者出院后右侧液气胸逐渐增加,提示肺萎陷及真空腔形成(同时被渗出液填充)的过程。4 个月后患者出现发热,胸腔穿刺提示青霉素耐药的金黄色葡萄球菌感染(提示 BPF 存在)。万古霉素治疗后发热好转及渗出液减少。1 年后再次出现发热,胸腔穿刺,胸膜液培养发现曲霉菌,治疗后发热再次好转,渗出液减少。患者肺未再复张,因其已萎陷,BPF 持续存在,胸腔内不会继续增加液体量。而液体量的增加常提示感染。

－胸腔穿刺后，少量"补空"区不可避免，但是，可通过一些方法尽量避免造成大量"补空"区，例如，监测胸腔压力，当胸腔负压低于$-15cmH_2O$，甚至低至$-20cmH_2O$时停止引流。

支气管胸膜瘘的病理生理学

- 空气只会通过两条途径进入胸腔：
  - 经气管、支气管树通过 BPF 通道(最常见)。
  - 经胸壁通过胸部贯穿伤或胸腔手术(少见)造成的通道。
- BPF 常见的 4 种情况：
- 胸部外伤(如断裂的肋骨划破脏胸膜和支气管)。
- 医源性胸部手术后(如中央静脉置管术、胸腔穿刺术、经支气管活检术、经胸壁肺活检术)。
- 肺部疾病"继发性"的并发症(主要是 COPD)或：
- "原发性"疾病，即原发的自发性气胸(常见于胸廓较长/肺尖有肺大疱的体型修长的年轻男性)。
- 医源性 BPF(作为穿刺术的并发症)通常较小而且持续时间短暂，往往仅需观察处理(确保无活动性 BPF)：
  - 常见少量气胸(脏层胸膜与胸壁的距离<3cm)。
  - 无症状；术后常规胸片检查发现。
  - 当穿刺针穿透脏胸膜、肺泡组织和终末细支气管时(IR 引导的肺活检术或中央静脉穿刺术)，致气管支气管内空气短暂地释放入胸腔中。
  - 损伤肺泡组织随后会塌陷，周围健康肺组织填充空隙，阻止肺泡损伤范围进一步扩大。
    - 术后立即行胸片检查可见少量气胸。
    - 4 小时后复查胸片见气胸改善(空气通过胸膜表面吸收)或稳定，提示没有活动性 BPF。
  - 胸腔空气中 80%是 N_2，在等待复查胸片过程中(一般 4~6 小时)给予患者 100%纯氧治疗能"冲洗"血液中的 N_2。
    - 用 O_2 替换血液中溶解的 N_2，产生较大的 N_2 梯度，可促使胸腔内的 N_2 离开胸膜腔进入血液。
- 自发性 BPF 常与肺泡或肺大疱破裂有关，主要原因是肺部疾病的并发症(COPD)或原发性肺部疾病(如胸廓较长/肺尖有肺大疱的体型修长的年轻男性)。
  - 自发性 BPF 代表完整的肺实质出现破坏。

　　－继发性自发 BPF(COPD)常常较大且持续,因为:
　　　　○ 损伤较大(异常的肺破裂),以及:
　　　　○ 周围缺乏健康的肺组织填补这些损伤。
　　　　○ 继发性自发性 BPF:
　　　　　　▸ 常需要数天或数周时间愈合。
　　　　　　▸ 复发率较高, 有些需要手术干预 (如肺叶切除术和胸膜固定术)
(图 16.7)。

持续性支气管胸膜瘘的管理

- 大量气胸提示存在"活动性"或持续性 BPF,"活瓣"易致张力性气胸(如前述)。
- 显著的 BPF 可通过 Seldinger 技术置入小口径的胸腔导管,行紧急胸腔排气。
- 胸管置入后即有空气从胸腔迅速溢出。
- 为将空气完全排出,胸腔导管置入后可连接水封瓶,初始可联用负压吸引。
- 除外疑有大瘘口 BPF 的情况,其他患者均仅使用水封瓶(不连接负压吸引)。
　　－持续的胸腔负压吸引会阻碍 BPF 的愈合(因损伤部位有持续性气流通过)。
- 胸片可明确肺复张情况及胸腔置管位置。
　　－复查 CXR 见脏胸膜复位提示肺已复张(气胸线消失)。
　　－肺复张促进 BPF 愈合(周边肺组织填充,协助闭合伤口)。
- 肺复张失败:
　　－BPF 较大(持续吸引下仍有明显的、较大的、持续性空气漏入胸腔)。
　　－伴有气道阻塞(肿瘤或异物),阻塞物会阻碍空气进入待复张的肺组织。
　　－伴有脏胸膜疾病,局部脏胸膜疾病阻碍肺复张。
- 持续性 BPF(数天或数周不能愈合)常需手术治疗,术中缝合部位位于瘘口与肺门间健康的肺组织内,解剖上切除肺大疱区域(BPF 位于其中)。
　　－患者有明确肺实质性疾病时手术较为困难(可能没有健康肺组织可缝合)。
　　－这种情况下尝试支气管内置入活瓣可能会有效,活瓣可逐渐减少瘘口气流,促进其愈合。
　　　　○ 通过球囊封闭亚段支气管, 同时观察漏气是否减少或停止的方法,来确定支气管胸膜瘘的位置。
　　　　○ 存在侧支通气(空气通过间孔从一个相邻的肺段通入另一个肺段),会使这种方法敏感性下降。
　　- BPF 是否存在及其严重程度的判断,取决于胸膜腔漏气量,而不是基于影像(因瘘口通常太小而无法在影像上见到)。

继发性气胸复发

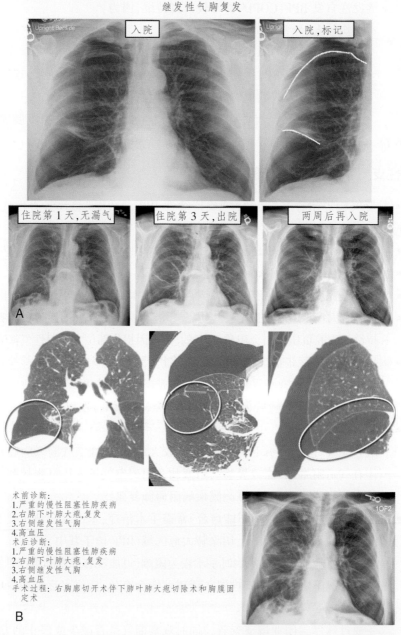

术前诊断:
1.严重的慢性阻塞性肺疾病
2.右肺下叶肺大疱,复发
3.右侧继发性气胸
4.高血压
术后诊断:
1.严重的慢性阻塞性肺疾病
2.右肺下叶肺大疱,复发
3.右侧继发性气胸
4.高血压
手术过程:右胸廓切开术伴下肺叶肺大疱切除术和胸膜固
  定术

图 16.7 (A)胸部正位片提示右侧胸腔大量气胸,胸腔置管后肺复张及支气管胸膜瘘闭合(无空气漏出)。患者 2 周后再次入院,因右肺气胸复发。(B)胸部 CT 检查提示右肺下叶肺大疱,行手术治疗。胸部正位片示胸腔镜肺叶切除及胸膜固定术后右下叶瘢痕线形成。

　　－BPF 并不是只存在开放或闭合两种状态。

　　－通过 BPF 漏入胸腔的空气，在水封瓶系统中可见到如下情况：

　　　◦ 若 BPF 瘘口较大，可持续引流出空气。

　　　◦ 随着 BPF 开始愈合，引流空气逐渐变为间断性(呼气时出现)，之后只有在用力咳嗽时出现。

　　　▸ 判断 BPF 愈合时，宜先用最大力气咳嗽，观察是否有空气引流。

　　　▸ 当胸腔内(咳嗽后)不再有空气引流时，可将导管夹闭，并在 4~6 小时后复查胸片。

　　　◇ 胸片未见气胸提示瘘口已愈合，可将置管拔除。

常见问题

　　1.对于 BPF 伴有气胸的患者，负压吸引是否有益？ BPF 愈合时是否需要负压吸引以确保脏胸膜复位？

　　答：负压吸引可使 BPF 持续产生气流，因此应尽量不用。最初使用抽吸排空胸腔，而后，只有当气胸量较大时，才使用负压吸引。不需要通过负压吸引来维持胸膜膨胀，更不需要"把肺吸到胸壁上"。正常的肺会自我膨胀并维持膨胀，不需要借助额外的力量。

　　2.胸外科术后，被医师(口头)告知不要夹闭胸腔置管，理由何在？

　　答：一般来说，胸腔置管是用来将胸腔内的气体或液体引流出胸腔的。如果夹闭置管，则不能起到引流作用。因此，外科医师认为，任何可以夹闭的置管均应拔除。实际上，内科医师如果判断患者已不再需要胸腔引流，常常通过夹闭置管进行再次确认。换言之，置管只在准备移除前才被夹闭(即通过夹闭胸管来测试有无气胸的复发或恶化，若未到移除胸管的时机，则继续引流)。

　　3.仅有少量空气间断性溢出，是否应该夹闭胸腔置管？

　　答：不应夹闭，这种情况还不稳定。仅当持续性 BPF 和(胸壁处形成瘢痕牵拉肺叶，防止肺进一步塌陷/压缩)受影响肺组织不再塌陷时，才考虑夹闭。患者出院时使用单向阀(例如，Heimlich)更安全。这样可以确保患者在家中的安全(如无单向阀，因剧烈咳嗽导致愈合口破裂，可能再次出现张力性气胸)。

　　4.胸腔置管拔除的合适时机？

　　答：大部分情况下，患者能耐受闭管 4~6 小时后，即可移除胸腔置管。

第 17 章

弥漫性实质性肺疾病及类似疾病

常见的认知误区

- 误认为经支气管镜肺活检有助于评估弥漫性实质性肺疾病。
- 误认为需要通过 VATS 下肺组织活检来确诊寻常型间质性肺炎(UIP)/特发性肺间质纤维化(IPF)。
- 误认为支气管肺泡灌洗是评估弥漫性实质性肺疾病(DPLD)的第一步。
- 过早评估类固醇在治疗继发于 DPLD 的低氧性呼吸衰竭中的作用。
- 对伴有呼吸衰竭和 DPLD 的患者没有推荐气管插管,误认为插管后几乎不可能拔管。

弥漫性实质性肺疾病

- DPLD 是指具有弥漫性间质和(或)肺泡炎症、细胞浸润和(或)纤维化等共同病理特征的一组异质性疾病。
    - 纤维化可单独存在(如 UIP),或伴有炎性细胞浸润,如非特异性间质性肺炎(NSIP)。
- 影像改变多种多样,可以呈特异性(如 UIP,典型的 UIP 影像特征不需要活检即可明确诊断)或呈弥漫性磨玻璃影(非特异性)。
- 某些 DPLD 具有典型的 CT 影像特征[如,慢性嗜酸性粒细胞性肺炎(CEP)、隐源性机化性肺炎(COP)、呼吸性细支气管炎相关间质性肺病/脱屑性间质性肺炎(RB-ILD/DIP)],识别其特征性表现是评估与管理上述疾病的关键。
- 临床表现呈多样性,可以概括为以下 3 种类型:
    - 无症状。
        ◦ 胸片或 CT 检查时偶然发现。
    - 亚急性。

◦ 进行性活动后呼吸困难(数周到数月)。

◦ 反复咳嗽、盗汗,伴乏力。

◦ 肺功能检查(PFT)提示限制性通气功能障碍,伴 DLCO 下降(最初可能仅表现为单纯性 DLCO 下降)。

－ 急性低氧性呼吸衰竭(数天到数周)。

◦ 常常数天内进行性进展。

◦ 需要纯氧(高流量),双水平气道正压(BiPAP),或需要高水平呼气末正压(PEEP)的机械通气治疗。

◦ UIP/IPF 急性加重则非常严重,常是致命的。

－ 心源性肺水肿(即,心力衰竭)和非典型性肺炎[如,耶氏肺孢子菌肺炎(PJP)、非结核分枝杆菌(NTM)肺炎、病毒]也会有类似的表现,鉴别诊断非常重要。

• 拟诊 DPLD 需要结合临床表现和 CT 影像特征。

－ 通常需要经验性治疗和(或)排除心力衰竭和非典型肺炎之后进行。

• 明确诊断 DPLD 需要肺活检(不总是临床可行或容易获得的),并结合患者的病史。

－ 充足的活检样本通常需要使用 VATS,并多点取样(避开纤维化严重区域)。

－ 肺纤维化患者进行 VATS 操作时,发生持续性支气管胸膜瘘(BPF)的风险较高,可能导致:

◦ 住院时间延长(术后置管引流)。

◦ 留置单项阀的胸腔引流管(如 Heimlich 管)出院。

－ VATS 术后少数患者并发肺纤维化急性加重,导致难治性/持续性低氧性呼吸衰竭。

• 支气管镜检查在 DPLD 中的作用:

－排查非典型病原体感染(主要的)。

◦ PJP。

◦ NTM。

◦ 病毒性肺炎[通过聚合酶链反应(PCR)检测]。

－明确诊断以下疾病:

◦ 弥漫性肺泡出血(DAH)。

▸ 进展性血性肺泡灌洗。

◦ 急性或慢性嗜酸性肺炎(AEP 或 CEP)。

▸ 支气管肺泡灌洗(BAL)液中,嗜酸性粒细胞>25%(在 CEP 中常常>60%)。

　　　　○ 结节病(通过 EBUS–TBNA)。

　　　　　▷ 非干酪性肉芽肿,未发现明确病原微生物、有机物质或异物。

　　　　○ 肿瘤经淋巴管扩散(经支气管肺活检)。

　　　　　▷ 手术病理证实为恶性细胞。

　　　　○ 肺泡蛋白沉积症。

　　　　　▷ 过碘酸希夫(PAS)染色阳性;牛奶样、颗粒状的 BAL。

　　　－ 支持诊断以下疾病:

　　　　○ 隐源性机化性肺炎(COP)。

　　　　　▷ BAL 中淋巴细胞计数>25%。

　　　　○ 急性间质性肺炎(AIP)。

　　　　　▷ BAL 中中性粒细胞计数>25%(常常>60%)。

　　　　○ 肺朗格汉斯细胞增多症。

　　　　　▷ BAL 中可见 CD1a–阳性朗格汉斯细胞(>5%)。

　• 临床表现和 CT 特征共同决定了 DPLD 的诊断和治疗方案(表 17.1)。

CT 检查偶然发现的无症状 DPLD

　• 肺功能正常、轻度限制性通气功能障碍,或单纯性 DLCO 降低。

　• 胸部 CT 提示:

　　－ 疑诊 UIP、NSIP 或过敏性肺炎(HP)。

　　　○ 典型影像特征需要同时具备以下 3 点(图 17.1):

　　　　▷ 胸膜下弥漫性网状影。

　　　　▷ 磨玻璃影。

　　　　▷ 牵拉性支气管扩张。

　　　○ 诊断流程包括临床和(或)免疫学检查:

　　　　▷ 过敏反应(如农民肺)和尘肺病(如石棉沉积症)。

　　　　　◇ 是否曾与鸟类、石棉、二氧化硅接触引起呼吸道症状,询问相关环境暴露史。

　　　　　◇ 完善过敏原筛查。

　　　　▷ 结缔组织疾病。

　　　　　◇ 完善皮肤、肌肉和关节疾病检查。

　　　　　◇ 血清学检查 RF、ANA 和 ESR。

　　　　▷ 药物相关 DPLD(如胺碘酮、生物制剂、甲氨蝶呤,或其他化疗药物)。

　　　　▷ 吸入性损伤(如氯气)或 ARDS。

　　　　▷ 吸烟。

表 17.1　限制性通气功能障碍（PFT）

CT 特征/主要征象	临床表现		
	无症状	亚急性表现	急性表现
	偶然发现	进行性劳力性呼吸困难±干咳	低氧性呼吸衰竭
寻常型间质性肺炎（UIP）类型： • 弥漫性胸膜下网状影 • 下叶为主 • ≥2 处蜂窝影 • 牵拉性支气管扩张 • 少见或不存在：磨玻璃影、结节、囊肿、淋巴结肿大	IPF（如 UIP） • 药源性 • 结缔组织病相关 尘肺 炎症后	IPF（如 UIP） • 药源性 • 结缔组织病相关 尘肺	IPF（如 UIP） • 药源性 • 结缔组织病相关
非特异性间质性肺炎（NSIP）类型： • 多发性磨玻璃样渗出影 • 胸膜下散在性网状影 • 牵拉性支气管扩张 • 少见或不存在：蜂窝影、囊肿	NSIP • 药源性 • 结缔组织病相关 尘肺	NSIP • 药源性 • 结缔组织病相关 尘肺 慢性过敏性肺炎（上叶）	NSIP • 药源性 • 结缔组织病相关 急性过敏性肺炎（上叶）
单纯磨玻璃样渗出影	RB-ILD 单纯性肺嗜酸细胞增多症	DIP PJP RB-ILD 单纯性肺嗜酸细胞增多症	急性呼吸窘迫综合征（ARDS） 心源性肺水肿（渗出期） DAH PJP

（待续）

表17.1（续）

CT特征/主要征象	临床表现		
	无症状	亚急性表现	急性表现
	偶然发现	进行性劳力性呼吸困难±干咳	低氧性呼吸衰竭
磨玻璃样渗出影伴致实变影±牵拉性支气管扩张	COP("反晕轮征") NTM("树芽征") 慢性误吸	COP("反晕轮征") CEP(周边) NTM("树芽征")	急性嗜酸粒细胞性肺炎 AIP(急性间质性肺炎) ARDS 心源性肺水肿(渗出期) COP("反晕轮征") 重症细菌性肺炎
结节(支气管血管和淋巴管周围)伴： • 肺门和纵隔淋巴结肿大 • 实性肺块/高密度结节 ±磨玻璃病影	结节病(II~III期) 恶性肿瘤淋巴管播散/转移	结节病 II~III 期 恶性肿瘤淋巴管播散/转移	结节病 II~III 期 恶性肿瘤淋巴管播散/转移
结节(小叶中央型)	NTM("树芽征") 早期肺朗格汉斯细胞增多症(空洞)	NTM("树芽征") 早期肺朗格汉斯细胞增多症 (空洞)	************************
"铺路石征"	肺泡蛋白沉积症	肺泡蛋白沉积症 心源性肺水肿 恶性肿瘤淋巴管播散	心源性肺水肿(渗出期) 病毒性肺炎
囊肿	淋巴细胞性间质性肺炎	淋巴细胞性间质性肺炎 淋巴管平滑肌瘤病 晚期肺朗格汉斯细胞增多病 (大而厚壁的)	淋巴细胞间质性肺炎 淋巴管平滑肌瘤病

（待续）

表 17.1(续)

CT 特征/主要征象	临床表现		
	无症状	亚急性表现	急性表现
	偶然发现	进行性劳力性呼吸困难±干咳	低氧性呼吸衰竭
单纯磨玻璃样渗出影（GGO）	RB-ILD	RB-ILD	心源性肺水肿（渗出期）
结节（支气管血管和淋巴管周围）伴： • 肺门和纵隔淋巴结肿大 • 实性肿块高密度结节 • ±磨玻璃影	结节病（Ⅱ~Ⅲ期）	结节病（Ⅱ~Ⅲ期）	结节病（Ⅱ~Ⅲ期）
空气潴留的"马赛克征"（树芽状）	闭塞性细支气管炎	闭塞性细支气管炎	闭塞性细支气管炎
弥漫性囊性变	淋巴管平滑肌瘤病	淋巴管平滑肌瘤病	淋巴管平滑肌瘤病
空洞性结节和较大囊肿	肺朗格汉斯细胞组织细胞增多症	肺朗格汉斯细胞组织细胞增多症	************************

DPLD 磨玻璃影类型

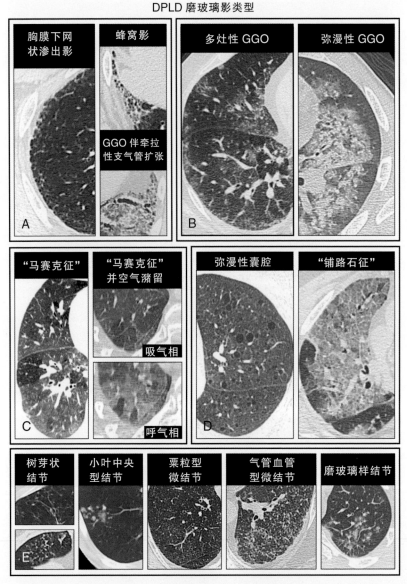

图 17.1 DPLD 患者常见的 CT 影像特征。(A)UIP 常见影像,特别是胸膜下网状影、基底部蜂窝影和牵拉性支气管扩张。(B)多灶性和弥漫性 GGO 常见于 NSIP 和其他类似表现疾病,如非典型感染、心源性肺水肿、肺泡出血。(C)"马赛克征"描述了 CT 衰减增加区域与衰减减弱区域并存。难点在于判断是否是低衰减区域代表了正常的肺实质,高衰减区域代表了 GGO,或是刚好相反;同样类似于空气潴留(如哮喘伴支气管痉挛或细支气管闭塞)或低灌注(如慢性肺栓塞性疾病)。空气潴留在呼气相 CT 显示为低衰减区域,在吸气相依然表现为暗色区域,而正常肺组织衰减区域为白色。另一方面,如果呼气相低衰减区为白色,低衰减区为正常,吸气相高衰减区则代表了磨玻璃影。(D)弥漫性囊腔(常见于淋巴管肌瘤病和 LIP)和"铺路石征"(常见于心源性肺水肿、非典型感染、淋巴管播散的肿瘤和肺泡蛋白沉积症)。(E)多发性结节有多种分布形式(见于肉芽肿性疾病和非典型感染)。

◦ 治疗策略 :

▸ 肺功能检查和临床症状评估(±影像)。

◇ 基于疾病的特征和程度每 3~12 个月评估一次,直到证实疾病 3~5 年内较稳定。

▸ 建议避免接触可导致呼吸道敏感的环境。

▸ 建议养鸟的患者离开养鸟环境。

◇ 过敏原可能是定植在鸟粪中的嗜热菌属,因此,患者可能会通过阳台或窗台上的鸟粪接触过敏原。

▸ 有结缔组织疾病相关检查阳性或有症状的患者应进行风湿免疫疾病评估。

▸ 停用所有可能致病的相关药物。

▸ 应积极劝导患者戒烟。

– 非结核分枝杆菌(NTM)(图 17.2)。

◦ 特征 :

▸ NTM 在土壤和水中普遍存在,常见于淋浴时吸入而导致感染。

▸ 常见于体形瘦高的患者[类似自发性气胸(PTX)]。

◦ 典型影像学表现 :

▸ 树芽状结节。

▸ 气道相关实变和磨玻璃样渗出影。

◇ 实变区域伴牵拉性支气管扩张和肺容量减少。

◇ 常累及右肺中叶。

◦ 常见亚厘米级结节和(或)钙化的肉芽肿。

◦ 诊断流程包括对临床表现为湿性咳嗽、体重下降和盗汗的患者进行筛查。

▸ 如果患者有湿性咳嗽,至少需要 3 次痰液样本进行抗酸染色(AFB)和培养。

◦ 治疗随访需要持续监测肺功能、症状和影像学改变。

▸ 每 3~12 个月评估一次,直至病情稳定 3~5 年。

◇ 在监测期内,如未出现新的肺实质破坏和支气管扩张,则评估为 NTM 病情稳定。

– 慢性误吸(图 17.3)。

◦ 特征 :

▸ 睡前使用镇静类药物。

◦ 典型影像学表现 :

▸ 肺基底部动态变化的实变影和磨玻璃样渗出影。

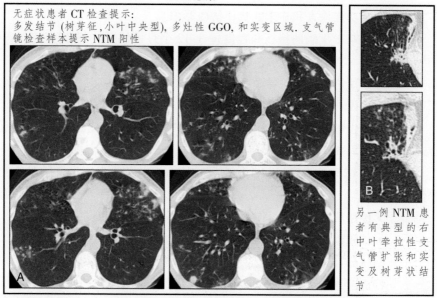

图 17.2 (A)NTM 患者 CT 影像.多发小叶中心结节从小到大(树芽分布,≤5mm,磨玻璃结节,0.5~1cm,实性结节,>1cm)。左上叶周边可见小的实变影并牵拉性支扩。(B)另一例 NTM 患者典型表现,右肺中叶毁损(实变、容量减少、牵拉性支气管扩张、树芽状结节)。

    ▶ 纤维化改变无特异性。

    ○ 诊断流程包括询问患者有无胃食管反流症状,食物呛噎史,以及(或)与剧烈咳嗽/呛咳相关的夜间觉醒。

    ○ 管理策略:

    ▶ 质子泵抑制剂和改善反流(例如,抬高床头、改变饮食)。

    ▶ 建议患者睡前停止饮酒和(或)使用镇静药物。

    ▶ 大部分情况下需要覆盖口腔厌氧菌的抗生素治疗。

    ◇ 严重时有肺脓肿坏死伴液气平,此时需要抗生素覆盖口腔厌氧菌治疗 1~3 个月,直至液气平消失。

    ◇ 肺大疱并发感染,影像也可表现类似肺脓肿(见第 11 章)。

    ▶ 需要短期内复查影像和临床随访:

    ◇ 每 1~3 个月行胸片复查,监测磨玻璃样渗出影和实变影是否吸收。

    ◇ 偶尔,旧病灶吸收时,又会出现新病灶,这时需要连续的影像学随访,同时进一步治疗误吸。

    □ 胸片上残留的或持续存在的渗出影需行 CT 评估,确定是否为瘢痕组织。

慢性误吸

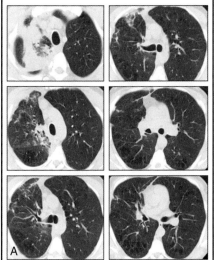
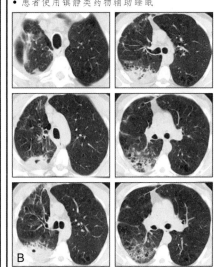

48 岁吸烟患者右上胸部疼痛,CT 检查提示:
- 右上叶实变影
- 右中叶磨玻璃样渗出影并胸膜下网格影和线状瘢痕

6 周后随访 CT 提示:
- 右上实变和右中叶磨玻璃样渗出影有所吸收
- 右下肺出现新的实变及磨玻璃样渗出影和空腔(实际是肺气肿区域看起来像坏死和纤维化)
- 患者使用镇静类药物辅助睡眠

图 17.3 (A)48 岁吸烟患者偶然发现胸片异常,CT 随访显示右上实变,右中磨玻璃渗出影和胸膜下网格影(基底未受损)。该患者经克拉霉素治疗 1 个月后,CT 复查。(B)CT 随访(6 周后)显示右上和右中实变吸收,右下出现新的实变和肺空腔,进一步询问患者得知其每晚使用镇静药(氯水合物)治疗失眠。停药后,患者反复发作的吸入性肺炎得以缓解。

- II 期和(或)III 期结节病(图 17.4)。
    - 特征:
        - 患病人群中,非洲裔美国人多于高加索人,女性多于男性。
        - 常见症状包括咳嗽和呼吸急促±胸痛。
        - 无论是否治疗,在多数情况下,肺结节病为自限性(可缓解)。
            - 大约 50% 的患者在 3 年内缓解,大约 75% 的患者在 10 年内缓解。
        - 缓解 1 年后复发的很少见(<5%)。
        - 20%~25% 的结节病会进展为纤维化(无论是否治疗)。
            - 进展性纤维化常见于晚年患病的非洲裔美国人。
    - 典型影像学表现:
        - 双侧肺门和纵隔淋巴结肿大。
        - 沿气管血管束和淋巴管分布的微结节,经常融合为:
            - 大结节和实变。

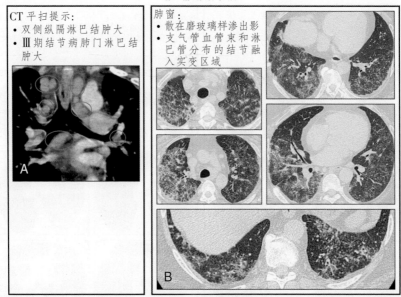

图 17.4 (A)双侧气管旁、肺门及隆突下淋巴结肿大。肺门处小的淋巴结肿大提示结节病Ⅲ期(与前一次扫描结果相比较小)。(B)Ⅱ~Ⅲ期结节病典型的肺实质改变——弥漫性微结节沿气管血管束和淋巴管分布,融入实变区域,伴多发性磨玻璃样渗出影。

‣ 磨玻璃样渗出影。

‣ 散在分布的胸膜下网格影。

○ 诊断流程:

‣ 肺功能。

◇ 限制性或混合性通气功能障碍,DLCO 下降。

‣ 慢性肉芽肿性疾病免疫检查:

◇ TB 暴露史,行 γ-干扰素释放试验。

◇ 真菌感染,行抗原或抗体检测。

‣ 肺门和(或)纵隔淋巴结行 EBUS–TBNA 检查。

◇ 无淋巴结肿大时,行经支气管肺活检(TBLB)。

○ 随访包括复查肺功能、临床症状±影像。

‣ 基于影像学,每 3~12 个月评估一次,直到证实疾病稳定 3~5 年。

– RB–ILD/DIP(图 17.5)。

○ 特征:

‣ 吸烟患者。

RB-ILD 和 DIP

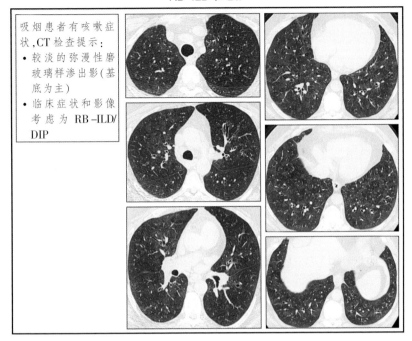

吸烟患者有咳嗽症状,CT 检查提示:
- 较淡的弥漫性磨玻璃样渗出影(基底为主)
- 临床症状和影像考虑为 RB–ILD/DIP

图 17.5　CT 影像显示浅的、弥漫性磨玻璃样渗出影,合并空气潴留(可能存在)(缺少呼吸相 CT 证实),慢性咳嗽的吸烟患者,运动能力无变化,肺功能提示混合性通气功能障碍并轻度 CO 弥散降低。结合临床影像考虑为 RB-ILD。

- 典型影像学表现:
  - 弥漫性磨玻璃样渗出影。
    - 影像常常较淡或轻微。
- 诊断流程主要包括筛查烟草使用情况。
- 非吸烟患者应疑诊 HP/NSIP。
  - 早期 HP 和 NSIP 很难与 RB-ILD/DIP 鉴别(症状也相似)。
- 管理策略:
  - 劝导戒烟。
    - 告知患者,其自身机体对烟雾过敏(这不同于担心慢性阻塞性肺病和肺癌),过敏会对肺造成实质性的损伤。
      - 患者需要戒烟治疗(强调药物戒烟的重要性)。
  - 随访肺功能,临床症状和±影像检查。每 3~12 个月随访一次,直至 3~5 年内较为稳定。
  - 非吸烟者的管理类似 HP/NSIP。

活动后亚急性呼吸困难,胸部 CT 检查影像考虑 DPLD

- 肺功能提示限制性通气功能障碍伴 DLCO 下降,或单纯性 DLCO 下降。
- 患者有干咳和(或)全身性症状(如发热、盗汗)。
- DPLD 患者有呼吸困难症状,肺功能提示限制性通气功能障碍,存在以下表现时,需要进一步检测运动后血氧饱和度:
    - 海平面、静息状态、呼吸空气条件下,指脉氧<95%。
    - 中度至重度 DLCO 下降。
    - 严重的运动受限。
- 胸部 CT 影像:
    - 诊断 UIP(图 17.6)。
        - 特征:
            ▸ 肺间质内成纤维细胞增殖的特发性疾病。
            ▸ 导致低氧和活动受限并伴有进行性呼吸衰竭。
            ◇ 中位生存期为 3 年。

UIP 征象

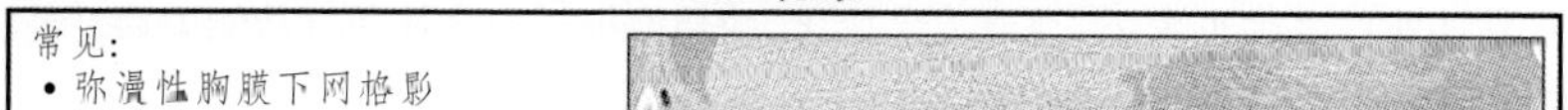

常见:
- 弥漫性胸膜下网格影
- 下叶为主
- ≥2 处"蜂窝样"改变
- 牵拉性支气管扩张

罕见:
- 磨玻璃影、结节、囊性病变、淋巴结肿大

左

俯卧位

右

图 17.6　病理上已确诊的 UIP 胸部 CT 征象。UIP 往往有以下影像学特征:弥漫性胸膜下网格影,以下叶为主,伴结构扭曲(有至少两排蜂窝状囊性改变,伴牵拉性支气管扩张)。影像学上较少见到磨玻璃影、结节、囊性病变或淋巴结肿大。这些征象也可见于其他可治疗的间质性肺病中。俯卧位成像显示左肺基底部磨玻璃影部分消失(重力依赖性肺不张),而蜂窝状结构持续存在。

▸病程呈现阶梯式进展,急性加重经常在稳定期的基础上出现,加速疾病进展。

◇呼吸道感染是常见诱发因素。

▸也存在罕见的家族遗传。

◦典型影像学表现:

▸弥漫性胸膜下网格影。

▸下叶为主。

▸≥2 处"蜂窝样"改变(即结构扭曲)。

▸牵拉性支扩。

▸少见:

◇磨玻璃影。

◇结节。

◇淋巴结肿大。

◇囊性病变(除外蜂窝样改变)。

◦诊断流程包括临床和(或)免疫学相关检查,并筛查其他病因:

▸过敏性肺炎和尘肺。

▸结缔组织病。

▸药源性 DPLD。

▸吸烟。

◦对于 UIP/IPF(未发现病因)的管理策略:

▸向患者解释疾病,主要包括以下关键点:

◇IPF 是一种目前尚未了解清楚的疾病,主要病理是肺部瘢痕形成。

◇病程倾向于阶梯式进展 (急性加重经常在稳定期的基础上出现,一旦加重则无法回到原来的基线水平)。

◇平均生存期为 3~5 年,主要死于呼吸衰竭。

◇一些新的药物可能会减缓疾病进展。

◇治疗方案主要是肺移植。

◦可以考虑:

▸肺移植评估,转诊至终末期肺病诊所。

▸质子泵抑制剂(回顾性研究数据支持)。

▸吡非尼酮或尼达尼布(依据心脏病或副作用选择)。

◇尼达尼布对缺血性心脏病有"黑匣子"警告,同时有可能引起下消化道副作用。

◇吡非尼酮没有心血管疾病的警告,但可能导致上消化道副作用。

◇对两种药物不耐受的情况比较常见。

▶必要时使用袢利尿剂来确保/维持血容量正常(即无水肿)。

◇左心衰竭和右心衰竭均可使 UIP/IPF 病程复杂化,使运动耐量降低。

▶每 3 个月行一次肺功能检查,同时评估症状进展、心力衰竭和药物不耐受等情况。

○存在病因的 UIP 管理。

▶治疗同疑诊 UIP/NSIP/HP。

－疑诊 UIP、NSIP、HP 或 LIP。

○特征:

▶这 4 种疾病预后差异较大,UIP 预后最差,HP 预后最好。

▶若病变以上肺为主,有助于区分 UIP 和 NSIP/HP。

▶弥漫性囊性病变要考虑 LIP。

▶UIP 和 NSIP 通常与结缔组织疾病(尤其是类风湿关节炎)和(或)对药物的不良反应(如胺碘酮)有关。

▶HP 通常有暴露史(如"农民肺""养鸽者肺")。

○典型影像学表现:

▶弥漫性胸膜下网格影。

▶GGO。

▶牵拉性支气管扩张。

▶肺上叶为主或全肺分布。

▶不同程度的结节和囊肿。

○诊断流程包括临床和(或)免疫学相关筛查:

▶过敏性肺炎或尘肺。

◇询问是否有鸟类、石棉、二氧化硅等环境暴露史。

◇过敏原检查。

◇结缔组织病检查。

□皮肤、肌肉和关节疾病检查。

□血清 RF、ANA 和 ESR 检查。

◇药物相关的 DPLD(如胺碘酮、甲氨蝶呤、化疗药物,或生物制剂)。

◇吸烟。

▶管理策略:

◇避免环境暴露。

◇避免接触鸟类(怀疑"养鸽者肺")。

　　◇怀疑结缔组织病应进行相关免疫学评估。

　　◇停止应用可能导致疾病的药物。

　　◇劝导戒烟。

　　◇考虑肺活检(VATS)明确诊断(UIP 或非 UIP)。

　　　　□非 UIP 可能会对皮质类固醇有反应。

　　◇如果 VATS 检查风险较大或患者拒绝,可考虑行泼尼松试验。

　　　　□获取基础影像学和肺功能检查数据。

　　　　□每天给予 40~60mg 泼尼松,连续 4 周。

　　　　□评估影像学、肺功能和临床症状对治疗的反应。

　　　　□如果患者有客观性的反应:

　　　　　　△继续给予 20~40mg 皮质类固醇(注意副作用)治疗 2 个月。

　　　　　　<预防 PJP 并考虑补充维生素 D 和钙剂。

　　　　　　△重新评估客观反应情况,疾病稳定后考虑皮质类固醇减量。

　　　　　　△如果减量失败,考虑加入硫唑嘌呤(作为皮质类固醇替代药
物)治疗并再次尝试皮质类固醇减量。

　　　　　　△连续 5 年,每 3~6 个月行肺功能检查,并评估症状进展情况。

　　　　　　□如果患者没有反应,皮质类固醇逐渐减量,并按 UIP/IPF 治疗。

　　－肺朗格汉斯细胞增多症(图 17.7)。

　　　○特征:

　　　　▶好发于年轻吸烟者(20~40 岁),病理性 S100、CD1a 阳性的朗格汉斯
树突状细胞诱发的肺部炎症(涉及所有炎性细胞系)。

　　　　▶常见症状包括咳嗽和呼吸急促。

　　　　▶多发性 GGO 和空洞性结节(早期),这些空洞性结节扩大并融合成
巨大的、各种形态的囊肿(晚期)。

　　　○典型影像学表现:

　　　　▶磨玻璃影。

　　　　▶空洞性小叶中央结节。

　　　　▶大的、形态奇特,融合的囊肿,囊壁略厚。

　　　　▶上叶为主。

　　　　▶基底部不受累。

　　　○诊断流程主要包括筛查是否正在吸烟(几乎见于所有的肺朗格汉斯细
胞增多症患者),过敏性诱发因素(如宠物鸟,产生呼吸道症状的暴露环境)。

　　　　▶HP 和早期肺朗格汉斯细胞增多症在影像上不易区分。

　　　　　◇考虑行过敏原检测。

肺朗格汉斯细胞增多症

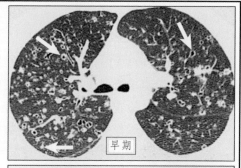

上叶胸部 CT 检查提示：
- 疾病早期为多发性空洞性结节
- 箭头提示空洞的不同时期
- 疾病晚期显示空洞结节是如何扩张并融合为大的囊肿
- 该患者只有上叶受累,下叶基底部未受累

早期

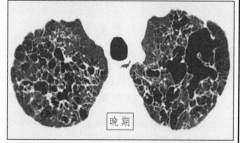

晚期

图 17.7 两例肺朗格汉斯细胞增多症患者肺上叶 CT 征象。上图显示早期病变,可见多发性空腔结节,红色箭头突出显示坏死的各个阶段。空腔难以与管壁增厚的气道进行区分(仅凭单一 CT 层面)。下图显示了晚期病变,特征是多个大的,形状奇异的囊肿,壁稍微增厚。不包括下肺 CT 图像,因该病基本上不累及基底部。(扫码见彩图)

  ○ 管理策略:
   ▶ 吸烟者需要戒烟。
    ◇ 告知患者,其机体对吸烟过敏(这不同于担心慢性阻塞性肺病和肺癌),这会造成肺部巨大空洞。
   ▶ 戒烟治疗(强调医疗干预的必要性)。
   ▶ 有症状的患者无论是否戒烟,均应行皮质类固醇试验,如前述,同疑似 UIP/NSIP/HP 的治疗。
   ▶ 非吸烟者的治疗同疑似 HP。
  – NTM(见前述)。
  ○ 特征:
   ▶ 常见症状包括咳嗽(伴咳痰),盗汗和体重下降。
   ▶ 呼吸急促和活动受限并不常见,除非伴有 COPD,或长期 NTM 感染导致限制性病变或终末期纤维化改变。
  ○ 症状疑似 NTM 感染的,诊断主要包括:

▸至少 3 次痰检抗酸杆菌和痰培养(如果患者有痰)。

▸如果患者无痰和(或)痰量不足,或痰检持续阴性,考虑行气管镜下
BAL 检查,以增加 NTM 检出率。

○治疗策略:若患者出现病原微生物感染(如鸟胞内复合体分枝杆菌、
MAC),或影像学上出现感染征象应考虑治疗。

▸治疗包括 3 种或 4 种抗菌药物,联合治疗 12~24 个月。

－隐源性机化性肺炎(图 17.8)。

○特征:

▸常常继发于典型细菌性肺炎。

▸常见症状是咳嗽、呼吸困难及发热。

▸与类风湿性关节炎(RA)和淋巴瘤(慢性淋巴瘤)相关。

○典型影像学表现:

▸圆形或半圆形,条带状实变,中心为 GGO("反晕轮征")。

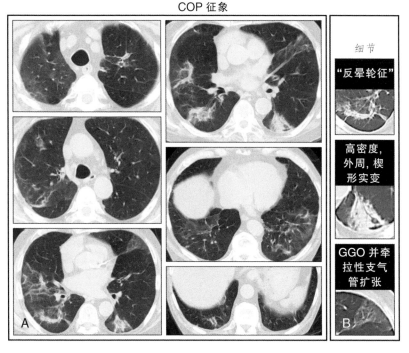

图 17.8　(A)COP 患者 CT 征象,显示所有典型的影像特征。在所有肺叶中都可见到多灶性、外
周的、楔形的不透明影(致密的实变和磨玻璃影),也有牵拉性支气管扩张。几种不透明影表现为
"反晕轮征",其中中央区域磨玻璃影,周边为半圆形带状密集的实变影环绕。 (B)先前描述影像
的细节显示。

▸ 外周楔形实变影。

▸ GGO。

▸ 牵拉性支气管扩张。

○ 诊断流程包括筛查有无相应病史：

　▸ 抗生素治疗后症状持续数周到数月，渗出影无明显变化或加重。

　▸ 考虑支气管镜 BAL 检查：淋巴细胞>25%为支持性证据。

○ 管理策略包括皮质类固醇治疗及随访：

　▸ 缓解率为 80%(60%完全缓解)。

　▸ 获取影像和肺功能检查基础数据。

　▸ PJP 预防治疗并考虑补充维生素 D 和钙剂。

　▸ 泼尼松 40~60mg/d 治疗 1~2 个月后，重新评估影像、肺功能及临床症状。

　▸ 如果患者病情稳定或改善，尝试皮质类固醇减量至 20~40mg，继续治疗 1~2 个月。

　▸ 3~6 个月后，皮质类固醇(如泼尼松)逐渐停药完成。

　▸ 复发较为常见。

－ 慢性嗜酸性粒细胞性肺炎(图 17.9)。

○ 特征：

　▸ 患者常有咳嗽、发热、盗汗和活动受限等症状并持续数月。

○ 对皮质类固醇治疗有快速反应(24~48 小时)。

○ 典型影像学表现：

　▸ 肺周边 GGO(反心源性肺水肿)。

　▸ 肺周边实变影。

○ 诊断流程：

　▸ 外周血嗜酸性粒细胞增多。

　▸ BAL。

　　◇ BAL 嗜酸细胞>25%提示疑诊，>40%可诊断(结合临床或影像)。

○ 管理策略包括皮质类固醇治疗及随访。

　▸ 对皮质类固醇治疗反应较快(48 小时到 2 周)，如果治疗失败考虑其他疾病。

　▸ 使用泼尼松 40~60mg/d，2~4 周后重新评估影像、肺功能及临床症状。

　　◇ 预防 PJP 并考虑补充维生素 D 和钙剂。

　　◇ 继续高剂量皮质类固醇治疗，直至症状缓解和影像改善(通常为 4~6 周)。

慢性嗜酸性肺炎征象

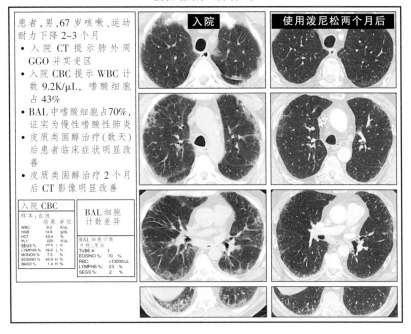

患者，男，67 岁咳嗽、运动耐力下降 2~3 个月
- 入院 CT 提示肺外周 GGO 并实变区
- 入院 CBC 提示 WBC 计数 9.2K/μL，嗜酸细胞占 43%
- BAL 中嗜酸细胞占 70%，证实为慢性嗜酸性肺炎
- 皮质类固醇治疗（数天）后患者临床症状明显改善
- 皮质类固醇治疗 2 个月后 CT 影像明显改善

入院 CBC		
样本：血液		
	结果	单位
WBC	9.2	K/uL
HGB	14.9	g/dL
HCT	43.4	%
PLT	220	K/uL
SEGS %	27.6 L	%
LYMPHS %	19.9 L	%
MONOS %	7.3	%
EOSINO %	43.9 H	%
BASO %	1.4 H	%

BAL 细胞计数差异	
BAL 细胞计数	
月顺：厚浊	
TUBE #:	
EOSINO %:	70　%
RBC:	<10000/uL
LYMPHS %:	23　%
SEGS %:	2　%

图 17.9　慢性嗜酸性肺炎患者。虽然 BAL 嗜酸粒细胞增多具有诊断意义（临床上怀疑此病），但外周嗜酸性粒细胞计数通常是正常的或仅略微升高。

◇改善后 1~2 个月内逐渐减量至停药。

◇疾病易复发。

- Ⅱ期和（或）Ⅲ期结节病（详见前述）。

  ○管理策略包含皮质类固醇治疗及随访：

  ▸治疗反应慢，往往难以评估。

  ▸获取基线影像及肺功能检查数据。

  ▸预防 PJP，考虑补充维生素 D 和钙剂。

  ▸使用泼尼松 40~60mg/d 治疗 2~3 个月后，重新评估影像、肺功能及临床症状：

  ◇继续泼尼松治疗 2~3 个月（预防复发）。

  ◇之后考虑皮质类固醇减量至 20~40mg（尽量减少副反应）。

  □对于有治疗反应的患者（3~6 个月治疗后），皮质类固醇逐渐减量至最低有效剂量（或可能停药）维持。

  ▸如果皮质类固醇减量失败，考虑增加硫唑嘌呤治疗（作为皮质类固醇替代药物），再重新进行减量流程。

- RB-ILD/DIP(详见前文无症状表现的详述)。
  ○管理策略:
  ▸劝导患者戒烟。
  ◇告知患者其机体对吸烟过敏,吸烟会导致肺损伤。
  □给予患者戒烟方案及处方。
  ▸患者戒烟后没有改善,建议行皮质类固醇试验。
  ▸非吸烟者的评估和治疗如前所述,按照疑似 NSIP/HP 方案执行。
- 淋巴细胞性间质性肺炎(LIP)(图 17.10)。
  ○特征:
  ▸其发生、发展可与 HIV 相关或不相干。
  ▸病毒感染引起的淋巴细胞多克隆增生。
  ▸与 Sjögren 综合征有关。

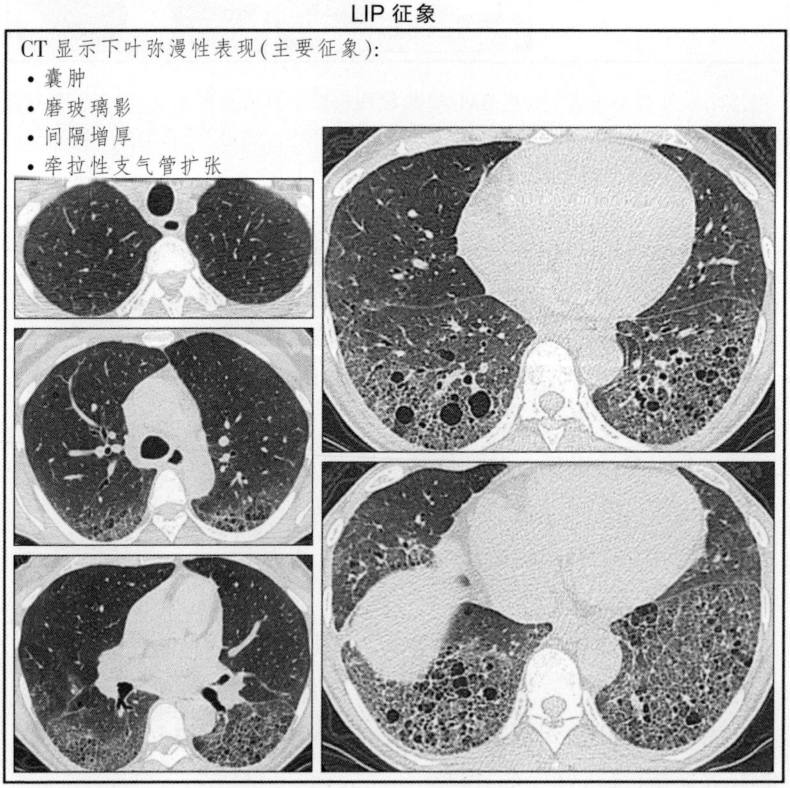

LIP 征象

CT 显示下叶弥漫性表现(主要征象):
- 囊肿
- 磨玻璃影
- 间隔增厚
- 牵拉性支气管扩张

图 17.10 1 例 LIP 患者的胸部 CT,提示肺基底为主的囊肿改变,伴间隔增厚,GGO 和牵拉性支气管扩张。相比于 UIP 蜂窝样囊肿,LIP 的囊肿明显增大。

◦ 典型影像学表现：
▸ 多发性囊肿。
▸ 磨玻璃影。
▸ 肺基底为主。
◦ 诊断流程包括 VATS 肺活检。
◦ 管理策略包括皮质类固醇(泼尼松)和(或)其他免疫抑制剂治疗。
– 淋巴管肌瘤病(图 17.11)。
◦ 特征：
▸ 育龄期妇女好发。
▸ 常常表现为气胸和(或)乳糜胸。
◦ 典型影像学表现：
▸ 多发性囊肿。
▸ 肺气肿(偶见包裹性)。
◦ 诊断流程：
▸ 肺功能(常为单纯性 DLCO 降低,或者混合性通气功能障碍)。
▸ VATS 肺活检。
◦ 管理策略包括皮质类固醇和(或)其他免疫抑制剂治疗及随访。
– 肺泡蛋白沉积症(图 17.12)。

淋巴管平滑肌瘤病征象

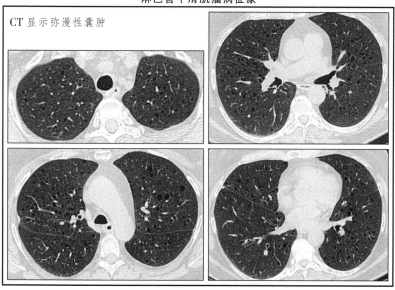

图 17.11　淋巴管平滑肌瘤患者胸部 CT 显示弥漫性囊性改变。

肺泡蛋白沉积症

临床状况：
- 劳力时出现亚急性呼吸困难
- 低氧血症
- 限制性通气功能障碍/DLCO 降低
- 弥漫性"铺路石征"

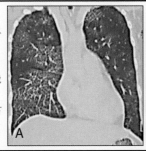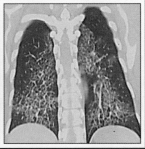

全肺灌洗：
- 云雾状/混浊的液体,在收集瓶的底部沉积有颗粒状/砂状物质
- 显微镜下见肺泡巨噬细胞充满过碘酸-希夫阳性物质

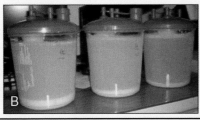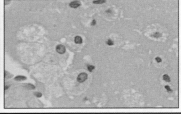

图 17.12 (A)典型的肺泡蛋白沉积症临床表现为进行性活动后呼吸困难,CO 弥散功能减退,低氧血症及 CT 显示弥漫性"铺路石征"。(B)肺泡蛋白沉积症全肺灌洗有肉眼可见的和显微镜下可见的改变。肉眼可以看到沙状物质沉淀在灌洗液收集器的底部(收集器充满混浊的液体)。在显微镜下,可以看到充满过碘酸-席夫阳性物质的肺泡巨噬细胞。(扫码见彩图)

- 特征：
  - 先天性和后天性肺表面活性物质生成和清除受损。
    - 可能的病因是自身免疫紊乱。
  - PAS 阳性的物质沉积于肺泡腔。
- 典型影像学表现：
  - 弥漫性"铺路石征"。
- 诊断流程：
  - BAL 分析：
    - 肉眼可见混浊的液体,其中颗粒状/砂粒状物质沉积在收集瓶的底部。
    - 显微镜下可见充满 PAS 阳性物质的肺泡巨噬细胞。
  - 常见抗 GM-CSF 抗体滴度升高。
- 管理策略包括定期全肺灌洗及随访。

▸ 一侧全肺灌洗(每侧肺在住院期间分别完成)可以持续缓解症状。

– PJP。

○ 特征:

▸ 发生在免疫缺陷或抑制患者。

◇ HIV(CD4+<200)。

◇ 长期使用泼尼松(每天≥20mg,时间>1 个月)。

◇ 血液系统肿瘤(如 CLL)。

▸ 运动后低氧血症常见。

○ 典型影像学表现:

▸ 弥漫性 GGO(非特异性)。

◇ 慢性 PJP 常有肺上叶囊肿。

○ 诊断流程:

▸ BAL 银染是诊断的金标准(±直接荧光抗体检测 PJP 和 β–D–葡聚糖)。

◇ 诊断率高,特别是 HIV 相关性疾病。

◇ BAL 中 β–D–葡聚糖检测有较好的阴性预计值。

○ 管理策略包括复方磺胺甲噁唑与甲氧苄啶治疗,以及低氧血症时可给予皮质类固醇(如强的松)治疗并随访。

– 心源性肺水肿。

○ 典型影像学表现:

▸ 双侧胸腔积液。

▸ GGO(肺门周围)可融合成致密的实变区。

▸ 小叶间隔增厚。

○ 诊断流程:

▸ 体重增加。

▸ 全身性水肿。

▸ 心脏超声提示 HFpEF 或 HFrEF:

◇ 不能解释的 HFpEF 需要注意阻塞性睡眠呼吸暂停(OSA)。

◇ 不能解释的 HFrEF 需要注意缺血性心肌病。

○ 管理策略:

▸ 使用髓袢利尿剂降低容量。

▸ 限制钠摄入量在 2g/d。

– 淋巴管播散的肿瘤。

○ 特征:

▸ 常与乳腺或肺腺癌相关。

- ○ 典型影像学表现：
  - ▸ "铺路石征"。
  - ▸ 局部胸膜增厚。
- ○ 诊断流程包括筛查腺癌病史。
  - ▸ 经支气管肺活检诊断价值较高。
- ○ 管理策略主要是针对肿瘤类型进行个体化治疗。
- • 阻塞或混合性通气功能障碍。
  - – 闭塞性细支气管炎(图 17.13)。
    - ○ 特征：
      - ▸ 继发于骨髓移植(BMT)，属于移植物抗宿主病(GVHD)的一部分。
      - ▸ 弥漫性泛细支气管炎(80%的病例是亚洲人)。
      - ▸ 与退伍军人在中东服役时的"烧伤坑"暴露相关。

细支气管炎征象

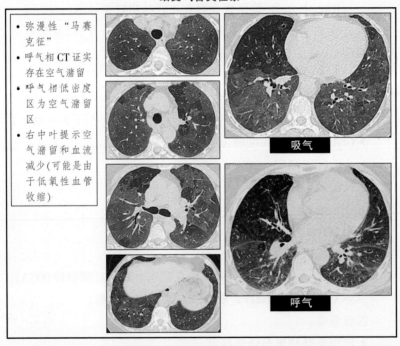

- • 弥漫性"马赛克征"
- • 呼气相CT证实存在空气潴留
- • 呼气相低密度区为空气潴留区
- • 右中叶提示空气潴留和血流减少(可能是由于低氧性血管收缩)

吸气

呼气

图 17.13　CT 影像提示弥漫性"马赛克征"(如低衰减和高衰减区域同时存在)。吸气相上低衰减带和高衰减带间有明显的界线,提示可能存在空气潴留(空气潴留至低衰减区)。呼气相 CT 证实空气潴留存在 (呼气后低衰减区持续存在)。此征象常见于哮喘发作或闭塞性细支气管炎(BO),因其小气道阻塞严重且持续。BO 相关的空气潴留区也可能是由于血流减少或血管收缩(继发于肺动脉低氧性收缩)。

　　○ 典型影像学表现：

　　　▶ 弥漫性"马赛克征"/"空气潴留征"。

　　　▶ "树芽征"(非游走性)。

　　○ 诊断流程：

　　　▶ 肺功能提示混合性阻塞性通气功能障碍。

　　　▶ VATS 肺活检。

　　○ 管理策略：

　　　▶ 大环内脂类抗生素。

　　　▶ 泼尼松。

　　– 肺气肿合并肺纤维化(CPFE)。

　　○ 典型影像学表现：

　　　▶ 肺气肿改变(肺上叶常见)并纤维化(肺基底部)。

　　○ 诊断流程包括关注疾病的纤维化部分。

　　○ 管理策略以戒烟为主,并根据纤维化的情况进行相应治疗。

　　– 结节病(Ⅱ~Ⅲ期),淋巴管肌瘤病和肺朗格汉斯细胞增多症表现为阻塞性肺功能障碍或单纯 DLCO 降低。

　　○ 影像、诊断和治疗参照前述。

急性低氧性呼吸衰竭患者伴 CT 影像学表现为 DPLD

● 对于主要因为低氧性呼吸衰竭住院(或 ICU),同时伴有影像学表现为弥漫性肺实质病变的患者,需要与基础影像比较,属于慢性疾病急性加重还是新的 DPLD 出现。

● 慢性肺实质疾病的急性加重。

　　– 根据 CT 影像和临床症状(如发热或外周性水肿)进行鉴别诊断。

　　– DPLD 合并心源性肺水肿(图 17.14)。

　　○ 特征：

　　　▶ DPLD 患者常伴有心室舒张功能不全和 HFpEF。

　　　　◇ 低氧加重心室舒张功能不全,导致(或加重)HFpEF。

　　　　　□ 直接影响,心内膜缺血和左心室僵硬,损害舒张功能。

　　　　　□ 间接影响,反射性心动过速,缩短心室舒张时间(充盈时间减少)。

　　　▶ 症状表现为端坐呼吸、体重增加和水肿。

　　○ 典型影像学表现：

　　　▶ 在已有 DPLD 征象上出现胸腔积液、GGO 和间隔增厚影增加。

　　　　◇ 胸腔积液量可能很小或没有,因为胸膜下纤维化和(或)胸膜瘢痕患者,女,53 岁,患有狼疮、干燥综合征和淋巴细胞间质性肺炎(VATS 肺活检),经泼尼松和利妥昔单抗治疗。入院时呼吸急促、干咳和寒战 2 天,发现为低氧血症。胸部 CT 示新发的磨玻璃影、间隔增厚、双侧胸腔积液。超声心动图显示正常射血分数(较以前下降)的心力衰竭。支气管肺泡灌洗显示气道水肿。肺孢子菌肺炎银染和常规培养均阴性。患者利尿后迅速改善

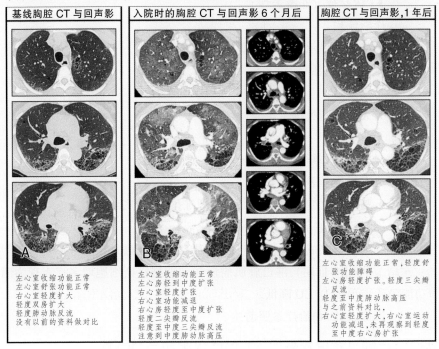

基线胸腔 CT 与回声影	入院时的胸腔 CT 与回声影 6 个月后	胸腔 CT 与回声影,1 年后

左心室收缩功能正常
左心室舒张功能正常
右心室轻度扩大
轻度双侧扩大
轻度肺动脉反流
没有以前的资料做对比

左心室收缩功能正常
左心房轻到中度扩张
右心室轻度扩张
右心室功能减退
轻度二尖瓣反流
轻度至中度三尖瓣反流
注意到中度肺动脉高压

左心室收缩功能正常,轻度舒张功能障碍
左心房轻度扩张。轻度三尖瓣反流
轻度至中度肺动脉高压
与之前资料对比
右心室轻度扩张,右心室运动功能减退,未再观察到轻度至中度右心房扩张

图 17.14 LIP 患者表现为急性呼吸急促和低氧血症。CT 提示新发 GGO、间隔增厚和双侧胸腔积液。给予吸氧、利尿、皮质类固醇增加剂量及短程广谱抗生素(支气管镜检培养及银染为阴性)治疗后,有所改善。(A)基线 CT 显示弥漫性胸膜下网格影伴基底部囊腔和 GGO。基线心脏超声提示 HFpEF。左心房扩大(和双侧胸腔积液)证明肺动脉高压和右心衰竭不是由潜在的肺部疾病(和血管破坏)引起的,而是由 HFpEF 引起的。舒张期充盈异常可能只是间歇性地,在运动或睡眠期间发生,导致持续的 HFpEF(尽管静息超声期间 LV 舒张期充盈正常)。(B)入院 CT 提示间隔增厚的背景下弥漫性 GGO("铺路石征")和双侧少量的胸腔积液(易在纵隔窗中观察到),未见肺血栓形成。有意思的是右侧积液消失,可能由于胸膜瘢痕形成,右下叶胸膜增多所导致。入院时心脏超声提示双心室心力衰竭伴右心室收缩功能障碍(可能由于左心室舒张功能不全),肺动脉扩张增加可以证明(在胸腔积液的基础上)。患者经利尿和吸氧后很快改善,出院后行家庭氧疗。这种急性肺水肿的表现可能是由于潜在的肺部疾病导致低氧血症和舒张功能障碍±病毒综合征。(C)1 年后 CT 随访提示,纤维化轻度增加,以右肺下叶上段为主。随访心脏超声提示心脏舒张功能障碍。

会引起双侧胸膜炎。

　　○ 诊断和治疗策略:

　　　　▶ 袢利尿剂(1~2L/d 液体负平衡)治疗水肿(直至水肿或渗出液消失)。

▶ 利尿剂快速减轻水肿的过程可帮助明确诊断。

▶ 如果外周性水肿和胸腔积液缓解,但低氧、呼吸困难和 GGO 持续存在,应警惕 DPLD 恶化或复发,此时需要重新评估和(或)经验性治疗。

– DPLD 合并典型肺炎(新出现的实变影)。

○ 特征:

▶ DPLD 是患者(特别是合并支扩)发生细菌性肺炎的高危因素。

▶ 患者常有急性发热、咳嗽咳痰、白细胞升高和肺部干啰音等临床表现。

○ 典型影像学表现:

▶ 在已有 DPLD 影像上出现新的实变影±GGO。

○ 诊断流程:

▶ 肺炎链球菌或军团菌尿抗原阳性,痰/血培养出病原微生物。

▶ 抗生素治疗有效(过程较长)。

○ 管理策略:

▶ 应用覆盖 MRSA、假单胞菌属(GNR)和军团菌(非典型病原菌)的广谱抗生素。

– DPLD 合并非典型性肺炎(新出现的 GGO±小叶间隔增厚)。

○ 特征:

▶ 多表现为干咳或病毒性感染的症状(±病原接触史)。

▶ 鉴别诊断:PJP、下呼吸道病毒感染、支原体和衣原体感染。

◇ PJP 只见于免疫缺陷或抑制患者——HIV、皮质类固醇(如泼尼松)治疗或血液恶性肿瘤。

○ 典型影像学表现:

▶ 已有 DPLD 影像上出现新的 GGO(±小叶间隔增厚、"铺路石征")。

◇ 没有预期的胸腔积液和(或)实变影。

○ 诊断流程:

▶ 对于存在 PJP 风险的患者需要行 BAL 银染和(或)DFA 检查。

◇ 患者病情重不能行 BAL 检查时(±选择性插管),可结合较为典型的影像学表现,给予经验性治疗。

▶ 快速筛查流感病毒。

▶ 不提倡仅仅为了病毒 PCR 而对急性低氧性呼吸衰竭患者进行支气管镜检查,PCR 结果也通常不会改变治疗方案。

▶ 急性和恢复期的抗体滴度变化可以诊断支原体和衣原体感染(时间较长),因此,经验治疗要始终覆盖这些病原体。

○ 管理策略:

▸ 联合磺胺甲噁唑/甲氧苄啶和泼尼松治疗 PJP。

▸ 奥司他韦治疗流感病毒性肺炎。

▸ 支持性治疗±泼尼松治疗下呼吸道病毒(非流感病毒)感染。

▸ 大环内酯或喹诺酮类抗生素治疗支原体和衣原体感染。

- DPLD(非 UIP/IPF)急性加重(或复发)。

○ 特征:

▸ 明确诊断 DPLD。

▸ COP、CEP、结节病和 DAH 的复发常与免疫抑制治疗中断有关。

○ 诊断流程:

▸ DPLD 合并心力衰竭和 PNA 经验性治疗失败。

▸ 无容量负荷增加或感染前驱症状的患者,或免疫抑制治疗刚刚中断的患者。

◇ DPLD 恶化使用皮质类固醇治疗的患者,需要积极维持血容量和经验性使用抗生素。

○ 管理策略:

▸ DPLD 急性加重和(或)复发(对皮质类固醇治疗有反应)的主要治疗方法是静脉给予甲强龙。

▸ 皮质类固醇应足量,确保患者对其有反应,同时注意平衡皮质类固醇副作用(主要是高血糖和谵妄)。

◇ NSIP、HP、COP 和 DAH,甲强龙的剂量可从 240mg/d(60mg 静脉滴注,1 次/6 小时)到 1g/d(250mg 静脉滴注,1 次/6 小时)。

◇ 治疗结缔组织病相关的 DPLD,甲强龙剂量为 1g/d(250mg 静脉滴注,1 次/6 小时)。

- UIP/IPF 急性加重(图 17.15)。

○ 特征:

图 17.15 UIP/IPF 病例,最初在 CT 检查时偶然发现特殊征象,疑似 UIP,随访 4 年,患者疾病呈阶梯式恶化,最终死亡。(A)第 1 次恶化是在发现后的 2 年,因心力衰竭和肺炎住院。尽管治疗后改善但未恢复到基线值,CT 检查提示基底部纤维化增多, 肺功能检查提示限制性肺功能障碍加重。(B)随后 2 年,患者活动尚可,直至发生一次亚急性严重的活动后呼吸困难,最终因严重的低氧血症再次入院。(C)入院后 CT 提示下叶新发的 GGO,并基底部蜂窝影加重。虽然没有明确诊断容量过负荷或感染,还是给予患者利尿和经验性抗生素治疗 12 天。因患者无改善,给予皮质类固醇(1g/d),无反应。(D)入院 2 周后 CT 检查提示弥漫性 GGO 快速进展同时纤维化持续加重。此时患者转为接受姑息性照护,几天后死亡。

偶然发现的 UIP

- 患者摔倒后求医
- 胸片检查提示肺纤维化
- 之后 CT 检查提示为 DPLD 呈 UIP 型
- 患者偶尔有运动后呼吸困难，但大部分时间无症状

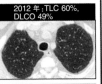
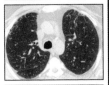
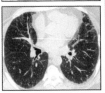
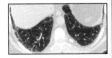
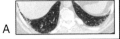

2012 年:TLC 60%,DLCO 49%

A

2 年后第 1 次恶化

- 患者一般情况尚可,直到 2014 年因心力衰竭和肺炎住院
- 给予利尿剂后症状改善,但没有回到基线水平
- 住院后肺功能检查提示限制性通气功能恶化
- 住院后影像提示纤维化加重(UIP 征象)

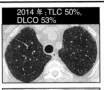
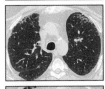
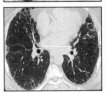
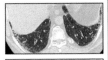
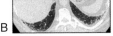

2014 年:TLC 50%,DLCO 53%

B

IPF 急性加重住院

- 患者稳定了 2 年,直到 2016 年经历了一次活动后呼吸困难亚急性加重
- 要求患者行肺功能检查
- 因为严重的低氧血症患者不能完成肺功能检查
- 患者因慢性低氧性呼吸衰竭急性加重被收住入院
- 入院后 CT 提示出现新发的弥漫性 GGO
- 患者没有感染或心力衰竭的症状
- 患者最初给予利尿和经验性广谱抗生素治疗（覆盖非典型病菌)

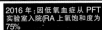
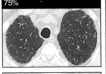
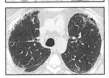
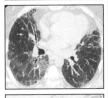
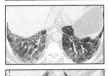
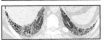

2016 年:因低氧血症从 PFT 实验室入院(RA 上氧饱和度为 75%)

C

致命进展

- 上述治疗无缓解,开始给予患者皮质类固醇治疗(甲强龙 240mg/d)
- 给予患者 12 天抗生素治疗,每天维持液体负平衡
- 患者低氧和呼吸困难逐渐加重
- 复查 CT 显示 GGO 和纤维化增加
- 给予患者甲强龙增加到 1g/d
- 在持续 BiPAP 依赖的情况下家里人决定给予姑息性照护
- 不久后,患者死亡(痛苦较少)

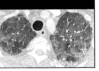
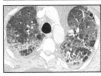
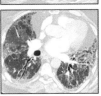
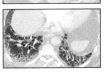
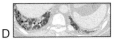

2016 年:入院 2 周后

D

▷ 明确诊断 UIP/IPF,低氧血症加重,影像上纤维化加重(如蜂窝肺影像增多、肺容积下降和 GGO 增多)。

▷ 急性加重病死率较高。

▷ 治疗目标是在新的基线上实现病情的稳定,即吸氧≤6L/min,能维持患者基本活动(可以出院)。

▷ 患者可能出现持续恶化的、难治性的低氧血症,常需要高流量氧疗±BiPAP(生活质量差),可能在医院死亡(数天到数周后)。

○ 诊断流程:

▷ 经验性治疗(合并心力衰竭和 PNA)失败。

◇ 无容量负荷增加或感染前驱症状的患者。

□ UIP/IPF 急性加重的患者,需要积极维持血容量和经验性使用抗生素。

○ 管理策略:

▷ 需要静脉甲强龙试验(希望初始诊断是错的)。

▷ 皮质类固醇应足量,确保疾病对其有反应,同时注意平衡皮质类固醇副作用(主要是高血糖和谵妄)。

◇ 常用剂量为 0.24~1g/d(分次)。

▷ 不可过早认定皮质类固醇治疗有反应。

◇ 几乎所有患者会主观认为症状有改善(或不恶化)。

◇ UIP/IPF 急性加重,通过便携式胸片每日复查不可靠,因其易受每天肺复张差异影响。

□ 皮质类固醇治疗开始后可能会看到右心边界,但很快再次消失。

◇ 过早认定病情改善会给患者和家属带来困惑。

▷ 肺移植时机。

◇ 未列入移植中心计划的患者,终末期急性加重期间不便转运,不再考虑移植。

□ 肺移植的建议会给患者带来一种不现实的希望,除非可行(即患者有幸进入肺移植中心),否则不应建议。

▷ BiPAP 改善肺复张和气体交换,减少呼吸频次。

◇ 不幸的是,急性加重期间,无创呼吸机的使用常是夜间开始,随后过渡到白天间断使用,再过渡到白天连续使用,这样容易不舒服,且使用时间不足。

◇ 气管插管作为最后的手段,需注意尽管避免插管过程中死亡,或插管后无法耐受(由于肺的顺应性和气体交换变差)。

　　　　□ 通常需要肌肉松弛和深度镇静。

　　　　□ 多数情况下,患者/家属最终会选择拔管。

　　　　□ 因此,建议患者在插管前向家属道别,并确定继续治疗的界限[即,如果出现紧急的难治性低氧血症导致无脉性心电活动(PEA),则不再进行心肺复苏(DNAR)]。

　　● 急性低氧性呼吸衰竭患者影像出现新的 DPLD 变化 (或既往无肺部疾病史/影像检查资料)。

　　　－ 鉴别诊断需要结合胸部 CT 与临床症状。

　　　　○ 既往无肺部疾病史和(或)影像检查无异常的患者,症状表现为急性低氧性呼吸衰竭,影像表现为弥漫性病变,更常见于心源性肺水肿、非典型肺炎等疾病(而不是 DPLD)。

　　　　○ 因此,首先考虑经验性抗生素和利尿治疗,如无效再考虑是 DPLD。

　　　　○ 弥漫性胸膜下网格影 (±蜂窝肺) 需要注意鉴别 DPLD (尤其是 UIP/NSIP)。

　　　　　▸ 有高风险因素(如类风湿关节炎)存在时,更需要鉴别 DPLD。

　　　－ 出现新的 DPLD 征象,可考虑行支气管镜下 BAL 检查。

　　　　○ 如果患者氧合不佳,可以选择气管插管。

　　　　　▸ 相比于在支气管镜检查过程中诱发呼吸衰竭,再行气管插管,先气管插管后再行支气管镜检查的过程会更加安全。

　　　　○ 必须权衡好呼吸衰竭/气管插管风险, 与 BAL 检查及经验性皮质类固醇治疗风险之间的关系(在适当情况下±复方磺胺甲噁唑甲氧苄啶治疗 PJP)。

　　　　　▸ 支气管镜检查在急/慢性嗜酸性肺炎、弥漫性肺泡出血、肺泡蛋白沉着症和 PJP 肺炎中鉴别诊断价值较高。

　　　　○ 短期、大剂量皮质类固醇治疗总体风险相对较小,但主要会导致:

　　　　　▸ 高血糖(导致体内水分消耗过度和伤口愈合过程受损)。

　　　　　▸ 精神病和(或)躁狂症状。

　　　　○ 典型和非典型细菌性肺炎(TB 除外),经皮质类固醇治疗后一般不会快速恶化。

　　　　○ 对皮质类固醇治疗快速起效往往提示为 AEP/CEP/COP。

　　　－ 症状明显,并疑诊为 UIP 或 NSIP/HP/LIP,需要进行 VATS 肺活检进行确诊。

　　　　○ 但活动性的急性低氧性呼吸衰竭患者常常病情严重,行 VATS(需要耐受单侧肺通气)的风险较大。

　　　－ CT 影像新出现 UIP、NSIP、LIP、HP 征象:

- 鉴别诊断：
  - ▶ UIP/NSIP/LIP/HP±心源性水肿、典型或非典型肺炎。
- 特征：
  - ▶ 新出现 DPLD 的患者常常：
    - ◇ 症状出现前，常有活动后呼吸困难逐渐加重的前驱表现。
    - ◇ DPLD 的风险因素：
      - □ 药物(如胺碘酮)。
      - □ 结缔组织病(如 RA)。
      - □ 过敏原暴露史(如农民肺、养鸽者肺)。
- 典型影像学表现：
  - ▶ 弥漫性胸膜下网格影、GGO、牵拉性支气管扩张：
    - ◇ 上叶为主考虑 HP。
    - ◇ 下叶为主考虑 UIP。
    - ◇ 均匀分布考虑 NSIP。
    - ◇ GGO 为主考虑 NSIP(图 17.16)。
    - ◇ 结构扭曲(多于或等于两排"蜂窝样改变")提示 UIP。

NSIP 征象

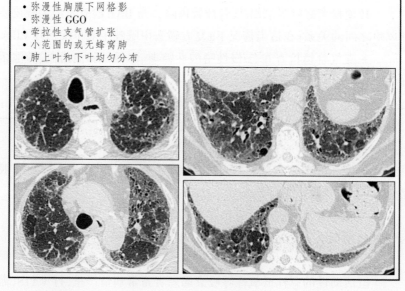

CT 提示：
- 弥漫性胸膜下网格影
- 弥漫性 GGO
- 牵拉性支气管扩张
- 小范围的或无蜂窝肺
- 肺上叶和下叶均匀分布

图 17.16　CT 影像提示 NISP，表现为弥漫性胸膜下网格影(肺基底部并不比上叶严重)和 GGO 伴牵拉性支气管扩张为主(无蜂窝影)。

◇结节和囊肿为主考虑朗格汉斯细胞增多症(或 HP)。

◇弥漫性囊肿考虑 LIP。

○ 诊断和管理策略:

▸ 经验性治疗肺炎和心力衰竭。

◇此时,支气管镜对 DPLD 诊断价值不高,通常只会用于免疫缺陷患者排除非典型病原体。

▸ VATS 肺活检有助于诊断 UIP,但在急性低氧性呼吸衰竭中风险高。

◇明确 UIP 诊断有助于评估预后(不良)。

▸ 经验性甲强龙静脉治疗(0.24~1g/d),如前述(UIP/IPF 急性加重)。

◇3~5 天内可见客观指标有所改善。

▸ 未改善的患者预后差,除姑息治疗外几乎没有其他选择。

- 出现新的 GGO 和实变影(±间隔增厚和散在网格影)。

○ CT 影像不特异,需要结合其他影像和(或)临床表现进行鉴别:

▸ 实变和 GGO 影(图 17.17),伴发热、咳嗽和白细胞增多,提示:

◇重症细菌性肺炎或 ARDS。

□ 产痰性咳嗽,可分离培养呼吸道病原体(或参照尿抗原检测结果)。

□ 抗生素和支持性治疗,需在机械通气时行肺保护性通气策略。

◇急性嗜酸性肺炎(AEP)。

AEP\AIP 或 ARDS

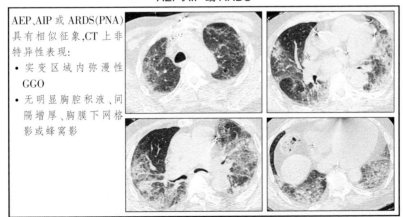

AEP、AIP 或 ARDS(PNA)具有相似征象,CT 上非特异性表现:

- 实变区域内弥漫性 GGO
- 无明显胸腔积液、间隔增厚、胸膜下网格影或蜂窝影

图 17.17 CT 影像检查提示弥漫性 GGO 伴实变,无明显胸腔积液、间隔增厚、胸膜下网格影或蜂窝影。这些非特异性征象见于 AEP、AIP 和 ARDS(源自肺炎)。该患者曾患有细菌性肺炎,发展为 ARDS。

　　　□ 外周血嗜酸性细胞增高。

　　　□ BAL 中嗜酸性细胞>25%可确诊(结合影像)。

　　　□ 皮质类固醇治疗后快速反应(24~48 小时)。

　　　　△ 急性期,静脉皮质类固醇治疗(240mg/d)。

　　　　△ 皮质类固醇治疗起效后(数天),改为泼尼松(60mg)口服。

　　　　　< 数周内逐渐减量。

　　　　　< 复发极少见(如复发需重新评估诊断)。

　　◇ 急性间质性肺炎(AIP)。

　　　□ 痰革兰染色中性粒细胞 3+,无病原微生物(也可见于军团菌肺炎)。

　　　□ BAL 中中性粒细胞>25%。

　　　□ 可能会对大剂量皮质类固醇有反应(较慢)。

　　　　△ 1g/d(250mg/次,第 6 小时 1 次,静脉注射),3~5 天内观察是否有客观缓解指标。

　　　　　< 如有缓解,皮质类固醇缓慢减量。

　　　　　< 如无反应,立即停用皮质类固醇。

　▶ 单纯 GGO 影提示肺水肿、病毒性肺炎、PJP 或 DAH。

　　◇DAH 常伴有贫血、血小板减少和低氧血症(图 17,18)。

　　　□ 与小血管炎、抗肾小球基底膜(抗 GBM)疾病(如,肺出血-肾炎综合征)和结缔组织病有关。

　　　□ BAL 提示回收的血性灌洗液进行性增加(肉眼可见),有助于诊断。

　　　　△ 当怀疑 DAH 时,同一肺段应进行 3~4 次灌洗。

　　　　△ 每次灌洗单独回收(虽然来自同一肺段)。

　　　　　< 血性灌洗液逐渐增加可明确诊断。

　　　　　< 气道损伤支气管镜下 BAL 表现刚好相反(即出血逐渐减少)。

　　　□ 大剂量甲强龙(0.5~1g/d,分次)治疗直至起效(3~5 天)后,然后改为泼尼松口服治疗。

　　　　△ 针对病因治疗。

　　　　　< 系统性血管炎使用环磷酰胺或利妥昔单抗。

　　　　　< 抗 GBM 病需要血浆置换治疗。

　　◇PJP 常常发生于免疫抑制状态(详见前述)。

　　　□ 应用口服泼尼松和静脉注射磺胺甲噁唑/甲氧苄啶治疗 PJP 和急性低氧性呼吸衰竭。

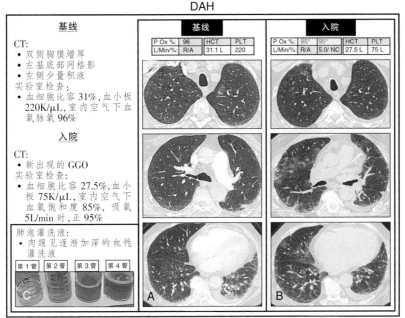

图 17.18　1 例吸烟患者表现为呼吸急促、低氧血症和急性肾损伤,DAH 的典型"5 联征"表现:①新出现的 GGO;②低氧血症;③血细胞比容下降;④血小板减少;⑤回收到颜色逐渐加深的血性灌洗液(诊断金标准)。患者最后确诊为抗肾小球基底膜病(肾穿刺)。(A)基线水平的造血细胞移植(HCT)后血细胞比容,血小板计数,室内指脉氧饱和度和胸部 CT。值得注意的是,CT 显示与急性临床表现不相关的一些征象,双侧胸膜增厚、左下肺基底部网状影和少量胸腔积液。(B)入院复查提示血氧下降、HCT 下降、血小板减少和 CT 提示出现新的 GGO 影。原左下肺基底影像似乎有所改善。(C)BAL 提示逐渐加重的血性灌洗回收液:DAH 诊断的金标准。(扫码见彩图)

◇病毒性肺炎常伴前驱症状和病毒暴露史(图 17.19)。

□通过鼻拭子诊断流感。

△支气管镜有较高的诊断率(通过 PCR),但作用有限,因为特定治疗仅适用于流感病毒。

<病毒性肺炎导致肺部迁延浸润影和呼吸衰竭的患者,给予支持性治疗±皮质类固醇治疗。

▶一过性肺水肿主要分布于肺门周围, 实变中央区域更为浓密 (图 17.20)。

◇可能与心肌缺血、急性二尖瓣反流或高血压急症有关。

◇吸氧、PEEP、利尿等对症治疗,联合改善心排血量的针对性治疗。

○下叶为主的弥漫性囊肿,GGO 及牵拉性支气管扩张提示 LIP。

○双侧胸腔积液,伴 GGO 及呼吸衰竭提示心源性肺水肿。

"铺路石征"

1 例疑似非流感病毒性肺炎患者胸部 CT 提示,弥漫性 GGO 并间隔增厚("铺路石征")。

● 支持治疗后,氧合恢复正常,磨玻璃影清除

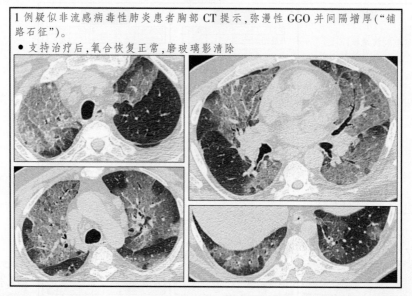

图 17.19　CT 提示弥漫性"铺路石征",定义为 GGO 合并间隔增厚。"铺路石征"是非特异性的,可见于心源性肺水肿、非典型性肺炎(病毒性或 PJP)、淋巴管播散的肿瘤及肺泡蛋白沉积症。

一过性肺水肿(类似 DPLD)

1 例因突发性高血压入院的患者,其胸部影像学表现,示射血分数保留的心力衰竭,并伴有短暂性肺水肿
入院时 CT 示:

● 弥漫性、肺门周围影和 GGO

● 实变中央区域更密集(右下叶上段为著)

● 少量(进展的)胸腔积液,对利尿剂快速反应

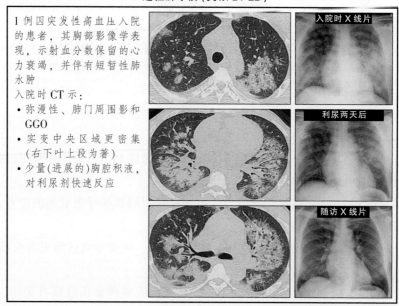

图 17.20　入院时胸部 CT 及连续胸部 X 线检查,高血压急症所致肺水肿。弥漫性 GGO 和致密实变影表现为 DPLD,但临床症状,双侧胸腔积液和利尿剂快速反应表明肺实质性渗出过程为心源性水肿。

▶ 祥利尿剂,维持 1~2L/d 液体负平衡。

▶ 外周水肿和胸腔积液好转,但异常征象(如 GGO)持续存在考虑诊断为 DPLD(图 17.21)。

　○ 外周楔形"反晕轮征"、实变和牵拉性支气管扩张提示 COP。

　○ 外周分布提示慢性嗜酸性肺炎。

　○ 上叶分布±小叶中央性结节提示过敏性肺炎。

　○ 小叶中心结节空腔样变和(或)大的囊肿提示肺朗格汉斯组织细胞增

射血分数正常、容量超负荷及表现为 DPLD 的心力衰竭

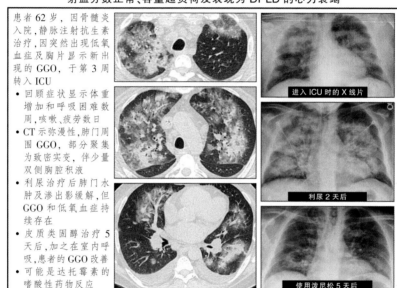

图 17.21　患者从病房转入 ICU,主诉呼吸急促和低氧血症,静脉注射抗生素数周后出现容量过负荷的临床表现,胸部影像学检查与急性肺水肿相符(见图 17.20)。尽管患者外周水肿和渗出应用利尿剂后迅速消退,但肺部磨玻璃影和低氧血症仍然存在,考虑合并其他弥漫性肺实质疾病。患者拒绝支气管镜检查,选择短期皮质类固醇试验,这迅速解决了肺部浸润和低氧血症。该综合征最终考虑为对达托霉素的药物反应,或者是肺嗜酸性粒细胞增多症或隐源性机化性肺炎。

多症。

问与答

1.问:VATS 肺活检评估疑似 DPLD 的时机?

答:亚急性患者(如运动受限并肺功能异常)影像提示 DPLD,需考虑 VATS 肺活检。影像考虑为 UIP/IPF 时,行活检检查最有可能改变治疗方案。活检证实为 UIP/IPF 时,需抗纤维化治疗并且考虑行肺移植评估。活检提示炎性细胞浸润,可尝试皮质类固醇治疗试验。结合临床症状和影像(如 GGO 为主)考虑诊断为炎症或重症患者(不能行 VATS),皮质类固醇治疗试验会更适合。

2.问:支气管镜检查评估疑似 DPLD 的时机?

答:支气管镜下 BAL 可协助鉴别诊断 DAH、嗜酸性肺炎以及免疫抑制患者(弥漫性 GGO)中的 PJP。EBUS-TBNA 可协助诊断结节病。经支气管镜肺活检可协助诊断沿淋巴管播散的肿瘤性疾病。

3.问:经验性皮质类固醇治疗 DPLD 的时机?

答:经验性皮质类固醇治疗某些特定的 DPLD 患者,如疑诊 DPLD 但不能耐受侵入性检查(如,BAL 或 VATS)的重症患者;或疑诊为过敏性炎症的患者。

4.问:对于 DPLD 伴呼吸衰竭的患者行气管插管的时机(顾虑未来不能拔管)。

答:每位患者都可以并且可能拔管,即使未来面临死亡(如终末期拔管)。UIP/IPF 患者急性加重至呼吸衰竭,经经验性利尿,抗生素和皮质类固醇治疗后,可考虑行气管插管。但需要向家属解释,患者需要深度镇静(不能与外界交流),并且患者极有可能不会获益太多(只是延长了生存时间)。建议患者使用药物缓解呼吸困难症状(如毒麻药和苯二氮䓬类药物),这也预示着患者进入了临终关怀治疗。

第 2 部分

重症医学

第 **18** 章

休克

常见的认知误区

- 对感染性休克患者复苏过度。
- 对出血性休克患者复苏不足。
- 对重症胰腺炎患者复苏不足。
- 尝试通过超声心动图而非胸片(能够发现肺水肿/胸腔积液)来初步区分心源性休克是源于孤立性右心室还是源于左心室。
- 体格检查时遗漏坠积性水肿(例如,骶尾部水肿)。
- 对入院时无出血而后续出现休克的患者,未考虑到出血性休克,而仅考虑到脓毒症。

休克

- 病理性低血压导致终末器官灌注不足。
- 保护机体脏器灌注的正常稳态机制被破坏后[例如,交感活性增强、心排血量(CO)和循环血管阻力(SVR)增加],则会导致休克、全身组织缺氧和器官损伤/功能障碍,特别是引起:
  - 急性肾损伤(常常为急性肾小管坏死伴少尿)。
  - 肝休克[无症状性转氨酶升高或国际标准化比值(INR)增高]。
  - 精神萎靡(嗜睡、昏睡)。
  - 骨骼肌和肠道低灌注导致乳酸酸中毒。
- 如果休克未纠正,严重的乳酸酸中毒会引起心脏无脉性电活动(PEA)、心脏停搏,最终导致患者死亡。
- 低血压状态下,当具有终末器官灌注不足的证据时即可诊断休克。
  - 器官低灌注证据:器官衰竭和血清乳酸水平升高。

- 任何原因的休克均可出现心动过速,与心动过缓和(或)心脏传导阻滞并不直接相关。
  - 基础心脏传导系统异常者,心动过速程度与预期可能不同。
    ◦ 休克伴"相对心动过缓"者,可能需要影响心脏肌力或传导时相的支持性药物。
- 休克有 4 种不同的病理生理类型,6 种心源性亚型(表 18.1):
  - 低血容量性休克。
    ◦ 低血容量休克可由以下原因引起:
      ▸ 急性失血(出血)。
      ▸ 循环容量减少,如伴有胃肠道(GI)和肾脏钠盐的丢失。
      ▸ 第三间隙病理状态,如重症胰腺炎或大型腹腔手术后。
    ◦ 低血容量休克可导致中心静脉压(CVP)、右心室舒张末期压(RVEDP)及左心室舒张末期压(LVEDP)降低,从而降低每搏输出量和 CO。
    ◦ CO 的减少引发交感神经兴奋,导致心动过速和 SVR 最大限度的升高(肾素-血管紧张素系统激活)。
  - 分布性休克。
    ◦ 分布性休克可由以下原因引起:
      ▸ 脓毒症(细胞因子介导)。
      ▸ 过敏反应,可见于过敏介导的弥漫性肥大细胞脱颗粒和组胺释放。
      ▸ 肾上腺危象,如应激性肾上腺功能不全(例如,出血)。
      ▸ 重症胰腺炎(细胞因子介导)。
      ▸ 神经源性休克(中枢神经系统介导,例如,脊髓损伤)。
    ◦ 上述因素致动脉舒张障碍,毛细血管通透性增加(毛细血管渗漏),从而降低 SVR 和有效循环血量,导致低血压。
    ◦ 低血压引起交感神经兴奋,导致心动过速和 CO 增加。
      ▸ 重要的是,脓毒症引起的分布性休克,常同时伴发心肌抑制,从而降低 CO。
  - 左心室因素所致心源性休克(HFpEF、HFrEF 和心肌机械性功能障碍)。
    ◦ 由左心衰竭引起,见于心肌缺血所致的急性收缩功能障碍,心律失常或低氧血症所致的急性舒张功能障碍,或心肌机械性功能障碍(例如,乳头肌断裂)。
    ◦ CO 降低,LVEDP、平均肺动脉压(mPAP)、RVEDP 和 CVP 升高。
    ◦ CO 降低引起交感神经兴奋,出现心动过速和最大限度的增加 SVR。
  - 右心室因素所致心源性休克(伴或不伴肺动脉高压和心肌机械性功能

表 18.1　休克的病理生理类型

休克类型及常见原因	预期的血流动力学 红色=主要的损伤 黑色=直接后果 蓝色=神经激素的代偿性反应	预期的水肿	预期的超声心动图发现
低血容量性 • 失血（GI，自发性，术后） • 体液流失（GI/肾病） • 第三间隙液 　-严重的胰腺炎 　-腹部手术术后	↓CVP, ↓RVEDP, ↓PAP, ↓LVEDP, ↓CO, ↑SVR	无水肿	↑RV EF, No PH, nl LA, ↑LV EF
分布性： • 脓毒症无心肌梗死	↓CVP, ↓RVEDP, ↓PAP, ↓LVEDP, ↑CO, ↓SVR	无水肿	↑RV EF, No PH, nl LA, ↑LV EF
• 脓毒症伴心肌梗死	↑CVP, ↑RVEDP, ↑PAP, ↑LVEDP, ↓CO, ↓SVR	肺水肿 外周水肿	↓RV EF, ↑PAS, ↑LA, ↓LV EF
• 伴有坏死的重症胰腺炎 • 过敏反应 • 肾上腺功能不全 • 严重酸中毒 pH 值<7.2	↓CVP, ↓RVEDP, ↓PAP, ↓LVEDP, ↑CO, ↓SVR	无水肿	↑RV EF, No PH, nl LA, ↑LV EF
左室性收缩功能障碍： • 缺血，EtOH，病毒，快速性心律失常（亚急性），应激性，特发性	↑CVP, ↑RVEDP, ↑PAP, ↑LVEDP, ↓CO, ↑SVR	肺水肿 外周水肿*	↓RV EF, ↑PAS, ↑LA, ↓LV EF

（待续）

表 18.1（续）

休克类型及常见原因	预期的血流动力学 红色＝主要的损伤 黑色＝直接后果 蓝色＝神经激素的代偿性反应	预期的水肿	预期的超声心动图发现
• 长期存在： 　• 主动脉或二尖瓣反流，主动脉 　　狭窄，HTN			
左室性（舒张功能障碍）： • 快速性律失常（急性） • 低氧血症（PaO₂<60mmHg） • 容量负荷过重	↑CVP，↑RVEDP，↑PAP， ↑LVEDP，↓CO，↑SVR	肺水肿 外周水肿*	↓RV EF，↑PAS，↑LA，↑LV EF
左室性心脏机械功能障碍： • 二尖瓣反流（急性） • 主动脉反流（急性） • 流出道梗阻 　－主动脉瓣狭窄 　－HOCM	↑CVP，↑RVEDP，↑PAP， ↑LVEDP，↓CO，↑SVR	肺水肿 外周水肿*	二尖瓣反流 主动脉瓣反流 主动脉瓣狭窄 HOCM
右室性伴肺动脉HTN： • 急性PE • CTEPH • IPAH	↑CVP，↑RVEDP，↑PAP， ↓LVEDP，↓CO，↑SVR	外周水肿*	↓RV EF，↑PAS，nl LA，↑LV EF

（待续）

表 18.1(续)

休克类型及常见原因	预期的血流动力学 红色=主要的直接的损伤 黑色=主要的直接后果 蓝色=神经激素的代偿性反应	预期的水肿	预期的超声心动图发现
• 二尖瓣狭窄	↑CVP, ↑RVEDP, ↑PAP, ↓LVEDP, ↓CO, ↑SVR (注：尽管 nl LVEDP 增加，低 LAP 和 PVP 增加，PCWP 升高）	肺水肿 外周水肿*	二尖瓣狭窄
右室性，无肺动脉 HTN: • 右心室梗死	↑CVP, ↑RVEDP, ↓PAP, ↓LVEDP, ↓CO, ↑SVR	外周水肿*	↓RV EF, no PH, nl LA, ↑LV EF
右室性心脏机械性损伤，无肺动脉 HTN: • 心包积液伴压塞 • 缩窄性心包炎 • 限制性心肌病	↑CVP, ↑RVEDP, ↓PAP, ↓LVEDP, ↓CO, ↑SVR	外周水肿	回声特点与下列相同: • 心包压塞 • 缩窄性心包炎 • 限制性心肌病

CO,心排血量;CTEPH,慢性血栓栓塞性肺动脉高压;CVP,中心静脉压;EtOH,无水乙醇;GI,胃肠;HOCM,肥厚梗阻性心肌病;HTN,高血压;IPAH,特发性肺动脉高压;LAP,左房压;LVEDP,左心室舒张末压;PAP,肺动脉压;PAS,肺动脉收缩;PCWP,肺毛细血管楔压;PE,肺栓塞;PVP,肺静脉压;RVEDP,右心室舒张末压;SVR,全身血管阻力。

↑LV EF=LV 射血分数正常升高

↓LV EF=收缩功能障碍

↑RV EF=正常或高动力性的右心室功能

↓RV EF=减少或衰弱的右心室功能和(或)右心室或 RA 扩张

肺水肿=间质性水肿,肺泡水肿或胸腔积液。

* 急性左心室性休克,肺泡水肿立即增加,但外周水肿也需几个小时才能明显显现。

障碍)。

○由单独右心衰竭(收缩期功能障碍)引起,有些伴有肺动脉高压(例如,肺栓塞),有些不伴有肺动脉高压(例如,右心室梗死),或伴有心肌机械性功能障碍因素(例如,心包积液和压塞)。

○右心室每搏输出量减少,导致右心室 CO 减少,使得左心室充盈不足,进而导致 RVEDP 和 CVP 增加,LVEDP、左心室每搏输出量和左心室心搏量减少。

○CO 的减少导致交感神经兴奋,使得心动过速(除非传导系统受损,例如,下壁心肌梗死伴右心室梗死)和最大限度的增加 SVR。

初始评估

* 病史方面,应关注:
  - 感染(例如,发热、寒战、咳嗽、排尿困难、腹部或四肢疼痛)。
  - 出血(例如,呕血/咖啡色呕吐物、鲜血便、黑便)。
  - 左心衰竭(例如,阵发性夜间呼吸困难、端坐呼吸、水肿加重、体重增加)。
  - 劳力性晕厥,可见于以下两种情况:
    ○孤立性右心衰竭[例如,肺动脉高压(PAH)]。
    ○流出道梗阻[例如,肥厚性梗阻性心肌病(HOCM)引起的左心衰竭]。
* 体格检查方面,应关注:
  - 体温。
    ○发热和低血压即等同于脓毒症,除非有证据证明发热和低血压是其他原因所致。
  - 心率。
    ○多可见窦性心动过速(相对性心动过缓意味着心脏传导系统疾病或房室结传导阻滞)。
  - 血压。
    ○参照基础血压诠释:
      ▶长期罹患高血压且血压控制不良的患者,即使平均动脉压(MAP)≥60mmHg 和(或)收缩压(SBP)≥90mmHg,也可能存在终末器官低灌注。
  - 精神状态。
    ○脓毒症休克时,因脑灌注不良及细胞因子作用,可出现谵妄及全身感知水平降低。
    ○心源性休克时,心排血量减少,引起低脑灌注,导致全身感觉器官感知能力减弱。
    ○失血性休克时,即便存在明显的低血压,但因脑灌注的自身调节作用,其意识状态仍可能是正常的。

  – 平卧无不适症状(除非是左心室相关性休克)。

  – 是否存在以下情况:

   ○ 氧气需求 [需求旺盛则提示 LHF、肺炎或急性呼吸窘迫综合征(ARDS)]。

   ○ 心脏杂音提示瓣膜功能衰竭,S2 增强[(提示肺动脉高压(PH)]、S3[提示左心室(LV)功能障碍]。

   ○ 肺水肿(例如,爆裂声、呼吸音减低、变钝)提示 LHF。

   ○ 周围性水肿提示心力衰竭。

  – 皮肤灌注特征可反映血管阻力情况(例如,低灌注意味着高 SVR 休克,高灌注意味着分布性休克)。

   ○ 肤色(充血或苍白)。

   ○ 皮肤温度(暖或凉)。

• 初始实验室和影像学检查包括:

  – 全血细胞计数(CBC),明确有无贫血和(或)白细胞升高。

  – 凝血功能检查。

  – 肾和肝功能、生化指标、阴离子间隙计算。

  – 乳酸。

  – 动脉血气(ABG)检查 pH 值,评估有无呼吸衰竭、气体交换情况。

   ○ pH 值<7.25(通常 pH 值<7.20)可能会导致低 SVR,因为在酸中毒时,内(和外)压力传感器失效。

   ○ 无论心源性还是非心源性肺水肿,要警惕分流(例如,吸入氧浓度为100%时,PaO_2<200mmHg)。

  – 检测肌钙蛋白,寻找 LV 或 RV 缺血的证据。

  – 心电图,寻找缺血和(或)右心劳损的证据(例如,S Ⅰ、Q Ⅲ、T Ⅲ)。

  – 胸部 X 线检查是否有胸腔积液和(或)肺炎。

  – 尿液分析,评估是否有感染和(或)管型、急性肾小管坏死(ATN)。

  – 床旁超声心动图检查,评估 RV 和 LV 大小和功能、是否有心包积液。

区分休克的类型(图 18.1)

• 首先寻找是否存在周围和(或)肺水肿(例如,肺泡水肿、肺间质性水肿或胸腔积液),以区分心源性和非心源性病因。

  – 低血容量和分布性休克患者发病时不会出现任何水肿,除非已存在心力衰竭和容量负荷过重。

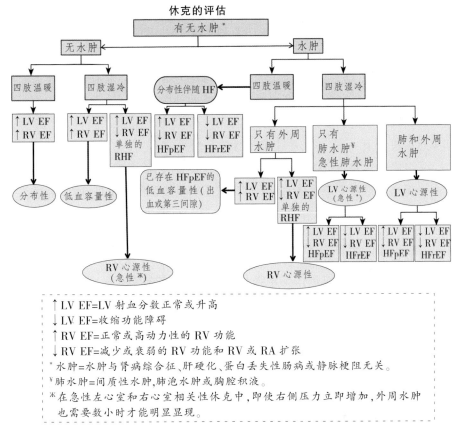

休克的评估

↑LV EF=LV 射血分数正常或升高
↓LV EF=收缩功能障碍
↑RV EF=正常或高动力性的 RV 功能
↓RV EF=减少或衰弱的 RV 功能和 RV 或 RA 扩张
* 水肿=水肿与肾病综合征、肝硬化、蛋白丢失性肠病或静脉梗阻无关。
¥ 肺水肿=间质性水肿,肺泡水肿或胸腔积液。
※ 在急性左心室和右心室相关性休克中,即使右侧压力立即增加,外周水肿
　也需要数小时才能明显显现。

图 18.1　概述评估休克的流程图,首先识别是否存在水肿[外周和(或)肺水肿]。休克和水肿意味着要么是心源性病因,要么是先前存在的失代偿性心力衰竭合并分流或低血容量。接下来,建立皮肤灌注,评估皮肤温度(热与冷)。四肢温暖的休克暗示着分布性生理学,而四肢寒冷的休克暗示着心源性或低血容量性病因。超声心动图是评价不明原因休克的重要因素,能够可靠地鉴别分布性休克、低血容量性休克与心源性休克。分布性和低血容量性休克患者的左、右心室小且充盈不足。所有形式的心源性休克都会引起心脏右侧压力升高,表现为右动脉和右心室扩张和(或)右心室运动减退。除非情况严重,RV 相关性休克(单独右心衰竭)仅会出现外周水肿(±腹水)(无肺水肿)。全心衰竭,无论是 HFpEF 或 HFrEF,都会引起左心室心源性休克,出现肺水肿和外周水肿(伴或不伴腹水),除外急性起病时,外周水肿通常需要数小时形成,此时可能仅出现急性肺水肿。如果 LV EF 正常或 HFrEF 降低,LV 性休克很容易归因于 HFpEF。分布性休克伴心力衰竭患者,四肢水肿、温暖;HFpEF 患者水肿、四肢湿冷、左右心室体积小、充盈不足,提示出血性休克(不太可能是第三间隙渗液)。外周水肿有助于排除简单的容量不足。

－LV 相关的心源性休克患者会出现肺水肿和外周性水肿。

○急性 LV 衰竭所致休克,有"急性肺水肿",LVEDP 突然上升,呼吸困难和气体交换异常(例如,低氧血症),影像学显示肺水肿,但通常没有明显的外周性

水肿。

　　○ 肺动脉压(PAP)、RVEDP、RA 和 CVP 迅速升高,但外周性水肿和胸腔积液可能需要数小时才能出现。

　　− RV 相关心源性休克(孤立性右心衰竭)仅会出现外周性水肿(无肺水肿)。

　　○ 急性 RV 衰竭性休克初期没有明显的外周水肿 (尽管 RVEDP 和 CVP 迅速升高),外周水肿需要几个小时才能出现。

- 然后进行下一步,评估皮肤灌注情况。

　　− 分布性休克(低 SVR 状态),皮肤灌注良好,四肢温暖。

　　− 低血容量和心源性休克(高 SVR 状态),均皮肤灌注不良,四肢湿冷。

- 接着行超声心动图,全面评估右心室和左心室功能以及左右侧的压力[例如,房室大小和肺动脉压(PAS)],同时排除心包压塞和急性瓣膜功能障碍:

　　− 超声心动图是鉴别心源性休克、低血容量性休克和分布性休克的关键。

　　− 分布性和低血容量休克导致右心室和左心室充盈不足,超声心动图表现为高动力性(即射血分数增加)。

　　− LV 相关的心源性休克,在超声心动图上有两种可能的表现。

　　　○ HFrEF。

　　　○ HFpEF。

　　　　▸ HFpEF 和 HFrEF 都会导致 LA 压力和 mPAP 增加。

　　　　　◇ 然而,超声心动图并不一定能发现 LA 增大和(或)mPAP 升高。

　　　　　　□ LA 压力和 mPAP 增加时左心房不一定扩大, 超声心动图可能会低估肺动脉高压。

　　− RV 相关的心源性休克是由心包积液/填塞引起的心脏机械功能障碍,LV 相关的心源性休克由主动脉瓣/二尖瓣功能失常引起,超声心动图很容易识别。

　　− RV 相关的心源性休克 (孤立性右心衰竭) 与 LV 相关的心源性休克 (HFpEF 引起的 RV 功能障碍)有相同的超声心动图表现。

　　　○ 因此,孤立性 RV 相关性心源性休克与 HFpEF 所致的 LV 相关性心源性休克的区别在于是否存在肺水肿。

　　　　▸ 即左心房增大(无二尖瓣疾病),强烈支持 HFpEF 的病因诊断。

- 混合性休克。

　　− 分布性休克伴心力衰竭相对较常见,因为感染和败血症除了直接引起心肌抑制(细胞因子介导)外,还能使已存在的心力衰竭发生失代偿。

　　　○ 四肢温暖并出现不同程度的肺水肿。

　　− 慢性失代偿性心力衰竭出现失血性休克或第三间隙渗液 (后者较少出

现)时,会在心力衰竭的基础上合并低容量性休克。

　　○低血容量休克,CVP、RVEDP 和 LVEDP 降低,从而:

　　　　▶当低血容量疾病(例如,消化道出血)引起休克时,先前存在容量超负荷相关性肺水肿可能会消失。

　　　　▶因该液体流动较慢,下肢可能会长期持续水肿。

　　○容量不足和心力衰竭不能共存。

　　　　▶容量不足时,体内钠含量低。

　　　　▶心力衰竭时容量超负荷、体内钠含量高。

根据休克的类型进行评估和管理

- 体液丢失导致的低血容量性休克:

　　- 常见原因:

　　　　○胃肠道(呕吐和腹泻)或肾脏(噻嗪类利尿剂、失盐)的盐分和水分丢失。

　　　　○第三间隙渗液,即液体进入腹腔,导致突然的、血管容量严重丢失,见于严重的胰腺炎和腹部手术后。

　　- 表现和评估:

　　　　○低血压、心动过速,无水肿。

　　　　○实验室检查提示容量不足[例如,血液浓缩、血尿素氮(BUN)/肌酐(Cr)>20]。

　　- 支持疗法:

　　　　○单独积极应用等渗性静脉输液复苏可缓解休克(即不需要升压药)。

　　　　○生理盐水应以 0.5~1L 为一组,及时进行滴注,直到心率、血压和尿量恢复正常(通常为 4~6L)。

　　　　　　▶第三间隙渗液要求最大量的液体复苏,因腹腔可以容纳大量液体(例如,腹水)。

　　　　　　　　◇重症胰腺炎可能需要在最初 24 小时内予 8~12L 液体复苏,以维持第三间隙渗液状态下的胰腺灌注(并防止坏死)(图 18.2)。

　　　　　　　　　　□复苏力度应足以在前 6~12 小时内引起明显的血液稀释。

　　- 治疗:

　　　　○经胃肠道丢失体液可使用止吐药和抑制胃动力性药物(如果不考虑感染性结肠炎)进行治疗。

　　　　　　▶不明原因的感染性结肠炎患者,针对大量腹泻和(或)血性腹泻(包括艰难梭菌)给予经验性抗感染治疗。

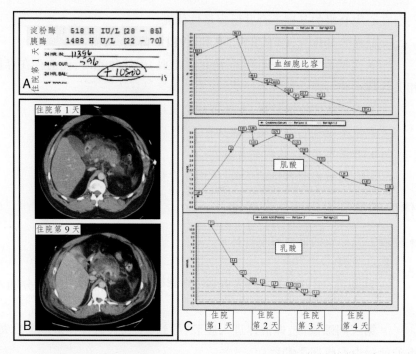

图 18.2 1 例酗酒引起急性胰腺炎的病例。(A)淀粉酶和脂肪酶升高,并在前 24 小时内达到 10L 正液平衡。(B)腹部计算机断层扫描(CT)成像,第 1 天和第 9 天对比。最初的 CT 扫描显示胰腺水肿,没有明显的坏死,而 9 天后的后续 CT 扫描显示坏死。(C)患者在入院前 4 天的血细胞比容、肌酸和乳酸水平。患者出现血液浓缩(HCT 为 53%)、乳酸升高(11mmol/L)和少尿。尽管尝试进行了 10L 液体复苏,在最初 24 小时内,患者的 HCT 还是上升到 58%,伴急性肾损伤(肾前指数),表明存在第三间隙渗液。

　　○第三间隙渗液在一段时间后可逐渐缓解,仅需支持治疗。
　● 失血导致的低血容量性休克(出血):
　　－ 常见原因:
　　　○ 上、下消化道出血[例如,溃疡、静脉曲张、憩室、动静脉畸形(AVM)]。
　　　○ 自发性出血(例如,腹膜后出血、腹直肌鞘出血、腰肌鞘出血),常发生于全身性抗凝或凝血功能障碍。
　　　○ 术后(例如,部分肾切除术)或操作后(例如,穿刺)。
　　－ 表现和评估:
　　　○ 低血压、心动过速,无水肿。
　　　○ 体格检查:
　　　　▸ 意识状态正常(尽管血压很低)。
　　　　▸ 腹膜后出血和肌鞘出血患者,常见皮肤挫伤。

▸苍白。

▸四肢冰凉。

　○实验室和胸部 X 线检查:

　　▸急性出血,实验室结果未显示(或显示凝血功能障碍)。

　　　◇表现贫血需要时间。

　　　　□贫血多见于慢性出血急性加重(常见于消化道出血)。

　　▸胸部 X 线片无肺水肿。

－支持疗法:

　○患者会毫无征兆的从心动过速和低血压变为 PEA。

　○液体复苏量必须大于出血量(根据预估的失液进行输血,而不是最近一次的 HCT)。

　　▸持续或反复的窦性心动过速提示复苏不足或存在持续出血。

　○等待输血时,积极用 LR 或 NSIVF 行复苏(0.5~1L)。

　　▸ "大量输血"(即 1 小时>4 单位 PRBC 或每 12 小时 6 单位 PRBC),每单位包装袋红细胞(PRBC)应与血小板和新鲜冷冻血浆(FFP)1:1 配比。

　　　◇检查纤维蛋白原,当纤维蛋白原含量<150mg/dL 时,考虑输注冷沉淀。

　○不要担心复苏过度(出血时 LVEDP 低)。

　○需建立 1~2 条管径较粗的外周静脉通道;加压输液袋和快速注射器非常有用。

　　▸三腔导管太长太窄,阻力高,无法有效进行复苏。

　○尽管升压药不起主要作用,但对难治性休克的复苏,通常一开始就会使用:

　　▸血管升压素会促进血管痉挛(有助于治疗出血性休克)。

　　▸β-受体激动剂(例如,多巴胺、去甲肾上腺素)在 HR 过低时很有用。

　○如果肾上腺功能不全(出血需要最大程度的皮质醇反应),应使用应激剂量的类固醇。

－治疗:

　○上消化道出血。

　　▸消化内镜治疗静脉曲张或溃疡(套扎、电凝或夹闭)。

　　▸介入栓塞术和(或)常规手术治疗难治性胃溃疡或十二指肠溃疡出血。

　○下消化道出血。

　　▸通过 IR 栓塞。

▸ 手术治疗难治性憩室或 AVM 出血。

○ 自发性内出血。

▸ 通常源于静脉,与抗凝有关。

▸ 抗凝药物的效果被拮抗后,自发性内出血也可保守处理。

◇ 肌鞘和腹膜后出血,随着血液的聚积,局部空间压力增高,可形成局部填塞,从而促进止血。

▸ 动脉出血和(或)难治性出血可能需要通过 IR 栓塞。

• 脓毒症引起的分布性休克 (感染的系统性表现:SVR 降低和毛细血管通透性增加)。

- 常见的感染和致病菌:

○ 尿路感染。

▸ 社区获得性:大肠杆菌。

▸ 医院获得性:肠源性革兰阴性杆菌(GNR)、葡萄球菌、肠球菌和念珠菌。

○ 肺炎。

▸ 社区获得性:链球菌、肺炎球菌和葡萄球菌。

▸ 医院获得性:假单胞菌和耐甲氧西林金黄色葡萄球菌(MRSA)。

○ 肠内 GNR 和肠球菌引起的肝胆感染。

○ 蜂窝织炎/坏死性筋膜炎者,葡萄球菌较链球菌多见。

○ 心内膜炎者,葡萄球菌较链球菌多见。

- 表现和评估:

○ 低血压、心动过速,无水肿(除非患者已存在容量超负荷/心力衰竭)。

▸ 通常具有明确的感染前驱症状和(或)感染源。

○ 体格检查:

▸ 肺炎的局灶性肺部表现。

▸ 肝胆道和腹内感染的腹部和右上腹(RUQ)压痛。

▸ 蜂窝织炎患者的皮肤发红、发热和疼痛;坏死性筋膜炎时中枢性感觉缺失(仅限边缘疼痛)。

▸ 心内膜炎时出现皮肤栓塞。

▸ 精神萎靡(非特异性)。

- 支持和治疗(图 18.3):

○ 不像出血性休克那样血压突然下降,患者常常是逐渐出现血压下降和心动过速(数小时内)。

○ 对可能发生感染性休克的患者,应立即静脉使用广谱抗生素。

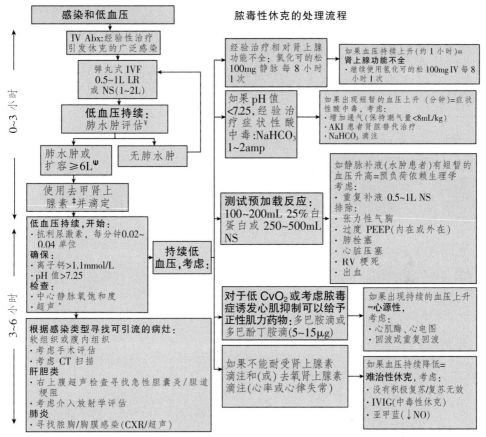

脓毒性休克的处理流程

Abx,抗生素;AKI,急性肾脏感染;BP,血压;CXR,胸部 X 线片;DNAR,没有积极复苏;IVF,静脉注射液;IVIG,静脉注射免疫球蛋白;LR,乳酸林格液;NS,生理盐水;PEEP,呼气末正压;RUQ,右上腹;RV,右心室;TV,潮气量。
如果心率过快(例如,ST>130 或快速性心律失常),则开始使用去氧肾上腺素或血管升压素。
‡ 检查左心室功能、右心室功能、心包积液。
¥ 评估肺水肿:如果不吸氧时氧饱和度<95%,或可闻及爆裂音,应考虑胸部 X 线检查。
Ψ 如果患者复苏前存在水肿(先前存在的心力衰竭),在给予 2L 液体后应开始加压复苏。

图 18.3 描述了脓毒性休克的处理流程,从经验性应用广谱抗生素和静脉输液开始。液体复苏一直持续到患者出现水肿或给予>6L 静脉液体。如果复苏仍无效,应分别考虑患者容量超负荷或对液体复苏无反应,并且开始滴定应用去甲肾上腺素。如果患者持续低血压,应同时使用血管升压素,排除低钙血症和症状性酸中毒,检查超声心动图(如果还没有做)和中心静脉氧饱和度(CvO₂),以发现同时存在的重要心源性因素(例如,心包积液合并填塞)。此外,还应通过超声、CT和(或)外科会诊寻找可引流或手术干预的病灶(例如,坏死性筋膜炎、阑尾炎、憩室脓肿)。肾上腺相对功能不全应静脉注射氢化可的松 100mg/8h。供氧充足条件下,应给予胶体或液体测试容量负荷反应。如果这些措施失败[和(或)CvO₂饱和度很低],就应该开始使用正性肌力药物(例如,β-受体激动剂多巴胺或多巴酚丁胺)治疗潜在的心力衰竭。如果休克仍存在,就应该开始注射肾上腺素[和(或)去氧肾上腺素,如肾上腺素不能耐受或心律失常]。此时患者濒临死亡,应该考虑改变其 DNAR 的状态(充分液体复苏无效)。最后的努力包括给予 IVIG(如存在中毒性休克综合征可能)或输注亚甲蓝清除一氧化氮。

◦ 有必要充分液体复苏,但过度液体复苏则是有害的,与肾衰竭和呼吸衰竭有关。

◦ 通常需要 2~6L 的静脉液体。

▶ 如患者脓毒症休克时伴外周水肿(例如,容量超负荷),复苏液体量则接近 2L。

◇ 目标循环容量。

◇ 快速滴注 500mL 液体。

◇ 快速滴注间期评估肺水肿。

▶ 非住院、起病时前驱症状较重患者,液体复苏量应达 6L。

◇ 起初前 3~4L 填充间质,随后 2L 恢复循环血容量。

◇ 每次快速滴注 0.5~1L 液体。

◇ 每升液体滴注结束后评估肺水肿情况。

▶ 当输液 6L 结束后或出现肺水肿、胸腔积液或全身水肿时,应停止液体复苏。

◦ 如果持续存在低血压,可认为患者对液体复苏无反应,应滴定和使用升压药以维持"适当的血压"。

▶ 适当的血压是指全身组织灌注充足。

◇ 尿量正常(假设没有 AKI)和(或)乳酸下降或正常。

◇ 通常平均动脉压≥70mmHg 或收缩压≥100mmHg 就足够了。

◦ 初始使用混合 α/β-受体激动剂(例如,去甲肾上腺素)。

▶ 如果患者心率过快(心率>130bpm)或心律失常,就只能单用 α1 或 v1 受体激动剂(例如,去氧肾上腺素和垂体后叶素)。

◦ 如果患者应用去甲肾上腺素后(20μg/min)仍持续低血压,则:

▶ 启动血管升压素治疗(0.2~0.4U/min)。

▶ 根据感染类型,寻找可引流的感染灶。

◇ 软组织或腹腔内:

□ 考虑手术评估。

□ 考虑 CT(患者病情必须足够稳定才能离开病房)。

◇ 肝胆疾病:

□ 右上腹超声寻找急性胆囊炎和(或)胆道梗阻证据。

□ IR 评估指导经皮引流。

△ 胆囊炎并发休克患者,应进行外科评估,初期常需通过抗生素和经皮引流来稳定病情。

◇ 肺炎:

　　　　　□ 胸片(CXR)和超声用于寻找是否存在脓胸(即感染性肺炎旁胸腔积液)。

　　　▶ 考虑到肾上腺相对功能不全,使用应激剂量的类固醇(即氢化可的松 100mg IV 每 8 小时 1 次)。

　　　　◇ 应用类固醇 40~60 分钟,血压持续升高,强烈支持肾上腺功能不全的诊断。

　　　▶ 确保离子钙>1.1mmol/L。

　　　　◇ 复苏时可发生低钙,减弱血管张力。

　　　▶ 检查 pH 值以除外症状性酸中毒。

　　　　◇ pH 值<7.25(但通常 pH 值<7.20)会阻止儿茶酚胺介导的血管收缩反应,减弱血管张力。

　　　　◇ 症状性酸中毒可采用单剂量碳酸氢钠($NaHCO_3$)试验。

　　　　　□ 如血压迅速、显著的短暂性升高,表明难治性休克可能由低 pH 值所致。

　　　　　△ 可通过以下方式处理:

　　　　　　< AKI 患者行肾脏替代治疗。

　　　　　　< 机械通气的患者增加分钟通气量(同时保持潮气量<8mL/kg)。

　　　　　　< 滴注 $NaHCO_3$[3amp 的 $NaHCO_3$ 混入 1L 葡萄糖溶液(D_5W),以 150~333mL/h 的速度滴注]。

　　　　　　　＊333mL/h≈1amp/h。

　　　　　　　＊$NaHCO_3$ 加重容量超负荷。

　　　▶ 检查超声心动图和中心静脉氧饱和度(正常为>65%),发现休克的心源性因素。

　　　　◇ 脓毒症可引起明显的心肌抑制,导致左心室收缩功能障碍。

　　　　　□ 中心静脉氧饱和度低和(或)超声心动图提示 LV 功能障碍,则应立即考虑使用 β-受体激动剂(多巴胺 5~15μg 或多巴酚丁胺)来维持肌力。

　　　　　□ 中心静脉氧饱和度高或相对较高,提示生理性容量分布异常(例如,脓毒症)。

　　　　◇ 检查是否存在前负荷依赖的生理学变化(尽管容量超负荷,但补液仍有反应)。

　　　　　□ 给予 100~200mL 胶体(例如,25%白蛋白)或 250~500mL 乳酸林格液(LR)或生理盐水(NS),观察血流动力学变化。

　　　　　　△ 补液后血压短暂性升高(即使有水肿),则表明前负荷依赖的生理学改变。

　　　　□ 对前负荷试验有反应的水肿患者,应评估是否叠加有 RV 相关心源性休克(即孤立性右心衰竭)或叠加出血性休克。

　　　　　△ 完善超声心动图检查。

　　　　　< 排除心包积液填塞。

　　　　　< 如果 RV 功能受损,LV 功能正常,考虑肺栓塞(PE)和 RV 梗死。

　　　　　　< 如果 RV 功能和 LV 功能正常,应考虑出血、张力性气胸和 PEEP 过高(内源性或外源性)。

　　　　　　＊ 如果是外源性 PEEP,在气体交换的可耐受范围内尝试降低 PEEP。

　　　　　　＊ 内源性 PEEP (可见于呼吸叠加的内源性 PEEP 以及下述特殊情况下的静脉回流受阻)。

　　　　　□ 孤立性右心室收缩功能障碍合并休克,应使用正性肌力药(例如,多巴胺)。

　　　　○ 如果在使用去甲肾上腺素、血管升压素、多巴胺/多巴酚丁胺、去氧肾上腺素和应激剂量的类固醇的情况下,仍持续低血压,且超声心动图未发现可引流的感染病灶,则提示患者患有难治性脓毒症休克,预后不佳。

　　　－ 难治性脓毒症休克,考虑:

　　　○ 充分液体复苏前提下变更为 DNAR (例如, 肾脏替代治疗和 $NaHCO_3$ 输注后,仍顽固性酸中毒)。

　　　○ 滴注肾上腺素。

　　　○ 中毒性休克综合征伴以下情况时,静脉注射丙种球蛋白(IVIG):

　　　　▸ 咽炎或蜂窝组织炎/软组织感染并发 A 组链球菌感染。

　　　　▸ 与鼻填充物或填塞相关的葡萄球菌感染。

　　　○ 尽管有报道提示亚甲基蓝与肝硬化相关,输注亚甲基蓝仍作为一氧化氮清除方法被使用。

● 重症胰腺炎伴坏死的分布性休克:

　　－ 常见原因:

　　　○ 乙醇(酒精)和胆结石。

　　－ 表现和评估:

　　　○ 低血压、心动过速、严重腹痛、无水肿。

　　　○ 体检:中腹压痛(偶尔伴有卡伦征,也称脐周瘀伤)。

　　　○ 实验室结果显示血液浓缩、肾前性氮质血症、血清淀粉酶和脂肪酶升高。

　　　○ 腹部增强 CT 提示胰腺水肿±坏死。

- 支持治疗：

  ○ 积极液体复苏(24小时内8~12L)，大于第三间隙渗液，尝试血液稀释，直到出现严重(张力性)腹水，然后使用血管升压素。

  ○ 筛查张力性腹水引起的腹腔间隙综合征(膀胱压力应小于25cmH$_2$O)。

  ○ 避免抗凝，以免转变为出血性坏死。

- 治疗：

  ○ 肠道休息。

  ○ 经验性治疗感染坏死性胰腺炎。

  ▶ 使用碳青霉烯类药物(足够渗透入胰腺)。

- 过敏反应导致的分布性休克：

  - 常见原因：

    ○ 食物或药物过敏。

  - 表现和评估：

    ○ 低血压、心动过速，无水肿。

    ○ 体检：大面积融合的红疹±喘息。

    ○ 实验室检查：胰蛋白酶升高(短暂)。

  - 支持治疗：

    ○ 1:1000肾上腺素0.1mL静推(可重复；很少需要静滴)。

    ○ 静脉液体复苏。

  - 治疗：

    ○ 识别和消除过敏原。

    ○ 使用组胺受体阻滞剂，包括H$_1$和H$_2$(即苯海拉明和西咪替丁)。

    ○ 类固醇类药物，可缓解晚期过敏反应(源于炎症细胞的募集)。

- 肾上腺相对和绝对性功能不全导致的分布性休克：

  - 肾上腺绝对性功能不全的原因：

    ○ Addison病(自身免疫性肾上腺功能不全)、出血性肾上腺损伤(例如，Sheehan综合征，又称产后出血)、肾上腺肉芽肿(例如，TB)。

  - 肾上腺相对性功能不全的原因：

    ○ 类固醇治疗和肾上腺储备不良(特发性)。

  - 表现和评估：

    ○ 当交感神经应激时(例如，出血)，发生与肾上腺功能不全(相对或绝对)相关的休克。

    ○ 皮质醇分泌不足(或缺失)会减弱交感神经系统上调血管张力的能力。

    ○ 皮质醇值<5μg/dL可诊断肾上腺绝对性功能不全引起的分布性休克。

◦ 有症状的肾上腺相对性功能不全检测困难,要经验性治疗有液体和压力性难治性休克的患者。

– 治疗:

◦ 与肾上腺功能不全相关的低血压应迅速静脉应用糖皮质激素 (40~60 分钟)。

▸ 所有糖皮质激素制剂都有效,以氢化可的松起效最快。

- 收缩功能障碍引起的左心室心源性休克:

– 收缩功能障碍的常见原因:

◦ 缺血、酒精滥用、病毒性心肌炎、心律失常(亚急性)、应激性(儿茶酚胺激增)及特发性心肌病,或继发于长期主动脉或二尖瓣反流、主动脉狭窄或高血压(HTN)性心肌病。

– 临床表现和评估:

◦ 低血压和心动过速(传导系统损伤除外),伴肺水肿。

◦ 脑钠尿肽(BNP)>100pg/mL。

◦ BUN/Cr 比值升高>20(心肾因素)。

– 支持疗法:

◦ 多巴胺或多巴酚丁胺强心。

◦ 利尿。

◦ 无创正压通气(或气管插管)。

– 治疗:

◦ 维持血容量正常。

◦ 血流重建和(或)瓣膜修复。

- HFpEF 引起的左心室性心源性休克:

– 左心室舒张功能障碍,左心室 CO 降低,LVEDP 升高。

– LVEDP 升高反射性增加 mPAP 和 RVEDP。

– RV 容积/压力超负荷,进一步降低 RV CO,导致休克(RV 从 Starling 曲线下移)。

– HFpEF 常见原因:

◦ 容量过负荷。

◦ 低氧血症(PaO_2<60mmHg)。

◦ 快速性心律失常。

– 临床表现和评估:

◦ 低血压和心动过速,伴有肺水肿。

◦ LV 无扩张,BNP 可能不会升高。

○ BUN/Cr 比值升高>20(心肾因素)。

－ 支持疗法：

○ 利尿。

○ 无创正压通气(或插管)。

○ 多巴胺或多巴酚丁胺增加正性肌力。

－ 治疗：

○ 维持正常血容量、氧疗、控制血压和心率。

● 机械力学障碍引起的左心室性心源性休克：

－ 常见原因：

○ 二尖瓣反流(急性)、主动脉反流(急性)、左心室流出道梗阻(例如,主动脉狭窄和 HOCM)。

－ 临床表现：

○ 失代偿性左右心室心力衰竭(即周围性水肿和肺水肿)。

○ 流出道梗阻可出现劳力性晕厥(或心搏骤停)。

○ 急性瓣膜衰竭常出现急性肺水肿。

▶ 连枷样二尖瓣时,二尖瓣喷射样反流,局灶性水肿,可表现为病情和临床不匹配。

－ 支持：

○ 正性肌力药物。

○ 机械通气。

－ 治疗：

○ 经皮或手术干预(例如,瓣膜置换)。

● 右心室心源性休克伴肺动脉 HTN：

－ 常见原因：

○ 急性 PE。

○ 二尖瓣狭窄。

○ 慢性血栓栓塞性肺动脉高压(CTEPH)。

○ 特发性肺动脉高压(IPAH)。

－ 临床表现、支持和治疗(根据特定疾病而异)：

○ 急性 PE。

▶ 表现为：

◇ 孤立性右心衰竭伴右心劳损(心电图显示电轴右偏)。

◇ 体格检查常见明显的 DVT。

◇ CT 血管造影显示 PA 充盈缺损。

    ▸ 支持和治疗：

    ◇ 正性肌力支持,充分(但勿过度)液体复苏。

    ◇ 溶栓,必要时放置 IVC 滤器。

  ○ CTEPH。

    ▸ 临床表现：

    ◇ 运动受限与劳力性晕厥(先兆晕厥)。

    ◇ 外周性水肿,无肺水肿。

    ◇ 患者常有 DVT/PE 病史。

    ◇ CT 血管造影可见慢性(例如,层流)近端血栓、右心室肥厚和楔形影(灌注减少的区域与灌注增加的区域并存)。

    ▸ 支持和治疗：

    ◇ 肌力支持和利尿至容量正常。

    ◇ 抗凝、置入 IVC 血管滤器、肺动脉血栓急症内膜剥除术。

  ○ IPAH。

    ▸ 临床表现：

    ◇ 运动受限与劳力性晕厥(先兆晕厥)。

    ◇ 外周水肿,无肺水肿。

    ◇ 超声心动图显示肺动脉高压和孤立性 RV 衰竭(伴有小范围灌注不足的 LA 和 LV)。

    ▸ 支持和治疗：

    ◇ 正性肌力药(例如,多巴胺)和直接舒张肺血管(例如,前列环素)。

    ◇ 利尿至容量正常。

    ◇ 抗凝。

  ○ 二尖瓣狭窄。

    ▸ 临床表现：

    ◇ 呼吸短促,运动受限。

    ◇ 肺水肿和周围水肿。

    ◇ 超声心动图显示二尖瓣狭窄、LA 增大、肺动脉高压和不同程度的 RV 功能障碍。

    ▸ 支持和治疗：

    ◇ 利尿至容量正常。

    ◇ 正性肌力药[针对右心室衰竭(例如,多巴胺)]。

    ◇ 二尖瓣置换术。

• 不伴肺动脉 HTN 的 RV 心源性休克：

－常见原因：

　◦RV 梗死。

　　▸临床表现：

　　　◇低血压，常伴有心动过缓或心脏阻滞(类似下壁缺血)。

　　　◇右侧心电图导联(又名路易斯导联)显示Ⅱ、Ⅲ和 aVF ST 段抬高。

　　　◇不伴肺动脉高压、LA 增大或超声心动图显示 LV 功能障碍的 RV 收缩功能降低。

　　▸支持和治疗：

　　　◇正性肌力和充分液体复苏(但不可过度)。

　　　◇心导管。

• 机械力学障碍、不伴肺动脉 HTN 的 RV 性心源性休克：

　－常见原因：

　　◦心包积液伴填塞。

　　◦缩窄性心包炎。

　　◦限制性心肌病。

　－临床表现：

　　◦运动受限和劳力性晕厥。

　　◦外周水肿，无肺水肿。

　　◦心包积液伴填塞，CXR 可能显示大的球形"烧瓶样"心脏。

　－支持和治疗(根据特定疾病而异)：

　　◦心包积液伴填塞。

　　　▸紧急心包穿刺术±心包引流置入术。

　　◦缩窄性心包炎和限制性心肌病。

　　　▸适当使用非甾体抗炎药和抗结核治疗。

　　　▸心包切开术。

休克管理的一般原则

• 休克的管理需要持续临床评估基本血流动力学参数(即充盈压力、心排血量和 SVR)。

• 临床评估较 CVP 和(或)右心导管数据更重要且更有价值，后两者均易出错，且常引起误导(图 18.4)。

　－当出现液体过负荷(积液和水肿)时，应假定补液足够。

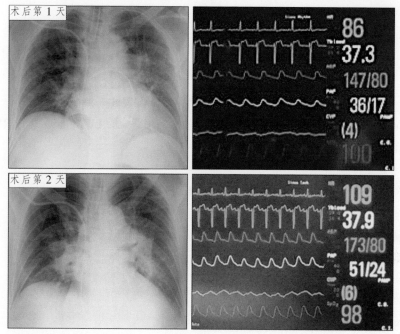

- 遵循"3H 治疗"方案(诱导性高血压、高血容量和血液稀释),患者术后快速静脉补液,使 CVP≥10mmHg。
- 术后第 2 天达到 2.2L 液体正平衡,出现了水肿表现。
- 伴有左侧为著的双侧胸腔积液(缺氧),肺门周围出现"蝙蝠翼"样典型肺水肿改变。
- 心率、血压和肺动脉压力均显著升高,说明容量过负荷加剧恶化。
- 令人难以置信的是中心静脉压较低,只有 4mmHg(参照 CXR),几乎没有超过 6mmHg。

图 18.4　重症监护治疗病房(ICU)患者,术后第 1 天有右侧心脏导管(未楔入)和术后第 2 天液体复苏 2.2L 后,CXR 和监视器图片。患者正在接受"3H 治疗"(诱导性高血压、高血容量和血液稀释),目的是在复杂的动脉瘤修复术后,调节受损的脑血管以维持足够的脑灌注。在术后第 1 天中,CXR 显示肺门周围水肿(表明左心室舒张末期压力升高)。右心导管显示肺动脉收缩压(PAS)/肺动脉舒张压(PAD)为 36/17mmHg,CVP 为 4mmHg。在扩容 2L 后,该患者的 CXR 出现典型的"蝙蝠翼"样肺水肿改变,伴有左侧为著的双侧胸腔积液。此外,患者出现高血压和心动过速,RHC 显示其 PAS 和 PAD 明显增加到 51/24mmHg,所有这些都表明左侧心力衰竭和容量过负荷恶化。然而,患者的中心静脉压几乎没有变化,最高达到 6mmHg。(扫码见彩图)

　　○ 无液体过负荷情况下,应通过 IVF 快速补液试验反复测试补液反应(根据临床情况,例如,感染性休克 6L,胰腺炎 10L)。

　　- 液体复苏期间出现液体过负荷时,应使用升压药。

　　○ 最初的升压药应该是 α 和 β 激动剂(例如,去甲肾上腺素)联合使用,除非患者是严重心动过速,在这种情况下,应该单独使用 α 激动剂(例如,去氧肾上腺素)。

  – 心排血量评估可通过终末器官灌注(尿量)、乳酸和中心静脉氧饱和度。

   ◦ 监测上述指标,对调整抗利尿激素,确保病情改善而非恶化非常有用。

    ▷ 中心静脉氧饱和度低时,应给予 β 激动剂(例如,多巴胺),提高心肌收缩力。

   ◦ 尿量对肾灌注非常敏感,在不存在肾内源性损伤的情况下,心排血量影响尿量。

   ◦ 停止使用升压药后尿量下降,应考虑增加目标 MAP 值(例如,MAP 从 65mmHg 增加到 70mmHg)。

特殊情况

- 与临床表现不相称的休克,考虑:
- – 肾上腺功能不全。
- – 中毒性休克综合征[排除鼻腔填充物或填塞、咽炎和(或)皮肤/软组织感染]。
- 脓毒症:
- – 病情迅速好转(尽管记录显示有菌血症)。
- 艰难梭菌感染:
- – 艰难梭菌结肠炎患者,在肠中毒性扩张和穿孔前,由于肠壁完整性差(无菌血症),通常有明显的脓毒性生理表现。
- 脾切除术:
- – 脾切除术患者易感染包囊性微生物,出现严重菌血症,容易快速恶化和死亡。
- – 及时给予经验性抗生素治疗和支持性治疗至关重要。
- 皮疹和休克,考虑:
- – 心内膜炎、中毒性休克综合征、脑膜炎球菌血症和埃立克次体病。
- 孤立性舒张性低血压:
- – 即使所有休克症状均缓解(患者常坐在床边的椅子上),但孤立性舒张性低血压患者的 MAP 较低,仍无法撤离血管升压素。
  - ◦ 非侵入性血压测量常常能够监测到(但不能全部监测到)。
  - ◦ 血管升压素目标 MAP≥60mmHg 改变为 SBP≥90mmHg。
    - ▷ 升压药停用后,一定要偶尔坐在病房里(确认护理情况),与患者聊天,直到血管升压药物最终撤停。
    - ▷ 大致掌握部分无症状的低血压读数(恢复内源性儿茶酚胺水平)。

- 镇静相关性低 SVR：
  - SVR 常常较低，或不恰当的过低，常继发于止痛药物和镇静剂的使用。
  - 镇静剂诱导的 SVR 降低，治疗容易，使用低剂量的 α 激动剂[例如，50~100μg/(kg·min)的去氧肾上腺素]即可改善。
- 呼吸叠加内源性 PEEP 和静脉回流受损：
  - 当气管插管患者突然出现心动过速、低血压和不能通气时，应考虑此原因。
  - 将患者与呼吸机分离，允许充分呼气，以排除因内源性 PEEP 过高而导致静脉回流受阻。
  - 与呼吸机断开连接后，如果 HR 迅速下降，血压上升，则确认诊断。
    ○ 为防止复发，必须降低呼吸机设定频率，如果患者的呼吸频率超过呼吸机设定频率，则必须给予镇静(肌肉松弛)剂。

肝硬化

- 肝硬化患者的 SVR 较低，基线心排血量增加(病理性血管扩张)。
- 肝硬化患者易患 AKI，肾血流量略有下降。
  - 此外，肾血流量减少可能引发肝肾综合征。
- 肝硬化是一种钠潴留状态，当失代偿性肝硬化患者出现出血性休克或分布性休克时，经常出现容量过负荷。
- 继发于门脉高压相关性出血(例如，静脉曲张)，导致出血性休克，是该人群最常见的休克原因。
  - 肝硬化患者的不明原因的休克等同于 UGIB，除非有其他相反的明确证据。
  - 出血通常伴有肝性脑病恶化和 BUN 升高，继发于血液的摄入/消化。
  - 出血后需积极液体复苏。
- 感染性休克也很常见，通常与自发性细菌性腹膜炎有关。
  - 水肿性肝硬化患者发生的脓毒症，治疗措施应包括最低限度的 NaCl 复苏(最高 1~2L)、早期升压治疗。
- 肝硬化休克患者的乳酸水平通常很高，预后取决于乳酸清除的速度(而非绝对量)。

问与答

1. 在左心室收缩功能正常的情况下，确诊 PAH，肺动脉 HTN 伴有右心室收缩功能障碍,如果伴有休克,是否可以诊断为急性肺栓塞?

答:不可以。出现 RV 收缩功能障碍的最常见的原因是双心室心力衰竭,此时,mPAP 和 LVEDP 反射性升高(HFpEF 或 HFrEF)。HFpEF 是引起右心室收缩功能障碍,出现肺动脉高压,但左心室收缩功能保留的最常见原因,存在肺水肿和(或)左心房增大(无二尖瓣疾病)可确诊。

2. 下消化道出血的患者接受内镜治疗是首选方法吗?

答:不是。内镜止血对于上消化道出血是主要的治疗方法,但在治疗下消化道出血继发的出血性休克方面几乎没有作用。介入放射学(通过血管造影和栓塞)和普外科手术(手术切除)是治疗下消化道大出血的首选止血方法。

3. CVP 在指导液体复苏中有用吗?

答:没有用。CVP 值不可靠,而且最佳 CVP 值未知。当复苏时 CVP 目标值高于某一数值(通常为 6~12L)时,许多患者会出现医源性 HFpEF,合理限制液体复苏(例如,2~6L),并在复苏过程中仔细评估患者水肿情况,是一种更好的方法。

4. 类固醇是否是通过增加肾腔的钠重吸收(即矿物质皮质激素效应)来改善肾上腺功能不全(相对或绝对)患者血压的?

答:不是。类固醇通过作用于血管平滑肌细胞和交感神经受体发挥效能,该过程需要血管张力正常和(或)血管的内源性或外源性压力反应。任何糖皮质激素都应该在 40~60 分钟发挥作用。

第 **19** 章
有创机械通气

常见认知误区

• 误认为急性呼吸窘迫综合征（ARDS）患者需要更高级别的机械通气模式 [如气道压力释放通气模式(APRV)]。

• 因气道峰压过高仅将呼吸机从容量控制模式改为压力控制模式,而未改善肺本身的问题。

• 忽略呼吸机的"双重触发"问题,一味坚持潮气量(TV)>6mL/kg 的肺保护性通气。

• 未能注意到呼吸叠加和严重的内源性呼气末正压(PEEP)问题。

• 未能注意到气管插管内(ET)生物被膜堵塞的警示信号,即吸入压力峰值升高,平台压无法调节以及吸引管有时难以插入。

有创机械通气

• 每例有创机械通气患者均有同一目标。

  – 在不造成呼吸机相关性肺损伤的前提下提供足够的呼吸支持。

• 与之相应的肺保护性通气策略,优先考虑小潮气量通气(6~8mL/kg)。

  – 小潮气量通气已被证明可以提高 ARDS 患者的生存率。（Ventilation with Lower Tidal Volumes as Compared with Traditional Tidal Volumes for Acute Lung Injury and the Acute Respiratory Distress Syndrome, ARDSNET, N Engl JMed 2000;342:1301–1308,May 4, 2000）

• 机械通气可造成以下危及生命的伤害:

  – 非心源性肺水肿/ARDS(由肺泡过度膨胀和气压伤造成)。

  – 气胸。

  – 最可能发生在以下通气条件下:

- 潮气量过高(>8mL/kg)。
- 气道峰压过高(>40cmH$_2$O)。
- 平台压(P$_{plat}$)过高(>30cmH$_2$O)。

- 适当的机械通气支持、保证小潮气量优先于纠正 pH 值和二氧化碳分压。

- 对肺呼吸力学异常的患者,通常需要允许性呼吸性酸中毒(又称允许性高碳酸血症)来维持安全的潮气量,约 6mg/kg。理想体重(IBW)见表 19.1。
    - 男性:IBW=(50+2.3)kg,每英寸(2.54cm)超过 5 英尺(1.52m)。
    - 女性:IBW=(45.5+2.3)kg,每英寸(2.54cm)超过 5 英尺(1.52m)。

- 允许性高碳酸血症,即在不影响血流动力学稳定的情况下,允许一定程度的低 pH 值范围(通常为 7.1~7.2)。

- 优先小潮气量通气,意味着通过加快呼吸频率而非加大潮气量来提高分钟通气量。
    - 最大呼吸频率是由呼气时间决定的,不同的肺部生理情况,最大呼吸频率差异很大(例如,阻塞性疾病的呼吸频率为每分钟 15 次,限制性疾病为每分钟 35次)。
    - 实际操作中, 一般可以通过呼吸机上呼气流速波形来确定最大呼吸频率,要确保呼气流速回降到 0 之后再开始下一次吸气(图 19.1A)。
        - 然后逐渐上调呼吸频率,直到发生呼吸叠加之前的临界点(前一次呼气结束之后即开始下一次呼吸)(图 19.1B)。

- 对肺呼吸力学严重异常的患者,肺保护性通气策略通常需要深度镇静和肌肉松弛,以避免人机不同步,否则可能导致:
    - 无效通气(患者躁动/错误的呼吸做功等产生气道内高压)。
    - 呼吸叠加(如前所述)。

表 19.1　基于身高(或理想体重)的安全潮气量

身高			女性潮气量(mL)		男性潮气量(mL)	
英尺	inches	cm	6mg/kg	8mg/kg	6mg/kg	8mg/kg
5′	60	152	270	360	300	400
5′3	63	160	310	420	340	455
5′6	66	168	350	480	380	510
5′9	69	175	400	530	420	560
6′	72	182	430	580	460	610
6′6	78	198	520	690	550	730
6′10	82	208	575	770	600	800

－双重触发,例如,酸中毒和极度缺氧时,患者在前次呼气完全结束之前立即开始下一次吸气,触发呼吸机再次送气,导致接近预设潮气量两倍的实际潮气量(图19.1C)。

通气模式选择(容量控制与压力控制)

● 所有需要机械通气的患者均可选择容量控制模式 (VC) 或压力控制模式(PC)之一进行呼吸治疗。

－不存在需要第3种模式的呼吸系统疾病。

● 容量控制模式。

－潮气量是预设好的固定值。

－气道压力随气道阻力和肺顺应性的变化而变化。

● 压力控制模式。

－吸气峰压(PIP)是预设好的固定值。

－潮气量随气道阻力和肺顺应性的变化而变化。

● 正常人或轻中度呼吸功能障碍的患者首选VC模式,原因如下:

－VC模式首要控制潮气量,这是肺保护通气策略的重要条件。

－VC模式也是临床上最常用且最安全的模式。

　○医疗团队解决机械通气问题最容易操作的一种模式(特别是出现气道高压时)。

－VC模式需要的镇静剂更少,较PC模式更加舒适。

－只有当患者存在严重的呼吸功能障碍时(如气道阻力极大或肺顺应性极低),VC模式才会出现问题:

　○这种情况下往往需要花时间找到可接受的最小潮气量(根据气道压力报警数值调节),在此过程中患者可能无法及时得到足够的呼吸支持,且有发生气压性损伤的风险。

图19.1　(A)正常阻塞性和限制性肺生理的三种具有代表性的呼吸机流速−时间波形图,3组流速和时间的特点已予箭头标识。阻塞性肺生理表现为呼气流速降低和呼气时间延长,限制性肺生理表现为呼气流速增加和呼气时间缩短。(B)存在阻塞性肺生理的患者,其呼吸频率增加后,发生呼吸叠加的流速−时间波形。箭头所指处即前次呼气结束之前触发了下一次吸气开始。(C)关于"双重触发"现象的压力−时间波形和流速−时间波形。患者前次呼气结束前触发呼吸机再次送气,导致吸气量接近为双倍的预设潮气量(TV)。对比图左下方的预设TV和右上方的实际呼出的TV,可以明显看出这一点。在肺保护通气策略中必须避免发生双重触发。(扫码见彩图)

基本呼吸波形分析

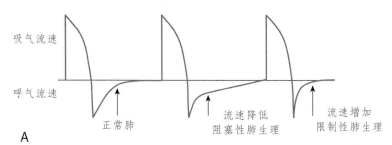

吸气流速

呼气流速

正常肺　　流速降低　　流速增加
　　　　阻塞性肺生理　限制性肺生理

A

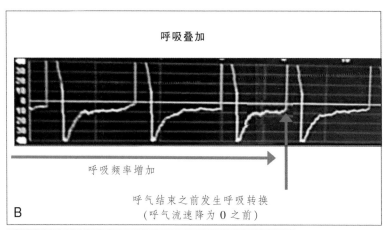

呼吸叠加

呼吸频率增加

呼气结束之前发生呼吸转换
（呼气流速降为 0 之前）

B

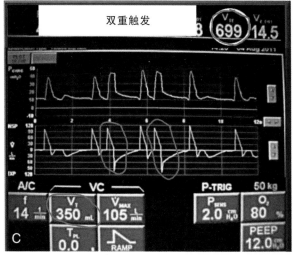

双重触发

C

• PC 模式是重度呼吸功能障碍患者的首选通气模式。

　－ 重度阻塞性通气功能障碍或肺顺应性极低的患者,选择 PC 模式能够避免气压性损伤发生,同时还能快速确定出有效又安全的最小潮气量。

　－ 然而,这种牺牲部分潮气量以避免气道压力过高的方法容易导致通气不足。

　　○ 因为吸气峰压是固定的,所以当通气功能恶化时潮气量就会下降。

　－ PC 模式下,呼出气潮气量低值报警(以往该报警用来检测 VC 模式下呼吸回路是否断开)是最重要的报警,意味着呼吸力学发生了变化(类似于 VC 模式下的气道峰压报警)。

　　○ 确保它设置的足够高,以反映出患者能接受的最小潮气量(如一个目标潮气量 450mL 的患者,低值警戒值为 350mL)。

　－ PC 模式下,分钟通气量低值报警同样重要,因其代表着通气不足。

容量控制模式:正常至中度呼吸力学异常的患者的呼吸机初始设置和调整(图 19.2)

• 正常肺呼吸力学:
　－ 潮气量:8mL/kg IBW。
　－ 呼吸频率:15 次/分钟。
　－ FiO_2:从 50%开始。
　－ PEEP:5cmH_2O。
• 轻度至中度气道阻力增加:
　－ 潮气量:8mL/kg IBW。
　－ 呼吸频率:8~15 次/分钟。
　－ FiO_2:从 100%开始。
　－ PEEP:5cmH_2O。
• 轻度至中度肺顺应性降低:
　－ 潮气量:6mL/kg IBW。
　－ 呼吸频率:20~25 次/分钟。
　－ FiO_2:从 100%开始。
　－ PEEP:5~10cmH_2O。
• 在容量控制模式下要根据气道压力和动脉血气(ABG)结果来调整呼吸机参数:
　－ 当获得 PIP、P_{plat} 和 ABG 数据时。
　　○ 如果 PIP>35cmH_2O 或 P_{plat}>30cmH_2O,可以尝试减少潮气量。

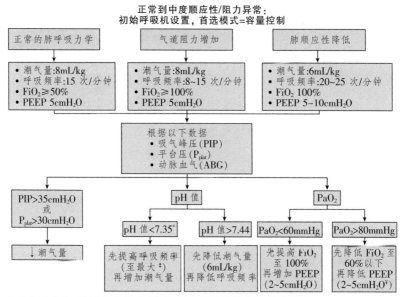

正常到中度顺应性/阻力异常:
初始呼吸机设置, 首选模式=容量控制

正常的肺呼吸力学	气道阻力增加	肺顺应性降低
• 潮气量:8mL/kg • 呼吸频率:15 次/分钟 • FiO₂≥50% • PEEP 5cmH₂O	• 潮气量:8mL/kg • 呼吸频率:8~15 次/分钟 • FiO₂≥100% • PEEP 5cmH₂O	• 潮气量:6mL/kg • 呼吸频率:20~25 次/分钟 • FiO₂ 100% • PEEP 5~10cmH₂O

根据以下数据
• 吸气峰压(PIP)
• 平台压(P_plat)
• 动脉血气(ABG)

PIP>35cmH₂O 或 P_plat>30cmH₂O → ↓潮气量

pH 值

pH 值<7.35* → 先提高呼吸频率(至最大 ‡)再增加潮气量

pH 值>7.44 → 先降低潮气量(6mL/kg)再降低呼吸频率

PaO₂

PaO₂<60mmHg → 先提高 FiO₂ 至 100% 再增加 PEEP(2~5cmH₂O)

PaO₂>80mmHg → 先降低 FiO₂ 至 60%以下 再降低 PEEP(2~5cmH₂O¥)

* 避免酸中毒, 从而避免呼吸困难, 患者不适以及加深镇静需求。

‡ 最大呼吸频率=无呼吸叠加现象出现的最快频率(通常阻塞性疾病为 12~15 次/分钟, ARDS 为 25~35 次/分钟)。

¥ ARDS 患者需要缓慢下调 PEEP(每 12~24 小时下降 2~5cmH₂O)以避免肺组织塌陷, 而心源性肺水肿的患者可以快速下调 PEEP。

图 19.2　正常至中度呼吸力学异常的患者的呼吸机初始设置和调整流程图。肺通气功能正常的患者,如外科术后插管的患者,通常能耐受 8mL/kg 的潮气量,优于 6mL/kg(更低的通气需求/镇静需求)。当气道阻力增加的患者进行机械通气时,需要呼吸频率足够低,以便在呼吸机送气前完成前次呼吸。限制性肺生理(顺应性降低)的患者,需要小潮气量(6mL/kg)和较快的呼吸频率。无论哪种呼吸力学病变,调整呼吸机参数的目的是相同的,即提供充分的通气和氧合,同时保证安全的气道压力。当气道压力过高时需要减少潮气量。出现有症状的呼吸性酸中毒时,先增加呼吸频率 (避免呼吸叠加出现),再加大潮气量。而出现呼吸性碱中毒时, 先减小潮气量至 6mL/kg(最安全的潮气量),再降低呼吸频率。当 FiO₂ 为 60%的情况下,PaO₂<60mmHg,先将 FiO₂ 增大至 100%,再逐渐上调 PEEP。而当 PaO₂ 改善时,先降低 FiO₂ 至 60%,再逐渐下调 PEEP(密切监测患者是否出现无法耐受/肺塌陷的情况)。

　　○ 如果 pH 值<7.35,尝试增加呼吸频率(直到避免产生呼吸叠加的最大值),再尝试增加潮气量,密切观察气道压力。

　　○ 如果 pH 值>7.44,在降低呼吸频率之前先将潮气量下调至 6mL/kg。

　　○ 如果 PaO₂<60mmHg,先将 FiO₂ 增大到 100%,再尝试上调 2~5cmH₂O PEEP。

　　○ 如果 PaO₂>80mmHg,先将 FiO₂ 减小到≤60%,再尝试下调 2~5cmH₂O PEEP。

- 容量控制模式注意事项：
  - 患者每次呼吸都能达到预设潮气量，而 PIP 和 P_{plat} 则各不相同。
  - 呼吸叠加(前次呼气结束前触发下一次吸气)是急性呼吸衰竭伴阻塞性肺疾病患者机械通气时出现的重要问题，主要原因有以下两点：
    - 呼气时间较长和自主呼吸频率较快(酸中毒驱动)。
      ▸ 流速–时间波形显示，在流速归零之前(即呼气结束)，下一次吸气已经开始。
        ◇ 这可能引起动态过度充气，内源性 PEEP 过高，导致胸腔内压增加最终影响静脉回流。
        ◇ 可导致休克和机械通气失败。
        □ 体格检查可以发现心动过速、血压下降等体征，高压上限持续报警，会引起机械通气失败。尽管患者与呼吸机相连接，但管路内并没有相对的气体流动。
        □ 此时可以暂时断开呼吸机连接，让患者能够充分呼气，能够立即解决通气失败以及血流动力学不稳定的情况。
        □ 减慢呼吸频率，同时保证患者处于镇静或肌肉松弛状态，才能防止反复出现呼吸叠加现象。

压力控制模式：严重呼吸力学异常的患者呼吸机的初始设置和调整

- 重度气道阻力增加：(图 19.3)。
  - 驱动压：$25\sim35cmH_2O$。
  - PEEP：$5cmH_2O$。
  - 呼吸频率：8~15 次/分钟。
  - FiO_2：100%。
  - 低呼出气潮气量报警：300~400mL。
- 肺顺应性重度下降：(图 19.4)。
  - 驱动压：$20cmH_2O$。
  - PEEP：$10\sim20cmH_2O$。
  - 呼吸频率：20~30 次/分钟。
  - FiO_2：100%。
  - 低呼出气潮气量报警：300~400mL。
- 压力控制模式下，根据安全潮气量和动脉血气结果调整呼吸机参数。
  - 获取潮气量、P_{plat} 和 ABG 数据。
  - 如果 TV 过高(气道阻力增加时 TV>8mL/kg，肺顺应性降低时 TV>6mL/kg)

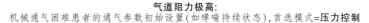

气道阻力极高：
机械通气困难患者的通气参数初始设置(如哮喘持续状态)，首选模式=**压力控制**

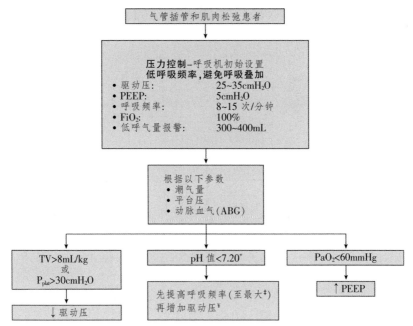

```
┌─────────────────────────────┐
│   气管插管和肌肉松弛患者        │
└─────────────────────────────┘

┌─────────────────────────────┐
│  压力控制－呼吸机初始设置        │
│  低呼吸频率，避免呼吸叠加         │
│ • 驱动压：      25~35cmH₂O    │
│ • PEEP：       5cmH₂O        │
│ • 呼吸频率：    8~15 次/分钟    │
│ • FiO₂：       100%          │
│ • 低呼气量报警：  300~400mL     │
└─────────────────────────────┘

┌─────────────────────────────┐
│  根据以下参数                  │
│ • 潮气量                     │
│ • 平台压                     │
│ • 动脉血气(ABG)              │
└─────────────────────────────┘
```

TV>8mL/kg 或 P_plat>30cmH₂O	pH 值<7.20*	PaO₂<60mmHg
↓驱动压	先提高呼吸频率(至最大‡) 再增加驱动压¥	↑PEEP

* 无症状情况下(如无室上性心动过速或低血压)，允许一定程度的低 pH 值(即允许性高碳酸血症)。

‡ 最大呼吸频率=无呼吸叠加现象出现的最快频率(通常为 12~15 次/分钟)。

¥ 维持气道峰压(驱动压力+PEEP)<40cmH₂O(避免发生气胸)。

图 19.3 气道阻力极高的患者机械通气初始设置流程图。为了避免患者出现呼吸叠加，通常需要予以镇静。驱动压设定的目标是保证 6~8mL/kg 的潮气量。呼吸频率的设定也要注意避免过快引起呼吸叠加，通过呼吸机上的流速－时间波形来确保在下一次呼吸开始前，前次呼气流速已经归零。阻塞性疾病患者，PEEP 对于处理生理性分流敏感的现象并不常见，因此，初始 PEEP 设定为 5cmH₂O 已足够。对于镇静、气道阻力极高患者，增加 PEEP 并无获益。大潮气量时需要降低驱动压。对于血流动力学不稳定的呼吸性酸中毒患者，先尝试加快呼吸频率(注意避免出现呼吸叠加)，再尝试上调驱动压。而呼吸性碱中毒的患者则需要先下调驱动压，以达到 6mL/kg 的小潮气量(最安全的 TV)，再尝试降低呼吸频率。若在 FiO₂ 为 100% 的情况下 PaO₂<60mmHg，则需要增加 PEEP。当 PaO₂ 改善时，先下调 FiO₂ 至 60%，再下调 PEEP(密切监测患者是否出现无法耐受/肺塌陷的情况)。在压力控制模式下，最重要的是呼出气潮气量低值报警，该数值需要设定得足够高，以便及时提醒气道阻力出现明显的变化。

或 P_plat>30cmH₂O，则降低驱动压。

－ 如果 pH 值<7.20(影响血流动力学稳定)，先将呼吸频率增加到最大(确保足够的呼气时间/避免呼吸叠加)，然后增加驱动压，直到 TV≥8mL/kg。

○ 这种情况下可以使用碳酸氢钠，结果导致容量不可避免性增加，此时必须利尿。

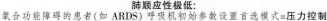

肺顺应性极低:
氧合功能障碍的患者(如 ARDS) 呼吸机初始参数设置首选模式=**压力控制**

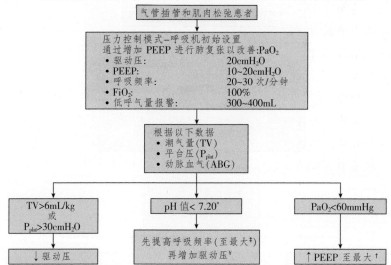

气管插管和肌肉松弛患者

压力控制模式–呼吸机初始设置
通过增加 PEEP 进行肺复张以改善:PaO_2
- 驱动压:　　　　　　　　　20cmH_2O
- PEEP:　　　　　　　　　　10~20cmH_2O
- 呼吸频率:　　　　　　　　20~30 次/分钟
- FiO_2:　　　　　　　　　100%
- 低呼气量报警:　　　　　　300~400mL

根据以下数据
- 潮气量(TV)
- 平台压(P_{plat})
- 动脉血气(ABG)

TV>6mL/kg 或 P_{plat}>30cmH_2O	pH 值< 7.20[*]	PaO_2<60mmHg
↓驱动压	先提高呼吸频率(至最大[‡]) 再增加驱动压[¥]	↑PEEP 至最大[†]

[‡] 最大呼吸频率=无呼吸叠加现象出现的最快频率(通常此情景下设定为 25~35 次/分钟)。
[*] 无症状的情况下,可允许一定程度的低 pH 值(无室上性心动过速或低血压)。
[†] 最大值 PEEP=不引起低血压(PEEP 过高会阻碍静脉回流)的前提下 PEEP 的最高值,通常为 15~25cmH_2O。
[¥] 保持气道峰压(驱动压力 +PEEP)<40cmH_2O(避免发生气胸)。

图 19.4　肺顺应性极低的患者机械通气初始设置流程图。为了保证人机同步,必须予以肌肉松弛(尽管患者对设置的呼吸机参数不舒适)。驱动压通常设置为 20cmH_2O,允许高 PEEP 的同时,维持吸气峰压≤40cmH_2O。根据低氧血症的严重程度/难治性缺氧特点,设置 PEEP 的范围在 10~20cmH_2O。FiO_2 设置为100%。设置快呼吸频率(20~30 次/分钟)以保证足够的分钟通气量(MV)。TV 较大和(或)P_{plat} 较高时,需要下调驱动压。对于血流动力学不稳定的呼吸性酸中毒患者,先加快呼吸频率(注意避免出现呼吸叠加),再上调驱动压(注意当 PIP 在 40~50cmH_2O,容易发生气胸)。对于呼吸性碱中毒的患者需要先下调驱动压达到 6mL/kg 的小潮气量(最安全的 TV),然后再降低呼吸频率。在 FiO_2 为 100%的情况下,PaO_2<60mmHg 时需要增加 PEEP。当 PaO_2 改善时,先下调 FiO_2 至 60%,再下调 PEEP(密切监测患者是否出现无法耐受/肺塌陷的情况)。在压力控制模式下最重要的是呼气潮气量低值报警,该数值需要设定得足够高以便及时提醒肺顺应性出现明显的变化。

　　○ 如果患者合并肾衰竭,为保证肾脏的代偿功能(代谢性碱中毒),应考虑肾脏替代治疗。

　　– 如果 PaO_2<60mmHg,尝试上调 2~5cmH_2O PEEP。

　　○ 气道阻力增加(即阻塞性疾病)的患者,分流现象并不常见,因此,在 FiO_2≥60%的情况下,PEEP 常规设定 5cmH_2O 就可以使 PaO_2>60mmHg。

　　○ 气流阻塞性疾病患者,应用双相正压通气(BiPAP),以呼气末正压(EPAP)对抗内源性 PEEP,可以减少呼吸做功,避免气管插管;对机械通气患者,采用 EPAP 对抗内源性 PEEP 帮助意义不大,反而会增加 PIP。

- 压力控制模式注意事项:
  - 压力是预设好的固定值,因此,当呼吸力学恶化时会导致 TV 减少。
  - 双触发是非心源性肺水肿患者的一个主要问题, 因为这些患者 TV 高,肺泡张力过大,发生持续性肺泡损伤的风险极高。
    - 检查呼吸机波形和(实际)呼出的 TV,可以发现双触发。
      - 当患者在上一次呼吸后立即触发下一次吸气时(呼气未完全结束),通常会达到几乎两倍的预设 TV 值(见图 19.1C)。
  - 提示有更深的镇静需求或可能需要肌肉松弛剂。

改善氧合

- 增加 FiO_2 和呼气末正压,改善氧合:
  - 即使是在 V/Q 比极低的情况下,将 FiO_2 增大至 100% 仍可以改善低氧血症。
  - 增加呼气末正压:
    - 在肺泡水平,它能够复张未受损的肺泡,同时保护受损的肺泡避免出现肺不张。压力还能促进肺泡内渗出的液体向肺泡囊的边缘流动,从而改善弥散功能,提高氧合。
    - 在肺段水平,它可以预防和解除肺不张(如肥胖患者的腹腔塌陷力,常常被镇静/肌肉松弛和腹壁肌张力的丧失所掩盖)。
- 分流在肺顺应性极差(如 ARDS)的患者中很常见,往往需要 100%FiO_2 和较高的 PEEP 才能维持 $PaO_2 > 60mmHg$。
- 出现分流(如 $FiO_2$100% 时, $PaO_2 < 200mmHg$)的患者,首选的处理方法是增加 PEEP。
  - 最佳 PEEP 是指能够维持大多数肺泡开放但不引起肺泡过度膨胀的 PEEP,该指标因人而异,并随疾病的不同阶段而变化。
  - 因肺的顺应性和膨胀程度不同,在增加 PEEP 的同时会使 PIP 增加。
    - 当 PIP 随 PEEP 1:1 增加时,会引起过度膨胀。
    - 当 PEEP 不断增加而 PIP 保持不变,此时确认肺复张的 PEEP。
      - 达到此目标需要一定时间(24~48 小时)。
- $PEEP > 12cmH_2O$ 会降低静脉回流和心排血量,引起低血压(加重右心室功能障碍和低血容量患者的病情)。
  - 必须权衡血流动力学不稳定和 $PaO_2 < 60mmHg$ 的巨大代价 (如发生心力衰竭、肾衰竭和中枢神经系统功能障碍等)。

－这种前负荷依赖型无水肿低血压患者(无胸腔积液),仅需使用生理盐水进行治疗。

  ○容量过负荷会严重恶化肺脏机械力学,必须要避免这种情况。

－容量负荷过高的患者出现低血压,可能与高水平 PEEP 相关(维持 PaO_2 >60mmHg 的需要),此时试验性应用强心药物,以改善右心功能(避免过多的前负荷/容量需求)。

- 延长吸气时间:
  －正常的吸/呼比为 1:4~1:3。
  －延长吸气时间会使平均气道压力升高,从而改善氧合(也称为反比通气),但是:
  －吸气时间越长,呼气时间越短,会导致通气不足。

  ○在肺保护性通气策略中,通气量已经最小(基于低肺容积)了,患者常常不能耐受。

- 积极利尿:
  －FACTT 试验 (Comparison of Two Fluid–Management Strategies in Acute Lung Injury,ARDSNET,N Engl J Med 2006)表明,积极利尿、维持中心静脉压 <4cmH_2O 可减少机械通气天数,并有提高肺损伤患者生存率的趋势。

  ○减少机械通气天数能够降低呼吸机相关性肺炎(VAP)的风险,从而显著降低 ICU 死亡率、提高生存率("干性"患者)。

心源性和非心源性肺水肿对 PEEP 的反应(避免肺塌陷)

- PaO_2 可能在增加 PEEP 后的数小时或数天后改善,反应时间取决于疾病本身的情况。

  －心源性肺水肿对 PEEP 的反应较快 (如在 $100\%FiO_2$ 的条件下,PaO_2 数小时内即可升至>200mmHg)。

  ○PEEP 的主要作用除了促进肺泡复张之外,还能使肺泡内的渗出液重新分布,减少心脏前负荷(作用强于改善肺复张)。

  ○这类患者通常可以快速回调 PEEP,降低 PEEP 时,如同期望氧合对 PEEP 增加的快速反应。

  －非心源性肺水肿(如 ARDS)对 PEEP 的反应较慢(如 FiO_2 100%时,PaO_2 通常要在 12 小时后才升至>60mmHg)。

  ○这种情况下 PEEP 通过肺泡复张起效。

  ○这类患者必须缓慢下调 PEEP,否则很容易发生肺塌陷,塌陷后的肺组织对 PEEP 调节的反应很慢,可能需要 12~24 小时。

- 缓慢下调 PEEP,不要断开患者与呼吸机回路的连接,避免肺组织塌陷。
  - 支气管镜检查或转运患者(断开呼吸机连接或是更改为手动通气),都有可能导致 24~48 小时氧合不能改善。
- 当肺呼吸力学改善时,要非常缓慢地降低 PEEP。
  - 每 12 小时内 PEEP 下调的速度不宜超过 2cmH$_2$O(直至患者呈现耐受)。
    - 如果下调 PEEP 后 PaO$_2$ 显著下降,则需立即调回 PEEP(另外,如果 PaO$_2$<60mmHg,同样需要快速提高 FiO$_2$)。

肺呼吸力学突然变化时的问题解决方案(图 19.5)

- 检查患者(是否有人机不同步、躁动、呼吸叠加)。
  - 机械通气患者出现人机不同步时,即使已处于镇静状态,仍需进一步予以肌肉松弛。
  - 这样处理可以使肺呼吸力学回到基线水平,或者直接解决人机不协调的问题。
- 获得患者容量控制模式下的 PIP 和 P$_{plat}$ 值。
  - 吸气峰压反映气管内气道压力(正常<25cmH$_2$O)。
  - P$_{plat}$ 代表肺泡内压力(正常<13cmH$_2$O)。
  - 正常情况下 PIP−P$_{plat}$<12cmH$_2$O。
    - PIP−P$_{plat}$>15cmH$_2$O=阻塞性肺生理。
    - PIP−P$_{plat}$<10cmH$_2$O=限制性肺生理。
  - 当吸气峰压相对于平台压单独上升 (即 PIP−P$_{plat}$>15cmH$_2$O),ET 管和肺泡之间的气道局部阻塞,导致气道阻力增加。
    - 无论 ET 管或气道部分堵塞(如咬管、黏液栓、血凝块、生物膜),甚至支气管痉挛都会出现以上情况。
  - 当吸气峰压与平台压一起上升时(如 PIP−P$_{plat}$<10cmH$_2$O),会出现肺顺应性降低,原因可能是:
    - 人机不同步、过高的内源性 PEEP(即呼吸叠加)、肺水肿(HF 或 ARDS)、肺塌陷、气胸或腹腔内病变(如肠梗阻,腹水等),影响肺顺应性。
- 进行 ABG 和 CXR 检查。
- 从容量控制模式切换到压力控制模式, 并不能解决呼吸力学异常的问题, 反而会延迟对真正问题的确诊。
  - 尽管为了防止发生气压伤, 有必要更换为压力控制模式,但首先须解决前述的问题。
- 尽管有机械通气支持,患者出现呼吸力学和呼吸衰竭恶化仍属于医疗紧急

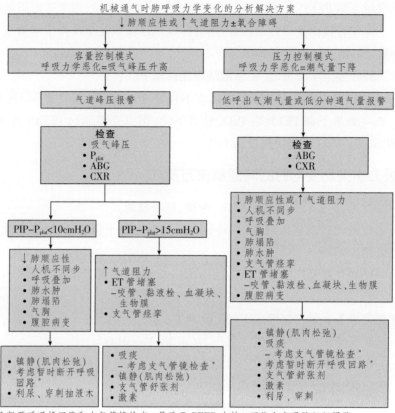

图19.5 不同通气模式下呼吸力学变化的解决流程图。在容量控制模式下,呼吸力学恶化时气道峰压会持续报警。先检查平台压,评估问题是由气道阻力增加(PIP-P_{plat}>15cmH$_2$O),还是肺顺应性降低(PIP-P_{plat}<10cmH$_2$O)导致的,其次进行动脉血气(ABG)和CXR检查。在压力控制模式下,呼吸力学恶化出现低呼出潮气量持续报警。此时可评估体格检查、ABG和CXR。ABG有助于评估病情的严重程度(如pH值究竟有多低,PaCO$_2$有多高),而CXR和体格检查常常能发现问题根源(如心源性肺水肿或肺叶塌陷)。

事件,需要亚专科主诊医师参与处理。

特殊情况

• 呼吸治疗报告"ET管球囊漏气,需要高于正常的压力来保持ET管球囊充盈状态和并防止漏气。

– 这种情况通常提示ET管已经向上移位(可能几乎在气管之外),停留在声门下空间(比气管粗得多)。

– 先床旁体格检查ET管的位置(紧急,避免自行脱管),获取即刻胸部X

线片。

　　– 如果 ET 管位置良好,则问题可能出在球囊系统。

　　　○ 偶尔球囊阀门出现故障(可更换维修组件)。

　　　　▷ 球囊一般不会像自行车轮胎一样经常漏气。

　　　　　◇ 如果发生这种情况,可在插管更换器上更换 ET 管道。

● 当呼吸治疗和(或)护理团队报告吸痰管间歇性难以通过气管插管。

　　– 评估 ET 管的通畅性。

　　　○ 有时 ET 管腔内会积累一层厚厚的、橡胶样的黏稠薄膜 (又称生物膜),在湿化不充分的情况下会更糟。

　　　○ 气道峰压从>20cmH$_2$O 上升至>30cmH$_2$O 时,常常不会引起注意,这也有可能提示 ET 管腔不通畅,要检查呼吸机波形,仔细寻找气道峰压不断上升的原因。

　　　○ 由于黏液或生物膜碎片在管腔内的堆积, 往往会引起管腔的狭窄,有时会突然导致管腔完全闭塞。

　　　○ 紧急支气管镜检查可以清理管腔,但如果 ET 管仍然堵塞,必须对患者拔除旧管并重新插管(最后的处理手段)。

● 无明显肺实质病变的肥胖患者,机械通气时出现分流(较常见于术后患者,见图 1.5)。

　　– 先通过心脏超声学造影筛查是否有卵圆孔未闭(PFO)。

　　　○ 通常因为插管、镇静和容量过负荷的原因,右心压力相对于左心有明显的升高,导致 PFO 暂时性开放。

　　　○ 治疗的关键在于降低右心压力(利尿,改善氧合)以及增加左心压力(通过减轻镇静作用或使用升压药增加后负荷)。

　　　○ 此类患者应筛查肺栓塞(新近出现的右心压力增加和 PFO 分流)。

　　– 排除 PFO 和肺栓塞后,应评估是否存在双下叶肺不张,正位/床旁胸部 X 线片通常表现为低肺容积。

　　　○ 镇静作用导致腹部肌肉张力丧失,在仰卧位、患者腹部肥胖等情况下,容易引起下叶肺不张。

　　　○ 通过减轻镇静、唤醒患者、直立体位以及自主呼吸等方式来改善 PaO$_2$。

　　– 可进行自主呼吸试验(SBT),尽管在试验前需要较高的 FiO$_2$ 和 PEEP,但预期随着腹部肌肉参与打开胸腔下部,以及吸气负压帮助扩张开肺叶,氧合将会有所改善。

　　　○ 如果进行 SBT 时 PaO$_2$ 保持>60mmHg, 则可以迅速降低 PEEP 和 FiO$_2$ 并拔管。

急性呼吸窘迫综合征的抢救治疗

• 部分 ARDS 患者在压力控制模式下,通过高 PEEP,镇静麻醉,延长吸气时间和利尿(±激素)等方法,仍然无法维持 $PaO_2>60mmHg$,此时可以考虑以下治疗措施:

— 俯卧位(翻身)可减少体位依赖性肺不张,暂时性改善通气/血流比(V/Q)和氧合。

— V/Q 严重失调时,理论是可以吸入 NO,要警惕不加区别地扩张肺动脉(可能产生更好的 V/Q)。

○ 如果左心室舒张末期压(LVEDP)升高(心源性水肿)或自身固有的 V/Q 较好,氧合可能迅速恶化。

— 在有经验的医疗中心,对传统积极治疗反应较差的患者,应尽早使用体外膜氧合(ECMO)。

问与答

1.增加吸气流速有什么作用? RT 建议根据流量波形来调整气体流速。

答:对于有通气需求和肺呼吸力学正常的患者(如严重的代谢性酸中毒),增加吸气流速可以更好地满足患者通气需求(减少镇静)。该策略增加了吸气峰压,当肺呼吸力学异常时患者就难以耐受,此时,可能会增加镇静需求。

2. 我曾有一例患者在 VC+模式下进行机械通气,但由呼吸衰竭而导致酸中毒,继发无脉电活动心脏停搏。心脏停搏前没有呼吸器警报声。为什么会这样呢?

答:VC+是一种压力控制模式。与所有压力控制模式一样,肺呼吸力学恶化会导致 TV 减少和通气不足。如果低呼气 TV 和(或)低MV 报警设置太低,患者可能会因为通气不足而严重酸中毒,但没有呼吸机报警。

3.在什么时候"允许"高碳酸血症?

答:每当需要高肺容量或气道压力时。

4.什么是正常的肺顺应性?

答:肺顺应性量化了肺的压力–容积关系。正常的肺顺应性是 $50\sim80mL/cmH_2O$。这意味着,如果增加 $1cmH_2O$ 的肺压力,应该会增加其容积 $50\sim80mL$。另一种说法是,$20cmH_2O$ 的驱动压应该产生 $1000\sim1600mL$ 的 TV。顺应性差(肺僵硬)在相同的驱动压下会产生更低的 TV。

第 **20** 章

无创双相正压通气

常见的认知误区

- 误认为嗜睡的患者使用双相正压通气(BiPAP)不安全。
- 误认为只要是咯血,不论咯血量或咯血原因,使用 BiPAP 都不安全。
- BiPAP 治疗呼吸衰竭,但压力设置不足(如 12/4)。
- 将 BiPAP 当成雾化吸入操作一样简单 (如在 BiPAP 治疗呼吸衰竭时不留在床边观察)。
- 使用 BiPAP 时,对呼吸衰竭相关的焦虑/躁动患者使用镇静剂。

无创通气

- 需要呼吸支持的患者,可以通过经口鼻面罩无创通气,或气管插管直接给予正压有创机械通气(金标准)。
- 意识清醒的患者当需要呼吸支持或吸纯氧后氧合仍无法改善时,如存在以下情况,则在插管前应当尝试 BiPAP:
    - 能够佩戴无创呼吸机面罩(如没有面部或头部外伤)。
    - 不需要频繁的口腔清理(如呕吐、大量肺部分泌物、大咯血)。
- BiPAP:
    - 允许设置不同的吸气正压(IPAP)和呼气正压(EPAP),也就是呼气末正压(PEEP)。
        ◦ 通气的驱动压来自 IPAP 和 EPAP 之间的压力差。
            ▸ 急性呼吸衰竭患者,其最小驱动压力(IPAP−EPAP)为 10cmH$_2$O。
            ▸ 增加 IPAP 会增加驱动压,并可能进一步减少呼吸肌做功。
        ◦ 最小 EPAP(PEEP)一般不低于 5cmH$_2$O。
            ▸ 增加 EPAP(也称 PEEP)可在以下两种情况下提供额外的支持:

◇阻塞性肺疾病患者肺部呈过度充气状态、存在显著的内源性PEEP(又名自动PEEP),常常"摇摆"于缩唇呼吸过程中。

  □增加EPAP可以对抗内源性PEEP,使吸气更容易,减少呼吸做功。

◇心源性肺水肿和低氧血症患者。

  □增加EPAP可以使肺泡腔内液体再分布,改善氧合。

▶在高EPAP时患者感觉不舒适。

◇应缓慢增加EPAP(每次增加2cmH₂O),以避免不耐受。

◇调整后必须关注患者的舒适度。

  □成功消除内源性PEEP后,患者病情将立即得到改善。

双相正压通气治疗(图20.1)

- 呼吸衰竭提示病情严重,需要立即处理以免发生呼吸停止。
- 呼吸衰竭最可靠的治疗方法是气管插管和机械通气。
- 在没有禁忌证的情况下,采用BiPAP避免气管插管是合理的,但需要严密观察和保持警惕,确保如果BiPAP治疗失败(或不耐受)时不会发生呼吸停止。
- 开始使用BiPAP治疗急性呼吸衰竭时,医师要在床旁监测患者,确保BiPAP初始治疗耐受性和疗效。
  - 当不耐受面罩和(或)呼吸状况突然恶化时,应立即行气管插管。
- BiPAP在辅助通气(减少膈肌及呼吸肌做功)方面具有很好的疗效,而且它可以增加平均气道压力,达到改善低氧性呼吸衰竭氧合的目的:
  - 促进肺复张。
  - 促进肺泡渗出液流向边缘。
  - 减少心脏前负荷(有益于改善心源性肺水肿)。
- BiPAP的禁忌证:
  - 精神反应迟钝(无法唤醒)。
    ◦BiPAP要求患者有足够的口咽反射,以清除口腔分泌物,保护呼吸道不受误吸影响(反应迟钝的患者此功能缺失)。
  - 面部或头皮有伤口(如外科皮瓣)无法使用面罩和固定带。
  - 需要不断地清除口腔分泌物(使用无创面罩时口腔分泌物就无法清除),如:
    ◦大量呼吸道分泌物(黏痰)。
    ◦频繁呕吐。
    ◦大咯血。

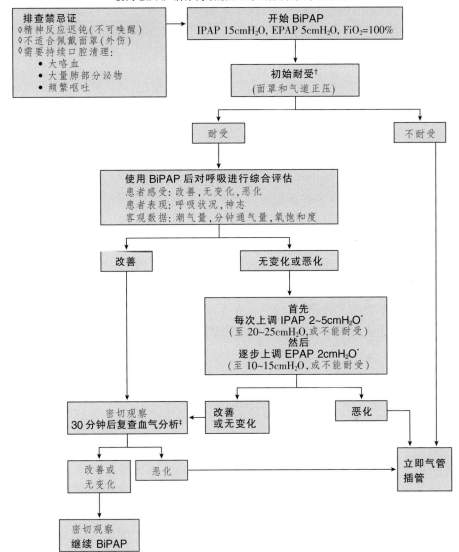

图20.1　BiPAP通气方法的流程图。启用BiPAP(而不选用气管插管有创通气)必须小心进行，以免患者发生呼吸停止。这种情况说明采用BiPAP治疗并不合适。部分患者开始BiPAP即无法耐受，通常是因为呼吸衰竭病情太重、幽闭恐惧症或面罩不匹配。这类患者应当立即行气管插管(随时出现呼吸骤停可能)。当患者开始BiPAP治疗后能够耐受，随之病情也会明显改善。如果病情无改善(或有恶化)，可以尝试上调吸气压和呼气压至患者能耐受的最大值。如果病情仍然恶化则需要行气管插管，病情稳定或好转可以继续观察。当患者病情稳定、有所改善或是起初的呼吸性酸中毒和低氧血症得以纠正时，那么可以证实BiPAP治疗是有效的。

初始安装、设置和调整(由医师在床边执行)

- 合适的面罩对患者耐受性和疗效至关重要。
  - 与呼吸治疗师(RT)一起给患者佩戴好面罩。
  - 当呼吸治疗师调节固定带时,注意面罩漏气情况,尽量使面罩不漏气。
  - 佩戴假牙有助于固定面罩及减少漏气,但如果需要气管插管,则需要摘除假牙。
- 标准初始设置为:IPAP 15cmH_2O,EPAP 5cmH_2O,FiO_2 100%。
- 虽然氟哌啶醇可以用于医院内的谵妄患者 (经常拉拽东西),但通常情况下,伴有明显躁动的呼吸衰竭患者需要气管插管、镇静和机械通气。
- 抗拒使用面罩(拉掉面罩)或呼吸衰竭急剧恶化的患者需要立即行气管插管。
- 当患者耐受 BiPAP 后,需要综合评估患者的呼吸状况。
  - 评价 BiPAP 面罩及压力是否适合(如询问患者:"感觉好些了吗？")。
    ○ 虽然患有呼吸衰竭,但是患者通常能够通过点头或手势示意。
  - 评估患者的呼吸状况和意识水平(改善、无明显变化、恶化)。
  - 确保:
    ○ 潮气量足够(>6mL/kg)。
    ○ 分钟通气量足够(>5L/min)。
    ○ 氧饱和度足够(>94%)。
- 如果患者病情有所改善,则应继续密切观察 30 分钟,并且在 30 分钟时复查动脉血气分析。
  - 如果血气改善或稳定[即病情缓解或呼吸性酸中毒稳定和(或)PaO_2 >60mmHg],则应继续使用 BiPAP,并密切观察呼吸状况是否恶化。
- 如果患者病情无明显改善或恶化,应该调整 BiPAP 压力,以增加压力支持水平和患者舒适度。
  - 除非患者明确感受到压力过高,否则下调 IPAP 压力并不会改善病情。
  - 相反,上调压力使患者感觉舒适:
    ○ 调整 BiPAP 压力的同时应该询问患者的舒适程度(如"我现在要加大面罩里的压力,请告诉我是感觉更好、更差还是差不多")。
    ○ 首先,根据患者的耐受程度,每次小幅度增加 IPAP(2~5cmH_2O*),最大至 20~25cmH_2O。
    ○ 然后,根据患者的耐受程度,每次小幅度增加 EPAP(2cmH_2O*),最大至 10~15cmH_2O。

○ 如果患者有阻塞性肺疾病并有较高的内源性 PEEP，可以尝试尽早上调 EPAP。

－ 通常可达到的最大设定值（基于耐受程度和舒适度）：

○ IPAP 20~25cmH$_2$O, EPAP 10~15cmH$_2$O, FiO$_2$ 100%。

• 如果调节 BiPAP 参数之后，患者病情稳定或是有所改善，继续观察 30 分钟，复查血气分析。

• 当病情出现恶化和（或）血气分析结果提示 BiPAP 无效时，应及时行气管插管。

• BiPAP 只是一种提供呼吸支持的装置，因此，必须根据病情同时辅助降低气道阻力，并提高肺顺应性（如雾化吸入 β-受体激动剂、静脉注射类固醇皮质激素、静脉注射利尿剂等）。

• 不适合 BiPAP 或 BiPAP 治疗失败的患者需要尽快行气管插管。

撤离 BiPAP

• BiPAP 只是一种救治设备，用于治疗因呼吸力学变化而导致呼吸困难的患者。

• BiPAP 治疗呼吸衰竭的疗效是显而易见的。

－ 明显减少呼吸做功，改善精神状态，改善呼吸性酸中毒和（或）氧合能力。

• 出现以下情况时，考虑停止使用 BiPAP。

－ 呼吸做功恢复正常。

－ 呼吸性酸中毒纠正和（或）氧合改善。

－ 呼吸力学改善（如利尿或类固醇激素治疗后）。

○ 患者应该参与决策（如询问患者是否做好了撤机准备）。

问与答

1.患者精神状态迟钝，所以不想尝试对其使用 BiPAP。然而，给患者一个疼痛刺激后他暂时睁开了眼睛。究竟患者要清醒到什么程度才能保证 BiPAP 的安全？

答：这就需要临床判断，如果是由 CO$_2$ 过高引起患者的精神状态异常，那么改善通气能够快速使病情好转（如 BiPAP 治疗 15~30 分钟）。对于精神状态迟钝的患者来说，BiPAP 治疗的危险主要有两方面：①呕吐；②完全通气不足（沉默式呼吸暂停）。没有呕吐发作的患者使用 BiPAP 是安全的，甚至对于一些意识基本丧失的患者，如果能保持床旁密切观察通气情况是否恶化，使用 BiPAP 也是相对安全的。

2.对于一个正在使用 BiPAP 的急性呼吸衰竭的患者,为什么不能使用苯二氮 䓬类药物作为镇静治疗,让患者变得更舒适?

答:呼吸衰竭会导致一定程度的焦虑,合理的治疗应该是充分的呼吸支持。如果对呼吸衰竭患者给予镇静药物,反而可能会导致 BiPAP 治疗失败,进而需要气管插管。因此,正确的做法是通过调整压力和面罩位置来增加患者的舒适度。

第 **21** 章

咯血

常见的认知误区

- 误认为大咯血患者的首选治疗是双腔气管插管。
- 误认为如果没有发热或白细胞计数升高,支气管扩张并咯血患者就不应使用抗生素治疗。
- 误认为大咯血患者应该行预防性气管插管,以保持气道通畅、防止出现呼吸衰竭。
- 只关注就诊前 24 小时内的咯血量。
- 误认为大咯血患者首选体位是"健侧肺向上"。
- 根据血细胞压积的稳定性判断大咯血患者的病情变化。
- 误认为支气管镜检查是大咯血出血定位的首选方法(金标准)。

初步评估/危险分层

- 咯血是一种常见的症状,临床表现多种多样,可能是带血丝的口腔分泌物(或是咳出的),或者痰中带血、咯大量鲜红色血。
- 危险分层:大咯血、有大咯血风险和无生命危险的咯血(图 21.1)。
  - 大咯血。
    - 在就诊时表现为活动性地、喷射状地咳出鲜红色血液以及血凝块,即为大咯血。
    - 这些患者需要通过胸部 CT 定位出血灶(一般通过增强 CT 的动脉期查看支气管动脉),通过栓塞(介入放射学)或外科手术切除进行干预(CT 定位后手术)。
  - 有大咯血风险。
    - 咯血且有支气管扩张病史(大咯血的最常见原因)的患者,有大咯血的

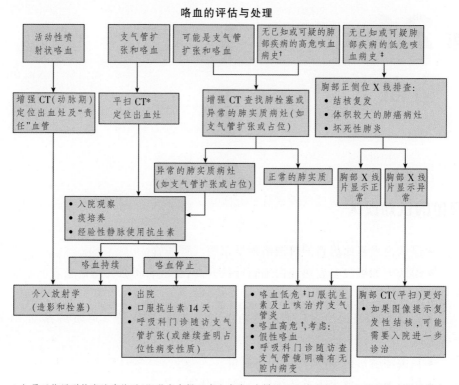

图 21.1 咯血评估及处理示意图。活动性大咯血患者需要介入栓塞治疗或是 CT 定位后外科手术。无论如何,首先应该行胸部增强 CT 检查来定位出血灶(确定"责任"血管)。支气管扩张症患者经常出现病情反复或者加重,咳脓痰,痰中带血甚至咳出血凝块等表现,这些症状发生大咯血的风险较低,可行胸部 CT 平扫(定位出血灶),收入院行抗生素治疗和进一步观察。咳嗽、咳痰症状变化不明显,只表现为突然咯血的支气管扩张患者,发生大咯血的风险较高,需要行胸部增强CT(动脉期)以及急诊介入影像学检查评估病情。对于有肺实质病变(如肺纤维化)但无支扩症状(如反复肺部感染和慢性脓痰)的患者,应视为无肺部基础疾病(但需要行肺动脉增强 CT 排除肺栓塞)。如果 CT 显示有支气管扩张或占位病灶,应将患者应收入院观察。对支气管扩张和咯血患者,需要静脉使用抗生素(即使患者否认咳嗽、咳痰症状有变化)。当发现新的肺实质肿块时,应考虑是否有阻塞性肺炎或肺脓肿(影像学提示坏死性病灶及液气平面),并予以抗生素治疗。胸部增强 CT 结果正常的咯血患者不存在大咯血(或肺栓塞)致死的风险,可在门诊随访。大咯血高危(无咳嗽、咳痰或其他伴随症状)的患者,应该在呼吸科先行支气管镜检查,排除气道黏膜出血(如早期肺鳞状细胞癌)。无肺部基础疾病且有咯血低危表现的患者(如咳嗽、咳痰、痰中带血),应行胸部正侧位 X 线检查,以明确是否有结核和坏死性肺炎。胸部 X 线检查阴性证明支气管炎诊断,应当予以抗生素和止咳治疗(如果可以则同时戒烟)。既往健康的患者出现咯血,且临床表现为"支气管炎"(咳嗽和咳痰),没有"发热和寒战"(肺炎),若胸部 X 线片发现异常,需要进一步行胸部 CT 扫描,以更好地明确该病灶的性质。

风险。

　　　　▸这些患者应该：

　　　　　◇入院观察。

　　　　　◇静脉使用抗生素,覆盖革兰阳性球菌和革兰阴性杆菌。

　　　　　◇通过胸部 CT 定位出血灶。

　　　　▸大多数情况下,抗生素治疗能够改善出血(和咳痰)(无须进一步干预)。

　　　　▸对于持续咯血的患者,即使已行抗生素治疗,仍需行血管造影评估是否存在肺栓塞。

　　　○咯血且可能伴有支气管扩张病史的患者,也有大咯血的风险。

　　　　▸成人常见的支气管扩张危险因素包括：

　　　　　◇非结核分枝杆菌感染。

　　　　　◇胸部放疗(肺癌的体外放射治疗)。

　　　　　◇肺纤维化。

　　　　　◇纤维空洞性结核。

　　　　▸不太常见的原因包括免疫缺陷(和反复肺部感染)、年轻时患细菌性肺炎未能有效治疗、纤毛运动不良综合征、部分基因突变的囊性纤维化(CF)和免疫球蛋白缺陷。

　　　○有大咯血风险的患者,应行胸部 CT 检查寻找出血的原因(如,肺癌、动静脉畸形、坏死性肺炎或支气管扩张)。

　　　　－无已知或可疑肺部基础疾病且有咯血高危表现[即咯血较多但无咳嗽、咳痰和(或)呼吸系统病史]的患者,应行胸部增强 CT 检查(肺动脉期),寻找肺栓塞和(或)肺实质病变明确出血原因(如肺癌、动静脉畸形、坏死性肺炎或支气管扩张)。

　　　　－胸部增强 CT 正常的患者,不存在大咯血致死的风险,可采取保守治疗(如呼吸科门诊随访),也可行支气管镜检查明确有无腔内病变(如早期肺鳞状细胞癌)。

　　　　－无已知或可疑肺部基础疾病伴有咯血低危表现 [痰中带血或血凝块以及其他呼吸道症状),应当行胸部正侧位片检查有无活动性结核、肺癌和(或)坏死性肺炎]。

　　　○只有咯血低危症状,胸部 X 线检查诊断为支气管炎的患者,应当予以口服抗生素和止咳治疗。

大咯血的病理生理及治疗

- 大咯血致死的原因是血凝块阻塞大气道。
  - 并非由失血性休克或肺泡积血引起的低氧血症。
- 大咯血常发生于大的支气管动脉和肋间动脉(由主动脉分出)破裂,常见于慢性支气管扩张急性加重或合并感染时。
  - 支气管扩张产生异常的支气管动脉和肋间动脉的原因是:
    - 分泌物清除不良,引起慢性肺部感染和炎症反应,导致病理性新生血管形成。
- 大咯血的其他常见原因包括:
  - 体积较大的中央型肺癌(尤其是鳞状细胞癌)。
  - 侵袭性肺真菌感染。
  - 肺动脉出血[如 Rasmussen 动脉瘤(即钙化的肉芽肿性淋巴组织侵蚀肺动脉)]。
  - 弥漫性肺泡出血(该类患者咯血量<30%)。
  - 肺静脉狭窄引起的肺静脉出血[如房颤射频消融术后(AFIB)]。
- 可能需要干预治疗(如放射介入栓塞或 CT 定位手术切除)。
- 当需要干预治疗时,呼吸科医师需要将出血定位到肺的一个区域(如右肺、左肺、上肺区和下肺区)。
  - 不需要定位到亚段(发病血管直接来自主动脉)。
  - 胸部 X 线检查和 CT 检查通常能显示出肺实质的异常区域。
    - 如果有多处异常病灶,与既往影像学检查有明显变化的区域可能就是活动性出血区域:是出血灶本身或是在出血灶附近。
  - 患者往往能帮助医师定位出血位置,可以这样询问:
    "你知道出血来自哪里吗?"你的胸部区域是否有异常的感觉,如搏动感、水泡感,或是汨汨的感觉?
    - 通常患者指向的部位与影像学识别的病变区域相吻合(推测高度可能出血的影像征象)。
  - 肺上叶纤维空洞性病变须考虑肺结核再活动或慢性纤维性肺曲霉病。
- 活动性出血时利用支气管镜定位出血病灶是非常困难的(图 21.2)。
  - 活动性出血并咳嗽时,血液会迅速覆盖所有气道。
    - 血液总是从上叶流下来,在下叶汇集。
  - 活动性出血只有在不得已的情况下才首选支气管镜检查,如呼吸衰竭、

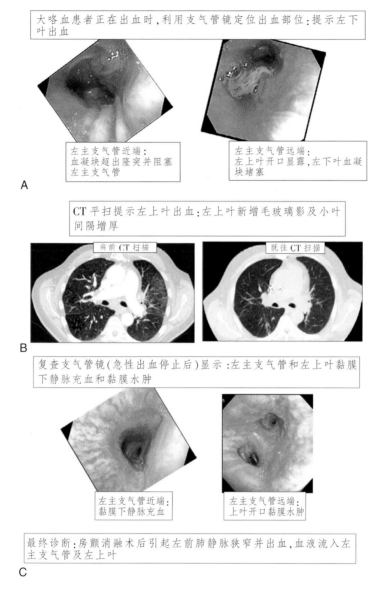

图 21.2 (A)大咯血患者行支气管镜检查尝试定位出血灶的图像。左主干的血栓堵塞提示出血部位在左侧。在近端血凝块(逐渐)取出后,检查左主支气管远端,发现上叶开口显露而下叶开口堵塞,提示左侧下叶出血。(B)支气管镜检查前 CT 扫描显示新出现的磨玻璃影和左上叶间隔增厚,其余部位的 CT 图像,包括下叶,与之前没有变化,因此根据 CT 扫描提示左上叶出血。为进一步证实 CT 的定位行支气管镜检查,这是由于上叶的 CT 影像改变并不提示出血来源(即没有支气管扩张或肿块)。(C)出血停止后,复查支气管镜检查,揭示患者出血的原因是继发于左前肺静脉狭窄(心房颤动消融治疗的并发症)的左主支气管及左上叶黏膜下静脉曲张。患者最终接受了左前肺静脉的血管成形+支架置入术,咯血得以缓解,黏膜下水肿和静脉充血的情况也得以改善。

已行气管插管或病情不稳定、不适合行胸部 CT 检查的患者。

大咯血患者的气管插管治疗(时机、原因以及气管插管的选择)

- 清醒患者呼吸储备较强,且能用力咳嗽,较气管导管和支气管镜更能预防大气道阻塞(图 21.3)。
- 非插管患者的最佳体位是患者觉得最舒服的位置(咳出积血)。
  - 典型的体位是上半身直立、靠床侧边的姿势(床旁放置一个盆)。
- 只有当患者病情进展到呼吸衰竭时才需要行气管插管(而非预防性插管)。
  - 气管插管后,只有少量血凝块可以被清除(通过支气管镜吸出),这样反而增加了致命性气道阻塞的可能性。
- 对于清醒的、咳嗽反射较强的患者来说,咳嗽时已经清理了气道积血,通过介入栓塞治疗,吸引清除口腔积血,密切观察,可以保证患者的安全。
- 当呼吸衰竭需要插管时,应首选一根大的、单腔气管导管(即 8 号或 10 号)并联合支气管镜检查。
  - 双腔导管不容易插管到位(更容易堵塞)。
    - 管腔太小,限制了吸引用的内镜(只能用儿科支气管镜)的使用。
  - 可以通过大的单腔气管导管联合支气管镜,镜下放置支气管堵塞器,但堵塞器也经常容易移位。

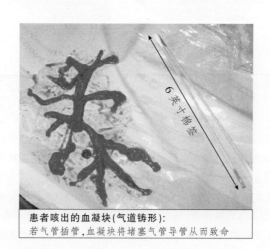

患者咳出的血凝块(气道铸形):
若气管插管,血凝块将堵塞气管导管从而致命

图 21.3　大咯血患者咳出血凝块。患者因血凝块堵塞气道而导致低氧,在用力咳嗽后咳出了堵塞主干的近 6 英寸(1 英寸=2.54cm)长的血凝块。若予以气管插管,这种大咯血事件将导致致命性的气道/气管导管堵塞。

• 因大咯血而气管插管的患者，通过支气管镜下持续负压吸引（必要时在DSA 室）是维持气道通畅最可靠的方法。

介入放射学与心胸外科

• 对于大咯血的一线干预治疗，包括介入放射治疗栓塞发病血管。

• 不幸的是，介入栓塞可能会引起脊髓缺血的并发症（发生率<5%），并可能导致永久性瘫痪(图 21.4)。

– 脊髓动脉与支气管动脉、肋间动脉(介入栓塞治疗大咯血时的目标动脉)一样起源于主动脉。

◦ 因此，可能误栓脊髓动脉。

◦ 更糟糕的是，有一种血管变异"Adamkiewicz 动脉"，为左后肋间动脉(T8~L1)供应脊髓前动脉。

▸ 在这种情况下，即使不发生误栓，成功的栓塞仍然可能导致脊髓梗死。

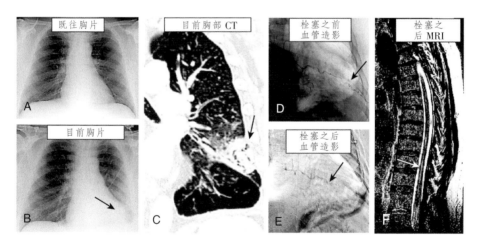

图 21.4　(A)患者大咯血之前的胸片。(B)咯血后的胸部 X 线片显示左侧基底部大片新发的透亮度减低的模糊影(黑色箭头所示)。(C)随后的 CT 显示一个圆形的、内部小气道扩张(可见扩张气道)的实变影(黑色箭头所示)。将患者从急诊室直接送到介入放射室行血管造影检查。(D)初始血管造影显示，在支气管扩张的实变区发现左侧基底动脉异常增宽和扭曲(黑色箭头所示)。(E)栓塞后，血管造影显示血管远端的 1/3 被栓塞，效果立竿见影(咯血停止)。不幸的是，术后患者无法移动双下肢。(F)磁共振图像显示脊髓中央与梗死灶一致的线性高衰减带（红色箭头所示）。尽管血管造影检查中没有在栓塞部位发现Adamkiewicz 动脉变异情况,但该患者有糖尿病性脊髓病变,可能先前存在主动脉和脊髓动脉粥样硬化性疾病,故术后症状应归因于器械操作本身。(扫码见彩图)

- 糖尿病患者,特别是糖尿病性脊髓病变患者,可能有主动脉和脊髓动脉粥样硬化性疾病,术中器械操作过程导致的斑块碎片就足以栓塞脊髓动脉。

- 偶尔由栓塞颗粒释放后,导管从血管口滑落,进入体循环系统内的血管而引起体循环栓塞事件。

• 肺实质病变引起大咯血,但肺储备功能良好的患者,应通过 CT 定位联合外科手术治疗。

- 实际上大多数支气管扩张患者有弥漫性病变基础, 且肺储备功能较差,肺叶切除吻合术并非首选的治疗方案。

- 也就是说,当年轻人患有局灶性支气管扩张,而病灶外的肺实质正常(如纤维空洞型结核)时,可选择外科手术干预(疗效明确而且不会有脊髓损伤的风险)。

非大咯血

• 假性咯血。

- 鼻咽部是非常常见的出血部位,因为上呼吸道黏膜容易出现炎症(较肺部更容易)。

- 鼻出血或牙周出血被吸入,然后再咳出,常常被误认为是咯血。

  ○ 由鼻出血引起的"咯血"是典型的假性咯血。

• 少量咯血伴刺激性咳嗽(如痰中带血或痰中有血凝块)最常见于支气管炎。

- 在这种情况下,出血是由大气道黏膜的损伤和炎症引起。

  ○ 最常见的症状:"医师,我咳嗽了 5 天了,咳得很厉害,前两个晚上我都睡不着觉,今天早上痰中带血。"

- 使用抗生素和止咳药治疗。

- 对于非支气管炎引起的症状[如胸痛和(或)气短],需要行胸部 X 线检查。

• 如果临床表现不支持支气管炎(即没有咳嗽、咳痰或呼吸道疾史),应该考虑:

- 肺栓塞。

  ○ 进行胸部增强 CT 检查以排除肺动脉栓塞。

- 活动性结核。

  ○ 进行胸部 X 线/CT 检查以排除肺尖部异常。

- 早期支气管内恶性肿瘤(尤其是鳞状细胞癌)。

  ○ 90%的恶性咯血是由大体积的中央型肿瘤引起,胸部影像学有明显异常表现。

　　○ 对不明原因咯血和有危险因素的患者应行支气管镜检查,以排除早期支气管内恶性肿瘤。

　　- 弥漫性肺泡出血(DAH)。

　　○ 只有少数 DAH 患者会出现咯血。

　　▶ 有咯血、血小板减少、贫血和磨毛玻璃影的患者应评估是否为 DAH。

　　◇ 如果支气管镜下见持续的血性支气管肺泡灌洗液,就可以诊断为 DAH。

　　- 肺水肿。

　　○ 肺水肿的患者常有粉红色泡沫痰。

　　○ 在这种情况下,出血是由毛细血管静水压升高形成的,除了降低左心室舒张末期压力(LVEDP)外,不需要其他特殊治疗。

问与答

1.大咯血的患者,应该在什么时候进行支气管镜检查?

答:病情不平稳时不适合行 CT 检查;需要立即气管插管,随后行支气管镜检查,以保持气道通畅和定位出血灶。

2.大咯血的患者,应该在什么时候使用双腔气管导管?

答:对大咯血患者永远不用。首选不插管,如果必须行气管插管,最好使用 8 号(或更大)的气管导管。

3.咯血量多少时需要入院观察?

答:患者自述的咯血量往往都是不可靠的。那些过度担忧的患者(如年轻、焦虑的吸烟者),为了得到更多的关注,往往会夸大咯血量。而那些毫不担忧的患者(患有长期支气管扩张和反复咯血的患者)往往会低估咯血量。大咯血的危险分层最好根据胸腔的解剖结构以及它可能包含异常/扩张的支气管、肋间动脉或中央型坏死性大块肺癌的可能性来进行分析,这些是威胁生命的大咯血的最常见原因。

4.是否应该让大咯血患者保持健侧肺朝上的体位?

答:非插管患者应选择有利于咳嗽、清除出血和血凝块的舒适体位,通常是高卧位或坐位,在床旁放置备用容器盛装咳出的积血。插管患者则保持仰卧位,由支气管镜医师负责清理气道,防止积血堵塞健侧肺。

5.一例患者自述其咳出了 200mL 的血。但患者的血细胞比容(HCT)处于基线水平不变,为什么医师还不能掉以轻心?

答:大咯血致死是由血凝块引起的气道阻塞,而不是由失血或贫血造成的。

HCT 不是咯血危险分层的一部分。

6.一例支气管扩张合并咯血的患者。肺部情况不乐观,但是白细胞计数正常而且无发热,因此并没有给患者使用抗生素。应该使用抗生素的原因是什么?

答:咯血在支气管扩张患者中很常见,通常发生在从慢性轻症感染转变为更严重的急性感染时;主要表现为咳嗽增多、痰液变化、咯血,而非发热或白细胞计数升高。所有因咯血入院的支气管扩张患者,均需要使用覆盖革兰阳性菌和革兰阴性菌的抗生素治疗(通常为静脉输入)。

第 **22** 章

水和钠：容量和渗透压的正常 代谢及调节

常见的认知误区

- 误认为机体对容量状态反应很"脆弱"——会从容量超负荷迅速(以某种危险的方式)转变为容量不足状态。
- 顾虑血钠纠正速度过快,而对低容量患者不进行液体复苏。
- 参照估算失钠量和期望补钠量治疗低钠血症。
- 根据计算所得自由水缺失量治疗高钠血症,首个 24 小时内补充 50%,之后的 24~48 小时补充剩余 50%。

机体容量状态和渗透压

- 生命起源自盐水,因此,人类需要不断摄取水和盐。
- 正常容量(非水肿)状态,人体组织间隙含大约 10L 盐水;其中,3~4L 分布于四肢(人体直立位时,下肢>上肢)。
    - 这使机体至少在缺水 48 小时内都有缓冲,不会出现明显的脱水和容量不足的表现。
- 肾对机体容量的调节是通过改变肾小球滤过率(GFR)及机体钠的平衡(通过调节尿钠量)。
- 下丘脑、垂体[通过分泌抗利尿激素(ADH)和刺激渴觉中枢]和肾脏(通过 ADH 调节肾小管对水的重吸收)通过改变尿量和尿渗透压调节血浆渗透压。
- 机体最终是为了维持足够的循环容量(钠平衡)。
    - 因此,机体为了维持正常容量首先会调整血浆渗透压(从而引起高钠和低钠血症)。
- 水代谢平衡决定血浆渗透压水平(实际上最终反映为细胞体积变化)。

- 机体水分不足表现为脱水,血浆渗透压增加,细胞收缩,最终导致中枢神经系统(CNS)功能障碍。
- 钠代谢平衡决定机体容量状态。
  - 容量不足等同于机体钠缺失,提示组织间隙盐水含量不足,通常无水肿。
  - 正常容量等于机体正常钠含量,提示组织间隙盐水含量>5L,通常无水肿。
  - 高容量状态等于机体钠过量,提示组织间隙盐水过多,通常存在周围性水肿。
  - 容量过负荷是由于钠盐摄入过度,而非水分摄入过度。
    - 举例说明,如果一天内摄入10g钠盐,将会出现:
      ▸ 血浆渗透压升高刺激口渴中枢而导致饮水。
      ▸ 增加尿钠排泄以防机体出现容量过负荷。
      ▸ 当组织间隙体液量>10L,体重可增加1~2磅(0.45~0.91kg)(常表现为双下肢袜样水肿)。
    - 相反,如果一天内摄入10L水,将出现:
      ▸ 机体排出9.5L稀释尿以防血浆渗透压下降。
      ▸ 体重不增加(也不出现水肿)。

容量状态和钠代谢平衡的调节

- 容量不足导致循环血量减少,肾脏灌注量减少。
  - 肾脏灌注量减少导致肾小球滤过率下降,继而激活肾素–血管紧张素–醛固酮系统,导致:
    - 尿量减少。
    - 增加钠的重吸收以防钠盐丢失(尿钠浓度<10mmol/L)。
    - 增加ADH分泌浓缩尿液以防水分丢失(尿渗透压>300mOsm/kg)。
- 高容量导致循环血量增加,肾脏灌注量增加。
  - 肾灌注量增加导致肾小球滤过增加,大量钠从尿液溢出,亦称"压力性尿钠排泄"。
    - 尿量增加。
    - 大量钠从尿液中溢出以恢复正常循环容量(尿钠浓度>20mmol/L)。
    - 减少ADH的分泌稀释尿液以排出水分(尿渗透压<100mOsm/kg)。

渗透压与水代谢平衡的调节

- 下丘脑、垂体和肾脏通过调节ADH维持机体渗透压平衡。

- 血浆渗透压升高(即高钠血症)导致 ADH 分泌增加,尿液浓缩。
- 血浆渗透压下降(即低钠血症)导致 ADH 分泌减少,尿液稀释。

- 水分摄入不足导致血钠浓度和血浆渗透压升高。
  - 血浆渗透压升高刺激下丘脑产生渴觉,促进垂体分泌 ADH,导致:
    - 水分摄入增加。
    - 促进集合管对水分的重吸收。
    - 尿液浓缩(尿渗透压>300mOsm/kg)。

- 水分摄入过量导致血钠浓度和血浆渗透压下降。
  - 血浆渗透压下降抑制渴觉(下丘脑)和垂体分泌 ADH,导致:
    - 水分摄入减少。
    - 减少集合管对水分的重吸收,增加尿量。
    - 尿液稀释(尿渗透压<100mOsm/kg)。

低钠血症的病理生理机制和临床评估

- 低钠血症表示机体血浆中水分过多。
  - 可由循环容量不足(为维持循环血容量)、水分排出障碍[抗利尿激素分泌失调综合征(SIADH)]或水分摄入过多(超过机体排水能力)导致。
  - 低钠血症最常见的原因:
    - 低容量性(胃肠道丢失)>稀释性(容量负荷过高的并发症)>SIADH>钠摄入不足>水分摄入过多。

- 低钠血症的临床表现主要由低血浆渗透压引起。
  - 细胞外渗透压下降造成细胞内外渗透压差,引起水分向细胞内转移(细胞内渗透压主要取决于细胞内含钾量,故细胞内渗透压不受影响)。
  - 水分由胞外向胞内转移造成细胞水肿(中枢神经元细胞难以耐受)。
    - 引起头痛,意识障碍,癫痫,昏迷甚至脑疝形成(水中毒)。
    - 血钠下降过于迅速,可引起:
      - ▶ 意识障碍(血钠浓度≤125mmol/L)。
      - ▶ 癫痫、昏迷和脑疝形成(血钠浓度≤115mmol/L)。
    - 血钠水平缓慢下降直至≤115mmol/L 才会引起明显临床症状。
      - ▶ 当血钠缓慢下降时, 神经元细胞可逐渐代偿性降低细胞内渗透压(数天或数周)。
        - ◇ 故过快纠正慢性低钠会有危险。
        - ◇ 随着胞外渗透压恢复正常,先前代偿性降低细胞内渗透压的神经细胞体积会迅速缩小。

　　　　□ 这与致死性渗透性脱髓鞘综合征密切相关(该疾病之前被称为"脑桥中央髓鞘溶解")。

- 评估低钠血症的第一步是评估机体容量状态(即是否存在水肿)(图 22.1)。
  - 下一步则需要检测尿钠浓度和尿渗透压(明确后予以静脉补液,否则会导致大量钠自尿液溢出)。
  - 最后,观察尿量变化。
- 水肿患者可能由于心力衰竭、肝硬化或肾衰竭,循环容量负荷过高。
  - 高容量性的低钠血症为稀释性低钠:
    - 心力衰竭或肝硬化导致肾脏灌注不足,双肾 GFR 下降(直接导致机体排水障碍)。

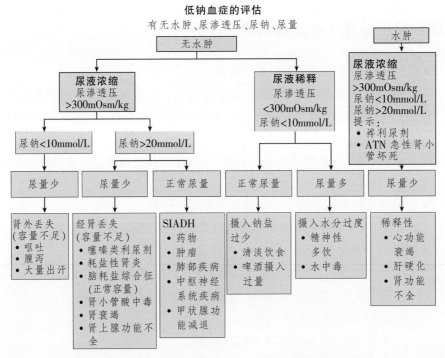

图 22.1 低钠血症的评估流程首先判断机体是否存在水肿。低钠血症最常见的原因是容量不足(无水肿),第二常见原因为稀释性低钠(存在广泛水肿)。低钠血症伴水肿患者无须更多检查(仅利尿和限水治疗)。接着,评估尿液浓缩或稀释,以区分容量不足、SIADH(表现为尿液浓缩)和钠盐摄入不足、水分摄入过度(表现为尿液稀释)。下一步,评估低钠血症不伴水肿且尿液浓缩患者,容量情况通过测定尿钠浓度排除机体容量不足。容量不足患者尿钠浓度低。浓缩尿伴高浓度尿钠提示 SIADH。低钠血症患者尿液稀释提示钠盐摄入不足或水分摄入过度。水分摄入过度患者由于 ADH 分泌受到抑制,肾脏努力排出多余水分,尿量增多。

　　　　○ 肾脏灌注不足导致被其错误感知为机体容量不足，继而激活肾素-血管紧张素-醛固酮系统(导致机体钠潴留)。

　　　　○ 血管紧张素 II 促使非渗透性 ADH 分泌，机体为保证循环容量而错误地以降低渗透压为代价。

　　　　○ 上述机制共同导致：

　　　　▸ 前述"心肾"生理机制使尿量减少。

　　　　▸ 尿液浓缩(尿渗透压 >300mOsm/kg)，尿钠浓度低(尿钠 <10mmol/L)。

　　　　◇ 尿渗透压水平低提示同时存在精神性多饮。

　　　　◇ 尿钠浓度高则提示可能同时使用袢利尿剂或存在急性肾小管坏死(ATN)。

　　　　○ 限水、利尿(使用袢利尿剂)治疗。

　　　－ 肾衰竭可直接影响水分的排出。

　　　　○ 限水、袢利尿剂利尿，必要时考虑肾脏替代治疗。

　　● 低钠血症不伴水肿患者常存在容量不足、排水障碍、钠摄入不足或水分摄入过多。

　　　－ 容量不足(临床表现为低血压、心动过速、尿量减少)。

　　　　○ 容量不足(机体缺钠)导致肾脏灌注减少。

　　　　▸ 肾脏正确识别机体容量不足，激活肾素-血管紧张素-醛固酮系统，导致：

　　　　◇ ADH 分泌，机体以降低血浆渗透压为代价，努力增加循环容量。

　　　　◇ 尿液浓缩(尿渗透压 >300mOsm/kg)。

　　　　◇ 尿量少。

　　　　○ 低容量性的低钠血症由氯化钠丢失引起(经肾或肾外丢失)。

　　　　▸ 肾外丢失常见于呕吐、腹泻和大量出汗。

　　　　◇ 尿液浓缩、尿钠浓度低和少尿。

　　　　▸ 经肾丢失主要见于使用噻嗪类利尿剂、脑耗盐综合征、肾上腺功能减退和远端肾小管酸中毒(RTA)。

　　　－ 正常容量的低钠血症见于 ADH 不适当分泌(即 SIADH)导致的水排泄障碍或大量水分摄入(渗透压调节的多饮)超出机体的排水能力(通常每天 >15L)。

　　　　○ ADH 不适当分泌可增加集合小管对水分的重吸收，导致：

　　　　▸ 尿液过度浓缩(尿渗透压 >300mOsm/kg)。

　　　　▸ 血钠浓度(和渗透压水平)降低。

　　　　▸ 循环血量增加，肾脏灌注量和 GFR 增加，导致尿钠溢出(即尿钠 >20mmol/L)。

◦ 抗利尿激素分泌失调综合征常见于多种不同药物的使用[如 5-羟色胺重摄取抑制剂(SSRI)]和某些疾病(如肺部疾病、中枢神经系统疾病或甲状腺疾病、疼痛等)。

– 严重钠摄入不足(即清淡饮食或"啤酒摄入过量")。

◦ 严重钠摄入不足引起血浆渗透压下降,导致:

▸ ADH 分泌受到抑制,尿液稀释(尿渗透压<100mOsm/kg)。

▸ 机体失钠致尿钠浓度低。

▸ 尿量正常。

◦ 极低的钠盐摄入见于仅清淡饮食(即无盐饮食)或仅摄入酒精(啤酒摄入过量)的患者。

– 过度水分摄入可见于一系列疾病,包括急性水中毒及慢性精神性多饮。

◦ 急性(1~2 小时)(5~10L)或慢性(10~15L/d)摄入大量水,均超过机体排水极限,引起机体血浆渗透性下降,导致:

▸ 渗透性的 ADH 分泌和尿液稀释(尿渗透压<100mOsm/kg)。

▸ 由于 ADH 分泌受到抑制(几乎所有摄入水分排出),血浆容量不会升高;尿钠浓度低(尿钠<10mmol/L)。

▸ 由于 ADH 分泌受到抑制,尿量增多(500~1000mL/h)。

◦ 急性大量的水分摄入常见于"饮水比赛"或精神类疾病。

◦ 每日摄入大量水分(>10L/24h)可见于某种精神性疾病,称为"精神性多饮"。

• 尿量对于评估机体容量状态和 ADH 水平有重要的作用(图 22.2)。

– 容量不足患者的尿量减少。

– 容量不足患者,容量恢复的表现为少尿改善(开始排尿即提示可终止液体复苏)。

– 高容量负荷伴心肾衰竭或肝硬化患者的尿量也可显著减少。

– ADH 分泌受到抑制,则排出大量稀释性尿液。

低钠血症的治疗(图 22.3)

• 治疗低容量性低钠血症。

– 快速补充等渗生理盐水 500mL,恢复至正常机体容量(通常需 1~2L)。

◦ 使心率、血压和尿量恢复至正常水平。

– 低容量状态恢复正常后(非渗透压调节的 ADH 分泌),机体才能通过血浆渗透压抑制 ADH 分泌,促进水分的排出。

◦ 机体容量恢复正常可促进过量水分的排出。

水中毒

- 患者,29 岁,出现意识障碍和低钠血症(血钠:123mmol/L)就诊。自诉工作回家后食欲很强,并承认每天喝 4 瓶 500mL 的水。回到家后会有腹痛和稀便(胃肠道相关检查均阴性)
- 尽管患者生命体征正常,排出大量稀释性尿液,急诊仍认为其为低容量状态,并给予 2L 补液(具体参见图表)
- 虽然患者排出大量稀释性尿液,但院内医疗小组评估认为机体容量正常,原因可能为患者饮食摄入钠盐量过低,并可能存在 SIADH,于是停止补液并限制水分摄入
- 但由于限制水分摄入后患者血钠纠正过于迅速,医疗小组建议患者摄入水分,最终开始静脉输注 5%葡萄糖溶液治疗(仍未排除 SIADH)
- 患者最终被诊断为水中毒,临床症状出现前摄入大量水分,这也可以解释其多尿症状和过快纠正的血钠水平

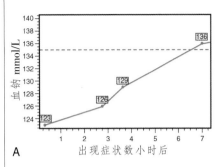

A

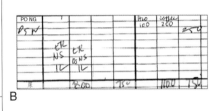

B

C

尿电解质(随机)		
尿钠	12	mmol/L
尿渗透压	114	mOsm/kg

图 22.2 1 例最初被误诊断为低容量性低钠血症的水中毒患者,患者生命体征正常伴尿量增加(不符合容量不足的临床表现)。该患者 2 小时内静脉补充 2L 正常生理盐水后,排出 0.8L 尿液,血钠浓度从 123mmol/L 上升至 126mmol/L。接着患者被收入病房,医务小组评估机体容量正常,并限制其水分摄入。在接下来的 1 个小时内,患者排出了 0.75L 尿,血钠浓度又上升了 3mmol/L 至 129mmol/L。于是,医师建议其饮水。患者摄入了 300mL 水并以 250mL/h 滴速静脉补充 5%葡萄糖溶液,随之又排出 0.85L 尿液,血钠水平恢复至正常。这是患者近 2 个月内第 3 次因为相同症状就诊于急诊,每次都被告知需摄入更多盐分并限制水分摄入。由水分摄入过多引起的低钠血症,在排出大量稀释性尿液后血钠可恢复正常。这次入院后,医师指出该患者出现临床症状前数小时内摄入数升水分,这是唯一可能的解释。同时警告患者可能存在发生脑疝的风险。患者虽不承认曾过量摄入水分,但也并没有感到不安或愤怒(若患者认为自己患了某种疑难杂症,但医师却对其并不信任,通常会产生这样的情绪),此后,患者的血钠水平一直维持正常,并且再也没有发生低钠血症。患者的后续常规随访于作者的医疗机构。

  – 机体容量恢复后,结合低钠引起的慢性症状纠正血浆渗透压水平。

    ○ 逐渐纠正低钠血症,使 24 小时内血钠浓度升高不超过 12mmol/L。

      ▶ 急性低钠血症需在 24 小时内将血钠浓度升高至 ≥120mmol/L。

      ▶ 慢性低钠血症需在数小时内将血钠浓度升高至 ≥115mmol/L。

    ○ 无症状性:

      ▶ 口服补钠。

      ▶ 每 6 小时复查血钠浓度。

低钠血症的治疗
缓慢纠正

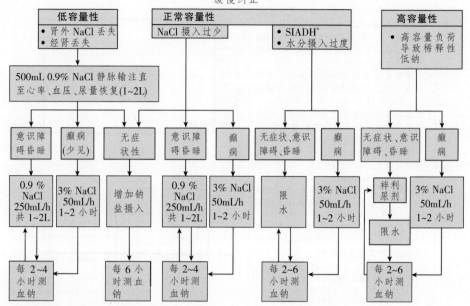

24 小时内纠正急性低钠血症≥120mmol/L。
24 小时内纠正慢性低钠血症≥115mmol/L。
* 偶尔临床表现严重的 SIADH 患者也可使用袢利尿剂或促排水药物(见附图说明)

图 22.3 低钠血症的治疗流程。低钠血症的治疗比高钠血症危险,其过程中可并发癫痫、脑疝和死亡。为避免出现相关并发症,应缓慢纠正血钠水平,于 24 小时内调整血钠水平至安全范围(慢性低钠血症调整至 115mmol/L,急性低钠血症至 120mmol/L)。症状缓解后应立即停止静脉输注生理盐水。如仍需继续补充钠盐,可通过食物或钠盐片口服补充。低容量患者常处于嗜睡状态,但很少会发生神经系统并发症;静脉补充 1~2L 正常生理盐水后临床症状可有明显好转。低钠饮食的患者只需口服补充氯化钠治疗。水分摄入过多的患者禁水治疗效果佳,排出大量稀释尿后可自行纠正。当尿量排除速度达到 750mL/h 时,并不能防止血钠纠正过快,静脉输注 5%葡萄糖溶液,可能进一步导致排尿增多,最终难以调整血钠的纠正速度。部分观点主张予以去氨加压素(DDAVP)以防血钠纠正过快。该方法可用于需要数小时内纠正血钠的高危患者(即血钠浓度极低的慢性精神性多饮患者)。SIADH 患者无法排出过多水分,因此予以等渗补液(即生理盐水)会加重低钠血症。补充低渗性液体可引起癫痫和(或)死亡。症状非常严重的 SIADH 患者可予 1~2 次袢利尿剂,以助机体排出多余水分(同时也排出了钠盐,降低了机体容量)。新开发的V2 受体拮抗剂类促排水药物,可通过竞争集合管精氨酸加压素,促进水分的排出。但由于这类药物可引起血钠纠正过快,因此仅用于出现临床表现严重的患者。机体高容量患者除限水和利尿外,无须其他治疗(也有学者积极主张使用 V2 受体拮抗剂代表性药物)。

- ○ 意识障碍或昏睡者：
  - ▷ 予 1~2L 等渗生理盐水，250mL/h 静滴补液，每 2~4 小时复查血钠浓度。
  - ▷ 继续补液直至达到预期目标（根据急慢性的程度）。
  - ▷ 口服补充钠盐。
- ○ 癫痫或昏迷者：
  - ▷ 前 1~2 小时予 3%高渗生理盐水 50mL/h 静滴补液，复查血钠浓度。
  - ▷ 随后予 1~2L 等渗生理盐水，以 50mL/h 静滴补液，每 2~4 小时复查血钠。
- ○ 继续补液直至达到预期目标（根据急慢性的程度）。
- 治疗正常容量性低钠血症（钠盐摄入不足、SIADH、摄入过多水分）。
  - 钠盐摄入不足。
    - ○ 无症状性：
      - ▷ 口服补充钠盐。
      - ▷ 每 6 小时复查血钠浓度。
    - ○ 意识障碍或昏睡者：
      - ▷ 予 1~2L 等渗生理盐水，以 250mL/h 静滴补液，每 2~4 小时复查血钠。
      - ▷ 继续补液直至达到预期目标（根据急慢性的程度）。
    - ○ 癫痫或昏迷者：
      - ▷ 前 1~2 小时给予 3%高渗生理盐水以 50mL/h 静滴补液，复查血钠浓度。
      - ▷ 随后予 1~2L 等渗生理盐水，以 50mL/h 静滴补液，每 2~4 小时复查血钠。
      - ▷ 继续补液直至达到预期目标（根据急慢性的程度）。
  - SIADH 和水分摄入过度者均需限水。
    - ○ 无症状性：
      - ▷ 每 6 小时复查血钠。
    - ○ 意识障碍或昏迷：
      - ▷ 每 2~4 小时复查血钠。
    - ○ 癫痫或昏迷：
      - ▷ 前 1~2 小时予 3%高渗生理盐水，以 50mL/h 静滴补液，复查血钠。
      - ▷ 持续限水治疗。
    - ○ SIADH 患者一定不能输注低渗液体，否则会引起血钠水平迅速降低。

▷ 予以等渗液体(即正常生理盐水)后血钠浓度下降,支持 SIADH 诊断。

高钠血症的病理生理机制和临床评估

- 高钠血症代表血浆中的水分不足,发生于机体水分丢失量大于摄入量时。
  - 渴觉中枢是防止机体出现高钠血症(和血浆渗透压过高)的主要机制。
    - 渴觉是人的本能感觉之一。
      ▷ 血钠浓度高于 146mmol/L 时将引发渴觉。
  - 血浆渗透压升高可刺激渴觉中枢和 ADH 分泌,增加水分的摄入,减少水分从肾脏丢失,避免发生高钠血症。
    - 因此,高钠血症患者同时存在水分丢失过多和摄入障碍。
      ▷ 渴觉中枢功能障碍或丧失极其罕见,通常由遗传性(渴觉缺乏)或获得性的下丘脑损伤引起。
    - 高钠血症最常见的原因:
      ▷ 胃肠道丢失(呕吐和腹泻)>渗透性利尿(如高血糖)>医源性(即未补充水分)>尿崩症(肾性>中枢性)伴水分摄入不足。
- 高钠血症的临床表现主要由升高的血浆渗透压引起。
  - 高血浆渗透压引起的细胞收缩最易发生于中枢神经系统,导致嗜睡、昏迷等一系列不同程度的神经系统表现。
  - 神经元细胞可自发地产生渗透分子,以平衡升高的血浆渗透压(具体机制不明)。
    - 过快地纠正高钠血症可引起脑水肿(非常少见)。
      ▷ 逐渐地纠正高钠血症可使神经元产生的渗透分子慢慢移出细胞。
    - 总的来说,治疗高钠血症对于神经系统产生永久性损害(渗透性脱髓鞘)的风险远小于治疗低钠血症。
- 评估高钠血症的第一步是判断机体的容量状态(图 22.4)。
  - 首先明确是否存在水肿,其后处理无水肿状态。
    - 通过辅助征象评估血管内循环容量(即心率、血压、尿量)。
- 低容量性高钠血症见于肾外或肾性的大量低渗性体液丢失 (即失水量>失钠量)。
  - 钠丢失导致机体容量不足,而水分丢失量超过钠的丢失则引起高钠血症。
  - 最常见于肾外失水,如呕吐、腹泻和大量出汗。
    - 尿钠浓度低以减少机体钠丢失(尿钠浓度<10mmol/L)。

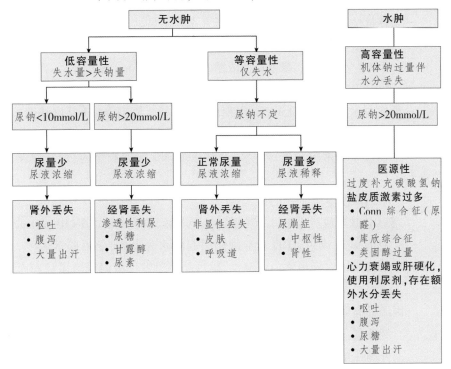

高钠血症的诊断流程

结合是否存在水肿,低容量状态,尿钠和尿量综合判断

图 22.4　高钠血症的评估流程。首先判断机体是否存在水肿。高钠血症患者与低钠血症相比很少出现水肿。大部分高钠血症的发生是由胃肠道疾病或大量尿糖导致的机体容量不足。等渗性高钠血症常发生于非显性失水同时伴有无法表达口渴需求的痴呆患者。高钠血症伴多尿提示尿崩症伴水分摄入不足,见于尿崩症(与锂盐治疗相关);或渴觉受损,见于中枢性尿崩症。高钠血症伴水肿主要见于以下 3 种情况:①医源性;②盐皮质激素过多;③利尿同时存在额外的水分丢失。医源性高钠血症常见于以碳酸氢钠纠正代谢性酸中毒的患者。盐皮质激素过多的患者可存在高血压、水肿和高钠血症(如库欣综合征、异位 ACTH 分泌或原发性醛固酮增多症)。高容量性高钠血症最常发生于高容量负荷的住院患者,在利尿治疗过程中同时存在腹泻、呕吐、尿糖或发热等额外水分丢失的情况。

- 尿液极度浓缩,从而减少机体水分的丢失(尿渗透压>500mOsm/kg)。
- 尿量少(由于上述多种原因)。

- 肾性失水(失水量>失钠量)常见于渗透性利尿,最常见于尿糖升高(也见于输注甘露醇和尿素升高)。

- 钠伴随水分丢失,导致高浓度尿钠(尿钠浓度>20mmol/L)。
- 渗透性失水导致尿液稀释(尿渗透压<100mOsm/kg)。
- 容量不足导致尿量减少。

- 等容量性高钠血症见于单纯性失水。
  - 肾外失水包括隐性失水(如经皮肤或呼吸道的水分蒸发)。
  - 等容量性高钠血症发生于个体摄入水分不足。
    ○ 尿钠浓度取决于钠的摄入量。
    ○ 为减少水分丢失,尿液高度浓缩(尿渗透压>500mOsm/kg)。
    ○ 尿量正常。
  - 肾性失水见于 ADH 缺乏(中枢性尿崩)或肾脏对 ADH 反应缺陷(肾性尿崩)。
  - 中枢性尿崩常见于垂体疾病,肾性尿崩常见于肾脏疾病(最常并发于锂盐治疗)。
    ○ 尿钠浓度取决于钠的摄入量。
    ○ ADH 缺乏或对 ADH 反应缺陷引起的尿液稀释(尿渗透压<100mOsm/kg)。
    ○ ADH 缺乏或对 ADH 反应缺陷引起的水分丢失,导致尿量增多。
- 高容量性高钠血症最常为医源性,也可见于原发性醛固酮增多症和库欣综合征。
  - 医源性高钠血症常发生于:
    ○ 液体复苏中过于积极静脉使用碳酸氢钠。
    ○ 外源性盐皮质激素过多(如氟氢可的松,高剂量氢化可的松)。
    ○ 容量超负荷患者使用利尿剂过程中, 发生水分额外丢失 (如腹泻、尿糖、发热)。
      ▶ 尿钠浓度高(尿钠>20mmol/L),反映机体钠过量(和使用袢利尿剂)。
      ▶ 尿液高度浓缩以减少水分丢失(尿渗透压>500mOsm/kg)。

高钠血症的治疗(图 22.5)

- 估算失水量不影响治疗原则,但简便且有助判断临床表现的严重程度。
  - 血钠浓度 146mmol/L=2L 失水量。
  - 血钠浓度 150mmol/L=3L 失水量。
  - 血钠浓度 160mmol/L=6L 失水量。
  - 血钠浓度 170mmol/L=9L 失水量。
- 补液的总体原则,首个 24 小时内补充一半缺水量,接下来的 24~48 小时补充剩余所需水分。
- 根据临床症状和经肠道补水(推荐补水方法)的耐受能力补水。

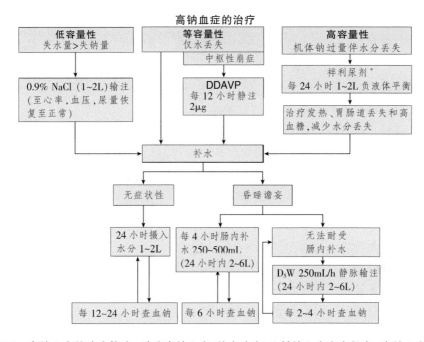

图 22.5 高钠血症的治疗策略。治疗高钠血症(补水治疗)比低钠血症安全得多。高钠血症的最佳治疗方法根据机体的渴觉而予肠内补水。昏迷患者无法摄入水分,应留置鼻饲管,予肠内补水治疗。待患者恢复意识即可拔除鼻胃管,鼓励患者自行饮水。无法耐受肠内补水患者才需静脉输注葡萄糖溶液(D_5W)(如肠梗阻或腹泻患者)。低容量患者需补充生理盐水(传统观念建议补充低渗液体)恢复机体容量。及时补充等渗性液体对于恢复机体容量至关重要。高容量患者补充水分后通常可耐受持续的利尿治疗(袢利尿剂可增加水分的排出)。高钠血症患者如果出现症状,无论是意识变差或肺分泌物特别黏稠(气管插管导管内黏液栓),应终止利尿,加速补水。中枢性尿崩症患者顽固性摄入水分,可以每 12 小时静脉注射 $2\mu g$ 去氨加压素,非住院患者可经鼻吸入。

- 无症状性:
  - 建议 24 小时内补水 1~2L。
    - 每 12~24 小时检测血钠浓度。
- 有症状性(嗜睡–昏迷):
  - 每 4 小时肠内补水 250~500mL,24 小时内补水总量达 2~6L。
    - 每 6 小时检测血钠浓度。
  - 如无法耐受肠内补水,改为静脉补充 5% 葡萄糖溶液 250mL/h,24 小时内补液总量达 2~6L。
    - 静脉补液同时,每 2~4 小时测血钠(注意,有剧烈波动的风险)。
- 需重新评估临床症状,症状好转则减慢补液速度。

- 低容量性高钠血症的治疗。
  - 静脉补充正常生理盐水 500mL 至恢复正常容量(通常需要 1~2L)。
    - 心率、血压和尿量恢复正常。
  - 补水。
- 等容量性高钠血症(脱水或尿崩症)的治疗。
  - 脱水患者。
    - 补水。
  - 尿崩症患者。
    - 中枢性。
      ▸ 每 12 小时静脉注射去氨加压素 2μg。
      ▸ 补水。
    - 肾性。
      ▸ 补水。
- 高容量性(水肿性)高钠血症的治疗。
  - 需治疗发热、高血糖或腹泻,减少水分的额外丢失。
  - 补水。
  - 利尿。

问与答

1.仅存在肾衰竭(不伴心力衰竭)会导致机体容量负荷过度吗?

答:虽然肾衰竭可导致机体容量负荷过度,但水肿一般发生于左心室舒张末期压力(LVEDP)升高时(即发生于心力衰竭时)。

2.计算失钠量(计算静脉补液量和补液速度)是治疗低钠血症最重要的环节吗?

答:低钠血症治疗最重要的是血钠水平的逐步纠正,且不能纠正过度(因为并发渗透性脱髓鞘的风险很高)。临床的最佳方法密切监测患者血钠浓度(每 2 小时检测血钠),以及优先口服补充氯化钠(优于生理盐水持续静脉输注)。3%高渗生理盐水仅适用于导致危及生命的神经系统并发症,如癫痫和脑疝患者的短期治疗。

3.计算失水量(计算首个 24 小时内的补水量)是治疗高钠血症最重要的环节吗?

答:给脱水患者补水远比给低钠血症患者补钠安全。机体缺水量可通过血清钠浓度进行估算 (血钠146mmol/L 提示需补充 2L 水,150mmol/L 补充 3L,160mmol/L

补充 6L，170mmol/L 补充 9L），但这样的估算对临床治疗影响不大。事实上，患者清醒后即可停止予以肠内补水，剩余缺水量可通过机体渴觉自由进水而纠正。脱水患者行补水治疗，理论上几乎不可能引起神经系统相关并发症。

第 **23** 章

糖尿病的急性并发症

常见的认知误区

- 误认为严重的高血糖总是提示重度脱水,并有特征性的高渗临床表现。
- 误认为糖尿病酮症酸中毒(DKA)的治疗总是需要积极的液体复苏。
- 误认为饥饿是导致酮症酸中毒的原因。
- 误认为患者出现谵妄是由于高血浆渗透压,即使计算的血浆渗透压(不包含血尿素氮)<360mOsm/kg。
- 由于测得患者血钾在正常范围(血钾 3.5mmol/L),DKA 治疗过程中未补钾。

糖尿病急性并发症的临床表现

- 糖尿病急性并发症可出现在包括糖尿病酮症酸中毒和高渗性非酮症性昏迷在内的一系列疾病。
- 治疗决策的制订取决于一系列临床发病情况,而非针仅针对特定的糖尿病类型(1 型或 2 型)或单一的临床特征(如严重的高血糖)(图 23.1)。
- 不要试图通过采用特定临床路径来处理糖尿病急症。
  - 依据不同的临床情况采取相应治疗措施,例如:
    ○ 酮症酸中毒需要胰岛素治疗,同时还需寻找潜在的应激源(如感染或心肌梗死)或药物使用不当情况(未遵从医嘱使用药物/胰岛素)。
    ○ 肾衰竭也可引起严重的高血糖(肾前性氮质血症最常见);因此需要胰岛素治疗,液体复苏(即静脉补液)及急性肾损伤(AKI)相关检查和治疗。
    ○ 高钠血症常发生于持续数周的严重高血糖和尿糖引起的大量水分丢失(通常>10L);因此,治疗需要肠内补水和更严格的血糖控制。

酮症酸中毒

- 足够重视酮症:

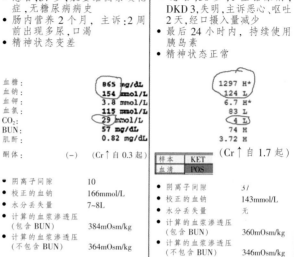

重点问题：

- 严重的高血糖(即血糖>600mg/dL)提示无尿
  - 肾小球滤过率(GFR)水平接近为零,尿糖无法排出使得血糖急剧飙升
  - 并非高渗状态
  - 并非严重脱水
- 高校正血钠水平=重度脱水引起的机体高渗
- 血酮体阴性表示无DKA,仅存在尿酮体阳性说明处于空腹状态(尿液中富含酮体)
- 酸中毒促使K+由细胞内液向细胞外液转移,继发高钾血症
- 计算包含血尿素氮(BUN)的血浆渗透压差(即与检测的血浆渗透压进行比较),而并非为了判断其是否可以引起机体高渗临床表现(血浆渗透压≥360mOsm/kg)
  - 尿素不会吸出细胞内水分,不是有效的渗透分子
  - 这样可能将临床出现反应迟钝的症状错误地归因于机体高渗状态(而延误其他检查,包括动脉血气分析和头部CT)

图 23.1 比较高血糖高渗性非酮症综合征(HHNKS)和DKA,对患者计算得到的血浆渗透压和机体失水量充分说明两者的不同临床表现并非由于不同的血糖升高水平,而是由于不同的血钠及碳酸氢盐水平。血碳酸氢盐反映机体存在(或缺乏)严重代谢性酸中毒,考虑到水分丢失需要一段时间(数天到数周),血钠水平反映病程的长短。两例患者都存在肾衰竭,所以两者的血糖水平都非常高。HHNKS 存在肾衰竭可能由容量不足导致,校正后的血钠浓度为166mmol/L,提示其因数周持续尿糖而导致的循环容量严重不足。与之相对,值得更多思考的是 DKA 患者,其病程仅24~48 小时。本例 DKA 患者存在严重基础疾病[慢性肾病(CKD)Ⅲ 期],并长期服用ACEI。HHNKS 患者处于嗜睡状态。计算 HHNKS 患者的血浆渗透压(不包括 BUN)为 364mOsm/kg,该水平可以合理解释出现的嗜睡症状。有意思的是,计算 DKA 患者的血浆渗透压(包含 BUN)为360mOsm/kg。如果该患者也处于嗜睡状态,很容易被误以为与高血浆渗透压水平有关,而事实上,该血浆渗透压包含了无效的渗透分子 BUN。该患者的实际血浆渗透压,即计算得到的有效血浆渗透压仅 346mOsm/kg,因此临床需要警惕可能出现昏睡症状的其他原因。

  - 血清酮体阳性导致的严重代谢性酸中毒绝不是正常的生理过程。
    ○ 不能将酮症简单地归因于饥饿。
  - 酮症酸中毒(仅)发生于下列 3 种临床情况：
    ○ 糖尿病酮症酸中毒,高血糖高渗透压状态合并酮症酸中毒或酒精性酮症酸中毒(AKA)。
      ▶ 上述 3 者的共同特点是绝对或相对的缺乏胰岛素(如 1 型糖尿病)。
  - 胰岛素缺乏(绝对或相对缺乏)。

　　。胰岛素绝对缺乏主要发生于 1 型糖尿病患者停止胰岛素治疗,或有>90%胰腺功能丧失的终末期胰腺炎患者中。

　　。胰岛素相对缺乏发生于 1 型或 2 型糖尿病患者同时存在明显交感神经兴奋的情况:

　　　　▶ 交感神经兴奋促进脂肪分解的作用超过胰岛素信号促进脂肪存贮的作用,导致了脂肪组织过度分解。

　　　　▶ 进一步导致游离脂肪酸(FFA)释放增多,促进肝脏生成大量酮体。

　　　　▶ 交感神经激活也可直接抑制胰岛 β 细胞分泌胰岛素(进一步促进酮体的生成)。

　　－ 发生酮症酸中毒需进一步寻找交感神经过度激活的相关病因。

　　。心肌梗死和感染是临床典型的常见诱因,无论机体是否存在胰岛素缺乏,都需仔细筛查这些常见诱因。

　　。甲基苯丙胺(和其他拟交感神经激动剂)能够直接抑制胰腺的胰岛素分泌,促使 2 型糖尿病(以及敏感的糖尿病前期)患者出现高血糖和酮症酸中毒。

糖尿病酮症酸中毒的典型临床表现和病理生理机制

　　• 糖尿病患者出现影响进食的其他疾病(如呕吐)时,需要减少胰岛素的使用剂量,避免机体胰岛素过量发生低血糖;糖尿病患者同时出现其他严重疾病导致机体儿茶酚胺过剩时,需要增加胰岛素用量:

　　－ 如突发心肌梗死后交感神经活动增加,日常所需的胰岛素注射剂量可以由 10U 增加到 30U。

　　• 绝对(或相对)胰岛素缺乏可增加脂肪组织的不稳定性,促进脂肪组织发生分解,释放游离脂肪酸进入血液循环。

　　－ 异常的肝脏脂肪酸代谢可产生过量的乙酰辅酶 A,进一步转化为乙酰乙酸和 β-羟基丁酸并释放入血;将导致血 pH 值降至危险水平,继而威胁生命:

　　。严重代谢性酸中毒可引起膈肌疲劳,最终导致 II 型呼吸衰竭。

　　。严重代谢性酸中毒可引起血流动力极度不稳定、心律失常或无脉电活动性心脏骤停(PEA)。

　　• 酮症酸中毒通常难以耐受,因此疾病周期较短,患者起病后(如最后一次使用胰岛素或严重应激发生)48 小时后即出现明显的临床表现。

　　－ 通常,患者的相关病史可提示胰岛素治疗中断或不足量使用。

　　• 患者通常呈现正常的精神状态、极度呼吸困难,以及明显的过度通气(如

○ 入院时血 pH 值 7.1，血钾 3.5mmol/L，随着酸中毒纠正，血钾水平会下降至 2.5mmol/L，且还会继续下降。

○ 如果患者起初血钾≤3.5mmol/L，开始静脉胰岛素治疗后即予 1L 生理盐水中加入 20~40mmol/L 氯化钾静脉补钾。

▷ 如果患者入院时血钾水平极低（<2.0mmol/L），则开始胰岛素和纠正酸中毒治疗前应首先予以补钾治疗。

○ 酸中毒伴低钾血症患者补充氯化钾治疗前绝不能予以碳酸氢钠，否则易诱发室性心动过速和心脏停搏。

• 低血压多见于容量不足（继发于尿糖）；也可见于其他诱发事件（如感染、出血），或继发于酸中毒导致的血管床张力下降，但该情况在 DKA 中并不常见，不易在血 pH 值>7.1 时发生。

− 正常生理盐水 500mL 静脉输注（不考虑血钠水平）直到心率、血压和尿量恢复正常通常须要 2~4L。

○ 病程长的疾病更可能导致容量不足，需适当增加补液量。

▷ 校正后的血钠水平越高，容量不足程度越严重（除补充水分以外）。

▷ 积极补液后效果不佳提示可能同时存在其他疾病（如毒血症、出血、症状性酸中毒）。

• 高钠血症和高血浆渗透压导致精神症状（嗜睡−反应迟钝）。

− 必须首先明确血浆渗透压水平才能确定反应迟钝是由糖尿病表现所致。

○ 检测得到的血浆渗透压包括 BUN 和其他无效渗透分子（不会将水分从细胞中吸出）。

○ 如果患者有尿，即使测得的血浆渗透压>360mOsm/kg 也不能认为机体处于高渗状态。

▷ 血浆渗透压计算方法：

◇ 血浆渗透压=2×[血钠浓度（mmol/L）+血钾浓度（mmol/L）]+[尿素氮（mg/dL）/2.8]+[葡萄糖（mg/dL）/18]+[乙醇（mg/dL）/4.6]

▷ 这个计算得到的血浆渗透压是为了与实际测得的血浆渗透压比较，从而判断是否存在血浆渗透压间隙（见于酒精摄入代谢产物乙二醇和异丙醇存在）。

▷ 这个计算得到的血浆渗透压并非为了确认高渗性症状，因为 BUN 并非有效的渗透分子。

○ 为了明确患者反应迟钝是由高钠血症引起的，须计算有效血浆渗透压：

▷ 有效血浆渗透压=2×[血钠浓度（mmol/L）+血钾浓度（mmol/L）]+（葡萄糖（mg/dL）/18）+[乙醇（mg/dL）/4.6]

◇ 既往精神状态正常的患者出现反应迟钝的必要条件是有效血浆

渗透压>360mOsm/kg。

  ○ 不要将昏迷归因于氮质血症或高血糖引起的高渗状态。

   ▶ BUN 不是有效的渗透分子，高血糖水平须达到 2000mg/dL 才会引起神经系统表现(即单纯血糖升高导致有效血浆渗透压>360mOsm/kg)。

  ○ 精神状态减退(嗜睡至昏迷)常由于高钠血症，或与应激事件有关(如心肌梗死、中枢神经系统相关事件)。

• 肾衰竭通常由容量不足和肾血流量下降导致，常见于既往存在 CKD 的患者：

 – 使用潜在肾脏毒性药物如 ACEI 和 NSAID 的患者可同时出现 ATN 的表现。

 – 进展为无尿导致尿糖无法排出，令血糖急剧飙升，导致血糖极度升高(600~1600mg/dL)。

  ○ 血糖极度升高将导致稀释性低钠血症(由于葡萄糖可将水分从细胞中吸出)，稀释性低钠血症随着血糖水平下降可以被纠正。

• 糖尿病性/酒精性代谢、生理性和电解质紊乱相关急症见表 23.1。

酒精性酮症酸中毒：典型的临床表现和病理生理机制

• 酒精性酮症酸中毒代表一种正常饥饿性酮症酸中毒的病理转归(受到调控的正常过程)。

 – 酗酒者可能只摄入酒精，而缺乏糖原储存。

 – 肝脏代谢酒精消耗大量 NAD+(相较 NADH)，从而抑制糖异生，导致胰岛素水平降低。

 – 容量不足(利尿和呕吐)导致儿茶酚胺释放增加，可伴有酒精戒断综合征，进一步抑制胰岛素分泌，导致酮体的过度生成和酮症酸中毒。

• 由容量不足和呕吐引起的代谢性碱中毒十分常见。

 – 生化检查可发现高阴离子间隙，低血氯浓度，正常碳酸氢根浓度(如 AG=30mmol/L、血清 HCO_3^-=24mmol/L、血氯=80mmol/L)。

 – "Δ-Δ"值可通过计算阴离子间隙差与碳酸氢盐浓度差校正机体已存在的浓缩性碱中毒从而计算出机体酸中毒的程度。

  ○ 这个数值加上正常的碳酸氢根浓度(即 24mmol/L)，可在发生酸中毒发生前预测血清 HCO_3^-水平(图 23.2)。

 – 这部分患者静脉补充碳酸氢盐非常危险，应尽量避免，因为酸中毒可能马上纠正并迅速转为严重的碱中毒。

• 予葡萄糖静脉注射治疗，但需预先(或)同时补充维生素 B_1 和叶酸(即"香

表 23.1 糖尿病性/酒精性代谢、生理性和电解质紊乱相关急症

电解质代谢紊乱	生理学机制	治疗
严重高血糖	少尿性肾衰竭 GFR 下降至零，尿糖减少，血葡萄糖急剧上升(严重高糖提示此生理过程)	500mL 生理盐水（2~4L）静脉输注，恢复循环容量和尿量 胰岛素 5~10U 静滴，每小时测指尖葡萄糖水平
高阴离子间隙代谢性酸中毒伴血清酮体阳性	肝脏酮体过度生成 绝对或相对胰岛素缺乏导致脂肪组织动员大量游离脂肪酸生成 1 型糖尿病患者胰岛素使用不足或缺乏，或 2 型糖尿病胰腺功能衰竭，伴交感神经过度兴奋（即肾上腺素、胰高血糖素）	胰岛素 5~10U 静滴，每小时测指尖血葡萄糖水平 每 4 小时测血生化指标（计算阴离子间隙） 如血糖水平<250mg/dL，但仍存在高阴离子间隙，予以 5%葡萄糖溶液 100~200mL/h 加入补液静滴
乳酸中度升高	肝脏大量合成酮体致肝脏乳酸清除率下降所致	无特殊治疗，治疗酮症酸中毒，使乳酸水平恢复正常
高钠血症	由尿糖导致低容量性高钠血症 几周的渗透性利尿（失水量>失钠量）；产生严重的脱水（水分丢失>10L），容量缺失（由于钠盐丢失）	500mL 生理盐水（2~4L）静脉输注，恢复循环容量和尿量 然后 24 小时内补充 2~4L 水分，首选肠内补水 每 4 小时测血生化指标 根据需要调整补水方案（根据纠正的速度和精神状态的恢复情况）
低钠血症	假性低钠血症 由极度高血糖导致水分被吸入血浆产生的稀释性低钠	无特殊治疗方案，治疗高血糖
高钾血症	酸中毒 导致钾离子从细胞内向细胞外转移	无特殊治疗方案，治疗高血糖
低钾血症	机体钾缺失 可见于营养不良或长期饮酒；更多见于合并 AKA 患者；当酸中毒纠正后血钾水平可能进一步降低导致心律失常而威胁生命	机体能耐受的情况下，予 20~40mmol 氯化钾加入 1L 生理盐水快速静脉输注 每 2~4 小时检测血生化指标，调整氯化钾的补充 如存在严重低钾血症（即血钾浓度<2.0mmol/L，则首先开始补充氯化钾然后开始胰岛素治疗

（待续）

表 23.1(续)

电解质代谢紊乱	生理学机制	治疗
低磷血症	机体磷缺乏 见于饮酒和 AKA 重叠综合征,酸中毒纠正后血磷水平下降可导致膈肌疲劳和 Ⅱ 型呼吸衰竭,引起生命危险	补充口服磷制剂,除非患者有无力或通气不足 对于有症状的低磷血症患者需要静脉补充磷 如果同时存在低钾血症,则补充磷酸钾,否则补充磷酸钠 予 6~12mmol/L 磷静脉输注(最大补充剂量 30mmol/24h) 每 2~4 小时检测血生化指标。继续静脉补充磷直至血磷 >2mg/dL(最大补充剂量为 30mmol/24h),后改为口服补磷
低血压	容量不足 由于等渗性利尿(水分丢失伴随盐分丢失) 存在的应激源 脓毒血症,出血,心肌梗死 有症状的酸中毒 常见于 DKA,一般 pH 值 <7.1 时可出现症状	500mL 生理盐水(2~4L)静脉输注,恢复循环容量和尿量 治疗交感神经兴奋源(如果存在) 有临床症状的酸中毒需要补充碳酸氢钠治疗(建议迅速、短暂恢复血压)
肾衰竭	机体容量不足 常见于慢性肾功能不全(由于糖尿病)或使用 ACEI	500mL 生理盐水(2~4L)静脉输注,恢复循环容量和尿量 避免使用肾毒性药物(ACEI、NSAID 或造影剂)
精神状态减退	CO_2 潴留 见于酸中毒患者由于膈肌疲劳出现 Ⅱ 型呼吸衰竭时可见 血钠水平升高 见于血浆渗透压 >360mOsm/kg 存在的应激源 感染/脓毒血症,中枢神经系统出血 药物毒性 肾衰竭时由药物或代谢产物蓄积导致的毒性作用	呼吸机过度疲劳所致的 CO_2 潴留须气管插管 高钠血症需要肠内补水治疗 如存在,治疗(引起反应迟钝)应激源 寻找所有可能的原因并掌握所有可能诱发的药物(如加巴喷丁,常用于治疗糖尿病神经病变)

(待续)

表 23.1(续)

电解质代谢紊乱	生理学机制	治疗
腹痛、恶心、呕吐	酮症引起的直接症状	治疗酮症酸中毒 止吐剂 H_2 受体阻滞剂 甲氧氯普胺

典型的酒精性酮症酸中毒临床表现：

1.高阴离子间隙酸中毒，静脉输注葡萄糖(在硫胺素和叶酸之后或与之一起服用)

2.代谢收缩性碱中毒(由于利尿，呕吐和酒精摄入过度)，故测得酸碳酸氢盐通常浓度较高(40mmol/L)

3.由于血 pH 值引起钾离子向胞外转移而导致血钾浓度正常范围 4.4mmol/L，然而血 pH 值恢复正常后血钾可降至 3.0mmol/L

4.临界低磷血症($PO_4<1$)补充葡萄糖产生 ATP，但这个过程需要消耗磷，而饥饿导致磷贮存缺乏(再喂养综合征)

评估和诊治计划：患者，男，48 岁，酒精溢用病史，表现为腹痛、呕吐，诊断为酸中毒伴酮症

代谢性酸中毒伴酮症。ABG pH 值 7.17/PaCO$_2$ 28.7/PaO$_2$ 89/HCO$_3^-$ 10.4，尿酮试纸 4+。Δ−Δ 间隙增大 合并代谢性碱中毒，可能由呕吐引起。疑似酒精性酮症

–收入留观室并行心电监护

–予以生理盐水或糖盐水纠正酮症(每小时 200mL 入量)，已行维生素 B$_1$ 补充治疗

钠	137		mmol/L	尿素氮	4	低	mg/dL
钾	4.4		mmol/L	肌酐	0.59		mg/dL
氯化物	92	低	mmol/L	葡萄糖	132	高	mg/dL
HCO$_3^-$	8	低	mmol/L	PO$_4$	4.2	低	mg/dL
				阴离子间隙	37	高	mmol/L

The DELTA–DELTA(Δ)

阴离子隙(AG)=Na$^+$ −(Cl$^-$ + HCO$_3^-$)=137−(92+8)=37

Δ离子间隙差值=患者 AG− 正常 AG=37−10=27

ΔHCO$_3^-$ = 正常 HCO$_3^-$−患者 HCO$_3^-$=24−8=16

Delta–Delta = ΔGap−ΔHCO$_3^-$=27−16=11

正常 HCO$_3^-$+(Delta–Delta)=24+11=35，因此发生丙酮症酸中毒之前的血清 HCO$_3^-$ 间隙为：

35mmol/L=已存在代谢性碱中毒

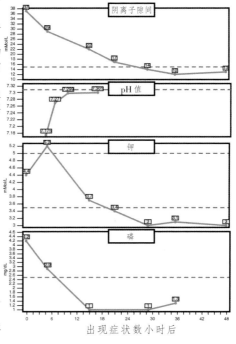

出现症状数小时后

图 23.2　典型的酒精性酮症酸中毒表现，主要围绕临床典型的电解质和酸碱平衡紊乱表现。AKA 独特临床特征是机体已长时间存在浓缩性碱中毒，主要由水分缺失(乙醇抑制 ADH 的分泌)和呕吐(胃炎、胰腺炎)所导致。可通过计算 Δ−Δ值，在临床发生酮症酸中毒以前判断有无血碳酸氢盐水平升高。如预期而言，患者血钾和血磷水平在最初 24 小时内迅速下降。有意思的是，患者入院后血钾水平迅速上升(提示酸中毒加重)。酸中毒加重/血钾水平升高时的动脉血气分析结果提示代谢性酸中毒合并呼吸酸中毒(pH 值 7.17/PaCO$_2$ 29mmHg)，CO$_2$ 分压 29mmHg 提示呼吸性酸中毒。其 CO$_2$ 分压看似水平低，但实则相较于血 pH 值处于相对高水平。代谢性酸中毒引起血 pH 值<7.25 可触发呼吸性代偿反应，使 CO$_2$ 分压进一步下降至 20mmHg。由于患者无明显临床不适主诉(无明显的气促或反应迟缓症状)，如若为缓解腹痛症状而给予吗啡，其高碳酸血症可能会由于中枢轻度通气不足而进一步加重。

蕉袋")。

- 予 D_5NS 补液,容量恢复后改为 D5 1/2NS 补液。

- 由于胰腺功能正常,无须补充胰岛素(除非同时处于糖尿病状态)。

• 密切监测血钾和血磷水平,分别关注由碱中毒转移和再喂养综合征引起的严重下降。

- 血钾<2mmol/L 可引起 QT 延长及室性心动过速 R-on-T(心脏骤停)。

- 血磷<1mmol/L 可危及生命,导致呼吸膈肌无力,引起 II 型呼吸衰竭。

• 应该首先治疗低钾血症(血钾<3.5mmol/L),如患者可耐受,1L 的 D_5NS 中加入 20~40mmol 氯化钾迅速静脉输注。

• 低磷血症常见于饮酒和营养不良者,常规须口服补充磷。

- 静脉补磷可引起致命性低血钙的发生, 所以仅适用于出现严重临床症状如膈肌无力和呼吸骤停的低磷血症者(即磷酸盐<1.0mg/dL 伴乏力者)。

○ 这种情况下,静脉输注 6~12mmol 磷并且每 4~6 小时复查血磷,静脉补充的最大补充剂量为 30mmol/24h。

问与答

1.发生糖尿病急症时大量静脉补液总是作为一线治疗方案吗?

答:不,单纯 DKA 通常仅存在轻度容量不足,基础治疗中最重要的是胰岛素输注。静脉补液主要是为了高阴离子间隙存在时输注葡萄糖和胰岛素治疗(即葡萄糖钳夹)。

2.酮体生成以及循环酮体阳性是饥饿时的正常生理现象。为什么血清中测到酮体提示处于疾病状态?

答:酮体生成确实是饥饿过程中的正常部分,但饥饿引起的酮体生成受到控制,其水平通常较低无法被测得,且绝不会引起严重的代谢性酸中毒。

3.血清检测到酮体是诊断 DKA 的必要条件吗?

答:血清测得酮体(任何浓度)是诊断酮症酸中毒的金标准,也是必要条件。遗憾的是,许多医院已没有即刻检测酮体的条件,通常,羟基丁酸盐的浓度在数天或数周后方可回报(临床上无任何帮助)。在这种情况下,酮症可通过特定的病史(糖尿病或饮酒)及高阴离子间隙酸中毒(AG>25mmol/L),相对正常的血乳酸水平(<5mmol/L)及尿酮体阳性推断得出。在这种情况下,需要进行鉴别的是酮症酸中毒或酒精摄入。这可通过比较检测得到的血浆渗透压和计算得到血浆渗透压的差异来明确,存在血浆渗透压间隙提示为酒精摄入导致血液中出现其代谢产物乙二醇和异丙醇。

第 **24** 章

生命体征稳定的意识障碍住院患者

常见的认知误区

- 误认为所有无法唤醒的患者都必须立刻行气管插管,因为"他们缺乏气道保护"。
- 未能意识到仅少数病因可导致生命体征稳定的患者出现反应迟缓。
- 检查无法唤醒患者的呕吐反射。
- 给无法唤醒的患者留置鼻胃管。

生命体征稳定的意识障碍现象

- 临床上如果无法唤醒患者则提示出现医疗急症。
- 如出现反应迟钝并非由脑干(网状激活系统)、循环灌注不足(休克)或呼吸衰竭(高碳酸血症或极低氧血症)引起,则提示患者需要快速、全面的系统检查。
- 对于无法唤醒的患者,检查应包括寻找迅速可逆的病因(如纳洛酮可逆转阿片类药物中毒),同时寻找须立刻行气管插管的病因指征(如急性高碳酸血症)。
- 在这种临床情况下,未及时保护气道意味着患者的口部和咽喉反射受到一定程度的抑制,患者可能误吸任何通过咽喉部的物质(即呕吐物)。
    - 如反应迟缓患者没有发生呕吐,无须立刻行气管插管,因为仍有时间快速排除可逆的病因。
- 尽可能清空胃内容物(如已留置鼻饲管或胃管,立刻行负压吸引术)。
- 如患者已经出现意识障碍,为了清空胃内容物而置入鼻饲管的方式并不安全,因其可能会刺激患者导致堵塞,以及呕吐和窒息发生。
- 无须检查患者的呕吐反射,因结果不可靠且可能导致患者发生呕吐。
- 总体来说,患者如果并非因低血糖、麻醉药物使用过量或处于癫痫发作后状态(即可迅速纠正的疾病状态)而出现意识障碍、反应迟钝,则需行气管插管和头部 CT 检查。

GOD 或 DOGS 流程

- 典型的临床场景:
  - 医师被护士呼叫到患者床旁,护士非常担心患者目前意识障碍、反应迟钝的状态。
  - 患者的体温、心率、血压和血氧饱和度均正常。
  - 护士报告患者之前的意识水平正常,并补充说"我认为他目前的气道不处于安全状态。"
  - 医师来到病床前,对患者施以胸骨摩擦而患者无反应,即可开始以下操作步骤:
    - 如果医院有应急反应团队,即刻呼叫应急反应团队。
    - 即刻检测患者的血糖水平和动脉血气。
    - 神经系统检查仅限于眼睛和瞳孔。
    - 缩小的(针尖样)瞳孔提示阿片制剂过量。
    - 非共轭凝视,眼球无法共聚和(或)单侧瞳孔扩张(散大),提示颅内出血,即刻行头部 CT 平扫方可排除。
- G-血糖:
  - 立刻测指末血糖。
  - 严重的低血糖是引起患者反应迟钝的一种常见的可逆病因。
    - 通常血糖水平<60mg/dL(甚至<40mg/dL)。
  - 患者需要维持侧卧(急救或复苏体位)姿势,直到葡萄糖治疗起效。
    - 注意口服葡萄糖数分钟后可起效。
- O-药物使用过量
  - 住院患者药物使用过量提示可能为阿片类,苯二氮䓬类,抗精神病类或 GABA 神经元激动类药物 NOS(即卡马西平)。
  - 只有阿片类药物过量明确可被安全解救(通过纳洛酮)。
    - 如果患者存在服用阿片类药物可能,予以经验性使用极低剂量的纳洛酮(0.4mg IV×1)。
    - 纳洛酮的治疗反应非常显著;反应不显著视作没有反应。
  - 氟马西尼纠正苯二氮䓬类药物过量仅适用于与临床操作相关的过度镇静。

　　◦ 日常使用苯二氮䓬类药物(大部分住院)镇静的患者使用氟马西尼则有发生癫痫的风险。

　　－ 对于严重的镇静剂过量患者行气管插管或继续临床观察,需个体化评估(根据药物使用时间、剂量、治疗前精神状态);但总体上,气管插管更安全。

　　◦ 持续临床观察的患者,需密切监测 pH 值/$PaCO_2$ 判断通气状况(呼气末 CO_2 并未证实可用于这类情况,但有一定临床意义)。

- D-呼吸抑制 (行动脉血气分析以明确患者是否存在高碳酸血症及轻度的低氧血症):

　　－ 如患者既不存在严重的低血糖,也不存在纳洛酮可逆转的阿片类药物过量,立刻行动脉血气分析。

　　◦ 如患者意识障碍伴急性呼吸性酸中毒,则必须进行气管插管。

- H-肝性脑病。

　　－ 如明确患者存在肝性脑病,可以先尝试乳果糖治疗而暂时不予气管插管。

　　－ 但是,意识障碍的患者留置鼻胃管可能会促发呕吐;所以,如果无法留置鼻胃管,比较安全的方法是行气管插管。

- E-电解质紊乱(主要由高钠和低钠血症引起,也可由高血钙引起)。

　　－ 由水代谢紊乱导致的反应迟钝(如高血钠或低血钠)需逐步纠正;因此患者需行气管插管,同时明确病因和纠正水盐代谢。

　　－ 最近一次的生化检查可提供部分临床线索(血钠异常)。

　　－ 检测血钠浓度(特定临床情况可能需同时检测血钙;如转移性鳞状细胞癌)。

　　－ 低钠血症:一般血钠浓度<120mmol/L 才会引发反应迟钝。

　　◦ 血钠水平迅速下降时,可引起癫痫发作,继而处于癫痫发作后状态。

　　▸ 当患者无法排出过多的水分时,血钠水平迅速下降(如 SIADH 患者静脉补充大量低渗液体)。

　　－ 高钠血症:通常患者血钠水平>150mmol/L(根据患者的一般精神状态可有差异)。

　　◦ 住院患者有过多水分丢失(如等渗性利尿、腹泻、持续发热)且渴觉中枢受损时,血钠水平升高。

　　▸ 由于渴觉中枢受损和(或)无法摄入水分通常发生于昏迷/痴呆患者,其一般精神状态常明显减退。

　　◇ 气管插管在这种情况下并非必要,相反,补液同时密切观察才是最佳方法。

- L-进一步检查中枢神经系统(即行头部 CT 平扫,必要时行腰椎间穿刺术)。

- 未行神经外科手术的患者极少可能发生细菌性脑膜炎,因此反应迟钝患者常规行腰椎穿刺检查的作用很有限。

  ○ 相反,神经外科术后患者相对较易院内感染脑膜炎(脑脊液可从术后引流管中留取)。

- 住院患者发生脑血管意外相对更常见,因此,以下患者需即刻行头部 CT 平扫明确是否有颅内出血和(或)颅内高压表现:

  ○ 不存在引起反应迟钝的毒性或代谢性因素(即诊疗流程中的 GODHE 部分)。

  ○ 神经系统检查提示存在非共轭凝视,眼球无法共聚,且(或)单侧瞳孔扩张。

- 通常头部 CT 平扫检查极易进行。

  ○ 意识障碍患者需气管插管保护气道后,再进一步行 CT 检查。

- P-癫痫发作后状态。

  - 反应迟钝常见于癫痫发作后状态,不伴呕吐或癫痫持续发作,通常患者保持急救/复苏体位临床观察,暂不予以气管插管。

  - 癫痫发作后可能会导致通气不足,尤其常见于呼吸运动驱动力不足或有潜在肺部疾病者,这样的患者毫无疑问需行动脉血气分析。

  - 目击癫痫发作可明确诊断,也可通过以下线索推断:

  ○ 明确诊断为癫痫的患者没有按时服用药物。

  ○ 酒精戒断的患者。

  ○ 苯二氮䓬类药物调整剂量的患者。

  - 癫痫发作后状态的反应迟缓症状于 15 分钟后即可消失,癫痫或临床疑似癫痫患者长时间处于迟缓状态应考虑到其他非抽搐性疾病状态的可能性,须立刻行气管插管,并行头部 CT 及心电图检查。

- S-脓毒血症(基础认知功能较差患者易早期发生感染)。

  - 对于基础认知功能较差的患者,意识障碍、反应迟钝可以是全身性感染和脓毒血症的早期表现。

  - 如无通气不足则需避免气管插管;因为使用抗生素和支持治疗 12 小时后,患者症状即可明显好转。

  - 考虑到这部分患者的基础认知功能受损,早期气管插管(或最终行气管插管)可能并不合适。

  ○ 相反,需通知家属明确患者如出现呼吸衰竭的治疗意愿,是否需要进行积极的有创治疗和全面关怀。如果呼吸衰竭不可避免,则既不建议抢救(DNAR),也不建议行气管插管(DNI),而是选择一个不痛苦的诊疗方式。

问与答

1.曾经遇到护士对意识障碍患者可能"吞下自己的舌头"表示担心,这样的情况可能发生吗? 这究竟什么意思?

答:吞下舌头是上呼吸道梗阻的俗称。上呼吸道梗阻常发生于临床反应迟缓的患者(可同时伴有打鼾)。保持正确的头部位置并抬高下颌可开放气道。意识障碍伴顽固性上呼吸梗阻是临床气管插管的指征(对困难气道要有所准备)。

2.曾经见过有医师使用储氧面罩治疗意识障碍的患者。这是一个好方法吗?

答:给意识障碍患者正压通气[单向阀储氧面罩(BVM)或双相气道正压通气(BiPAP)]可引起胃内气体过度积聚,可能导致致死性呕吐并误吸胃内容物。正压通气吸氧仅适用于患者行气管插管前的预充吸氧。

3.作者是否从安德鲁·勒纳处摘抄了这个记忆法? 有的读者记得他曾讲授过相似内容。

答:不完全是。安德鲁的 GO TIME 记忆法通过指出临床场景中肺炎治疗的重要性。我对安德鲁和他的 GO TIME 表示衷心感谢。

第 25 章

重症监护治疗病房床旁病史汇报

常见的认知误区

- 单次入院新患者在病史中记录了 3 次完整的体格检查[包括急诊室、刚入重症监护治疗病房(ICU)时以及当前的体格检查]。
- 添加一些不恰当的渲染性词语来报告病史,而且没有具体的说明(例如,表述患者 10 年前因小细胞肺癌接受治疗,无须在此之前添加"难以置信"这样的形容词)。
- 汇报的现病史有悖正常逻辑,在问题提出之后,没有做进一步解释(例如,患者有压榨性的胸痛发作,伴有濒死感,然后就回床上了。汇报戛然而止,并未叙述病情后续的发展和处理)。
- 不清楚重要药物的服用剂量(例如,泼尼松)。
- 未能评估每例患者每日的容量状态以及目标补液计划(而是以体液自身调节去估算)。
- 未能确认患者的医疗决策代理人。
- 汇报实验室检查结果时插入个人意见(例如,患者的肌酐水平从 1 上升至 3.4,可能是急性肾小管坏死)。
- 忽略或忽视整体评估,而直接进入治疗计划。

床旁病史汇报的目的

- 床旁病史汇报的目的是准确地传达所有必要的客观事实情况,使所有听者都能清楚地了解患者发生了什么,陈述者对病情的思考以及后续的处理方案。
- 如果病史汇报者出现以下情况,会让听者感到迷惑和困扰:
  - 违反正常的汇报顺序。
  - 同时提供了几次不同的体检情况("等等,这是你在抢救室看到的还是今天早上看到的情况？"）。

　　– 在没有特殊前言的情况下，说某事极为罕见（这会使听者认为汇报者不知道这是常见的情况）。

　　– 照本宣科而不是汇报，甚至只是将他人写的病史读出来。

新入院患者

- 现病史：
  - 汇报现病史的目的是总结从发病到汇报病史时的所有情况。
  - 需包含如下信息：
    - 年龄和人口学信息。
      ▶ 患者，男，67 岁，白人。
    - 相关的伴随疾病。
      ▶ 有明确的高血压病史；有心力衰竭病史，左心室收缩功能正常（射血分数正常）；有慢性阻塞性肺疾病史，FEV_1 为预计值的 78%。
    - 相关的近期医疗事件。
      ▶ 近期因非 ST 抬高型心肌梗死入院治疗，2 个月前出院，口服阿司匹林治疗中。
    - 情景再现。
      ▶ 收入 ICU 前在急诊室和普通病房的过程。
      ▶ 首诊医师对患者评估的简要小结，包括重要的生命体征、检查发现、检验结果、抢救室的诊断及治疗计划相关数据。
      ▶ 来急诊时主诉为咳嗽、咳痰、发热 5 天。因为患者的体温是 38.9℃、白细胞总数为 $1.7×10^9/L$、乳酸 5mmol/L、胸部 X 线片提示新近出现的右下肺阴影，急诊考虑为肺炎所致的脓毒血症。在会诊前已经给予万古霉素和哌拉西林他唑巴坦抗感染治疗以及总量 4L 的液体复苏。
      ▶ 详述从到达 ICU 到目前（晨间查房）此阶段内的重要诊疗事件以及干预措施（叙述形式）。
      ▶ 以叙述形式表述重要的生命体征、检查变化以及最新的检验结果。
      ▶ 在急诊室检查患者时，发现其左下肢肿胀，超声提示非闭塞性深静脉血栓。患者部分凝血活酶时间是 36 秒，血小板 180 000/μL，血红蛋白（11g/dL）和血细胞比容（33%）基本正常，因此，给患者行右颈内静脉穿刺置管以备升压治疗，同时予以静脉肝素抗凝治疗。整晚患者血压均偏低，复查血乳酸水平升高至 7mmol/L，因此开始使用去甲肾上腺素，而后又加用血管升压素。患者存在下肢深静脉血栓,可能引起肺栓塞,因此早上也预约了超声检查,以排除右心衰竭。

- 既往病史(PMHx)。
  - 既往疾病相关细节。
    - 慢性阻塞性肺疾病——汇报相关的肺功能结果。FEV_1/FVC 比值、$FEV_1\%$、TLC%和 DLCO%。
    - 心力衰竭——汇报心脏超声的相关数据,如左心室射血分数、左心房大小、肺动脉收缩压、右心室射血分数。
- 社会背景。
  - 包括代理人、永久代理权信息、社会深层次状况。
- 家族史。
  - 仅介绍与疾病相关的信息。
  - 年轻患者的家族史信息更为重要。
- 过敏史。
- 用药史。
  - 门诊患者无须详细的药物剂量和频次[除非被问及或与疾病明确相关的药物(例如,泼尼松或呋塞米)]。
  - 住院患者(需强调)。
    - 血管活性药物/强心药(剂量和趋势)。
    - 镇静药/止痛药(剂量和趋势)。
    - 抗生素。
      ▶ 何时什么原因使用的何种抗生素(例如,因大肠埃希菌导致的尿路感染,使用环丙沙星治疗 10 天,现已用 5 天)。
    - 糖皮质激素(用量和指征)。
    - 抗凝药物/下肢深静脉血栓预防药。
- 生命体征和液体平衡(入量/出量)。
- 机械通气数据——必须包含:
  - 压力控制模式:
    - 吸气压力(即为驱动压力)——设定的。
    - 潮气量(包括呼吸机上显示的绝对数值以及根据公斤体重估算的 mL/kg 数值)——观察到的(可变)。
      ▶ 例如,潮气量为 450~510mL,6~7mL/kg 理想体重。
    - 呼吸频率(设定的/观察到的)。
    - 分钟通气量(MV):观察到的(可变)。
    - 呼气末正压(PEEP)。

　　　　○气道压力峰值:设定的(驱动压力+呼气末正压)。

　　　　○平台压:观察到的(可变)。

　　　　○吸入氧浓度。

　　　　○低呼出潮气量报警限制(在压力控制模式非常重要;设置为能接受的最小潮气量)。

　　　　　　▶这是用于监测压力控制模式下肺顺应性降低或气道阻力增加的警报器(即相同驱动压力下的潮气量减少)。

　　　－容量控制模式:

　　　　○潮气量（包括绝对数值和根据公斤体重估算的范围）——设定的(固定)。

　　　　　　▶例如,潮气量为 450mL,约 6mL/kg 理想体重。

　　　　○呼吸频率(设定的/观察到的)。

　　　　○分钟通气量:观察到的(可变)。

　　　　○呼气末正压。

　　　　○吸入氧浓度。

　　　　○气道压力峰值:观察到的(可变)。

　　　　○平台压:观察到的(可变)。

　　　－按前述参数设定下的动脉血气(ABG)结果,包括 pH 值、$PaCO_2$、PaO_2、FiO_2。

　●体格检查(首次也是唯一完整的查体):

　　　－查体和汇报始终要留意是否存在下肢或者全身性的水肿。

　　　　○发现水肿具有非常重要的临床意义(提示液体过量)。

　●有异常趋势的实验室指标(肌酐、血红蛋白)。

　　　－不要添加评论。

　　　－无须提供正常范围内变化的实验室指标(例如,白细胞总数从 $0.6×10^9/L$ 上升至 $0.9×10^9/L$)。

　　　－熟知所有的病原微生物数据,包括药物敏感试验,但只需汇报最新结果。

　●影像学检查、其他辅助检查或其他临床数据。

　●整体评价非常重要。

　　　－整体评价的质量取决于你对病例的了解程度。

　　　　○年龄和人口学信息。

　　　　　　▶患者,男,67 岁,白人。

　　　　○相关的伴随疾病(和病史明确相关或可能相关的)。

　　　　　　▶既往有射血分数正常型心力衰竭以及慢性阻塞性肺疾病,近期有非 ST 段抬高型心肌梗死病史。

○ "此次主诉是……"(与病史汇报密切相关)。

▶ 主诉发热与咳嗽。

- "我们发现……"有序地汇报相关的异常发现(与病史汇报密切相关)。

▶ 发现有肺炎、深静脉血栓、休克。

- "考虑诊断为……"(鉴别诊断,最可能的摆在首位)。

▶ 考虑为脓毒性休克合并孤立性右心衰竭,并伴有静脉血栓栓塞性疾病(VTE)。

- 病情变化趋势(稳定、恶化、好转)。

▶ 乳酸水平下降及去甲肾上腺素用量减少预示病情稳定和好转。

• 初步诊断和诊疗计划,应根据所涉及问题重要性依次排列(例如,呼吸衰竭和休克这类问题应放在首位)。

- 制订诊疗计划,需要以问题为导向而非以系统为导向,原因如下:

○ 要求更好地了解患者。

○ 患者有一系列存在交互影响的问题需要解决,按照其重要性由重到轻依次罗列。

○ 如果按从头到足的顺序制订诊疗计划,是无法制订出可行性方案的,因为难免要先讨论患者的饮食问题,最后才会关心到下肢坏死性筋膜炎。

• 基于系统制订诊疗计划主张必须从头到足逐系统,以有序、系统的方式避免遗漏任何问题。

- 可应用后续提及的 FAST HUG SSL 检查表,系统地确保问题毫无遗漏。

• 容量状态始终是需要重视的问题,每日评估以下两项:

- 总液体量(检查是否有水肿、积液、腹水)。

- 循环血量的评估[根据血压、尿量、血管活性药物使用情况、中心静脉压力和(或)肺毛细血管楔压]。

○ 上述的容量评估最终要实现以下目标:

▶ 24 小时出入量目标。

▶ 例如,总液体量过多,血容量正常,那么下一个 24 小时需要达到负平衡 1~2L。

▶ 初始管理策略根据低血压、少尿、呼吸力学和(或)气体交换恶化。

▶ 例 1:总液体量增高,循环血容量增高:

◇ 尿量少=祥利尿剂。

◇ 呼吸力学和(或)气体交换情况恶化=祥利尿剂。

◇ 低血压情况恶化=血管活性药物和(或)强心药(即无须继续静脉补液)。

▶ 例 2:总液体量正常,循环血容量正常:

◇ 尿量少=快速静脉补液。

◇ 低血压情况恶化=快速静脉补液。

◇ 考虑系非心源性肺水肿引起呼吸力学情况恶化时,有必要紧急重新评估。

- FAST HUGSSLR(检查表/口诀)。

  - 膳食:讨论。

  - 镇痛:确保充分镇痛。

  - 镇静:确保镇静适度。

  - 血栓预防:确认/讨论。

  - 床头抬高大于 30°:确认。

  - 消化性溃疡预防:确认/讨论。

  - 血糖控制:确保无低血糖发生,血糖控制在合理范围内(血糖小于 180mg/dL)。

  - 皮肤破裂:检查皮肤破裂情况,记录下压疮、切口或伤口的情况。

  - 排便:确认无便秘、无腹泻。

  - 静脉通路:罗列所有留置导管情况,确保无感染征象,确认继续留置的必要性。

  - 准备拔管:讨论拔管的可能性或者不尝试拔管的理由。

- 这个口诀既可以作为床旁的检查表,也可作为个人日常病程记录的模板框架,非常实用(个体化、亦可加入个人喜好)。

  - 可确保首先关注重要的问题,最终能管理好每一件事。

每日查房汇报

- 陈述确认(仅提醒大家患者是谁)。

  - 不要陈述入院后每天发生的所有事件。

- 过去 24 小时的事件。

  - 重要的事件(如出血、需再次插管、严重的心律失常、新发作的癫痫和低血压等);不要只是重述前一天发生的所有常规事件。

- 生命体征,包括净出入量。

  - 生命体征的范围(如果波动很大,则辅以说明主要的波动情况),同时陈述波动趋势或最新发现,如:

    ◦ "心率 110~150 次/分钟,主要波动于 130 次左右;但最近 1 小时在 90

次左右"。

- 机械通气数据必须包含：
  - 压力控制模式：
    - 吸气压力(设定好的)，潮气量(TV)(观察到的)，频率(设定的/观察到的)，分钟通气量(观察到的)，呼吸末正压(设定的)，平台压(观察到的)和吸入氧浓度(设定的)。
    - 低呼气潮气量报警限值(可以接受的最小潮气量)。
  - 容量控制模式：
    - 潮气量(观察到的)，频率(设定的/观察到的)，分钟通气量(观察到的)，呼吸末正压(设定的)，吸气压力峰值(观察到的)和吸入氧浓度(设定的)。
  - 上述设置下的血气分析结果。
- 体格检查(始终要关注精神状态/镇静水平、体检发现的相关情况、是否存在水肿)。
- 有变化趋势的异常实验室检查结果。
  - 提供所有培养结果，包含药敏数据，但仅汇报新出的结果。
- 影像学结果或其他临床数据。
- 总体评估。
  - 年龄、病史(与主诉明确相关的)，"因……收入监护室"(最准确地推测发生了什么)，"接受了……治疗"(重要的干预和治疗)，预后(稳定、好转或恶化)，"仍然存在的问题"(例如，根据情况的严重性降序罗列存在的问题)。
  - 总体评估需要每日更新以反映预后及疾病发展的可能走向。
    - 如：
      ▶ 第 1 天："发热、渗出、低血压，考虑脓毒血症，可能诊断为肺炎或者尿路感染"。
      ▶ 第 3 天："泌尿道大肠杆菌感染所致脓毒血症有所好转"。
- 根据问题的重要性依次罗列疾病和治疗计划。
  - 如：
    - 问题 1："患者系继发于脓毒症的高碳酸血症型呼吸衰竭，病情有所好转，昨日已耐受 6 小时的自主呼吸"。
    - 问题 2："大肠杆菌感染泌尿系统继发的脓毒血症正在好转，已停用升压药"。
- 液体状态总是需要重点关注，制订周密的补液计划和利尿策略(如前所述)。
  - FAST HUGS SLR(口诀)：膳食、镇痛、镇静、血栓预防、床头抬高、溃疡预防、血糖控制、皮肤破裂、排便、静脉通路、准备拔管。

问与答

1.不同的人有不同的风格,有些人更喜欢以全身为基础制订诊疗计划(语气暗示的问题)。

答:确实,但以问题为基础制订诊疗计划明显更有针对性(你的患者值得你的付出)。

2.当液体复苏策略包含短期快速补液时(例如,患者脱水同时有低血压),如何计划出入量管理目标?

答:设置限定值——也就是说在重新评估患者生理需要量之前(如 2L),决定总的液体量(500mL 快速补液)。

3.为什么使用 FAST HUG SSLR?

答:起初推行"FAST HUG"口诀,但根据监护病房治疗管理改进措施,现在已经更新为包含增加了更多项目的 FAST HUGSSLR 口诀。

第 **26** 章

临终抢救方式决策

常见的认知误区

- 仅仅根据自己对患者心肺疾病严重性的评估,理所当然地认为复苏必然失败或者不可能拔除气管插管,建议患者放弃心肺复苏。
- 错误地不尝试心肺复苏(DNAR)和气管插管(DNI)或是全力抢救的预嘱,但却没有详细说明如果遇到突发呼吸骤停时希望采取的抢救措施(即更替为以安抚为主的护理措施而不是采取可能不太舒适的无创通气)。
- 无明确慢性疾病、日常活动不受限、未受慢性病痛折磨的患者(可能尚未积极评估或没有完全了解患者病情),却拒绝心肺复苏和气管插管的抢救方式。
- 尚未积极评估或没有完全了解患者病情的情况下, 接受矛盾的抢救方式(如接受心肺复苏,却不接受气管插管)。
- 仅仅是为了延续一段时间有限的生命而提供高级生命支持(如 48 小时或 7 天)。
- 将电复律(对有症状的室上性心动过速电复律)与复苏混为一谈。
- 只是询问患者是否想要插管,而不阐明放弃插管的后果(即死亡)。
- 错误地认为抢救方式一旦确定就不能再更改。

抢救方式、流程

- 患者仅能从下列 4 种抢救方式中选择 1 种:
  - 全力抢救,全力治疗。
  - 全力治疗,拒绝心肺复苏/气管插管。
  - 不积极救治,拒绝心肺复苏/气管插管。
  - 减轻痛苦是首要目标,拒绝心肺复苏/气管插管。
- 确定恰当的抢救方式:
  - 全力抢救,全力治疗:

◦ 假设满足以下两种条件,大部分急性起病患者就诊时都会选择重症监护的所有措施:

▸ 能够恢复到发病前的健康状态和功能。

▸ 诊疗过程不会遭受痛苦。

◦ 因此,绝大多数收入 ICU 的患者都需要全力抢救和全力治疗。

－ 全力治疗,拒绝心肺复苏/气管插管。

◦ 仅有一小部分个体想要积极治疗却不愿尝试心肺复苏。

▸ 通常这些患者每天都遭受病痛折磨,同时存在严重的身体或认知的限制,随时会因为病情恶化或者突发状况离世。

◇ 要求全力救治但拒绝插管的患者必须明白,突发的呼吸窘迫通常是不舒服的,需要立即干预,采取:

□ 无创呼吸支持(储氧简易呼吸器、口咽通气道、双水平气道正压通气),而这些措施同样令患者不舒适。

□ 或者转为以减轻痛苦为主要目标的治疗:立即注射麻醉剂或苯二氮䓬类镇静药物,减轻死亡的痛苦。

▸ 遇见突发呼吸衰竭而不愿接受无痛苦死亡结局的患者,必须重新考虑抢救方式,这些患者往往更适合全力抢救、全力治疗。

◇ 需要明确阐明在任何情况下插管都不等同于依赖呼吸机。

□ 提醒曾经用过呼吸机的患者,其(或者其代理人)(在任何时刻)有权决定何时终止抢救,可以为了减轻痛苦而拔管,继而安详逝去。

◦ 只要仍有动脉搏动,必须向全力救治但拒绝心肺复苏/插管的患者提供所有可能的治疗措施(除非有特殊情况)。

▸ 对有症状的快速性心律失常实施电复律。

▸ 对有症状的慢室率患者使用阿托品或临时起搏。

▸ 呼吸球囊正压通气和双水平气道正压通气。

－ 不积极救治,拒绝心肺复苏/气管插管。

◦ 较少情况下会考虑采取不积极救治策略,通常这种情况下更适合"以减轻痛苦为首要目标"的救治策略,有时:

▸ 亲属尚在来院途中,期望见患者最后一面。

◇ 此时需要代理人明确患者是否还想要再等一等。

◇ 此时不能让患者遭受痛苦。

▸ 病情恶化迅速,家属仍需要些时间接受这些信息。

▸ 患者和(或)家属仍然在"等待奇迹"。

◇ 预后差、经积极救治无效,但患者和(或)家属尚未做好接受死亡的思想准备,往往是因为突发的难以置信的病情变化(如药物导致的暴发性肝衰竭,却没有肝移植的供体)。

　　－减轻痛苦是首要目标,拒绝心肺复苏/气管插管:

　　　○多数情况是死亡随时可能发生而且不可避免,或者患者本人已经有死亡预期,不愿接受过多的治疗干预(也可由代理人表述)。

　　　○与"减轻痛苦"目标一致,拔管也需要富有同理心地操作。

　　　　▸气管插管是痛苦的。

　　　○拔管的患者不应该继续给予吸氧。

　　　　▸拔管后吸氧不能提供舒适的感觉,反而会不必要地延长痛苦的死亡过程。

　●矛盾的抢救方式没有任何意义:

　　－同意心肺复苏但拒绝插管的方式表明:

　　　○患者误解了关于气管插管的信息(通常将其与呼吸机依赖等同起来);

　　　○医师不恰当地表述患者一旦插管就没有拔管可能。

　　－同意插管但拒绝心肺复苏的方式表明:

　　　○患者被心肺复苏残酷的事实所震慑("我不想肋骨骨折")。

　　　○医师不恰当地表述心肺复苏是徒劳无效的。

　　－不同意心肺复苏、插管,仅药物治疗表明:

　　　○医师缺乏循环系统的理解(对无血流灌注的患者,不进行心肺复苏,仅给予药物治疗是毫无意义的)。

　●切勿:

　　－仅根据患者潜在心肺疾病的严重性评估或者仅根据个人经验判断干预是徒劳无用的,然后建议患者选择抢救方式(如错误地认为 $FEV_1 < 1L$ 绝不可能脱机,EF 为 10%绝不可能心肺复苏成功)。

　　　○要记住这些所谓的"绝对性",这些曾经的精准预测会在将来其他患者身上被各个击破,那时你会疑惑:"或许我不该劝说那例患者放弃插管,或者放弃心肺复苏"。

　　－恫吓患者心肺复苏会导致肋骨骨折。

　　　○毫无意义(肋骨骨折虽不好,但死亡更糟糕),而且会让抢救团队听起来非常狼狈不堪;

　　　○只有在心脏停搏突然发生但却无法救治时(如顽固性的酸中毒和低氧血症)才可以强烈建议避免心肺复苏。

　　　　▸与代理人讨论一定要基于在特定临床情况下心肺复苏是无效的[解释清楚(如过低的氧分压是无法存活的)]。

－仅为维持特定的一段时间而提供高级生命支持(如 48 小时或 7 天)。

　　。生与死的决策绝不能武断;

　　　　▶如果患者因为抢救治疗措施,病情得以稳定甚至有所好转的迹象,然后又突然不再维持抢救治疗,这种情况无法令人满意,也完全没有根据。

　　。应当关注的是短期(数天至 1 周)或中期(数周)支持而非长期生命支持。

　　。站在生命本身的角度,这种策略是错误的。

－使用"放弃治疗"之类的措辞听起来会很可怕,而且并不准确;应替换为"着重于减少痛苦"。

● 基于患者的临床状况,抢救方式可能会在疾病诊治过程中和(或)入住 ICU 期间有所调整,如:

－因为顽固性低氧血症和氧分压进行性下降 (基本预示着心脏停搏的发生),患者本来决定放弃心肺复苏,但当病情奇迹般地好转时,患者又希望更改为全力抢救措施。

－疾病晚期,患者在家接受临终关怀,拒绝心肺复苏和气管插管,这基本等同于有事发生时不必呼叫 911(美国的报警电话号码)。但患者可能希望自己起初因肺水肿住院时能够得到全力的抢救,并接受短期内的积极治疗措施,然后最终能在家中逝去。

问与答

1.如何看待错误地认为"对慢性阻塞性肺疾病患者应该鼓励放弃心肺复苏/气管插管,因为他们一旦插管就没有拔管的可能性(语气暗示的问题)。"?

答:每个人都可以拔管,如果他们无法脱机,也可以遵循减轻痛苦为目的的拔管。

2.如果一例需要全力救治却放弃心肺复苏、气管插管的患者进展为急性呼吸衰竭,该怎么做?

答:这是很糟糕但也很常见的情况,患者经常遭受着不必要的煎熬。首先要时刻准备预防这种状况的出现。如果这种情况不幸发生了,正确的选择应该是主张使用无创抢救措施(可能不舒服),然后尽快与代理人沟通,明确患者的治疗目标。无论是减少痛苦或是气管插管,总要比持续使用无创抢救措施要好(因为无创抢救措施可能会使患者因出现潜在的呼吸困难而遭受痛苦)。

第 **27** 章

临终医疗计划以及家庭会议

常见的认知误区

- 只关注重症医疗中单项的干预措施而非整体的医疗计划，如询问医疗代理人认为患者希望哪些特定的治疗(如三腔二囊管置入、鼻胃管置入、连续静脉–静脉血液透析等)。
- 将预设临终医疗计划与是否要放弃抢救措施混为一谈,如将是否要气管插管与长期的急诊医疗(LTAC)相混淆。
- 利用医师的权利(利用患者的预嘱)说服家属限定或撤销医疗支持。

预设临终医疗计划

- 既往基础疾病较多的患者,当其患重症时应当预先设立希望或不希望得到的临终医疗救治计划。
- 医师首先必须确定患者的医疗决策代理人,以防患者失去沟通能力(如气管插管后)。
  - 最常见的代理人是家属,但也可以是非常了解患者、懂得其想法,并能从患者的最高利益出发的代理人(这种模糊的定义给医师在选择代理人时非常大的自主性)。
- 和患者或代理人讨论预设临终医疗计划时要聚焦在:
  - 患者既往的健康状态以及身体机能状态。
  - 不能接受的疾病后遗症有哪些(如要永久住在专业护理机构、血液透析、依赖呼吸机维持生命、严重的神经或认知功能损伤等)。
    - 要注意和患者讨论一些可能出现的永久伤残状态(如呼吸机依赖),不要和短期的治疗手段如气管插管操作等混淆。
    - 医师需要和家属确保一些侵入性的操作可以随时终止,应当能够明确预计到哪些是患者及家属无法接受的结局。

▶ 医师要特别向患者强调的是,诊疗方案的目的可以转变为以缓解症状、让患者舒适为主(而非仅考虑治愈疾病),甚至即使是气管拔管及死亡,也应该使该过程是可控、有尊严的,并且是无痛苦的。

确定医疗决策代理人

- 当患者出现重大疾病时,负责的医师需要尽早与其亲属沟通并确定一位医疗决策代理人。
- 若患者没有指定的代理人或可证明的永久委托人(DPOA),同时有若干家属均可成为代理人时,代理人选择顺序如下:
  - 配偶→成年子女→父母→亲生兄弟姐妹→成年孙子/孙女→友人。
- 家属之间可以分担责任,但负责与医疗团队沟通的人需要自始至终是同一个人。
- 每天都要和代理人沟通患者的病情进展(正如每天需要和患者自己沟通病情一样)。
- 需要经常提醒代理人的是,他/她的职责并非为患者做决定,而是根据彼此亲密程度和对患者的了解,"推测"患者自己会做什么样的选择,会说什么和如何考虑。

家庭会议(帮助家属接受治疗无效的事实)

- 只要家属需要,任何时候都可以举行家庭会议。
- 当患者的病情发生重大的变化或是有新的完全扭转局势的发现时(如转移癌等),必须要举行家庭会议,因为现有的诊治方案可能是不恰当的,应当被废弃的。
- 即使患者已有一位指定的代理人,但涉及生命支持治疗措施等方案的决定时,仍然需要医师尽量能够获得所有亲眷的一致知情同意。原因在于:
  - 此举可以建立医患关系的相互信任。
  - 这样能够确保为患者及其亲属提供了"理想的离世方式"。
  - 倘若与家属的初次沟通发生在患者已逝之后,沟通氛围会明显凝重且紧张(因为家属会误认为"你害了我的至亲")。
- 通常知情同意可以在回答问题、解释病情和澄清误解等过程中获得。
- 家庭会议开始之前,始终要注意:
  - 掌握患者最新的病情进展(如在家庭会议开始前去查看患者)。

－要对家庭会议的目的有一个最恰当的预期(如将诊治方案改为让患者舒适为目的),不要有会议事项清单。

• 在会议过程中,始终要注意:

－询问每位参与者与患者的关系(不要妄加猜测)。

－确定你自己就是患者的责任医师(如告诉家属:参与患者医疗的有很多医师,但你是主要负责的医师)。

－让家属口头阐述对患者现在的病情的理解、病情发展的过程以及他们听过、商议过、讨论过的可能的诊断或治疗措施。

－身临其境地做倾听者,确保你要讲的内容基于他们对病情的理解来说是合理的。

－说明举行家庭会议的原因。

　○与平时每日查房时不同,患者的病情目前发生了特殊的变化。

－尽可能用对方能理解的词语去解释病情。

　○将会议讨论的细节精确调整至每位家属的需求,但可开始开放式的讨论:

　　▷如"癌症使患者现在无法打败这场感染,而我们也没有其他的能够治疗这个癌症的方法"。

－要有共鸣,不要害怕向患者及家属展现情绪,共鸣能够构建医患间的信任纽带,而且通常在仔细回顾完患者病情进展的所有的过程后,医师也很容易做到共鸣。

　○如当你向患者解释:"显然过去的这几个月对您的亲人来说非常艰难,他在经历了痛苦的化疗之后却在出院仅仅两周后又因为癌症复发入院……"

－提醒家属们医疗决策代理人的职责。

　○提出患者平时表达过的愿望。

　○若无法提出,设想此时他们的亲人(患者)会想要什么。

　　▷并非是家属自己想要的,也不是他们想为患者做的。

• "空椅子"技巧。

－当与患者家属讨论医疗决策,或是会议接近尾声的时候,考虑使用"空椅子"法。

　○指向房间中的空椅子,说:"如果你的亲人(患者)此刻就在这里,坐在椅子上,听着我们讨论的所有事情,他会怎么说?"

• 讨论你对患者愿望的理解,以及你认为最适合患者的抢救状态。

－向患者家属解释如果将治疗目标更改为让患者舒适为主,则要停用目前所有不能直接帮助其感到舒适的药物和处理手段(如维持血压的升压药、抗感染的抗生素等），包括为减少痛苦而拔除气管插管。

- 确认之前讨论的所有结局都是患者所希望的事情。
- 文件中要记录所有参与者的姓名。

特殊情况

- 姑息处理是对患者最合适的选择，但是家属尚未完全接受。
  - 一旦确定"患者仍想等待"，请不要考虑要增加抢救治疗计划（DNAR/DNI）。
  - 预先认定患者不会有痛苦。
  - 安慰家属我们无法掌控生老病死，以及无论我们讨论什么样的治疗计划，他们的亲人（患者）也有可能无法存活。
- 与家属争执（何时、何因）：
  - 永远不要起争执。
  - 家属和医护人员都想尽可能给患者最好的治疗结局，因此：
    - 争执等于无效沟通，而争执是可以通过沟通避免的。
      - ▶ 不要逃避交流困难的家庭，要花时间去和这个家庭沟通（并且避免通过法律途径）。

问与答

1.如果有家属处于情绪化或无理取闹的状态（不站在患者利益的角度上），不愿意接受现有治疗失败的结果，拒绝更改治疗目标为姑息处理时该怎么办？

答：尽管他/她最终无权利也无法改变结局，但是在此时最好不要强硬地展示（医师的）权威。最好给无措的家属一些时间（合理的），鼓励其他的家庭成员和亲属帮助这位家属接受如今的现实。这个过程能够帮助整个家庭确定什么是"理想的离世过程"，而后者在现实中往往非常重要（如患者突然进入昏迷状态时）。假定患者是希望他的所有家属和亲友都能够尽可能地和谐相处，以此为目的去努力本身就是在为患者服务。这样也可以防止投诉事件、无理由的律师函、甚至更糟的事件发生。

2.家属想知道在最终给患者拔管之后，能否和患者有片刻的交流，和他道别？

答：总的来说，患者一般在呼吸衰竭最终拔管之时，会经历极度的呼吸困难、感知到他们正在进行最后的拔管操作。当这样解释给家属时他们通常会立即明白。

第 **28** 章

呼吸和重症医疗精要

呼吸机制和呼吸音(图 28.1)

- 吸气：
  - 系膈肌收缩使胸腔内形成负压,将空气吸入肺内的主动过程。
- 呼气：
  - 系在胸廓内壁及肺固有顺应性的作用下产生胸腔内正压,促进气体排出体外的被动过程。
- 胸腔外喘鸣音：
  - 出现于吸气相的高调、单相呼吸音,系肺外的上呼吸道/喉部梗阻,多因黏液、组织肿胀、外部压迫、肿瘤等引起。
  - 上呼吸道/喉部等胸外结构会在吸气时塌陷而呼气时开放。
  - 胸外喘鸣音患者需要紧急评估,因为上呼吸道梗阻可能有必要紧急外科干预开放气道。
- 哮鸣音：
  - 乐音、多相呼吸音,通常代表着梗阻发生在胸廓内。
  - 胸廓内的气道结构会在呼气时塌陷而吸气时开放。
    - 轻度气道狭窄会引起单纯的呼气相哮鸣音。
    - 严重的气道狭窄会引起呼气相和吸气相双相哮鸣音。
  - 单纯的吸气相哮鸣音等同于胸外的喘鸣音,除非另有原因(检查颈部)。
    - 不可能由于胸廓内的气道结构出现问题而产生单纯性吸气相哮鸣音。

戒烟

- 让吸烟者戒烟是医师可以做到的最有力的干预。
- 必须要向患者明确每个人都会戒烟成功。

胸外上呼吸道梗阻引起单纯吸气相的呼吸音
（喘鸣音），呼气相正常

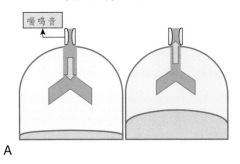

A

轻至中度胸廓内气道梗阻（如哮喘），
呼气相哮鸣音，吸气相正常

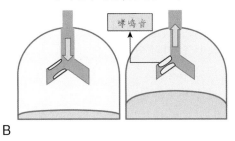

B

严重的胸廓内气道梗阻（如哮喘），
吸气相和呼气相同时存在的哮鸣音

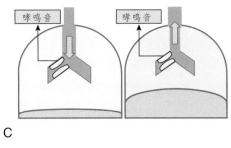

C

图 28.1　（A）胸外喘鸣音形成的示意图，图示胸外气道以及咽部结构在吸气时塌陷而呼气时开放。（B）轻至中度的气道狭窄仅引起呼气相哮鸣音。（C）严重的气道梗阻是引起吸气相合并呼气相哮鸣音。总之，应该明确单纯吸气相哮鸣音不会来自胸腔内病变。（扫码见彩图）

- 患者必须要感受到医师的承诺和决心，才能够确信自己可以戒烟成功。

- 正在吸烟的患者来到肺病门诊时，无论他们说什么，都是会有羞耻感并想要戒烟的。

- 患有肺病的吸烟者会有一套多种多样的否定方式，他们总是在呼吸科医师那里不断地寻求医师的认同和默许：

- "我不会戒烟的,如果我死了记得给我的坟墓里扔包烟"等于"医师,这不可能做到的"。
- "现在一切都太晚了,伤害已经发生了"等于"这时候戒烟已经不值得做了"。
- "我觉得很好,锻炼时感觉身体没什么问题"等于"在问题发生之前,戒烟还有时间"。
- "我已经戒到每天只抽 3 支了"等于"医师,我做得足够好了吧?"。
- "这是我人生中唯一的快乐"等于"医师,请可怜一下我(情绪非常抑郁)"。

- 有时医师会默许患者吸烟,如:
  - 医师忘记讨论戒烟的事,甚至还想为患者点一支烟。
    - 健康宣教并不需要花太长时间。
    - 这应当是与吸烟患者讨论的第一件和最后一件事,不可疏忽。
  - 接受患者的任何合理要求。
- 表明患者的每个理由其实都是借口。
  - "我永远不会戒烟"的回应是"每个人最终都会戒烟成功并且最后他们都希望应该早点戒烟"。
  - "一切都晚了"的回应是"事情还可能向更糟的方向发展。你可以想象一下自己洗个澡就不能呼吸的样子"。
  - "我觉得挺好的"的回应是告诉患者一个具有警示作用的故事(基于一些真实的事情),如通气受限的情况以及它会在日常生活中突然发生的情景:
    - "医师,两周前我还很好,得了肺炎之后现在连上台阶都很困难,请你告诉我这是因为肺气肿吗?""是的"。
  - "我已经减量到每天 3 支烟了"的回应是"非常好,但困难才正要开始"。
- 当拒绝患者那些初始借口,明确医师在严肃对待戒烟这件事之后,请表明观点:
  - 吸烟正在摧毁患者的肺,并且能够导致癌症、心脏病或者脑卒中。
  - 指出患者吸烟的同时却想要预防其他疾病发生是不合理的(例如,每天吸烟的同时服用阿司匹林、安排肠镜筛查等)。
    - 吸烟带来了非常大的健康风险,以至于任何疾病的主要预防手段都无法起效。
  - 向吸烟者解释由于吸烟成瘾,他们行为的不合理性。
    - 向吸烟者解释在他们的大脑中有一群神经细胞会一直说服他们去吸烟。

- ▶ "今天棒极了……是时候吸烟了"。
- ▶ "今天糟糕透了……我需要一支烟"。
- ▶ "今天好无聊……只能来根烟了"。
  - ○ 询问吸烟者是否尝试过戒烟,是如何戒烟的,又是为什么复吸了呢?
    - ▶ 吸烟是物质成瘾(还伴随着羞耻感、自控力不足等),请富有同情心。
  - – 提醒吸烟者那些成功的戒烟者在最终永久戒断之前平均复吸的次数是 10 次。
    - ○ 每次戒烟尝试的失败都是这项艰巨工程中的必经之路。
      - ▶ 每次戒烟–复吸的尝试都可以被看作是戒烟路上的成就。
- 肺病门诊的吸烟活跃者必须始终在戒烟过程中。
- 常见的另一些理由:
  - – 关于尼古丁替代物的回应"我只是从一个瘾换到另一个瘾"。
    - ○ 尼古丁替代物与烟草相比安全得多并且不像烟草那样容易成瘾。
      - ▶ 几乎没有人会永远用尼古丁口香糖。
  - – "吸烟或是用替代品对我来说都不安全,我可能不会遵守戒烟规则"。
    - ○ 吸烟不安全。
      - ▶ 应当向患者宣教尼古丁中毒症状(如失能性眩晕、水平眼震以及呕吐)。
        - ◇ 因此患者日常使用尼古丁替代物时不应同时吸烟。
        - ◇ 尼古丁中毒会产生一种条件反射性的味觉厌恶感,有助于戒烟。
- 永远不要让住院患者出去吸烟:
  - – 住院期间可以提供任何能够缓解患者烟草渴求的帮助(从尼古丁到劳拉西泮)。
    - ○ 如果没有帮助患者在住院的新环境下戒烟,说明医师没有努力尝试。
  - – 在 ICU 使用尼古丁贴剂会增加心血管事件的风险,因此不能用于插管或麻醉的患者。
- 在戒烟过程中提供帮助:
  - – 对于患者以"我已经减量至每天 3 支烟了"为骄傲,医师应认识到:
    - ○ 吸烟是环境依赖性的(所有成瘾都是)。
      - ▶ 最后的 3~5 支烟是每天的核心。
        - ◇ 这是吸烟者的误信,是其始终渴求的。
        - ◇ 通常在早上喝咖啡时、餐后、交谈工作时以及工作间隙中都会想吸烟。
      - ▶ 在戒烟的过程中,所有的努力都要集中在改变日常习惯上。

◇告诉吸烟者可以每天吸 3 支烟,但不能在想吸的时候吸。

○吸烟者必须要等待至少 2 小时才可以吸烟(并鼓励其在这段时间内使用尼古丁替代品,如尼古丁口香糖)。

－鼓励吸烟者改变自己的行为, 避免那些会引起对烟草强烈渴求的环境(如可以通过饮食或者工作间隙中在不同的地方和不同的非吸烟者共同休息)。

－在患者戒烟那天给他打电话,这是向患者表示你非常关注其戒烟工程的最好的方式(请记在你的日程上)。

○让自己失望比让自己尊敬的人失望容易得多。

－提醒患者烟草的化学成瘾性只维持 2 周,2 周过后戒烟全靠自己的行为改变。

○构建一个具体可达成的目标较聚焦于终生持续的戒律更为容易。

支气管扩张

• 支气管扩张:

－与吸烟和 COPD 并不相关。

－是指气道的管腔无法正常地沿着气管走行逐渐变细,使得气道管腔异常增大。

○血管沿着气管走行,其血管大小接近于预期值。

－支气管扩张的原因:

○气管周围的肺实质纤维化,牵拉引起管腔扩张(牵拉性支扩)。常见于肺纤维化、放射性纤维化以及非结核型分枝杆菌感染。

▸支气管扩张的部位发生在肺实质纤维化处。

○黏液堵塞并长期地嵌顿在气道中, 见于变应性支气管肺曲霉菌病(ABPA),或是由于细菌性肺炎未给予有效治疗。

▸支气管扩张可以为局灶性或多灶性。

○囊性纤维化,免疫缺陷(如 IgG 缺乏)以及纤毛动力障碍(如 Kartagener 综合征)。

▸支气管扩张为弥漫性。

－引起大咯血的最主要原因:

○肺内支气管扩张的部位引流较差,加上慢性感染、病理性新生血管等,导致支气管动脉和肋间动脉非常容易破裂。

－有临床综合征的表现(慢性咳脓痰伴间歇性急性感染发作)和有影像学改变(可能不典型或无症状)。

- 支气管扩张导致咳嗽、清理分泌物能力(预防肺部感染的必须机制)减弱，从而引发其他疾病。
  - 除了主气管以外，咳嗽能够使其他气道塌陷，通过呼气时高速气流的机械力将管腔内的物质排出肺外。
  - 支气管扩张的区域内，气道无法正常的塌陷，分泌的黏液仍然堆积在气道内，促使慢性气道感染发生。
  - 慢性气道感染导致：
    - 每天持续性咳脓痰(长期的咳嗽、咳痰)。
    - 急性加剧，患者主诉痰量增多，发热以及咳血。
      - 痰培养通常示多种病原菌和(或)革兰染色阴性需氧杆菌生长。
- 支气管扩张患者门诊处理：
  - 每天清理气道分泌物，能够减少慢性咳嗽和脓痰，可以通过以下几种方式：
    - 体位(即体位引流)，患者可以改变体位，通过重力的作用使气道内的黏液移动到近端的气道内，再通过咳嗽排出肺，使得分泌物的排出并不依赖于支气管扩张病变区域。
    - 利用震动的动能，将嵌入气道的分泌物震动下来，并促进它们移动到近端气道，通过咳嗽排出肺。
      - 震动气道的方法有：
        - 带有震荡电阻的呼气气流装置(如震动瓣)，患者缓慢呼气时可以使管腔内气体震动。
        - 从外部震动佩戴在胸廓外的背心或者背包。
    - 要让患者明白这个气道清理装置并不会让其立即排出大量的痰，但是每天使用若干次，在数周至数月之后可以减轻慢性咳痰的症状(类似于刷牙)。
      - 如果不解释清楚这个过程，患者往往使用震动瓣一次，发现并没有得到满意的排痰效果之后便不会再使用它了。
    - 应用震动瓣之后，如需要清理分泌物。可以使用雾化吸入高渗盐水。
    - 吸入性抗生素(如妥布霉素)通常在持续性或反复性的同一种微生物感染情况下(如绿脓杆菌)应用。
      - 一般为每 2~4 周间断给药(减少耐药发生)。
      - 当患者诉停药期间病情反复，可以在给药间隙使用另外一种抗生素(如头孢他啶)。
      - 即使发现感染的微生物具有耐药性，由于吸入性抗生素能够在气道黏膜上聚集较高的浓度，使用它仍然有一定疗效。

　　　　▸吸入性抗生素能够导致严重的支气管痉挛,必要时及时停药。

　　　　◦支气管扩张患者会有不定期的急性发作,表现为发热,痰量和颜色的改变以及咯血。

　　　　▸轻到中度的急性发作,少量咯血和(或)痰中带血可以在门诊使用抗生素治疗。

　　　　◇要做痰培养以防经验性使用抗生素治疗无效。

　　　　□有时在经验性使用抗生素之后临床症状便消失了,但是痰培养结果却会有耐药菌出现,建议在临床症状好转时,不要根据痰培养结果更改广谱抗生素。

　　　　△偶尔会遇到在培养皿中,由绿脓杆菌的耐药性导致敏感菌的过度生长(培养皿中敏感菌理应无法生存)。

　　　　▸严重的发作和(或)大咯血时需要住院治疗。

　　　　◇需要痰培养。

　　　　◇即使体温和血常规检查均正常,仍然需要静脉使用广谱抗生素。

　　　　◇胸部影像学检查:

　　　　□有明显咯血患者需要进行胸部 CT 检查(肾功能正常情况下使用动脉造影)以明确出血的部位以及是否需要血管栓塞。

　　　　△支气管镜对出血定位没有帮助,甚至可能会导致呼吸衰竭(参见第 24 章)。

　　　　◇应咨询介入放射科。

　　　　◇约有 85% 的急性加重期伴咯血的患者在使用抗生素 48 小时后,咳痰咯血症状都会有所改善。

　　　　□此时患者可以出院,回家之后继续完成静脉抗生素的疗程(可以在周围静脉置管)或是根据痰培养耐药的情况,选择合适的口服抗生素。

　　　　◇约有 15% 的住院患者的发作为复杂性大咯血,需要介入放射栓塞治疗。

　　　　□介入放射栓塞治疗有脊髓梗死的风险(参见第 24 章)。

典型和非典型肺炎

- 典型和非典型肺炎这两个词在不同的语境下代表不同的含义。
- 临床上:
  - 典型肺炎表现为急性发热、咳嗽、咳痰以及炎症浸润。
  - 非典型肺炎则起病相对隐匿,通常数周到数月,表现为低热或夜间盗汗、干咳以及炎症浸润。

- 影像学：

　　－典型肺炎表现为肺叶实变，或是部分区域致密的实变影(有清晰的支气管充气征)。

　　－非典型肺炎影像学可有不同的表现，包括弥漫或是局灶性的磨玻璃改变，肺间质影增粗、结节或是支气管树芽征。

- 致病菌和感染途径：

　　－典型肺炎致病菌(如肺炎链球菌、流感嗜血杆菌、卡他莫拉菌以及金黄色葡萄球菌)是引起社区获得性肺炎最常见的原因。

　　　○患者通常会有典型的肺炎临床表现和影像学改变。

　　　○25%人群的鼻、口咽部存在有这些微生物。

　　　○若鼻、口咽部携带这些病原菌，当宿主免疫功能下降时(如病毒感染之后)发生微小的吸入(将携带的细菌吸入呼吸道内)便可引起感染。

　　－非典型肺炎的致病菌种类范围更广(细菌和真菌均可)。

　　　○支原体和衣原体通常引起非典型的临床综合征以及非典型的弥漫性影像学改变。

　　　　▸感染通过人–人传播(如气溶胶传播)。

　　　　▸大多数感染症状较轻，而影像学改变较为严重(也称为行走性肺炎)。

　　　　▸低氧血症较为少见。

　　　　▸具有自限性。

　　　○军团菌引起的非典型肺炎可有典型的影像学改变 (常累及右肺中、下叶，为圆形致密实变影)。

　　　　▸病情恶化较为常见，常合并有消化道症状。

　　　　▸通过吸入被军团菌污染过的水传播。

　　　○非结核性分枝杆菌感染可无临床症状或呈现非典型的临床特点。

　　　　▸影像学上看，非结核分枝杆菌表现为致密的实变影，伴有牵拉性支气管扩张以及树芽型结节影(伴或不伴纵隔淋巴结肿大)。

　　　　▸非结核分枝杆菌通过吸入受污染的水进入体内(常见于洗澡时)。

　　　　　◇非结核分枝杆菌不能被氯离子消灭，常见于自来水。

　　　　▸大多数非结核分枝杆菌感染症状都较轻(无症状，一过性结节)，通常无须治疗。

　　　　▸治疗指征包括系统性症状(体重减轻、发热等)，进展性肺实质破坏(牵拉性支气管扩张的累积面积增加)以及肺功能检查时肺功能受限加重。

　　　○结核分枝杆菌(TB)感染。

▷原发型肺结核为隐性的非典型的肺炎临床表现,通常为持续几周的咳嗽以及典型肺炎的影像学改变(通常伴有坏死)。

▷反应性肺结核临床表现同样也不典型,咳嗽数月并伴有系统性症状(体重下降和夜间盗汗)并且影像学检查可见肺上叶结节或纤维空洞浸润。

○曲霉菌(参见第 10 章)。

○地方性真菌(从空气环境中吸入)。

▷隐球菌(无免疫缺陷患者)可以引起典型肺炎改变,表现为咳嗽、胸痛、发热和咯血。

◇影像学检查可见团块状实变影(圆形和实变)。

▷球孢子菌病,因个体的免疫力不同,可有典型或非典型的临床表现。

◇影像学检查可见肺叶实变,团块状的实变影,肺门和纵隔淋巴结肿大或是空洞(最终表现为薄壁空洞)。

○口腔内厌氧菌(参见第 11 章)。

解决控制不佳的阻塞性肺疾病(哮喘和 COPD)

- 哮喘。
  - 当哮喘恶化时,需要寻找导致气道炎症的原因:
    ○环境中的致敏物(如新宠物、新生活环境、接触环境中霉菌或是职业性接触过敏原)。
    ○过敏性鼻炎或鼻炎(如鼻充血、面部疼痛、头痛、牙痛等)。
    ▷偶尔细菌性鼻炎需要长期抗生素治疗直到哮喘症状控制良好。
    ○胃食管反流病(GERD)通常没有胃灼热。
    ○变应性支气管肺曲霉菌病(ABPA)(参见第 10 章)。
  - 较为罕见的是,有些哮喘控制不良是因为患者患有类哮喘样的声带功能障碍(VCD)。
    ○声带功能障碍的患者会发生呼吸窘迫,呼吸声音较大,常常需要气管插管,而在气管插管使用呼吸机之后,肺通气立即恢复正常(与哮喘持续状态不符)。
- COPD。
  - 当 COPD 患者在加新药之前发生病情恶化时,需要寻找导致持续性气道炎症的原因:
    ○过敏性鼻炎(如鼻充血)。
    ○GERD(通常没有胃灼热)。

○ 慢性肺曲霉菌病(CPA)或 ABPA(参见第 10 章)。

○ 非结核分枝杆菌感染。

○ 气道内绿脓杆菌繁殖。

– 当 COPD 患者自觉运动受限加重但缺乏气道炎症表现时,需要检查是否有心力衰竭可能。

○ HFpEF,常需要和肺部疾病相鉴别(均表现为心动过速和低氧血症)。

○ 还需要筛查是否有日间(劳力性)低氧血症、夜间低氧血症以及阻塞性睡眠呼吸功能障碍(OSA)。

○ CO_2 潴留型 COPD 患者,夜间需要使用双相正压通气,以延缓高碳酸血症的进展。

○ 肺水肿或肺动脉压较高的患者,值得试验性应用利尿剂(参见第 6 章)。

气管切开术

• 气管切开套管能够绕过上呼吸道,通过颈部直接插入气管内。

• 4 个标准适应证:

– 长期机械通气(持续或间歇性,如仅夜间机械通气)。

○ 保护声带防止损伤,患者在机械通气时,可以间歇性讲话(在正压模式时部分松开气囊)。

– 分泌物排出不良(见于神经肌无力或是脑神经病变)。

○ 便于气道内的分泌物引流。

– OSA。

○ 夜间使用气管切开套管,能够解决 OSA 中上呼吸道梗阻的问题。

– 上气道失去开放功能:见于恶性肿瘤、感染或创伤。

• 大多数患者需要 8 号或 6 号有或没有气囊的标准气管切开套管。

– 带气囊的气管切开套管仅用于需要机械通气时:

○ 气管套管上的气囊充气后与气管壁形成一个柔软的密闭空间。

▶ 这样可以将气体吸至肺内,而不是通过声带进入上呼吸道(上移的阻力较小)。

○ 气囊无法阻止误吸(主要的误解)。

▶ 气管切开套管(及其气囊)会机械性限制口咽,导致误吸。

◇ 吞咽过程中,若正常的咽部上移动作受阻,则会导致误吸的发生。

▶ 偶尔可见有些患者为了"防止"误吸,当无须机械通气时仍然留有带有气囊的气管切开套管(这绝对是错误的)。

◇物质移动到声带下方,发生误吸。

◇负压吸引无法达到气囊上方的区域,因此到达气囊上方的所有物质最终都会落入下呼吸道内。

– 无气囊的气管切开套管可以绕开上呼吸道,用于不需要机械通气的患者:

○ 通常用于神经肌、咳嗽无力,需要清理气道内分泌物的患者。

▸ 常见于长期罹患重症和机械通气后的患者。

○ 或是肿胀、肿瘤、感染威胁上气道开放时,气管切开套管可以直接绕过上气道。

• 预期的气管切开过程(从考虑气管切开、置管到拔管)。

– 当患者需要保留气管插管 3 周以上时就应当考虑气管切开。

– 和患者及代理人先阐明气管切开的好处:

○ 保护声带,避免创伤以及潜在的永久声带损伤的风险。

○ 对患者来说更加舒适(较少使用镇静药物和止痛药)。

○ 患者在病情完全好转之前就可以脱离呼吸机并且可以发声。

○ 当患者不再需要气管切开时,完全可以恢复到气管切开之前的状态。

– 确保做决定的人中没有人把气管切开和依赖呼吸机生存视为同一件事。

– 推荐床旁气管切开术。

○ 解剖结构异常或是肿瘤、感染时,可能需要外科进行气管切开。

– 在气管切开置管后最初的 7 天内,气道是不稳定的。

○ 如果新的气管切开套管脱落,直接插回去会导致气管切开套管置入气管后方,进入纵隔,导致假性插管。

▸ 新切开的气道未定型前,重新插管需在支气管镜下完成。

○ 因此,气管切开插管后缝合固定通常需要 5~7 天,直到切开的气道定型。

– 当手术切口长好后,气管切开造口就成为稳定的气道了。

○ 此时如果套管脱落,简单地再插回去即可。

▸ 气管切开的造口可能非常小而且容易很快闭合(几小时内),因此重新插管也要即时进行。

○ 如果患者使用的是无气囊的气管切开套管,当发生急性呼吸衰竭时,可以更换为有气囊的气管切开套管,这样可以进行机械通气。

– 气管切开患者,自发呼吸试验应从压力支持模式迅速转为容量控制模式(首选的模式)。

○ 在容量控制模式下试验,气囊需要放气(允许患者在气管切开套管周围呼吸)。

○ 容量控制模式试验从每天 3 次, 每次 1~2 小时, 开始逐渐增加使用时间, 直到患者能够耐受全天使用。

○ 许多重症肌肉病变和身体条件差的患者, 当其能够耐受一次使用 12 小时, 往往能快速脱机了。

– Passy–Muir 瓣。

○ 是一种单向活瓣(隔膜), 位于气管切开套管的末端, 呼气时会关闭, 将气体隔断在气管周围, 上升经过声带便可以发声。

○ 瓣膜在吸气时开放, 使吸入的气体通过插管和口咽部进入肺内。

○ 最开始的时候瓣膜是用来作为一个过渡装置, 见于那些在容量控制模式试验中可以讲话但尚未准备好气管套管封堵患者。

– 封堵气管套管口(脱机前最后一步):用于所有能够一次耐受 Passy–Muir 瓣 4 小时的患者(和瓣膜相比, 封堵气管套管口不会增加患者呼吸做功)。

○ 封堵气管套管口可以帮助患者适应潮湿的氧气传递系统(上呼吸道)。

○ 如果患者能够持续从封堵的气管套管口周围咳出分泌物到口咽部, 维持 72 小时以上, 应当考虑拔除气管切开套管。

▶ 护理或呼吸治疗记录上, 只记录"气管套管封堵 3 天", 而未记录"除外吸痰时"(这是常见的误区, 此时应当考虑拔除气管切开套管)。

– 如果减小气管切开套管尺寸, 时机和方法:

○ 8 号有气囊(或 6 号有气囊)的气管切开套管转为 6 号无气囊套管(几乎总是如此)。

▶ 使用 8 号有气囊的气管切开套管患者, 需要脱离机械通气时, 应当提供 6 号无气囊的气管切开套管(只要手术切口定型), 以改善吞咽功能和分泌物清理功能(如将套管附近的分泌物经口咳出)。

○ 6 号无气囊转为 4 号无气囊的气管切开套管(较罕见)。

▶ 仅用于有吞咽困难的患者或是 6 号的气管切开套管封堵失败时。

◇ 气管切开套管尺寸越小, 吞咽和咳嗽功能越好(要求耐受气管切开套管封堵)。

◇ 4 号气管切开套管的缺点在于, 当患者再次出现呼吸衰竭需要气管插管时, 难以更换为有气囊的 6 号气管切开套管, 不得不选择从上气道进行气管插管(气管切口太小)。

• 特殊的气管切开套管。

– 超长气管插管:

○ 颈部粗壮的患者使用超长气管插管, 颈部外段部分有导管阻塞的风险。

○ 需要超长插管的内段跨过气管的异常结构。

　　　　▸肉芽肿组织引起局部狭窄。

　　　　▸长期使用有气囊的插管引起局部气管扩张。

　　－较罕见的情况下,气管结构严重异常时,需要非常特殊类型的气管切开套管(如 Bivona 导管)。

　　　　◦使气囊和插管尖端能够精确地定位在理想的位置。

推测为渗出性胸腔积液的评估(图 28.2)

● 初始评估时,单侧胸腔积液推测为渗出液,而双侧胸腔积液推测为漏出液。

　－推测是漏出液时可以尝试应用利尿剂治疗。

　－推测是渗出液时则需要进一步评估。

● 单侧胸腔积液发生在:

　－伴随有肺炎的症状和体征时,需要考虑脓胸。

　－肺癌病史或风险的患者要考虑转移性肿瘤(或是石棉暴露史的患者要考虑胸膜间皮瘤)。

　－有创伤或是近期胸部手术史的患者要考虑血胸的可能。

　－有类风湿关节炎病史患者可能和其自身免疫疾病相关。

　－如果没有与渗出性胸腔积液相关的急慢性病变的病史时,需要考虑以下几点:

　　　◦静脉血栓栓塞类疾病(VTE)。

　　　　▸单侧胸腔积液合并肺不张是肺栓塞患者在胸部 X 线片上最常见的异常表现。

　　　◦原发性肺结核胸膜炎(是原发性肺结核沿血源途径播散的一种表现)。

　　　　▸结核或肉芽肿性炎症累及壁胸膜,引起大量的渗出液,胸腔积液 pH 值升高、富含淋巴细胞、清亮、草黄色,其中腺苷脱氢酶(ADA)含量大于 50U/L。

　　　　▸胸腔积液培养较少能出现微生物阳性结果。

　　　　▸通常由胸膜活检或是视频辅助胸腔镜手术(VATS)获得诊断。

　　　　▸约 25%的结核胸膜炎患者的痰检查会发现抗酸杆菌(尽管咳嗽少见,影像学浸润也少见),因此结核感染高危患者合并单侧胸腔积液,需要进行抗酸杆菌检查以及呼吸道隔离。

　　　　▸结核性胸膜炎渗出液可自行典型性吸收,然而如未能确诊则会引发公共卫生事件。

　　　　　◇结核胸膜炎患者结核再活动率很高(常出现于结核原发感染数年后)。

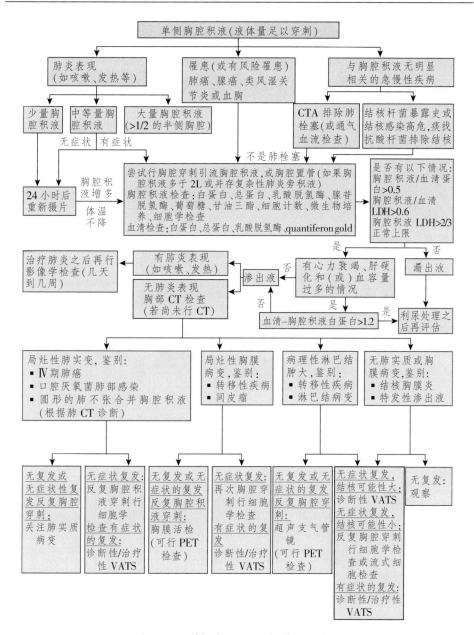

图 28.2　单侧胸腔积液的评估流程图。

- 合并肺炎的胸腔积液：
  - 当以下情况时合并肺炎的胸腔积液需要引流：
    ○ 大量(>1/2 的半侧胸腔)。
    ○ 有症状(如呼吸困难)。

　　○ 治疗后胸腔积液量仍增加。

　　○ 可能是患者体温不降的原因。

　　– 大量胸腔积液(>2L)合并肺炎或是复杂性胸腔积液(胸腔积液有分隔)，一开始可能就需要置管引流(Seldinger 置管技术)，保证引流彻底并且可以注入纤溶药物。

　　– 少至中等量肺炎旁积液，一开始即应给予胸腔穿刺，以彻底引流胸腔积液。

　● 通常单侧胸腔积液不伴炎患者需要彻底引流胸腔积液。

　　– 彻底引流能够防止高达 10%的恶性胸腔积液或特发性胸腔积液复发。

　　– 当渗出性胸腔积液具有复杂性肺炎旁积液特征时，如果胸腔积液已经彻底引流(无胸腔积液复发)时则无须胸腔置管。换句话说，初始彻底引流胸腔积液，几乎始终比诊断性胸腔穿刺更有意义。

　● 在以下情况可能无法实现单次胸腔穿刺彻底引流胸腔积液：

　　– 大量胸腔积液(>2L)，引流 1.5~2.0L 胸腔积液后患者出现不同程度的肺组织重新扩张症状(如咳嗽)，需要间断进行穿刺。

　　– 抽去胸腔积液后，塌陷的肺组织无法再度复张(取而代之的是负压腔)。

　　○ 在胸腔积液穿刺引流过程中，间断性监测胸廓内压力来判断肺组织是否塌陷。

　　○ 负压形成非常快，或是负压值很大(<–25cmH$_2$O)提示可能有肺组织塌陷。

　　　▶ 此时如果继续引流，由"拉空现象"所致损伤，有形成支气管胸膜瘘的风险。

　　○ 胸腔积液引流之后肺组织塌陷常见于引流后出现液气胸，而这种负压环境形成的真空空间最后仍会被液体所填充(假设没有支气管胸膜瘘管形成)(参见第 17 章)。

　● 如果单侧胸腔积液量较大或是复杂性胸腔积液(即超声或 CT 检查显示胸腔积液分隔)，见于合并复杂性肺炎旁积液、血胸、胸腔置管(初始引流方法)，则需要考虑住院治疗。

　　– 住院后大量胸腔积液能够得以彻底引流(每 4~6 小时引流 1~2L)，同样对复杂性胸腔积液方便胸膜腔内注入组织纤溶酶原激活物和 DNA 酶。

　● 胸腔积液常规需要检查的项目有：白蛋白、总蛋白、乳酸脱氢酶(LDH)、腺苷脱氢酶、葡萄糖、甘油三酯、细胞计数分类、微生物培养、细胞学检查。

　● 血清学检查包括：白蛋白、总蛋白、LDH、QuantiFERON TB Gold(如尚不清楚阳性结果)。

　● 胸腔积液分析：

– 当下列任何一项出现时,考虑胸腔积液为渗出性:

○ 胸腔积液总蛋白/血清总蛋白>0.5。

○ 胸腔积液 LDH/血清 LDH>0.6。

○ 胸腔积液 LDH>正常值上限的 2/3。

– 全身容量超负荷患者,如心力衰竭、肝硬化、肾功能不全等,易发生漏出液性胸腔积液,因此需要计算血清–胸腔积液差值(以资鉴别)。

○ 血清–胸腔积液白蛋白差值>1.2g/dL 时,倾向于漏出液性质,可利尿剂治疗以减少循环血量(或为终末期肾病患者进行胸腔积液引流)。

– 还有些其他的液体特征能够帮助鉴别胸腔积液形成的不同原因(表28.1)。

• 确定渗出液之后的评估:

– 渗出性胸腔积液最常见的原因是肺炎,通常使用抗生素治疗(伴或不伴胸腔积液引流,前已述及)。

○ 合并肺炎的患者需要临床随访,且在接下来的几个月内常规复查胸部X 线片,以确保炎症完全吸收或是有稳定的瘢痕产生。

○ 当引流不彻底时,早期进行(几周内)影像学复查以确定是否再次出现胸腔积液。

– 渗出性胸腔积液患者,若无明显肺炎症状,则需要在引流结束后进行胸部 CT 检查,在肺实质内、胸膜上和(或)淋巴结上寻找是否存在引起渗出性胸腔

表 28.1 渗出性胸腔积液的特点

胸腔积液特点	相关疾病
血性胸腔积液	恶性病变
浑浊胸腔积液	除了结核胸膜炎外其他所有原因
淡黄色的清亮胸腔积液	结核胸膜炎
牛奶状	乳糜胸
白细胞>10 000	合并肺炎、肺栓塞、胰腺炎、类风湿关节炎
细胞学阳性发现	恶性病变
腺苷脱氢酶>50U/L	结核胸膜炎、脓胸、类风湿关节炎
淋巴细胞增高	肺结核、恶性病变
嗜酸性粒细胞增高	持续性血气胸(如冠脉搭桥术后)
乳酸脱氢酶>1000IU/L	恶性病变、合并肺炎
葡萄糖<60mg/dL	类风湿关节炎、肺结核脓胸、恶性病变
甘油三酯>110mg/dL 或含有乳糜颗粒	乳糜胸

积液病变。

- 胸腔引流结束后胸部 CT 检查提示：
  - 局部肺实质异常，鉴别：
    - Ⅳ期肺癌：
      - 无症状的复发胸腔积液需要重新做胸腔穿刺并进行细胞学检查。
      - 有症状的复发胸腔积液，需要考虑诊断性/治疗性视频辅助胸腔镜手术。
      - 如果胸腔积液在彻底引流后并无复发，或是反复胸腔穿刺细胞学检查为阴性时，需要关注引起胸腔积液的原发疾病。
        - ◇若胸腔积液白细胞超过 10 000 和(或)病灶像是脓肿形成(生长较快、有气液平)，要考虑治疗之后重新成像。
      - 如果胸腔积液中富含血液和淋巴细胞，而胸腔积液量增长或复发迅速，要考虑肺癌，建议活检或超声内镜检查任何肿大淋巴结。
    - 口腔内厌氧菌感染通常表现为胸腔积液和形似肺癌的坏死性病灶(参见第 11 章)。
      - 生长特点、气液平、患者的危险因素[如口腔卫生条件差、酗酒或药品滥用(特别是助眠药物)]等情况下需要考虑是口腔内厌氧菌肺内感染。
    - 胸腔积液伴圆形肺不张。
      - 通过 CT 影像学特征诊断。
      - 与肉芽肿性肺部感染和石棉肺/尘肺相关。
    - 反应性肺结核与结核性脓胸。
      - 典型的病变通常是肺尖部纤维空洞或结节样病灶。
      - 通过痰或胸腔积液培养(较少见)诊断。
  - 局部的胸膜病变，鉴别诊断：
    - 转移癌(尤其是腺癌)，容易发生胸膜和(或)淋巴道转移，因此常具有恶性胸腔积液特点。
      - 胸腔积液既可以是癌症转移至胸膜上形成的，也可以是因为侵袭淋巴管道引起阻塞而导致的胸腔积液。
    - 胸膜间皮瘤通常都有胸腔积液形成(常伴有胸痛)。
      - 胸腔积液能够自行吸收。
      - 中间部位的胸膜会增厚，形状不规则，当见到胸膜有驼峰样的不规则增厚时需要考虑胸膜间皮瘤可能(参见第 9 章)。
  - 病理性淋巴结肿大，鉴别诊断：
    - 转移癌(如腺癌)。

　　。淋巴瘤。

　　　▷当考虑淋巴瘤时,需要对胸腔积液进行流式细胞计数检查(如纵隔淋巴结肿大)。

　　－结核性胸膜炎和特发性胸腔积液之间没有明确的鉴别点。

　　　。有肺结核高危因素和临床特点的人群, 胸腔穿刺引流后, 建议行VATS 以确诊。

　　　。若连续 2 次胸腔穿刺均未发现致病源,而胸腔积液引流后复查 CT 也没有见到任何异常,此时可以诊断为特发性渗出性胸腔积液。

　　　。特发性胸腔积液的发病原因仍不明确 (有观点认为是病毒感染引起),约有 25% 的患者最终会发现他们的胸腔积液与恶性肿瘤(几年后发现)、结缔组织病、长期慢性的容量负荷过度(肝硬化、心力衰竭、终末期肾病等)相关。

　　　▷如果一开始就全面的排查过结核性胸膜炎,极少可能最后发现特发性胸腔积液是肺结核引起。

　　• VATS 的作用。

　　－对结核或是转移性疾病诊断率很高。

　　－而对结缔组织病、容量负荷过度或是淋巴瘤/癌症引起的淋巴道阻塞等原因诊断率较低。

　　－根据 VATS 这些局限性,当考虑结核性胸膜炎可能性不大时(后者引起的胸腔积液复发通常无症状),则可密切随访观察。

　　－VATS 下胸膜固定术是防止胸腔积液复发最有效的治疗,建议对有症状的反复发作的胸腔积液,无论什么原因,均可采用此方法治疗。

　　• 反复发作的渗出性胸腔积液患者,若无法行 VATS 治疗时,即便没有明确诊断也可在胸腔内置留一根胸管(能够在家自行引流)。

团片状肺不张 (图 28.3)

　　• 团片状肺不张是:

　　－一种尚未被研究透彻的综合征,系肺内胸膜炎症以及牵拉性瘢痕牵拉脏胸膜,继而形成一个圆形的实变病灶,一直延伸到肺门伴有线样瘢痕生成。

　　－和结核、地方性真菌感染以及石棉接触/尘肺病史相关。

　　－男性群体中较为常见(约 80% 为男性)。

　　• 团片状肺不张分为两型,伴或不伴明显的胸腔积液。

　　－胸腔积液最常发生在右肺底。

　　－胸腔积液使脏胸膜和壁胸膜增厚(胸膜分裂征)。

无明显胸膜渗出的团片状肺不张

- 图 A 和图 B 示右肺下叶两个不同团片状肺不张
- 注意团片状、头尾倒置的形似蘑菇帽一样的实变灶,其中线样瘢痕延伸至肺门处,为支气管充气征
- 随时间推移,病灶面积会随着肺不张面积的增大而增大
- 团片状肺不张是一种胸膜炎性疾病
- 能够牵拉、聚集、压迫肺组织,继而破坏脏胸膜
- 一般通过影像学检查可以诊断
- 团片状肺不张与肉芽肿性肺疾病相关,也可见于有石棉接触史、结核接触史以及地方性真菌感染
- 团片状肺不张可与胸腔积液同时存在,当脏胸膜和壁胸膜表面均有炎症反应时,可引起大量胸腔积液以及胸膜增厚
- 这导致我们常说的"胸膜分裂征",即脏胸膜和壁胸膜均能用肉眼分辨
- 图 C 至图 E 示 3 例团片状肺不张患者合并胸腔积液
- 鉴别诊断:原发性肺癌(侵袭性腺癌沿肺泡壁生长)

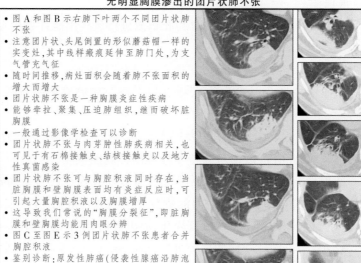

团片状肺不张合并胸腔积液

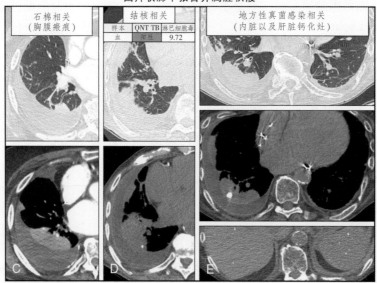

石棉相关 (胸膜瘢痕)	结核相关		地方性真菌感染相关 (内脏以及肝脏钙化灶)
	样本	QNT TB	淋巴细胞毒
	血	阳性	9.72

图 28.3 团片状肺不张合并胸腔积液。(A)和(B)示 2 例团片状肺不张患者。(C~E)3 例团片状肺不张合并胸腔积液患者。

- 没有胸腔积液的团片状肺不张无临床症状。
- 胸腔积液合并团片状肺不张,由于液体长期积累,往往在早期即有临床症状(劳力性呼吸困难),但肺组织代偿后(通气/血流灌注逐渐调整后)症状便趋于稳定或仅缓慢进展。
- 团片状肺不张非常重要,其鉴别诊断需要排除恶性侵袭性肺腺癌(肺癌通常在 PET 检查中表现为 FDG 低摄取,并且常有支气管充气征)。
- 团片状肺不张时,胸膜对 FDG 有亲和力导致摄取增加,但是肺不张的病变肺组织对 FDG 是无亲和力的。
- 团片状肺不张(伴或不伴胸腔积液)可通过胸部 CT 结合特定人群的特点(早期石棉接触史、结核、地方性真菌感染)进行诊断(见图 28.3)。
- 团片状肺不张合并的胸腔积液抽出后会迅速形成胸膜腔负压,导致胸腔积液快速复现,因此,抽液治疗效果及意义有限。
- 通常要进行胸腔穿刺行胸腔积液细胞学及腺苷脱氢酶活性等检查,但也可以观察。

姑息性终末期拔管

- 撤去生命支持,尤其是终末期拔管,这些行为总会有最严格的法律监督,因此,大多数医院关于患者或代理人的意识状态、决定权等需要额外的文件记录。
- 确保每一位家属都同意这个决定(参见第 30 章)。
- 同样也意味着最重要的临床责任,因为要保证患者有舒适体面的临终过程。
- 实现患者拔管之后呼吸做功相同或者改善。
    - 当拔管之后患者出现呼吸做功突然增加,导致患者非常难受,因为即使增加药物,临床起效也需要一定时间。
- 要在患者非镇静状态做出撤除生命支持的决定(如缺氧损伤时):
    - 从联合使用止痛药和苯二氮䓬类药物开始。
        ○ 如吗啡和安定联合应用,均 5mg/h(至少)。
    - 镇静起效之后,患者的呼吸机需要设置在压力支持模式下 0/0。
    - 突然失去呼吸机支持的时候,如果患者出现呼吸做功增加,那么应该改回原来的机械通气,另外,两种镇静药物的应用速度需要增加 2~5mg/h,等候 20~30 分钟药物起效。
    - 如果仍有上述情况,可继续增加药物剂量,再次尝试应用压力支持(PS)0/0 模式,直到患者能够耐受 PS 0/0 模式,不再出现呼吸做功增加为止。
    - 此时,患者可以随时拔管。

○拔管之后的吸氧无法明显地帮助患者,因此,在这种情况下,没必要延缓患者死亡。

• 做放弃治疗决定时如果患者是无意识的(如 ARDS 和多器官衰竭时):

– 如果患者在使用肌肉松弛药物,请确保这类药物已停,给他们反悔的时间。

○记录下患者在拔管之前自主呼吸的能力。

– 确保患者滴注麻醉和苯二氮䓬类药。

– 给予患者 PS 0/0 模式。

– 在突然失去呼吸机支持的时候,如果患者出现呼吸做功增加,那么应该改回原来的机械通气,并且镇静药物速度需要增加 2~5mg/h,20~30 分钟起效。

– PS 0/0 模式后可增加药物剂量,直到患者能够耐受 PS 0/0 模式,不再出现呼吸做功增加为止。

– 此时,患者可以随时拔管。

– 拔管之后吸氧无法有效地帮助患者,在这种情况下,延迟患者的死亡时间是没必要的。

• 拔管之后,有些家属偶尔会因为患者上呼吸道的呼吸音困扰。

– 调整头颅位置能够很好改善这种状态。

– 需要和家属表明,这种声音和睡觉打鼾的声音原理是相同的,意味看患者此刻正处于深度镇静。

索 引